看護学テキスト NiCE

老年看護学概論

「老いを生きる」を支えることとは

改訂第4版

編集　正木治恵　真田弘美

南江堂

執筆者一覧

◆ 編 集

正木　治恵	まさき　はるえ	千葉大学大学院看護学研究院
真田　弘美	さなだ　ひろみ	石川県立看護大学

◆ 執 筆 (執筆順)

正木　治恵	まさき　はるえ	千葉大学大学院看護学研究院
小野　幸子	おの　さちこ	日本医療大学保健医療学部
竹屋　泰	たけや　やすし	大阪大学大学院医学系研究科保健学専攻
瀬戸奈津子	せと　なつこ	関西医科大学看護学部・大学院看護学研究科
井出　訓	いで　さとし	放送大学
辻村真由子	つじむら　まゆこ	滋賀医科大学医学部看護学科
田所　良之	たどころ　よしゆき	東京医科大学医学部看護学科
坂井　志麻	さかい　しま	上智大学総合人間科学部看護学科
野口美和子	のぐち　みわこ	沖縄県立看護大学名誉教授
鳥海　幸恵	とりうみ　ゆきえ	川崎市立川崎病院看護部
長畑　多代	ながはた　たよ	大阪公立大学大学院看護学研究科
河井　伸子	かわい　のぶこ	大手前大学国際看護学部
松本　啓子	まつもと　けいこ	香川大学医学部看護学科
征矢野あや子	そやの　あやこ	京都橘大学看護学部
髙橋香代子	たかはし　かよこ	相澤病院看護部
島田　広美	しまだ　ひろみ	順天堂大学大学院医療看護学研究科
村角　直子	むらかど　なおこ	金沢医科大学看護学部
近藤　絵美	こんどう　えみ	日本赤十字豊田看護大学
井出　成美	いで　なるみ	千葉大学大学院看護学研究院
今村恵美子	いまむら　えみこ	前千葉大学大学院看護学研究院
山﨑由利亜	やまさき　ゆりあ	千葉大学大学院看護学研究院
鳥田美紀代	とりた　みきよ	東邦大学健康科学部看護学科
佐々木ちひろ	ささき　ちひろ	千葉大学大学院看護学研究院
高橋　良幸	たかはし　よしゆき	東邦大学健康科学部看護学科
谷本真理子	たにもと　まりこ	東京医療保健大学医療保健学部看護学科
會田　信子	あいだ　のぶこ	信州大学学術研究院医学保健学域保健学系
小池　潤	こいけ　じゅん	千葉メディカルセンター看護部
石橋みゆき	いしばし　みゆき	千葉大学大学院看護学研究院
山下　裕紀	やました　ゆき	関西医科大学看護学部
黒田久美子	くろだ　くみこ	千葉大学大学院看護学研究院

高橋　弘美	たかはし　ひろみ	船橋市立医療センター看護局
須藤　麻衣	すどう　まい	武蔵野赤十字病院看護部
大久保みすず	おおくぼ　みすず	順天堂大学医学部附属順天堂東京江東高齢者医療センター看護部
丸山　理恵	まるやま　りえ	済生会横浜市東部病院看護部
齋藤多恵子	さいとう　たえこ	日本医科大学千葉北総病院看護部
江尻友理子	えじり　ゆりこ	前千葉県千葉リハビリテーションセンター看護局
多田　信子	ただ　のぶこ	大島訪問看護ステーション江戸川営業所あかり
湯浅美千代	ゆあさ　みちよ	順天堂大学大学院医療看護学研究科
八木　範子	やぎ　のりこ	順天堂大学医療看護学部
桑田美代子	くわた　みよこ	青梅慶友病院看護部
岡本あゆみ	おかもと　あゆみ	淑徳大学看護栄養学部看護学科
永田　文子	ながた　あやこ	淑徳大学看護栄養学部看護学科
記村　聡子	きむら　さとこ	園田学園女子大学人間看護学科
大湾　明美	おおわん　あけみ	沖縄県立看護大学名誉教授
田場　由紀	たば　ゆき	沖縄県立看護大学
緒方さやか	おがた　さやか	カリフォルニア州サンラファエルカイザー病院糖尿病科

はじめに

　本書は2011年に初版が発行されて11年近くが経過したが，その間にも日本の高齢化は進展し，少子高齢化社会に対応すべく様々な政策が打ち出されている．老年学や老年医学の研究も進み，特に老化や健康問題の予防に関する研究成果が次々に発表されている．人生50年時代から100年時代に変わった現代に生きる高齢者の心身の能力は，一昔前とは格段に違いが出ているのである．近年，65歳以上を高齢者とする定義を75歳以上へ見直す必要性が謳われている．そのような社会状況や高齢者の心身の変化を踏まえ，今改訂では「老いを生きる」に焦点を当てて全体的に見直し・更新を行い，およそ半分が新たな項目となった．また，要所要所に具体事例を盛り込み，初学者が理解しやすい構成とした．

　急速な高齢化がもたらす社会変化は大きく，高齢者にとっては生き方の転換が迫られており，同時に高齢者ケアを担う者にも考え方の転換が求められている．高齢化に加え人口減少が始まっている日本では，地域づくりに関する発想の転換も必要になっている．本書が初版より提示してきた「生かし生かされる地域づくり」という目標は，看護基礎教育課程が地域包括ケアシステムを前提とした看護へと方向性を転換しようとしている今，その先駆けにもなったといえよう．

　専門領域の一部であった老年看護学の知識も，今後は社会一般の常識として確立される必要があろう．死で閉じられる人生の最終ステージを生きる人々に対し，個別性を尊重し，老いに内在する人間存在の非合理性を捨象せずに解釈していく人間理解の力量が問われてくる．人間は，年齢を重ねていくにつれ衰え，いずれは他者のケアを受ける状態になる．それは正常な心身の変化であり，自然の摂理ともいえる．ただ，老年看護学を学ぶ若い人たちにとって，高齢者の主観に着目して理解することは，年齢の差が大きいだけに困難なことであるように思われる．しかし躊躇する必要はないように思う．何故なら，ケアしケアされる関係性において，経験を積み重ねてきた人々がもつ寛容性に助けられながら，援助者として成長していくであろうから．

　"老い"を生きる意味は，老いた本人のみでなく，周りの者が，さらに社会が付与するものでもある．ここに老年看護の醍醐味がある．生命の尊厳を保持しつつ，最後まで豊かに生きることのできる社会が築かれることを願ってやまない．

2022年12月

正木　治恵

真田　弘美

初版の序

　高齢者は，その豊かな人生経験の中で，われわれが知らない世界や歴史を体験し，生き抜き，今あるこの時代を創ってきた人たちである．そうして今ケアの対象となっている人たちでもある．心身が衰えていくこと，様々な能力や人との関係を失っていくこと，死を迎えなくてはならないこと，それらを，高齢者を看護する者がどのように捉えていくかが，提供する看護の質に影響する．

　「老いを生きる」を支えることとは，どういうことなのか．この課題について，老年看護学を担当する各々の執筆者が自らの思索を深め，これから高齢者ケアを担う人達に向けて，執筆に取り組んだ．

　本書では，老年者の自我発達に基本を置いたうえで，老年看護の目標に，①「健やかに老い，安らかに永眠する」を支える，②尊厳ある介護と看取り，③生かし生かされる地域づくり，の3つを掲げた．その目標に向け，高齢者が個性的に豊かな生を創造していく存在であることを信じ，それをどのように支援していくかを理解することに主眼を置く．

　本書の特長は以下にある．

1. 人間の生活や生活する力をみつめる視野をひろげ，それらを豊かにしていくための包括的な知識基盤を築く．老年看護の対象特性として，生物学的な老化とその主観的意味を理解し，高齢者政策など社会的な変化の中で高齢者を捉えていく．
2. 高齢者は長年の人生が凝集されその人らしさが形作られた存在である．そのため，からだや暮らしにも，それぞれの人によって違った老いの現れ方があり，多様性や個別性が現れている．その人らしさを受け止めていく視点を提示していく．
3. 高齢者を常に環境との相互作用に在る存在と位置づけ，個へのケア，家族を含めたケア，地域づくりという観点からのケアへと発展させていく．

　「いかなる身体条件，生活条件にあっても人間的に生きることができる，それはケアによって」

　老年看護学はその信念を育て，それを実践する具体的な看護方法を提示するものである．本書がそれを育むための一助となれば幸いである．

2011年6月

正木　治恵

真田　弘美

目　次

『老年看護学技術（改訂第4版）』主要目次

第I章

老年看護学を理解するための基盤

学習目標

1. ライフサイクルにおける老年期の特徴をとらえることで，老いの意味を考え，老いに向き合う態度を養う.
2. 人間発達論における老年期の発達課題や加齢に関するさまざまな理論，老化の特徴を学び，高齢者の理解を深める.
3. 高齢者をとりまく社会制度の成立背景とその目的・役割を学ぶ.
4. 就労や生活の場が高齢者の暮らしぶりに与える影響を学ぶ.

1 人間の一生と発達

この節で学ぶこと

1. ライフサイクルにおいて老年期はどのような特徴をもつか理解する.
2. 高齢者を理解することが看護の質にどのように影響するかを考える.

A. ライフサイクルにおける老年期

　世界一の長寿社会を迎えた日本社会の方向性を示すべく, 2018年に**人生100年時代構想会議報告書**が出された. 人生100年時代には, 高齢者から若者まで, すべての国民に活躍の場があり, すべての人が元気に活躍し続けられる社会, 安心して暮らすことのできる社会をつくることが重要な課題と述べられている[1]. このことは, 老人になっても主体的に生き続けられる社会の実現ともいえよう.

　1991年に国連総会は「**高齢者のための国連原則**」を含む決議を採択し, 政府は自国プログラムに本原則を組み入れることが奨励された (**表Ⅰ-1-1**). ここに示された「尊厳の原則」「自己実現の原則」「参画の原則」「自立・独立の原則」「ケアの原則」の5つの原則は, 30年を経た現在においてなお, 実現すべき努力目標といえよう. 老年看護の指針にもなりうるものである.

　図Ⅰ-1-1に人間の**ライフサイクル**を模式的に示した. 人間生活は一定のリズムをもった24時間の暮らしの繰り返しで, 人間の一生はその連続として理解できる. ライフサイクルにおける人間の発達過程をみると, その節目ごとに発達上の意味がある. 両親から生まれ, 乳児期, 幼児期, 学童期, 青年期を経て長い成人期に入り, その後老年期にいたる. このライフサイクルにおいて老年期は, 死で閉じられる人生の最終ステージである. このステージにいたる過程には, 身体という内的次元から, 家族, 職業, 社会, 国家, 世界という外的次元, さらに自己ならびに社会の歴史的次元まで内包されている. それは, 今この場所にあることの連続である. これらを統合すると, どこで (場), 何を, どのように

表Ⅰ-1-1　高齢者のための国連原則 (1991年国連総会で決議)

1. 経済的貢献がなくても, 高齢者が評価され, 虐待を受けることなく, 尊厳をもち, 安心して暮らせる「尊厳の原則」
2. 一人ひとりの可能性を最大限, 伸ばすことができる「自己実現の原則」
3. 高齢者に関係する政策の立案, 実施に高齢者自身が参加する「参画の原則」
4. できるだけ長く自宅に住み, 所得を得る機会をもつ「自立・独立の原則」
5. 老人ホームや病院で過ごすことになっても, プライバシー, 信念, 自己決定, 尊厳を最大限尊重される「ケアの原則」

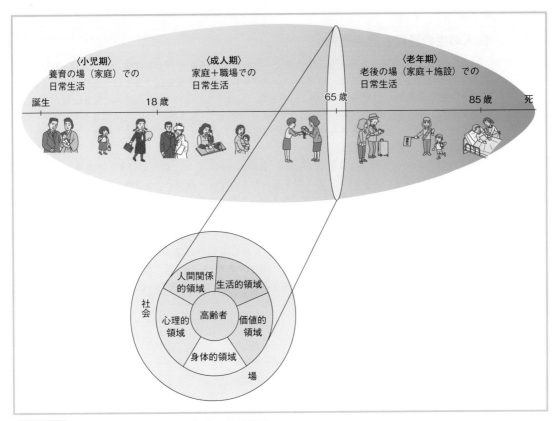

図Ⅰ-1-1　人間のライフサイクルからみる高齢者
［薄井坦子：看護のための疾病論 ナースが視る病気, p.10, 講談社, 1994 を参考に作成］

体験するか，その関係性や積み重ねから，自己のありようが形成されていくと考えられる．このライフサイクルの最終段階である老年期を生きる高齢者を，本書では身体的・心理的・人間関係的・生活的・価値的という5つの領域から全人的にとらえる．

　人は人生の後半に3つの大きな節目を迎える．1つ目は仕事からの引退であり，いわゆる狭義の生産活動から身を引く．2つ目は介護が必要になることであり，老化に伴う身体の衰えから日常生活を他者に委ねる．そして3つ目は死を迎えることである．これら3つの節目は，人によってそこにいたる時期や期間は違えど，人の生き方を大きく変える区切りとなる．日々の暮らしの送り方や家族や周囲の人々とのかかわりの頻度や質，生きがいさえも変わらざるをえない時期となる．その大きな節目を迎える時期が老年期であり，それを経験するのが高齢者なのである．

コラム

個人の生命過程と通過儀礼

　人の一生にはその誕生から死にいたるまで，さまざまな儀礼が行われてきた．一人ひとりが歩む人生は多様であるが，生まれ，結婚をし，病気をし，やがて死を迎えるという過程は，多くの人間がたどる普遍的な性格をもっている．そして，人の一生にはいくつかの節目となる段階があると考えられ，そうした節目に儀礼が行われてきたのである[i]．個人を中心に通過儀礼を考えると，その人が生まれてから死ぬまでの生命過程，つまり個人の誕生・成長・結婚・長寿・死・供養というプロセスが対象となる（図）．

　現在では平均寿命の伸長・高齢化が進み，長寿も一般化した．老人に対する通過儀礼は，かつての寿命の区切りというマイナスの一面を含んだものから，祝賀というプラス面がきわめて強い明るい行事に移り変わってきている．多くの人が，これから自身がどのように老いていくのか，誰もが身近な問題として一種の不安とともに自らの老いを考えるようになった．長く患うことなく，苦しまずにポックリと死にたい（ピンピンコロリ）と願うポックリ信仰は，老人自身にとっては，死を見据えた願いであった．エンディングノート，自身の遺影や葬儀の準備，生前葬など，老いの先にありながらも表立って語られてこなかった死への準備という話題をオープンにしうる状況を産んできている．このように，老いの意味を問うことが必要とされてきているのである．

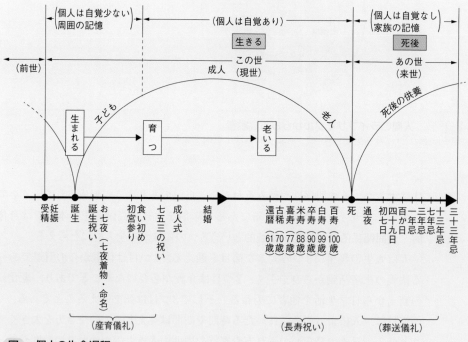

図　個人の生命過程

[板橋春夫：日本人の一生―通過儀礼の民俗学（谷口 貢，板橋春夫編著），p.13，八千代出版，2014より許諾を得て改変し転載]

引用文献
i）谷口 貢，板橋春夫：日本人の一生―通過儀礼の民俗学（谷口 貢，板橋春夫編著），p.i，八千代出版，2014

B. 看護の対象としての高齢者

　岡本[2]は，青年期から老年期という時間の軸と，アイデンティティ発達のレベルの軸という2つの次元でとらえた「アイデンティティのラセン式発達モデル」を示し（**図I-1-2**），成人期の心の発達は，人生の岐路に遭遇するごとにこれまでの自己のあり方や生活構造の破綻や破れに直面し，一時的な混乱を経て，再び安定した自己のあり方が形成されていくという「危機→再体制化→再生」の繰り返しのプロセスとして理解されるのではないかと述べている．このような視点で心の一生をみると，高齢者を，社会の中で単に介護しなければ・介護されなければならない存在としてのみ位置づけるのではなく，老化による生活（暮らし）の障害が顕著に現れるライフサイクルの最終段階を，他者や周囲の環境と相互作用しながら生きようとする主体的な存在としてみることができるように思われる．

　高齢者は，その豊かな人生経験の中で，私たちが知らない世界や歴史を体験し，生き抜き，今あるこの時代をつくってきた人たちである．**老年期**とは，心身が衰え，それまで獲得してきたさまざまな能力や役割を突然あるいは徐々に失っていく，死で閉じられる人生の最終ステージである．「**衰退・喪失**」の現実に直面したとき，人は「**絶望**」を経験するか，あるいは心理的危機を乗り越えて適応し，「**統合**」という自我発達をなすかは一様で

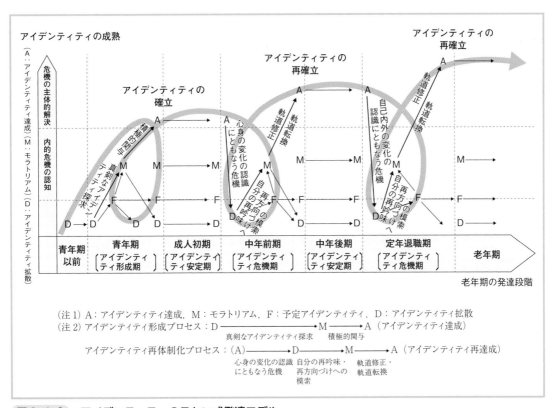

図I-1-2　アイデンティティのラセン式発達モデル

［岡本祐子：中年からのアイデンティティ発達の心理学—成人期・老年期の心の発達と共に生きることの意味，p.171，ナカニシヤ出版，1997より引用］

はない．しかし，少なくとも老年看護においては，高齢者が**個性的**に**豊かな生**を創造していく存在であることを信じ，それをどのように支援できるかを理解したい．なぜなら，高齢者を看護する者が高齢者をどのようにとらえているかが，提供する看護の質に影響するからである．衰退期・喪失期にある人々という旧来の画一的な高齢者像にとらわれることなく，老年看護の対象特性を理解し，老年看護に携わりながら，豊かな老年観が育成されることを期待する．

学習課題

1. 人生100年時代のライフサイクルを，百寿者を例に説明してみよう．
2. あなたの高齢者像を書き出し，なぜそのような高齢者像を抱いているのか考えてみよう．

引用文献

1) 厚生労働省：「人生100年時代に向けて」，〔https://www.mhlw.go.jp/stf/seisakunitsuite/bunya/0000207430.html〕（最終確認：2023年1月18日）
2) 岡本祐子：中年からのアイデンティティ発達の心理学—成人期・老年期の心の発達と共に生きることの意味，p.170-173，ナカニシヤ出版，1997

人間発達論における老年期

この節で学ぶこと

1. 老年期とはどのような時期か，高齢者とはどのような時期にある人々かを理解する．
2. 老年期にある人々の発達課題を理解する．

　老年期あるいは高齢者の理解には，老年期がさまざまな衰退や喪失体験に直面する年代であるものの，生涯発達理論の観点から発達の一段階としてとらえることが重要である．したがって本節では，まず人間発達論から老年期を定義づけ，次いで発達課題へと学習を進める．

A. 老年期とは

1 ● 人間発達論からとらえた老年期

　発達とは[1,2]，個体が精子と卵子の受精によって発生し，その後，環境的諸条件の下で，身体の諸器官・形態・機能が量的・質的に変化する過程と定義づけることができる．またそれには，機能的・形態的発展の上昇・下降という価値判断を伴う変化や，自我や精神の面の変化，および社会性の変化も含まれている．また，発達は連続的で順次性があり，段階的に現れ，個別性があり，さらに分化と統合を繰り返すことが特徴とされている．

　従来の発達研究は，人生の前半期，すなわち乳児期から青年期における発達に焦点が当てられ，その後の壮年期，老年期の発達はあまり重視されてこなかった．しかし今日では，生涯にわたって発達し続けるという**生涯発達**の概念や重要性は当然のこととして受け止められている．

　この生涯発達の考え方は，古くはドイツの哲学者テーテンス（Tetens JN）が1777年に加齢を生涯発達の一要素として位置づけたこと，同じくドイツの哲学者カルス（Carus FA）が老年期を減退であると同時に成熟と進歩の段階ととらえていること，また，ベルギーの統計学者ケトレ（Quetelet A）が1840年に出生から死までに関する種々のデータを示して，生涯にわたる発達の観点の重要性を指摘していることなどにみられる[3]．そして，今日のように生涯発達のとらえ方が浸透・定着してきたのは1970年代であるとされ，バルテス（Baltes PB）が実証的研究を根拠に「発達は生涯にわたって起こる変化で，変化は多面的であり，どの時代の変化にも獲得と喪失がある」と提唱したことによるといわれている[4]．

　高齢者の発達に関して，カウフマン（Kaufman SR）[5]は健康な老人を対象に，フリーダン（Friedan B）[6]は多くの高齢者を対象に，インタビューによって，老年期の人々は成

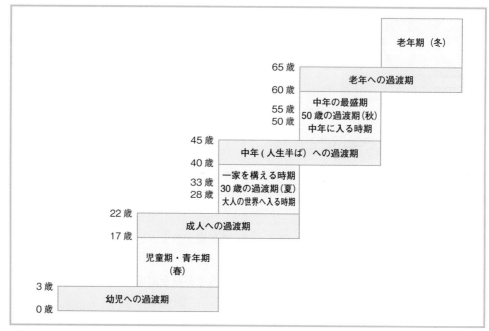

図Ⅰ-2-1　レビンソンの人生の四季
[Levinson DJ：人生の四季—中年をいかに生きるか（南 博訳），p.90，講談社，1980より引用]

長し続ける存在であり，老いが青年期からの衰退であるという定義には当てはまらないことを明らかにしている．また日本では，守屋[7]が，老年期の人々はさまざまな喪失や衰退の現実に直面せざるをえないが，これらの事実を受け止め，それらに反応する主体者である自我に着目すると，老年期を単に衰退期としてだけでなく，同時にそれまで生きてきた証としての完熟期としても特徴づけられるとした．

　このように，老年期を単なる衰退として一方的な見方でとらえるのではなく，人間がこの世に生命を受けた瞬間から連続的，多次元的，多方向的に起こる発達過程の一段階であるととらえられるようになってきており，老年期においても発達はみられるという考え方は，老年期や高齢者を理解するうえで大変重要なことである．

2●発達段階からとらえた老年期

　発達は，上述したように順序性や連続性に従って停止することのない一定の型・規則に基づく連続的変化であるが，その発達過程は画一的ではなく，発達が進行する中で確認できる顕著な特徴を基準にしていくつかのまとまりのある段階として分類することができ，これを**発達段階**という．受精卵に始まり発生，誕生，成長，成熟，衰退，死にいたる過程である人間の一生を発達段階としてとらえると，一般に，胎児期を経て誕生し，乳児期，幼児期，学童期，青年期，壮年期，そして人生の最終段階となる**老年期**に分類できる．

　ただし，老年期が何歳から始まり，どのような年齢区分として分けられるのかについては，学問領域上，統計上，行政・法律上，社会慣習上などによってさまざまであり，必ずしも明確ではない．たとえば，**レビンソン**（Levinson DJ）[8]は，人生を四季にたとえて**図Ⅰ-2-1**のように4期に分けるとともに，4～5年の「過渡期」があるとし，「老年期」を

表Ⅰ-2-1　老年期の年齢区分

年齢区分	特　徴	老年期の名称	
65〜74歳	・労働，子育てなどの社会的責任からの解放 ・健康と経済的な裏づけで新しいライフスタイルをもつ ・老性自覚がある人とない人があり，一様ではない	高齢前期，前期高齢者，老年前期 (the elderly, younger aged, young-old)	前期高齢者
75歳以上	・心身の衰えが顕著な老年期本番 ・大半が老性自覚をもつ	高年期，後期高齢者，老年後期 (the aged, older aged, old-old)	後期高齢者
85歳以上	・心身の衰えがさらに顕著になり，なんらかの生活機能の障害により，他者の援助なしには生活を維持できにくくなる ・少しのストレッサーで容易に病的になり，回復が困難	高齢後期，超高齢期，超高齢者 (the very old, extremely old, oldest old, geriatric stage)	
100歳以上	・上記特徴に加え，その日，その日を無事に，安楽に，安定して過ごすことが大切になる時期である	百寿者* (a centenarian)	

＊ 百寿者：百歳以上の超高齢者．百寿者はヒトの限界寿命（120歳）に近く，人生の90〜95%以上の期間を健康に過ごしてきたと考えられ，ヒトの長寿モデルであるばかりでなく，サクセスフルエイジングのモデルとしても注目されている.
※日本老年学会と日本老年医学会は，現在の高齢者は10〜20年前と比較して加齢に伴う身体機能変化の出現が5〜10年遅延していることを根拠に，2017年3月「高齢者」の定義を見直し，65〜74歳を准高齢者，75〜89歳を高齢者，90歳〜を超高齢者と提言している.

「老年への過渡期」を経た人生の最終（冬）の時期と位置づけ，65歳以上（老年前期・後期：65〜80歳，晩年期：80歳以上）としている．また，ニューガルテン（Neugarten BL）[9]は，老年期をまだ十分元気な老年前期（young-old）と，衰えが目立つようになる老年後期（old-old）の2つに区分している．さらに，表Ⅰ-2-1に示しているように，とくに統計学上，また医学・看護学上，および行政上，その特徴から，65歳以上を老年期（高齢者）とし，65〜74歳の老年期にある人を前期高齢者，75歳以上の人を後期高齢者としている.

3● 発達課題からとらえた老年期

発達課題とは，人間の発達の各時期にはその時期特有の達成すべき課題があり，その時期にある個人の欲求を充足させるとともに，その個人の属する社会が期待する知識，技術，態度などを身につけることであるとされている．老年期における代表的な発達課題は，表Ⅰ-2-2に示しているように，ハヴィガースト（Havighurst RJ）やエリクソン（Erikson EH），また，エリクソンの理論（図Ⅰ-2-2）を基盤にさらに発展させたペック（Peck R）やニューマン（Newman BM）らによるものがある.

以上のことをまとめると，老年期とは，死にもっとも近い時期にあり，身体的・精神心理的・社会的にさまざまな衰退や喪失を避けることはできないが，個々独自の長い人生経験を有し，それゆえそのあり方は個々特有であり，個人差も大きくなり，単に暦年齢による区分のみでも，衰退期・喪失期としてのみとらえられるものでもなく，生きてきた証としての完熟期でもあり，自分の人生を振り返って総決算し，自我を統合する時期ととらえられる.

表Ⅰ-2-2　老年期における発達課題

ハヴィガースト[10]	幼児期，早期児童期，学童期，青年期，早期成人期，中年期，老年期の7つの時期に分け，老年期の課題として以下のことをあげている． 　(1) 肉体的な力と健康の衰退に適応すること 　(2) （仕事などからの）引退による収入の減少に適応すること 　(3) 配偶者の死に適応すること 　(4) 自分の年ごろの人々と明るく親密な関係を結ぶこと 　(5) 社会的・市民的義務を引き受けること 　(6) 肉体的な生活を満足に送れるよう（住まいの）準備をすること
エリクソン[11]	人生を8段階に分け，それぞれの段階には達成すべき心理・社会的課題があり，8段階目に位置づく老年期（成熟期）の課題として，「**統合　対　絶望**」をあげ，それを達成した徳目として英知をあげている．老年期は，自分が自分の人生に関してなしてきたことを振り返る時期であり，先行の各情緒的危機に対して肯定的展望を発達させていると，過去の回顧により，自分の人生に価値を見出して満足でき（自我の統合），逆にある危機を否定的に解決してきた場合は，回顧によって自分の人生の価値に疑念，憂うつ，絶望を生じる（図Ⅰ-2-2）．
ペック[12]	エリクソンの生殖性と統合の段階に推敲を試み，老年期における3つの挑戦すべき面を明らかにしている． 「**自我の分化　対　仕事上の役割への没入**」（引退の危機） 定年退職や子どもの独立という危機が訪れるが，定年退職は同時に経済面の縮小や職業上築いてきた地位の喪失を意味する．時には他者や子どもに依存した新しい立場に適応しなければならない．この強制的な変化に対し，新たな自己の価値や趣味など意味ある満足感をみつける（自我の分化）ことができれば，自分の人生の別の側面を豊かに発展させることができる． 「**身体の超越　対　身体への没入**」（身体的健康の危機） 病気に対する抵抗力，回復力が低下し，身体的苦痛の体験が増大する．これまで身体的健康を幸福感と結びつけていた者は，身体的な危機状況に直面し，身体面にのみ関心が集中してしまいやすいが，身体的快適さを超越して人間関係や精神面の創造的活動を行うことで，快適に生きることができる． 「**自我の超越　対　自我への没入**」（死の危機） 老年期の危機の1つは死の予測である．死はすべての人にとって絶対的なものであるが，若いときには予期することが少ない．老年期は死が近づいてくることを感じることができるので，自我を超越して死に立ち向かわなくてはならない．これに成功することができれば，家族や自分が生きてきた文化・社会のために活動でき，活力ある満足感を得ることができる．
ニューマンら[13]	エリクソンの理論を柱に心理学的発達を9段階に分け，成人後期（老年期）の人生課題として次の3つをあげている． 　①新しい役割と活動へのエネルギーの再方向づけ：衰えていくものとして自分を明確化するのではなく，成長し続けていくものとして自分自身をとらえる． 　②自分の人生の受容：自分の現実を受け入れるとともに過去の失敗，危機，失望を強調せず，あるがままに受け入れる． 　③死に対する見方の発達：死を人生周期の当然の帰結としてみなし，人間としての自分の価値，何かを成し遂げる自分の能力，他者の生活に影響を与えたい願望を脅かすものでなく，貢献しうる自分の有益性が身体的な存在だけに限定しているものではないという認識によって自分の人生を受け入れることができれば，死に対する恐怖を感じることもなく，自ら死を求めようとする態度とは異なる終末を受け入れることができる． また，エリクソンのいう「統合」を獲得するには，推敲，つまり内省が重要で，これによって自分の過去の人生を受け入れると，自尊心が高まり，自己統合の過程に変化し，自他との違いより類似性に注目するようになり，他の人種集団・歴史的時代・文化の人たちと自分とを同一視することができるようになる．
湯浅[14]	老いの過程における人格形成の課題として要求されていることは，職業上の地位や肩書きなどの社会的ペルソナ（役割）を脱ぎ捨てていくことであり，それには，合わせて心理的なペルソナも脱ぎ捨て，心の年輪を剝いで，精神的な成長を遂げていくことである．

老年期								統合 対 絶望 英知
成年期							生殖性 対 自己没入 世話	
成年前期						親密性 対 孤独 愛		
思春期					アイデンティティ 対 混乱 忠誠			
学童期				勤勉性 対 劣等感 才能				
遊戯期			自発性 対 罪悪感 決意					
児童初期		自律 対 恥と疑惑 意志						
幼児期	基本的信頼 対 基本的不信 希望							

図Ⅰ-2-2　エリクソンの心理社会的段階

[Erikson EH, Erikson JM, Kivnick HQ：老年期―生き生きしたかかわりあい（朝長正徳，朝長梨枝子訳），p.35，みすず書房，1990より引用]

学習課題

1. 看護学において，なぜ老年期の発達課題を学習する必要があるのか説明してみよう．

引用文献

1) 下中直人：心理学事典（藤永 保編），p.686-691，平凡社，1981
2) 濱島 朗，竹内郁郎，石川晃弘編：社会学小辞典，p.316，有斐閣，1977
3) 子安増生編：生涯発達心理学．発達心理学，p.199，新曜社，1992
4) 高橋恵子：生涯発達心理学とは．発達心理学入門Ⅰ―乳児・幼児・児童（無藤 隆，高橋恵子，田島信元編），p.207-208，東京大学出版会，1990
5) Kaufman SR：エイジレス・セルフ―老いの自己発見（幾島幸子訳），p.3-32，筑摩書房，1988
6) Friedan B：老いの泉 上・下（山本博子，寺澤恵美子訳），西村書店，1995
7) 守屋國光：老年期の自我発達心理学的研究，p.1-2，風間書房，1994
8) Levinson DJ：人生の四季―中年をいかに生きるか（南 博訳），講談社，1980
9) Neugarten BL：Age groups in American society and the rise of the young-old. The ANNALS of the American Academy of Political and Social Science 415（1）：187-198，1974
10) Havighurst RJ：人間の発達課題と教育（荘司雅子監訳），玉川大学出版部，1995
11) Erikson EH, Erikson JM：ライフサイクル，その完結（村瀬孝雄，近藤邦夫訳），p.73, 78-86，みすず書房，1991
12) 下仲順子：老人と人格―自己概念の生涯発達プロセス，p.32-35，川島書店，1988
13) Newman BM, Newman PR：生涯発達心理学―エリクソンによる人間の一生とその可能性（福富 護，伊藤恭子訳），p.17-21，川島書店，1980
14) 湯浅泰雄：倫理とライフサイクル．ライフサイクルと人間の意識（ハイメ・カスタニエダ，長島 正編），p.285-288，金子書房，1989

3 老いを生きることの意味

この節で学ぶこと

1. 老いを生きることの意味について考える.
2. 老いに向き合い老いを受容することの難しさを知り，老いに対していかに備えるかを考える.
3. 高齢者の自力本願と他力本願の両面性を有するこころのありようを理解する.

A. 老いを生きることの意味

1 ● 老いの意味

　エリクソン（Erikson EH）は，生まれてから死にいたるまでの心理・社会的発達を8段階に分け，個人のアイデンティティがそれぞれの発達段階において，危機と選択に直面しながら成長拡大していくプロセスを系統的に説明した．彼の発達理論によると，老年期は個人のライフサイクルの最終的な円熟段階で，自我の統合とその対極である絶望との間で生じる心理的危機を乗り越えて適応し，自らを成長させていく時期ととらえられている.

　しかし，一般的には，高齢者は衰退期・喪失期にある人々というとらえ方にとどまり，「人は生涯にわたって発達し続ける」とする観点からとらえられてこなかった．**エイジズム**（年齢差別）という用語はまさに，歳をとることに対するおそれや，病気や障害，死への恐怖，そして社会的有用性の喪失に対する嫌悪感に由来している．人々の老いた人に対して抱くイメージ（老人観）は，その社会で高齢者が置かれている状況と無縁ではなく，現実の高齢者の境遇を反映すると同時にそれを規定し，さらに高齢者自身のアイデンティティや適応にも大きく影響を及ぼすものと考えられる．否定的な老人観が多くの人によって共有されている社会では，高齢者自身も否定的な老人観にとらわれ，高齢であるという事実ゆえに自尊感情や満足感の低下を経験し，自らの老いを受容し，適応するのが困難になる.

　超高齢社会を迎えた現在では，そのようなエイジズムを克服するような"サクセスフルエイジング"や"新老人"という言葉で，老いに対してより肯定的な意識が生み出されている．ただ，木下[1] が指摘しているように，現代社会は高齢者とよばれる人々がかつてない規模で存在しているにもかかわらず，老いの意味はそれに反比例するように理解しがたいものになってきている．高齢者人口が増え一般集団化するにつれ，高齢者は社会にとってありふれた存在となり，人間にとって老いることの意味は当事者にとってすら，そして，それ以外の人々にとってはなおのことととらえにくくなっている.

2 ● 老いの自覚

　高齢者が自らの変化を老いとして感じる"老いの自覚"は，どのように生じるのだろうか．老人意識（自分を老人であると感じるようになること）に関する横断的，縦断的調査において，老人意識は年齢とともに高くなるが，かなりの年齢になっても老人意識のない人がいること，また，老人意識は一度出現したらそのまま永続するというわけではなく，むしろ現れたり消えたりする変動を繰り返しながら次第に安定したものへと変化していくことが示されている．また，老人意識を感じたきっかけには身体的要因が多く，自らの体力的衰えから活動が低下することが大きなきっかけとなっているとしている．

　カウフマン（Kaufman SR）[2]は著書『エイジレス・セルフ─老いの自己発見』の中で，高齢者について，「自分が老人であること自体には意味を見出しておらず，むしろ老人が自分自身について語るときには，高齢化とともに訪れる肉体的・社会的変化にかかわらず維持されるアイデンティティすなわち**"エイジレス・セルフ"**が前面に押し出される」と記している．自分にとって大切なものが何かについて語りながら，あるときは「年を感じる」と言い，別のときには「若く感じる」とか「年を感じない」と言ったりする．高齢者にとって老いそのものは自己の中心的特性でもないし，それ自体が重要な意味をもつわけでもない．

　正高[3]は，他者からのレッテルによって「老い」の意識が生まれるとし，高齢者の心的老化は，当人と，当人をとりまく若年の世代との共同作業によって構築されていき，大半の作業は，当事者によって意識されることなしに遂行されていると述べている．「自分がどの程度に年老いているか」といった社会的自己知覚の形成には，人間関係を含む環境からの働きかけが影響する．

3 ● 老いを生きることの備え

　老年期をいかに生きるかは，中年期以降をどのように生きたかにより左右され，誰もが年をとるにつれてより賢明になるわけではないといわれる．**ペック**（Peck R）は，30歳台終わりから40歳台終わりの間に危機的な過渡期があり，人生に対処するためのもっとも重要な要素として「体力に固執する人たちは，必然的な体力の衰退から，老齢化するにつれてしだいに憂うつになり，苦悩するようになるが，反対にこれまでの自分の価値体系を穏やかに逆転させ，身体に基礎を置く価値から叡智に基礎を置く価値に切り替える人たちは，うまく年をとる」と記している．年をとると，意見や行為が柔軟ではなくなり，新しい考え方には心を閉ざしてしまう傾向があるといわれているが，それが危機的問題となる最初の時期は中年期である（**表Ⅰ-3-1**）．

　老年期には，これまでの年代にはない問題に直面したり，ほかの年代とは異なる特有の人生の意味を生じることが多い．とくに現代社会の多くの男性が経験する定年退職は，全般的で危機的な価値体系の変換であり，これがうまくなされれば，価値を評価し直し定義し直すことができるし，これまで以上に広範な役割活動を見出すことも可能である．いわゆる「仕事」以外の活動に自己評価を見出すことができるかどうかが，生存への活発な関心を持続できるか，あるいは人生の意味の絶望的な喪失へといたるかの分かれ目となる．

　老年期の特徴として，ほとんどすべての人に，病気に対する抵抗力の著しい衰退，回復

表I-3-1　ペックによる中年期と老年期の諸段階

時期	段　階
中 年 期	**1. 叡智の尊重　対　体力の尊重　valuing wisdom vs. valuing physical powers：** 叡智とは加齢により可能となる判断力の増加であるが，だれもが加齢につれてより賢明になる訳ではない．30歳台終わりから40歳台終わりの間に危機的過渡点がある．人生に対処するための主要な「道具」として，また，自分の価値体系，とりわけ自己定義におけるもっとも重要な要素として体力に固執する人たちは，必然的な体力の衰退から，老齢化するにつれてしだいに憂うつになり，苦悩し，あるいはその他の点で不幸になりがちである．反対に，これまでの自分の価値体系を穏やかに逆転させ，自己評価の基準として，また，人生問題の解決のための方策として「手」よりも「頭」を用いる人たちは，この段階でもっとも「うまく」successfully年とる．この最初の身体的衰退段階に達する人々にとって最適の針路は，自己定義や行動において，身体に基礎を置く価値physique-based valuesから叡智に基礎を置く（または精神に基礎を置く）価値wisdom-based (or mental-based) valuesに切り替えることである． **2. 人間関係における社会化　対　性化　socializing vs. sexualizing in human relationships：** 全般的な身体的衰退に連合しながら，幾分それとは独立しているのが，性的な更年期である．性は，生物学的および社会的には，人生の前半生の主要で活発な部分であるが，人生の後半生ではその重要性も副次的なものとなる．たとえ現実の性衝動はもはや強くなくとも性的な力によってもっぱら自分を価値づけることに固執する人たちには，更年期は一つの悲劇であると感じられよう．この時点で，人が，男女を，性的要素の重要性がしだいに減少してきている個人であり相手であると再定義するという現実的な手段をとるならば，人間関係は，それ以前のおそらくは必然的にいっそう自己中心的であったであろう性衝動のために多少とも妨げられがちであった理解の深みに至りうるであろう． **3. カセクシス的柔軟性　対　カセクシス的貧窮　cathectic flexibility vs. cathectic impoverishment：** この名称が意図している現象は，「情緒的柔軟性」emotional flexibility，すなわち，情緒をふり向ける対象をある人から別の人へ，ある活動から別の活動へと変換する能力，として十分に同等に記述されよう．こうした現象は生涯を通してみられるが，特に中年期でこれがいっそう危機的であると考える理由は，この時期になると子供が成長して家を離れ，同年輩の友人や親類縁者とのつながりがその人たちの死によって壊れ始めるからである．多くの人々にとってこの時期は，「分別盛り」の「経験を積んだ」人として周囲から頼りにされ，コミュニティでも職場でも知人の輪が若者から老年者まで幅広い年齢層にわたってもっとも広がる時期であり，役割も人間関係ももっとも多様化する．すなわち，可能性としてはもっとも広範なカセクシスの対象をもつ時期である．この時期に情緒的生活がますます貧窮化していくことに苦しむ人たちもいる．彼らのカセクシスの対象は消えていくのに，彼らの情緒を別の人々，別の仕事，あるいは別の生活場面に改めて振り向けることができないためである． **4. 精神的柔軟性　対　精神的硬さ　mental flexibility vs. mental rigidity：** 人間の成長と生存における主要問題の一つは，自分自身と経験した事象や体験のいずれがその人の人生を指図するのか，という問題であろう．ある人々は，彼らの経験を支配し，それらに関してある程度公平な見方をなし，それらを新たな問題解決への暫定的な指針として利用するようになるが，経験によって支配されてしまうようになると思われる人々もいる．彼らは，彼らが偶然に出会った事象や行為のパターンを，彼らの次の行動をほぼ自動的に支配する確固不変のルールとして受けとめるのである．いずれにしても，中年を過ぎると，多くの人々は意見や行為が柔軟でなくなり，新しい考え方には心を閉ざしてしまう傾向があるというのが，一般に広く流布している考えである．これはもちろん老年者についてしばしば言われることであるが，ほとんどの人々にとってそれが危機的問題となる最初の時期は中年期であるように思われる．この段階は疑いなく第1段階の叡智 対 体力と特に関連がある．

（次頁へつづく）

力の衰退，身体的苦痛の増加が現れる．老いて自分の身体を動かすことが不自由になると，物を動かしたり，排泄をしたり，食事をとったりという生きていくために必要な事柄を，誰か他人に代わりに行ってもらう必要が出てくる．それはある意味厄介なことであり，厄介であるために，家族にさまざまな負担がかかりうる．そして，直接的に自分にかかわっている周囲の人たちにもっとよい人生を送らせたいという思いの中で，長く生きることをためらい，ためらうだけでなく，それを拒むことさえある．

　この衰えていく身体状態にどのように向き合っていくかが，老いを生きることの要になる．衰えにこころを奪われながら過ごしていく人もいれば，身体的苦痛に苦しみながらも介護されることを受け入れ人生を大いに享受している人もいる．また，確実に訪れる死に

表 I-3-1　（つづき）

時期	段　　階
老年期	**1.　自我の分化　対　仕事上の役割への没入　ego differentiation vs. work-role preoccupation：** 特にわれわれの社会の大方の男性にとって特異な問題が引きこされるのは，通常は60歳台で訪れる定年退職という衝撃によってである．つまり，言わんとしていることは全般的で危機的な価値体系の変換であり，これがうまくなされれば，定年退職者は，彼の価値を評価し直し定義し直すことができるし，長年従事してきた特定の仕事上の役割以上に広範な役割活動に満足することができる．たいていの男性にとって，「仕事」以外の活動に自己評価を見いだすことができるかどうかが，生存への活発な関心を持続できるか，はたまた人生の意味の絶望的な喪失へと至るかのいずれかへの分かれ目となる．（多くの女性にとってこの段階が訪れるのは，彼女らの母親という「職業的」役割が子供が成人して家を離れることによって免職となるときである．この場合，この危機的段階は多くの女性の場合に中年期に訪れよう．）定年退職は収入の激減や他者への依存生活を強いる．こうした強制的な変換にうまく応ずるためには，これまでとは違った自我の分化が必要である．つまり，多様な役割活動面の分化ではなく，人格や人間関係のさまざまな特性面の分化である． **2.　肉体の超越　対　肉体への没入　body transcendence vs. body preoccupation：** 老年期はほとんどすべての人に，病気に対する抵抗力の著しい衰退，回復力の衰退，身体的な苦痛体験の増加をもたらす．身体的安寧が，もっぱら喜びや慰めとなっている人たちにとっては，これはもっとも重大かつもっとも致命的な侮辱であろう．しだいに身体状態に心を奪われるようになっていくことを中心に展開される減少らせんのなかで老年期を過ごしているように思われる人々がたくさんいる．ところで，まさに身体的苦痛に苦しみながらも，しかも人生を大いに享受している人々もいる．そうした人々は，「幸福」とか「慰め」を，肉体の滅亡するまで可能な満足な人間関係とか精神面の創造的活動によって定義するようになった人々である．彼らの価値体系においては，喜びや自尊の社会的ならびに精神的源泉が身体的慰めをもっぱら超越しているのであろう．老年期はこの種の価値体系が達成されているかどうかもっとも批判的にテストしているのであり，こうした価値体系の達成は人間発達の目標の一つとみることができよう． **3.　自我の超越　対　自我への没入　ego transcendence vs. ego preoccupation：** 老年期の新たなそして決定的な事実の一つは，死が確実に見込まれることである．若いときには死はいわば不意にやってくるが，老年者は死がやってくるに違いないことを知っている．中国やヒンズーの哲人たちは，西欧の思想家たちと同様に，このもっともありがたくない見込みに対してもなお積極的に適応することが可能であることを示唆している．晩年を建設的に生きる方法は，個人的な死の見込みが，どんな自我もかつて包含しえなかったほど広く長い未来のために人が築いてきた堅固な知識ほどは重要なことではないと眺め感ずるほどに寛大かつ無欲に生きることである．子供たちを通し，文化への寄与を通し，友好を通し──これらは人間が自己の皮膚や生命の限界を越えて彼らの行為に永続的な意義をかちうることのできる方法である．このような適応は受動的な断念でも自我否定でもなく，それどころか，それには，その人の死後生き続けていく人々のために人生をより安全でより意味深く，あるいはより幸福なものとするための積極的な心底からの努力が必要である．この最終段階で「うまく年とっている人」は，他の何にもまして人間的生存を動物的生存から区別している文化の，その永久化を目指して自我超越的に活動している人であろう．彼は一族の子孫あるいは文化上の子孫にとって良い世の中となるよう，できることはすべてやりつつあるだろう．

Peck（1956）の記述から作成．なおPeckは，中年期と老年期を暦年齢的に区分するのは正しいが，各時期内の諸段階が生起する時間系列は個々人ごとに異なると考えている．
［守屋國光：老年期の自我発達心理学的研究, p.214-216, 風間書房, 1994より引用］

対してもなお積極的に適応することが可能である人もいる．「うまく年をとること」は，決してたやすいことではないが，人は皆それを実現する可能性をもっている．

B.　老いの発見と死期の受容

1 ● 高齢者本人がとらえる健康

　老いを生きることは，その行く末に死があることから，老いを健康的に，豊かに生きるとはどういうことなのか，そしてそれを支援するとはどういうことなのか，老年期を経ていない者がつかむことは困難であると考えられる．ここで，1つの研究成果[4]を紹介する．

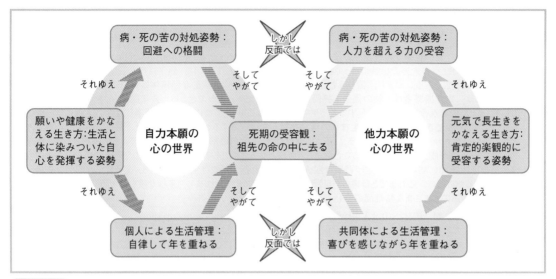

図Ⅰ-3-1　**高齢者本人からとらえる健康の視点**
［島田美紀代, 正木治恵, 高橋良幸ほか：高齢者本人から捉える健康の視点. 第29回日本看護科学学会学術集会講演集, p.479, 2009 のデータを基に山浦晴男氏による質的統合法(KJ法)分析により作成］

　これは，高齢者の主体的な健康を創出・支援することを念頭に置き，高齢者本人がどのように健康をとらえ，生きているかを明らかにしようと行ったものである．調査は，疾病や障害をもちつつも健康状態が保持されている高齢者24名（介護老人保健施設入居者10名，地域在住者14名）から，健康状態を維持するために大切に思っていること，願いや望み，心身の状態，地域の行事などへの参加に関する考えについて，個別に，あるいは少人数グループのインタビューによりデータ収集した．その質的分析から明らかになったものが**図Ⅰ-3-1**である．

　この図は，高齢者が病や死の苦しみを回避しようと格闘することもあれば，自分の力の及ばないこととして人力を超える力を受容すること，また，それまでの生活習慣が身体に染みついた生き方で願いや健康をかなえようとする姿勢もあれば，逆境であっても肯定的楽観的に受容することで元気で長生きをかなえようとする姿勢があることを物語っている．そのような姿勢は，個人による生活管理と共同体による生活管理により支えられながら，"祖先の命の中に去る"という**死期の受容観**にいたる．これらの視点は，高齢者が自力本願の心の世界と他力本願の心の世界の両面を有し，その中に死期の受容観が内在しているものとして提示されている．健康という視点から高齢者の死期の受容を導くためには，老いや病，死の苦からの救済とともに，祖先崇拝とその延長線上にある家族とのつながりの心情を充足させる支援の手を差し伸べることが，深い心の世界においては求められるだろう．

2● 人生を締めくくる

　カウフマン[2]はその著書『エイジレス・セルフ─老いの自己発見』の中で，「老年期の人々は，年をとることそのものではなく，老年期に自分自身であり続けることに意味を見

出している」と述べている．人生の最終段階を自分らしく暮らし，そして，自分らしく締めくくる．それは人間が本来根源的にもっている願いではないだろうか．また松村[5] は，人間にとって老いという事実を自らに負いながらいかにして生きようとするかという問いの中で，次のように述べている．「人は『他者から』『他者によって（他者のために）』『他者とともに』生きることによって，真の意味で『人間』と呼ばれるものになるが，そこで忘れることのできない重要な点は自己中心から他者中心へと視点を移すことと併せて，宇宙の全存在のなかで自己の存在と生との『分』をも明瞭にまた強く自覚するということである．……（中略）……つまり人それぞれに，"老化"にその人の個性が現れてくるということに気づかざるを得ない．自然のプロセスを一人ひとりの人間の課題として受けとり直しをするわけである」．

　老いて死にいたるまでの段階では，個人差はあれ，なんらかのケアを他者に依存しなければならないときがやってくる．高齢者から，「世話を受けるようになったらおしまいだ」「家族に迷惑をかけたくない」「人の世話になる前にポックリいきたい」という言葉を聞くことがある．人の世話にならないようにと，懸命にがんばっている姿もみられる．しかし，ひとたびちょっとしたきっかけで身の回りの世話を受けるようになると，老いてしまった自分を改めて自覚し，自信を失ってしまうこともある．そしてこれまで大事にしてきた自分らしいありようや暮らしを続けていくことを諦めてしまい，それが無力感につながってしまう．

　しかし，たとえ人の助けを借りなければその暮らしを維持できなくなっても，食事や排泄など日常生活の中で，生きるために繰り返されるもろもろの事柄の中に，その人自身の意思や意向を反映させることは無理なことではない．むしろ援助する者の中にその意識があれば可能なことなのである．1つ1つの小さなありきたりの行為の中に，その人本人の意思が反映されることは，その人の生にとってはとても大きな意味をもつ．それが，自分らしく暮らし，自分らしく締めくくることではないかと考える．

学習課題

1. 老いを生きることとはどのようなことか，あなたなりの言葉で説明してみよう．
2. あなたの身近にいる高齢者に，日々の生活において大切にしていること，願いや望みなどについてインタビューしてみよう．
3. 死期を受容したこころのありようとはどのようなものであるか考えてみよう．

▌引用文献▐
1) 木下康仁：老いの社会文化的意味の創出．保健婦雑誌 53（6）：432-437，1997
2) Kaufman SR：エイジレス・セルフ―老いの自己発見（幾島幸子訳），筑摩書房，1988
3) 正高信男：老いはこうしてつくられる―こころとからだの加齢変化，中央公論新社，2000
4) 正木治恵：高齢者の主体的な健康を創出・支援する老人看護専門技術の評価ツールの開発と検証，平成19年度〜21年度科学研究費補助金（基盤研究（B））研究成果報告書，2010
5) 松村克己：老化のなかに人間の生命の意味をさぐる．メディカル・ヒューマニティ 4：86-90，1986

4 加齢と健康

この節で学ぶこと

1. 老年期にある人々の身体的・精神心理的・社会的な機能の変化（老性変化）を理解する.
2. 老年看護学の理論を展開し実践するために必要な，基本的な老年医学の知識について理解する.
3. 平均余命と健康寿命，死因別死亡確率それぞれの意味と推移，および健康維持・増進の背景と状況について学ぶ.

A. 老性変化

　老性変化とは，「年齢とともに身体の諸機能が非可逆的に低下し，生体の**恒常性**（ホメオスタシス）を維持する能力が失われ，死にいたる過程」をいい，老化現象ともいう. 認知機能の低下も老性変化の1つである. アチェリー（Atchely RC）ら[1]は，加齢の過程を「第1段階 発展期」「第2段階 成熟期」「第3段階 衰退期（老化）」の3つの段階に分類しているが，老性変化は主に第3段階で生じる. 老性変化により，日常生活の中でさまざまな支障をきたし，治療・看護・介護が必要な状態となることが多く，ひいては老衰状態（死）にいたる. ストレーラー（Strehler BL）[2]は，老性変化の特徴として次の4つをあげている.

- 普遍性：生命あるものすべてに共通して起こる現象である.
- 内因性：個体に内在するものであり，必然的に生ずる現象である.
- 進行性：突発的なものではなく，通常は構成する細胞や細胞間物質の変化が経年的に蓄積されて徐々に個体に現れてくる過程である（若返ることはない）.
- 有害性：形態的・機能的な低下・衰退がある. 機能は直線的に低下し，死の確率は加齢とともに対数的に増える（生存にとって有害である）.

　「普遍性」「内因性」「進行性」は誕生や成長にも該当するが，「有害性」は老性変化のみがもつ特徴である. そして，この老性変化はすべての個体に一様に進むわけではなく，臓器・器官系や組織によって発現や速度が異なり，かつ環境的・病理的・治療的・個人的要因に影響を受け，個人差が大きい.

1● 身体的な老性変化

　老年期においては，生理的老化に伴う「老化現象」が身体各部に生ずる. この変化は，

臓器によって発現や速度が異なるものの，臓器系の機能にほぼ全体的に起こる．ただ，その変化は休息状態にある人間の機能にはほとんど影響を与えないが，ストレスが加わった状態では，恒常性の維持機構の低下が認められる．身体機能の老性変化と日常生活に支障をきたす状態は表I-4-1に示している通りである．

2 ● 精神心理的な老性変化

老年期の人々の精神心理的変化を一般的なものとして表すことは難しい．これは，老年期の人々がそれまでに体験してきた戦争，結婚，子どもの自立，定年や退職，自己の身体機能の低下，体調不良や病気の罹患，配偶者や友人との死別など，出来事は多種多様で，かつ，その体験の様相も個々特有であり，その人なりのパーソナリティ，受け止め方，および対処方法とその結果などの影響を受けるからである．

ただ老年期の人々は，「心身の健康」「家族や社会とのつながり」「経済的自立」「生きる目的」の4つの喪失を体験するといわれている．これらの喪失体験に対する反応は，それをどのように認知し，どのようなサポートがあり，どのような対処が可能かによって異なってくるものの，5つの適応スタイル（coping style）[3]が見出されている（表I-4-2）．ただし，これらの適応スタイルは，高齢者を理解するための一側面であり，これに当てはめ，決めつけることは避けなければならない．

実際の高齢者の中には，身体的側面の低下を経験しているにもかかわらず，日常生活に適応し，幸福感を始めとする心理的側面を維持する現象（エイジング・パラドックス）がみられる人たちが存在する[4]．このエイジング・パラドックスを説明する理論として，トーンスタム（Tornstam L）[5]による老年的超越がある．これは，高齢期に高まる「物質主義的で合理的な世界観から，宇宙的・超越的・非合理的な世界観への変化」のことを指し[6]，日本においても，老年的超越質問紙尺度（Japanese Gerotranscendence Scale）が開発されている[7]．

3 ● 社会的な老性変化

加齢に伴う社会生活の変化は，一般的には社会的地位・役割の変化として説明される．人は皆，なんらかの集団や組織に属し，そこでなんらかの地位（社会的地位）を得，その地位にふさわしい行動（社会的役割）をとるよう期待（役割期待）される．老年期における社会生活の変化には定年退職と職業生活からの引退，子どもの独立，配偶者との死別などがあげられるが，これは壮年期における生活の中心を占めていた社会的地位と役割を失い，新たな地位や役割を獲得していくという地位・役割の変化である．

また，老年期の人々の社会的行動は文化的価値観，居住環境，社会経済的状況，教育水準，加齢に伴う役割変化などが大きく影響する．個々人が身を置く社会が，老年期の人々を長年社会のために貢献し，知恵ある人と尊敬する社会もあれば，生産性のみに価値を置き，老年期の人々は生産的活動ができない対象とされ，活動できる場・機会を得がたい社会もある．

表Ⅰ-4-1　身体機能の老性変化と日常生活に支障をきたす状態

老性変化を促進する要因	臓器・器官系統	身体機能の老性変化	日常生活に支障をきたす状態
＜環境的要因＞ 居住地域の特性，医療・介護施設へのアクセスの難易度や施設・設備の適否，家族背景や家族関係，介護者の介護意識や介護力の状況など	脳神経・脳血管系	・脳細胞の減少と変性萎縮→脳重量の減少 ・灰白質と基底核に老人斑の沈着 ・脳血管の硬化→脳動脈硬化→脳血流量の減少 ・神経細胞の減少→神経伝導速度の遅延 ⇩ 認知機能の低下	・前頭葉の萎縮：意欲・注意力の低下 ・側頭葉の萎縮：記憶力・記銘力の低下 ・外部からの刺激に対する反応が鈍麻し，運動動作の敏捷性が減弱，協調運動や速い変換運動の作業が困難など ・流動性知能の低下
＜病理的要因＞ 脳神経・脳血管系，呼吸器系，循環器系，感覚器系，腎・泌尿器・生殖器系，栄養代謝系，運動器系，血液・造血器系の疾病・障害などおよび病態生理的症状	感覚器系	・視覚：水晶体の退化・変性，毛様体筋の萎縮 　視野：眼瞼下垂，網膜神経細胞数の減少，視覚中枢までの視覚伝達路の機能低下 　色覚：青錐体細胞の感度の低下 ・聴覚：蝸牛内の感覚細胞であるラセン器や基底膜の弾性の低下，ラセン神経節の退行変化 ・味覚：味蕾の減少→味覚（甘味と塩味）の低下 ・平衡感覚：小脳の神経細胞の減少，末梢の自己受容器の機能低下 ・嗅覚：鼻粘膜の萎縮 ・皮膚感覚（温度感覚，触覚，振動覚，痛覚）：表皮の萎縮・真皮の弾力性の変性，膠原線維の変性，皮下脂肪の減少，末梢神経線維の減少・変性，エクリン線の密度の低下→皮膚受容体の変化，温度覚の知覚低下	・短い波長の紫，青，緑の光が見えにくい，羞明感，視力の低下，調節力の低下→遠視，暗順応の低下 ・黄色が白味を帯び，紺色と黒色の識別がつきにくい ・高音域～中音域の弁別能力の低下（高音性難聴） ・聞き取りにくさ ・安定性のない歩行，転倒しやすい ・しわ，乾燥，皮膚の色素沈着 ・爪の硬化・変形 ・発汗減少，低体温や高体温を生じやすい，低温熱傷を起こしやすい
	呼吸器系	・気管支線毛の活動減少→咳嗽反射の低下，気道内分泌物の貯留 ・舌・舌骨・喉頭の下垂→嚥下反射の低下 ・肺組織細胞の減少→肺の縮小，弾力性の低下 ・胸郭・肋骨の硬化，呼吸筋の弾性減弱→呼吸運動の抑制（肺コンプライアンスの低下）→肺活量の低下，残気量の増加→酸素分圧の低下	・喘鳴，発声障害，気道感染 ・誤嚥 ・労作性呼吸困難
＜治療的要因＞ 手術，薬物（睡眠薬，精神安定薬，鎮痛薬，抗けいれん薬，強心薬など），固定・牽引など	循環器系	・心筋収縮力の低下→心拍出量の低下→予備力の低下 ・心臓刺激伝導系の変性→期外収縮など心拍リズムの不整，心拍数の軽微な減少 ・血管壁へのアテローム形成，血栓形成，血管の肥厚・硬化（弾力性の低下）→心肥大，動脈硬化	・労作性動悸・呼吸困難 ・不整脈 ・収縮期圧の上昇
＜発達的要因＞ 年齢，発達課題の達成状況，性別など	消化器系	・上顎歯槽の萎縮，歯牙の脱落 ・唾液腺の機能低下→口腔内の清浄化の減弱 ・アウエルバッハ神経叢の神経細胞の減少→食道の蠕動運動の低下→食塊の食道通過の遅延 ・胃粘膜萎縮性変化による胃液分泌の低下→消化能力の低下 ・腸粘膜の萎縮，腸平滑筋の弾力線維の減少による憩室形成→栄養の吸収力の低下，腸の蠕動運動の低下 ・肛門の緊張の減弱と感覚の低下	・咀嚼力の低下 ・口内炎 ・食物が喉につかえた感じ ・消化不良，胃のもたれ ・下痢 ・便秘 ・便失禁

（次頁へつづく）

表Ⅰ-4-1　（つづき）

老性変化を促進する要因	臓器・器官系統	身体機能の老性変化	日常生活に支障をきたす状態
<個人的要因>生活様式・習慣，社会的交流・活動状況，生活意欲，精神心理状況など	内分泌系	・メラトニンの血中濃度の減少 ・女性：閉経後のエストロゲンの減少	・睡眠障害 ・骨粗鬆症→易骨折
	運動器系（骨・関節・筋肉系）	・副甲状腺ホルモンの機能低下→骨組織の変性と萎縮→骨量（骨密度）の減少 ・脊柱の骨棘の形成 ・椎間板の縮小→胸椎の外方への彎曲の増大（後彎症） ・関節液の減少，関節軟骨の石灰化→各関節の屈曲化 ・靱帯の肥厚・石灰化 ・筋線維の硬化→筋萎縮，筋緊張の低下，筋力・持久力の低下	・易骨折 ・脊椎の変形（円背） ・各関節可動域の狭小 ・安定性のない，速度の遅い歩行 ・手の巧緻性の低下 ・動作が緩慢 ・反射的防御姿勢が困難
	腎・泌尿器系	・腎の重量の減少（ネフロンの減少），腎動脈の硬化→腎血流量の低下→糸球体濾過量の低下→腎機能低下 ・膀胱の萎縮，膀胱頸部の硬縮，括約筋の硬化 ・神経伝達鈍麻による膀胱の膨張感の減弱 ・尿道括約筋の弛緩 ・男性：前立腺の肥大	・夜間頻尿 ・薬物の排泄低下(体内蓄積) ・残尿，頻尿，尿失禁，排尿困難
	血液・造血器系	・造血・止血機能の低下	・貧血 ・出血しやすい ・止血しにくい

表Ⅰ-4-2　高齢者の喪失体験と適応スタイル

高齢者が体験する喪失	喪失に対する悲嘆反応	喪失への適応スタイル	
「心身の健康」 「家族や社会とのつながり」 「経済的自立」 「生きる目的」	衝撃と無感動 否認 怒りと敵意 罪悪感 孤独感と抑うつ 精神的混乱 諦め 新しいアイデンティティの確立	適応良好スタイル	成熟型：人生に楽天的で未来志向的で健全な自己尊重の態度をもつ（自適型）
			ロッキングチェア・マン型：受容しているが消極的で，他者の援助や支持を期待する（隠遁依存型）
			装甲型：活動性を保持することで強固な防衛体制を敷く．過度の義務感をもち業績志向一辺倒になる（自己防衛型）
		適応困難スタイル	憤慨型：隠退，老齢化に否定的態度をとり，他者を恨み，敵意，攻撃，非難の感情をもつ（外罰型）
			自責型：人生を敗北とみなし自分を責める．受動的で悲観主義的で孤独である（内罰型）

B.　加齢と疾病

1 ● 高齢者の受療状況

　日本の65歳以上の受療率（人口10万対）が高い主な傷病をみると，入院では「脳血管疾患」（男性398，女性434），「悪性新生物（がん）」（男性395，女性203）となっており，外来では「高血圧性疾患」（男性1,373，女性1,682），「脊柱障害」（男性975，女性961）となっている[8]．したがって，老年看護学では，**生活習慣病**，**がん**，**運動器疾患**についての

基本的な知識が重要である．本項では，高齢者の疾病の特徴と特有の病態，生活習慣病の注意点について学ぶ．

2 ● 高齢者の疾病の特徴

高齢者には若・中年者と異なる病態が存在する[9]．これらを理解し，高齢者に対して個別の看護を行う必要がある．

a. 多病性

75歳以上では2疾病以上に罹患している割合は7割を超え[10]，高齢者は複数の疾病を抱えていることが多い．複数の疾病に罹患していることを**マルチモビディティ**（multimorbidity）といい，新たな高齢者の医療問題として注目されている．

b. 非定型性

若・中年者と異なり，無症状や非特異的な症状を呈する場合がある．無症状の重症低血糖患者や，嘔吐で消化器内科を受診する心筋梗塞患者は少なくない．

c. 慢性化

生活習慣病を始め，完治しない疾病を抱えている．また，たとえ治癒したとしても障害が残ることが多い．

d. 個人差が大きい

高齢者の医学的な諸問題は，加齢とともに**個人差**が増大する．

e. 恒常性維持機構の易破綻性

環境の変化に適応する能力が低下する．体温調節能力の低下は熱中症の発症率を高め，発熱，下痢，嘔吐などにより容易に脱水症状を起こす．血圧や血糖は変動しやすくなり，発作性の高血圧や重症低血糖が出現しやすい．

f. 合併症の併発

原疾患と無関係な**合併症**を起こしやすい．疾病により安静・臥床が長期にわたると，関節拘縮，褥瘡，深部静脈血栓症，尿路感染症などさまざまな合併症を起こしやすい．

g. 薬物副作用の易出現

薬物動態の加齢変化や多剤併用によって，**ポリファーマシー**になりやすい．

h. 社会的側面

高齢者の予後は，経済的問題や介護力などの社会的環境に大きく影響される．

3 ● 加齢による検査結果への影響

高齢者の**検査値**には，加齢変化が認められるものがあり，生理的な変動として理解されているものもある．加齢に伴って変化しやすい主な検査項目を**表Ⅰ-4-3**に示す．このような検査値は，若・中年者で示される基準範囲を逸脱する場合があるが，必ずしも病的でないこともあり解釈には注意が必要である．

4 ● 高齢者の薬物動態の特徴

薬物動態には，**吸収**，**分布**，**代謝**，**排泄**の4段階があり，加齢とともに以下のような変化がみられる．

| 表 I -4-3 | 加齢に伴って変化しやすい主な検査項目 |

上　昇	低　下
空腹時血糖	赤血球・ヘモグロビン濃度・血小板数
尿素窒素	総コレステロール
クレアチニン	総蛋白・アルブミン
乳酸脱水素酵素 (LD)	動脈血酸素分圧 (Pao_2)
フィブリノゲン	肺活量・1秒率
肺拡張能・残気量	推算糸球体濾過量 (eGFR)
収縮期血圧・脈圧	拡張期血圧

a. 吸　収

胃酸分泌低下や腸管血流量の減少を認めるが，多くの内服薬で吸収率に影響はない．注射剤や経皮吸収剤の吸収率は低下するとされている．

b. 分　布

体脂肪量が増加し体水分量が減少するため，水溶性の薬物は血中濃度が上昇し，脂溶性の薬物では血中濃度が低下する．また，血清アルブミンが低下すると，薬物の蛋白結合率が低下し，総血中濃度に比し遊離型の濃度が増加する．薬理作用を発現するのはほとんどが遊離型の薬物であるため，アルブミンの低下しやすい高齢者では薬効が強く出ることがある．

c. 代　謝

肝代謝の薬剤では，初回通過効果の減少により血中濃度が増大しやすくなる．また，複数薬剤の内服時には，肝臓の薬物代謝酵素であるチトクローム P450（CYP）を共有することがあり，一方の薬効が増強または減弱，あるいは遷延する可能性がある．これは若・中年者でも予想される副作用であるが，肝機能が低下している高齢者ではとくに生じやすく注意が必要である．

d. 排　泄

腎機能の低下に伴い排泄の遅延が起こりやすくなるため，クレアチニン・クリアランスや推算糸球体濾過量（estimated glomerular filtration rate：eGFR）が低下している場合に減量の必要性が生じる．eGFR は筋肉量の少ない高齢者では過大評価されやすく，高齢者は容易に脱水になることも多い．高齢者にとって急激な腎機能の悪化は日常的に起こりうる現象であり，体重の変化，食事と水分の摂取量などを日ごろから聴取する．

高齢者では，上記の加齢性変化によって，主に薬物の過量投与となることが多くなり，若・中年者に比べ狭い意味での薬物有害事象である副作用（side effect）が増加する．

5 ● 高齢者の生活習慣病

生活習慣病は高齢者で多く，基本的な疾病における高齢者の注意点について述べる．

a. 高血圧[11]

高齢者では，**血圧の動揺性**が増し，収縮期高血圧，白衣高血圧ならびに夜間血圧の上昇，起立性低血圧や食後血圧低下の頻度が増加する．そのため，家庭血圧なども用いて血圧を評価し，血圧の変動に注意する．また，食事や水分摂取量の低下によって血圧が低下しや

すい．さらに，**降圧薬**開始初期には**転倒・骨折**が起こりやすく，とくに後期高齢者では，原則として通常の半量から使用を開始し，1〜3ヵ月かけて増量するなど，緩徐に降圧することが望ましい．また，認知機能の低下などによって服薬アドヒアランスが低下している場合，一包化や合剤の使用，家族への服薬指導などは，もっとも近くで患者の生活をみている看護師が中心的な役割を果たすべきである．

b. 脂質異常症[12]

脂質異常症では生活習慣の改善が第一であり，とくに肥満を有する場合，過食や糖質・脂質の過剰摂取を抑え，体重を減らすよう努める．しかしながら，過度の食事制限は筋量や筋力の低下を伴う**体重減少（サルコペニア）**につながることがあり，体調の悪化，歩行障害・転倒につながる危険もあるため，体調や体重などを確認する．

c. 糖尿病[13]

糖尿病はサルコペニアやフレイル，認知症のリスクであるため，高齢者の血糖管理は重要である．一方，高齢者では低血糖を起こしやすく，自覚症状が現れにくいため，重症低血糖をきたしやすい．重症低血糖は，心血管疾患や認知症の発症，死亡の危険因子となる．したがって，高齢者糖尿病では，血糖を厳格に管理することで得られるメリットと前述のデメリットを勘案し，目標設定を行う必要がある．このような背景に基づき，「高齢者糖尿病の血糖コントロール目標（HbA1c値）」が発表された（**図I-4-1**）．この目標の設定は，低血糖リスクと患者の特徴，とくに認知機能と日常生活動作（activities of daily living：ADL）などに基づいている．高齢者糖尿病では，治療を厳格に行うことによって低血糖が発生するのを避けることが重要と考え，「重症低血糖が危惧される薬剤」を使用している場合，HbA1cの目標値をやや高めに設定し，下限値も設定されている．

d. 肥満症[14]

高齢者の**肥満症**は，若・中年者と同じ基準で診断するが，BMI（body mass index）が**体脂肪量**を正確に反映しないことがあるため，注意が必要である．具体的には，浮腫が存在する場合や脊椎圧迫骨折などによって身長が短縮した場合は，BMIが実際よりも高値となる．心血管疾患発症リスクとの関係では，高齢者の肥満がリスクとなるという明らかなエビデンスはなく，一方，ウエスト・ヒップ比の高値やメタボリックシンドロームは，75歳未満の高齢者において心血管疾患の発症リスクとなる．一方，『糖尿病診療ガイドライン2019』では，75歳以上は肥満（BMI＞25 kg/m^2）と死亡率上昇との関連性に乏しく，むしろBMI＜22 kg/m^{2}で死亡率が上昇する報告が認められることから，サルコペニアやフレイル発症予防を重視し，現体重を中心にBMI＝25 kg/m^{2}程度を基準とすることが記載されている．

6 ● 老年症候群

医師のみでは改善が難しい高齢者特有の病態である**老年症候群**は，老年看護学の重要なターゲットであり，基本的な考え方を理解しておく必要がある．

老年症候群は明確な定義がなく，「加齢に伴い高齢者に多くみられる，医師の診察や介護・看護を必要とする症状・徴候の総称」などと説明されることが多い．老年医学会編集の診療ハンドブック[15]には，「原因はさまざまであるが，放置するとQOLやADLを阻害

患者の特徴・健康状態[注1]	カテゴリーⅠ	カテゴリーⅡ	カテゴリーⅢ
	①認知機能正常　かつ　②ADL自立	①軽度認知障害～軽度認知症　または　②手段的ADL低下，基本的ADL自立	①中等度以上の認知症　または　②基本的ADL低下　または　③多くの併存疾患や機能障害

重症低血糖が危惧される薬剤（インスリン製剤，SU薬，グリニド薬など）の使用	なし[注2]	7.0%未満		7.0%未満	8.0%未満
	あり[注3]	65歳以上75歳未満　7.5%未満（下限6.5%）	75歳以上　8.0%未満（下限7.0%）	8.0%未満（下限7.0%）	8.5%未満（下限7.5%）

治療目標は，年齢，罹病期間，低血糖の危険性，サポート体制などに加え，高齢者では認知機能や基本的ADL，手段的ADL，併存疾患なども考慮して個別に設定する．ただし，加齢に伴って重症低血糖の危険性が高くなることに十分注意する．

注1：認知機能や基本的ADL（着衣，移動，入浴，トイレの使用など），手段的ADL（IADL：買い物，食事の準備，服薬管理，金銭管理など）の評価に関しては，日本老年医学会のホームページ（https://www.jpn-geriat-soc.or.jp/）を参照する．エンドオブライフの状態では，著しい高血糖を防止し，それに伴う脱水や急性合併症を予防する治療を優先する．

注2：高齢者糖尿病においても，合併症予防のための目標は7.0%未満である．ただし，適切な食事療法や運動療法だけで達成可能な場合，または薬物療法の副作用なく達成可能な場合の目標を6.0%未満，治療の強化が難しい場合の目標を8.0%未満とする．下限を設けない．カテゴリーⅢに該当する状態で，多剤併用による有害作用が懸念される場合や，重篤な併存疾患を有し，社会的サポートが乏しい場合などには，8.5%未満を目標とすることも許容される．

注3：糖尿病罹病期間も考慮し，合併症発症・進展阻止が優先される場合には，重症低血糖を予防する対策を講じつつ，個々の高齢者ごとに個別の目標や下限を設定してもよい．65歳未満からこれらの薬剤を用いて治療中であり，かつ血糖コントロール状態が表の目標や下限を下回る場合には，基本的に現状を維持するが，重症低血糖に十分注意する．グリニド薬は，種類・使用量・血糖値などを勘案し，重症低血糖が危惧されない薬剤に分類される場合もある．

【重要な注意事項】糖尿病治療薬の使用にあたっては，日本老年医学会編「高齢者の安全な薬物療法ガイドライン」を参照すること．薬剤使用時には多剤併用を避け，副作用の出現に十分に注意する．

図Ⅰ-4-1　高齢者糖尿病の血糖コントロール目標（HbA1c値）
［日本老年医学会，日本糖尿病学会編・著：高齢者糖尿病診療ガイドライン2017, p.46, 南江堂, 2017より許諾を得て転載］

する」「複数の疾患や病態が関与し，根本的な治療が難しい．そのため，“年のせい”と説明されがちである」と記載されている．老年症候群の分類と加齢変化について**図Ⅰ-4-2**に示す．

　老年症候群を理解するために，老年症候群の代表的な症状である“めまい”を例に考える．めまいを訴える患者が若年者や中年者の場合には「メニエール病によるめまい」，あるいは「小脳梗塞によるめまい」など，めまいを起こす原因は比較的単純で，単一の原因を特定できることが少なくない．しかし，加齢による生理的・病的・社会的な機能低下を伴う高齢者では，複数のさまざまな要因が複雑に交絡し蓄積した結果，最終的に“めまい”という1つの症状として現れてくることが多い．このようにして生じた症状を「老年症候群によるめまい」という（**図Ⅰ-4-3**）．老年症候群を特徴づける重要な点はその複雑性であ

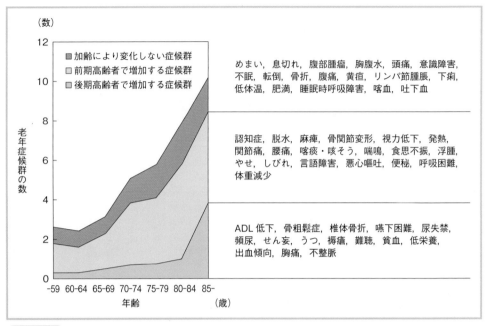

図Ⅰ-4-2　老年症候群の分類と加齢変化
［長寿科学総合研究CGAガイドライン研究班：高齢者総合的機能評価ガイドライン（鳥羽研二監），p.83，厚生科学研究所，2003より引用］

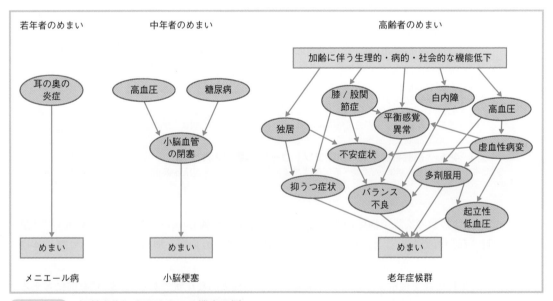

図Ⅰ-4-3　加齢変化によるめまいの機序の例
原因はさまざまであるが，放置するとQOLやADLを阻害する，高齢者に多くみられる一連の症候である．複数の疾病や病態が関与し，根本的な治療が難しく，医療，看護，介護の連携で対処しなければならない．

り，こういったケースの場合，原因を1つに特定できず，さまざまな診療科を受診し1つ1つの原因に対する対症療法として薬が処方された結果，いつの間にかポリファーマシーとなって，よくなるばかりか新たな不調を生じるおそれまで出てくる．原因は身体的機能低下以外にも精神・心理的機能低下や社会的機能低下など多岐にわたるため，必然的に多職種での介入が必要となる．

C. 平均余命と健康寿命

1 ● 平均余命と健康寿命の推移と現状

平均余命とは，現在の年齢別死亡率が今後も変化しないと仮定したとき，ある年齢からの期待生存年数を計算した値であり，平均寿命は0歳の平均余命のことをいう．2021（令和3）年簡易生命表[16]によると，2021年の日本の平均寿命は女性が87.57歳，男性が81.47歳，65歳時の平均余命は女性24.73年，男性19.85年であり，いずれも過去最高であった前年を下回っている．平均寿命の諸外国との比較は，国により作成基礎期間や作成方法が異なるため，厳密な比較は困難とされている中，世界保健機関（World Health Organization：WHO）に加盟する主要48ヵ国の比較によると，日本は女性が世界1位，男性はスイスに次いで2位である．**図I-4-4**は，平均寿命と65歳時の平均余命の推移を示したものであり，平均余命が延びていることがうかがえる．

2000年にWHOが「健康上の問題で日常生活が制限されることなく生活できる期間」と**健康寿命**を提唱して以降，寿命を延ばすだけでなく，いかに健康に生活できる期間を延ばすかに関心が高まっている．日本において健康寿命は，厚生労働省国民生活基盤調査による国民を対象にした無作為抽出調査結果から，5歳単位の年齢階級で「健康な人の数」を

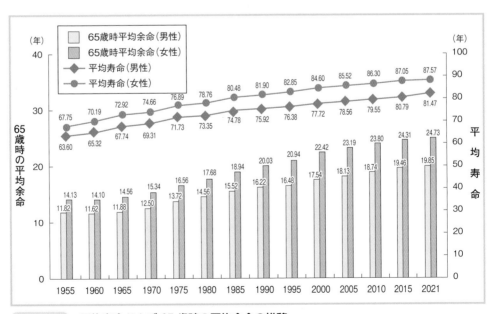

図I-4-4　平均寿命および65歳時の平均余命の推移
［厚生労働省：生命表（完全生命表）より作成］

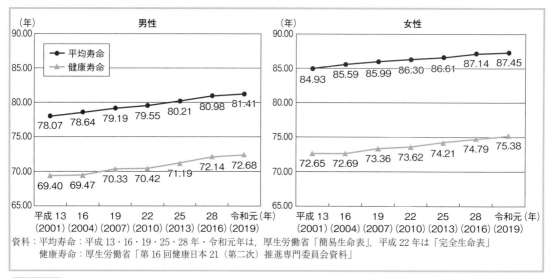

図Ⅰ-4-5　平均寿命と健康寿命の推移

［厚生労働省：令和4年版高齢社会白書（全体版），p.27,〔https://www8.cao.go.jp/kourei/whitepaper/w-2022/zenbun/pdf/1s2s_02.pdf〕（最終確認：2023年1月18日）より引用］

用いて計算される．現在公表されている健康寿命は2019年までであるが，2022（令和4）年版高齢者白書[17] によると，健康寿命は2019年時点で男性が72.68年，女性が75.38年となっており，それぞれ2010年と比べて9年間で男性2.26年，女性1.76年と延びている．さらに，同期間における健康寿命の延びは，平均寿命の延び（男性1.86年，女性1.15年）を上回っている（**図Ⅰ-4-5**）ことから，平均寿命と健康寿命の差は縮小傾向にあることがうかがえる．

2●高齢者の死因別死亡確率

死因別死亡確率とは，人はいずれなんらかの**死因**で死亡することになるが，生命表上である年齢の者が将来どの死因で死亡するかを計算し，確率の形で表したものである．2021年の死因別死亡確率[18] をみると，前期高齢者の65歳では，男女ともに**悪性新生物**（腫瘍），**心疾患**（高血圧性を除く），**脳血管疾患**，**肺炎**の順である．後期高齢者の75歳では，男性は悪性新生物，心疾患に続き，肺炎が脳血管疾患より高く，女性では心疾患がもっとも高くなり，次いで悪性新生物，脳血管疾患，肺炎の順である．90歳の男性は，心疾患がもっとも高くなり，悪性新生物，肺炎，脳血管疾患の順となる．女性は75歳と同順である（**図Ⅰ-4-6**）．

老衰は高齢者で他に記載すべき死亡の原因がない，いわゆる自然死の場合のみ死亡診断書に記載される[19] ことから，医療技術の進歩や医療制度の充実とともに疾病管理の行き届いた高齢化社会の日本において，許容される死因であるといえよう．肺炎は，とくに男性で高齢に伴い増加傾向にあるものの，脳血管疾患および心疾患（高血圧性を除く）の死亡確率は変化はあまりみられず[18]，高齢者のどの年代でも一定数の死因となっている．よって，高齢者にとって悪性新生物（腫瘍）のみならず，心疾患・脳血管疾患への対策が望まれる．

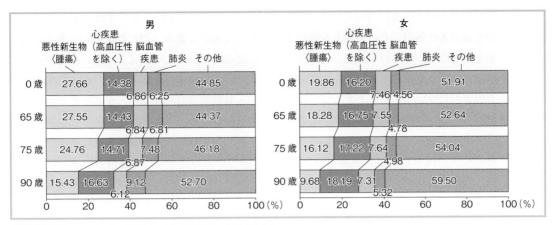

図Ⅰ-4-6　死因別死亡確率（主要死因）（2021年）
〔厚生労働省：令和3年簡易生命表の概況, p.6,〔https://www.mhlw.go.jp/toukei/saikin/hw/life/life21/dl/life18-15.pdf〕（最終確認：2023年1月18日）より引用〕

3 ● 健康の維持・増進の背景と状況

WHOのオタワ憲章（Ottawa Charter for Health Promotion, 1986）[20]で，ヘルスプロモーションについて以下のように説明された．

> ヘルスプロモーションとは，人々が自らの健康をさらにうまくコントロールし，改善していけるようになるプロセスである．身体的，精神的，社会的に健全な状態に到達するには，個々人や集団が，望みを明確にし，それを実現し，ニーズを満たし，環境を変え，それにうまく対処していくことができなければならない．したがって，健康とは，毎日の生活のための資源と見なされるものであって，生きることの目的（objective of living）ではない．健康とは，身体的能力だけでなく，社会的・個人的な面での資源という点を重視した前向きな考え方である．それゆえに，ヘルスプロモーションとは，ただ保健医療部門に委ねられる責務というよりは，健康的なライフスタイルをさらに越えて，幸福（well-being）にまで及ぶものである．

つまり，高齢者が人生の最終ステージをその人らしく幸福に生ききるために，資源たる健康の維持・増進がきわめて重要である．

2013年度から10年間の計画である**健康日本21（第二次）**[21]では，基本方針として，国民の健康の増進の推進に関する基本的な方向の1つに「健康寿命の延伸と健康格差の縮小」を示している．生活習慣病の予防，社会生活を営むために必要な機能の維持および向上などにより，健康寿命の延伸を実現するとともに，あらゆる世代の健やかな暮らしを支える良好な社会環境を構築することにより，健康格差の縮小の実現を目指している．2011年2月には，「健康寿命をのばそう！」をスローガンに，国民全体が人生の最後まで元気で健康で楽しく毎日が送れることを目標とした国民運動「スマート・ライフ・プロジェクト」を推進している．平均寿命と健康寿命の差の縮小傾向は，これらの政策により国民の健康維持・推進運動に関する意識を高め，行動変容を促した成果ともいえる．

さらに，高齢者を含む日本人の死因でもっとも多い悪性新生物（腫瘍），つまり，がん

　の対策について，2007年4月にがん対策基本法（法律第98号）が施行され，がんが国民の生命および健康にとって重大な問題となっている現状に鑑み，がん対策のいっそうの充実を図るため，がん対策を総合的かつ計画的に推進している．それに基づき「**がん対策推進基本計画**」が策定され，がん対策の総合的かつ計画的な推進を図るため，がん対策の基本的方向について定めるとともに，都道府県がん対策推進計画の基本となるものが示された[22]．

　加えて，がんに次いで高齢者の「3大死因」を占める心疾患，脳血管疾患の循環器対策として，2018年12月に，健康寿命の延伸等を図るための脳卒中，心臓病その他の循環器病に係る対策に関する基本法（法律第105号）が定められ，それに基づき「**循環器病対策推進基本計画**」が策定された．循環器病対策の総合的かつ計画的な推進を図るため，循環器病対策の基本的方向について定めるとともに，都道府県循環器病対策推進計画の基本となるものが示されている[23]．これらの死因に対する対策により，平均寿命との差が縮小傾向にある健康寿命のさらなる延伸につながることが期待できる．

学習課題

1. 老年期の人々の身体的・精神心理的・社会的変化（老性変化）とその変化が，個々によって異なる理由を説明してみよう．
2. 高齢者に多くみられる生活習慣病と高齢者特有の病態について，若・中年者とは異なる点と看護師の援助が必要である理由について説明してみよう．
3. 平均寿命および健康寿命と死因別死亡確率について説明してみよう．
4. 健康の維持・増進の背景と状況について説明してみよう．

┃引用文献┃

1) Atchely RC, Barusch AS：ジェロントロジー—加齢の価値と社会の力学（宮内康二編訳），p.40-41，きんざい，2005
2) 松本光弘：老化のメカニズム．老年学大事典（北 徹監），p.9，西村書店，1997
3) Deeken A：老年期の適応．老年心理学（長谷川和夫，霜山徳爾編），p.78-80，岩崎学術出版社，1977
4) 伊藤正哉，中川 威：高齢者ほど自分らしく生きている—老年的超越理論からみたエイジング・パラドックス．アンチ・エイジング医学 8（3）：370-374，2012
5) Tornstam L：老年的超越—歳を重ねる幸福感の世界（冨澤公子，タカハシマサミ訳），晃洋書房，2017
6) 増井幸恵，権藤恭之，河合千恵子ほか：心理的well-beingが高い虚弱超高齢者における老年的超越の特徴—新しく開発した日本版老年的超越質問紙を用いて．老年社会科学 32（1）：33-47，2010
7) 増井幸恵，中川 威，権藤恭之ほか：日本版老年的超越質問紙改訂版の妥当性および信頼性の検討．老年社会科学 35（1）：49-59，2013
8) 内閣府：平成29年版高齢社会白書（全体版），p.22，〔https://www8.cao.go.jp/kourei/whitepaper/w-2017/zenbun/pdf/1s2s_03.pdf〕（最終確認：2023年1月18日）
9) 日本老年医学会編：老年医学系統講義テキスト，p.60-61，西村書店，2013
10) Guthrie B, Payne A, Alderson P et al：Adapting clinical guidelines to take account of multimorbidity. BMJ 345：e6341, 2013
11) 日本老年医学会編：高齢者高血圧診療ガイドライン 2017．日本老年医学会雑誌 54（3）：236-298，2017
12) 日本老年医学会編：高齢者脂質異常症診療ガイドライン 2017．日本老年医学会雑誌 54（4）：467-490，2017
13) 日本老年医学会，日本糖尿病学会編著：高齢者糖尿病診療ガイドライン 2017，p.43-47，南江堂，2017
14) 日本老年医学会編：高齢者肥満症診療ガイドライン 2018．日本老年医学会雑誌 55（4）：464-538，2018
15) 日本老年医学会編：改訂版健康長寿診療ハンドブック，p.4，メジカルビュー社，2019
16) 厚生労働省：令和3年簡易生命表の概況，p.2，〔https://www.mhlw.go.jp/toukei/saikin/hw/life/life21/dl/life18-15.pdf〕（最終確認：2023年1月18日）

17）厚生労働省：令和4年版高齢社会白書（全体版），p.26，〔https://www8.cao.go.jp/kourei/whitepaper/w-2022/zenbun/pdf/1s2s_02.pdf〕（最終確認：2023年1月18日）

18）前掲16），p.6

19）厚生労働省：令和4年度版死亡診断書（死体検案書）記入マニュアル，p.10，〔https://www.mhlw.go.jp/toukei/manual/dl/manual_r04.pdf〕（最終確認：2023年1月18日）

20）WHO：Health Promotion，〔https://www.who.int/health-topics/health-promotion#tab=tab_1〕（最終確認：2023年1月18日）

21）厚生労働省：健康日本21（第二次），〔https://www.mhlw.go.jp/stf/seisakunitsuite/bunya/kenkou_iryou/kenkou/kenkounippon21.html〕（最終確認：2023年1月18日）

22）厚生労働省：がん対策推進基本計画，〔https://www.mhlw.go.jp/stf/seisakunitsuite/bunya/0000183313.html〕（最終確認：2023年1月18日）

23）「循環器病対策推進基本計画」について，〔https://www.mhlw.go.jp/stf/newpage_14459.html〕（最終確認：2023年1月18日）

高齢者をとりまく社会状況

この節で学ぶこと

1. 統計データに基づきながら日本の高齢化の現状を理解する.
2. 高齢者にかかわる社会的課題と諸制度の成り立ちについて学ぶ.
3. 高齢化にかかわる地域を中心とした活動と将来的な展望を学ぶ.

A. 人口構成と政策

1 ● 日本の高齢化

　総務省の資料[1] によると, 2022年9月15日時点での日本の65歳以上人口（高齢者人口）は**3,627万人**であり, 総人口に占める割合は**29.1%**と過去最高の値を示している. また, 高齢者人口の割合は, 世界200ヵ国（地域）の中でもっとも高い値が報告されており, 今日の日本がどこの国や地域も経験したことのない未曾有の高齢化状況を迎えていることがわかる. 内閣府の高齢社会白書（2022［令和4］年版）[2] から高齢者人口割合を遡ると, **高齢化社会**の水準とされる**7%**を超えたのが1970年であり, **高齢社会**の基準とされる**14%**の水準を超えたのが1994年のことである. すなわち, 日本における高齢化率の倍化は, わずか24年という短期間での急激な変化によってもたらされたことになる. 日本の高齢者人口割合は, 2007年に世界の主要国に先駆けて**超高齢社会**の水準となる**21%**を超えたことが報告された. また, 国立社会保障・人口問題研究所の日本の将来推計人口（2017［平成29］年推計）[3] によると, 高齢者人口割合は今後の2036年に33.3%, 2065年には38.4%となり, 人口2.6人に1人が65歳以上高齢者という時代がやってくることが予測されている. 65歳以上の高齢者数は2042年に3,935万人でピークを迎え, その後は減少に転じることが予測されているが, 同時に総人口の減少が進むために, 高齢化率の上昇が続くことが推計されている. 国民の生活を守る医療, 福祉, 経済, 教育など, 社会全体のシステムを維持しつつ, 迅速かつ着実に高齢化への対策を立案・遂行していくことが, 高齢社会のパイオニアである日本の役目であり重要な課題でもある.

a. 人口構成の変化

　日本の高齢化の背景には, **少子化**による若年人口の減少と**長寿化**による65歳以上高齢者数の増加という2つの影響要因がある. 1970年代初頭の第2次ベビーブーム以来, 日本の出生数は減少傾向を示しており, 現在は第2次ベビーブームの半数未満にまでその数が減っている. 一方, 日本の平均寿命は1950年代以降も持続的な増加傾向を示しており, 1970年と比較して2021年までに男性で12年, 女性で13年ほど寿命が伸長している（p.27, 図Ⅰ-4-4参照）. こうした傾向を理解するためには, 高齢者の死亡数と死亡率（一定期間

の死亡者数の人口に対する割合）の変化にも同時に着目することが重要だろう．**図I-5-1a**は，高齢者の性別，年齢階級別に死亡率の推移を表したものであるが，この図をみるといずれの年齢層においても男女ともに死亡率は低下傾向にあり，高齢者の長寿化が反映されていることがわかる．しかし一方で，**図I-5-1b**は死亡率の年次推移と各年齢別での死亡数の変化を示したものであるが，この図では人口全体の死亡率は増加傾向にあり，死亡数では75歳以上のそれが急激な増加傾向を示しながら推移してきていることがわかる．すなわち，全体割合としての推移をみると高齢者死亡率は減少傾向にあるのだが，長寿化の傾向により高齢者の全体数が増加しているために，結果として高齢者の死亡数がとくに後期高齢者を中心に増加することとなり，少産多死の状況が生まれているのである．

　こうした出生率の低下と平均寿命の伸長という両側面を人口ピラミッド（**図I-5-2**）の変化に重ねてみてみると，高齢者人口割合が7%を超えた1970年の人口ピラミッドでは，男女とも20歳台の人口がもっとも多く，その年代を裾野とした三角形の人口ピラミッドが形成されていることがわかる．しかし，14%の水準を超えたころの1995年では，多かった20歳台が減少し，ピラミッドが長方形に近い形を形成し始めており，それが2020年ではさらなる年少人口の減少と高齢者数の増加によって，全体が逆三角形様のピラミッドを形成していることがわかる．こうした人口ピラミッドの変化を，その形状から「ピラミッド型（富士山型）」「釣鐘型」「つぼ形」などと表現することもある．また人口構成の変化を，何人の現役世代で1人の高齢者を支える社会なのかという比率から，10人近い現役世代が1人の高齢者を支える「胴上げ型」，2〜3人が1人を支える「騎馬戦型」，ほぼ1人が1人を支える「肩車型」社会へと変化してきていると表現されることがあることも覚えておくとよいだろう．

b. 高齢者人口の高齢化

　高齢者の死亡数が増加傾向にあり，なかでも75歳以上高齢者の死亡数が急増傾向にあることは上述した．総人口および高齢者人口の推移を，65歳以上74歳以下（前期高齢者）と75歳以上（後期高齢者）とに分類し概観できるものが**図I-5-3**である．この図をみると，増加を続ける高齢者人口の中でも75歳以上の後期高齢者の占める割合が増加しており，すでに前期高齢者の比率を逆転していることがわかる．こうした高齢人口の高齢化傾向は，単に人口学的な問題ばかりではなく，年齢が進むとともに増加する疾病の罹患や介護の必要性など，医療費や介護の問題としても対策が講じられていく必要性があることを示している．

2● 高齢者政策の変遷

　急激な高齢者人口の増加に直面する日本の高齢者政策は，どのような変遷をたどってきているのだろうか．

a. 社会保障制度の始まり

　1947年に施行された日本国憲法の第25条には，「すべて国民は，健康で文化的な最低限度の生活を営む権利を有する」こと，また「国は，すべての生活部面について，社会福祉，社会保障及び公衆衛生の向上及び増進に努めなければならない」という，いわゆる**生存権**が規定されている．この憲法第25条をもとに，「疾病，負傷，分娩，廃疾，死亡，老齢，

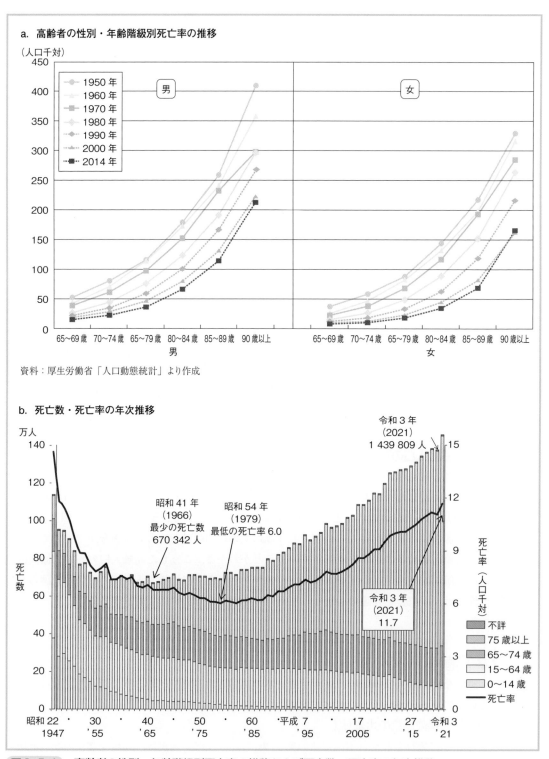

図Ⅰ-5-1　高齢者の性別・年齢階級別死亡率の推移および死亡数・死亡率の年次推移

[a：内閣府：平成28年度版高齢社会白書（全体版），p.9，〔https://www8.cao.go.jp/kourei/whitepaper/w-2016/zenbun/pdf/1s1s_3.pdf〕（最終確認：2023年1月18日），b：厚生労働省：令和3年（2021）人口動態統計月報年計（概数）の概況，結果の概要，p.8，〔https://www.mhlw.go.jp/toukei/saikin/hw/jinkou/geppo/nengai21/dl/kekka.pdf〕（最終確認：2023年1月18日）より引用〕

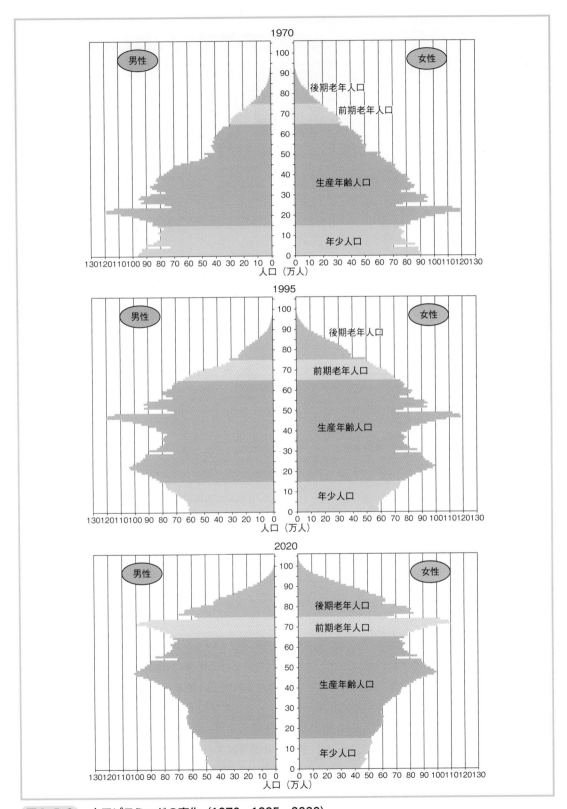

図Ⅰ-5-2　人口ピラミッドの変化（1970，1995，2020）

［国立社会保障・人口問題研究所：人口ピラミッド．〔https://www.ipss.go.jp/site-ad/TopPageData/PopPyramid2017_J.html〕（最終確認：2023年1月18日）より引用］

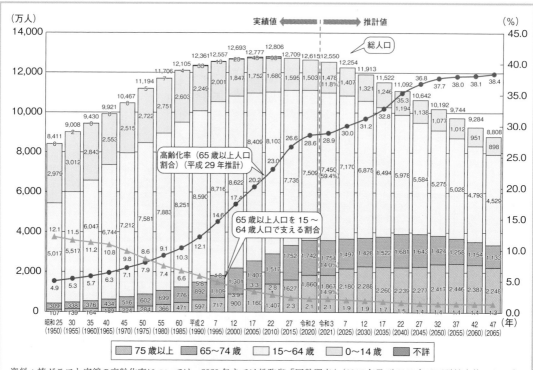

図Ⅰ-5-3　高齢化の推移と将来推計

［内閣府：令和4年版高齢社会白書（全体版），p.4，〔https://www8.cao.go.jp/kourei/whitepaper/w-2022/zenbun/pdf/1s1s_01.pdf〕（最終確認：2023年1月18日）より引用］

　　失業，多子その他困窮の原因に対し，保険的方法又は直接公の負担において経済保障の途を講じ，生活困窮に陥った者に対しては，国家扶助によって最低限度の生活を保障するとともに，公衆衛生及び社会福祉の向上を図り，もってすべての国民が文化的社会の成員たるに値する生活を営むことができるようにすること（1950年：社会保障制度に関する勧告）」とその概念が示されたのが，日本の**社会保障制度**の始まりである．「ゆりかごから墓場まで」というスローガンは，第二次世界大戦後の英国における社会保障政策で掲げられたものであるが，国民の生活を生涯にわたり支える社会保障のあり方を，わかりやすく示した言葉でもある．

　近年では一般に，社会保障は「国民の生活の安定が損なわれた場合に，国民にすこやかで安心できる生活を保障することを目的として，公的責任で生活を支える給付を行うもの」（社会保障制度審議会：社会保障将来像委員会第一次報告［1993年］）とされているが，戦後の混乱援護と社会保障の基盤整備が行われた昭和20年代から始まった日本の社会保障制度は，各時代におけるさまざまなニーズに応えるべく，その充実が図られてきた．たとえば，高度経済成長と生活水準の向上が目指された昭和30〜40年代，高度経済成長の終焉から財政改革と社会保障制度の見直しを迫られた昭和50〜60年代，そして平成を迎えてのバブル経済崩壊と少子高齢化から社会問題に対応した社会保障制度の構造改革へと，日本の社会保障は変遷を遂げてきている．

b. 高齢社会対策基本法

　高齢社会対策基本法には，高齢社会対策の推進と国民生活の安定向上を目的として，公正で活力ある地域社会が，自立と連帯の精神に立脚した豊かな社会構築を目指していくことが記されている．また，国および地方公共団体はそれぞれ基本理念に則って，高齢社会対策を策定し実施する責務があること，国民は自らの高齢期において健やかで充実した生活を営むことができるよう努力することが明記され，さらには国が講ずべき高齢社会対策の基本的施策として，「就業及び所得」「健康及び福祉」「学習及び社会参加」「生活環境」などの柱が規定されたのである．この法律に基づき政府は，高齢社会対策の中長期にわたる基本的かつ総合的な指針を高齢社会対策大綱として策定することが義務づけられた．1996年の策定後，3回目の見直しが行われた2018年の大綱では，年齢区分での画一化を見直して活躍できるエイジレス社会を目指すことや，高齢者が安心かつ豊かに暮らせる地域コミュニティづくりを進めること，さらには2020年までに高齢者の就業率を上げるとともに，社会的な活動に従事する高齢者割合を80％にまで引き上げることなどの目標が示されている．

3● 人生100年時代に向けた政策

　今日にいたる社会保障制度は，障害者や子ども，また高齢者の生活に必要とされる公的支援制度の整備と支援内容の充実を中心に推し進められてきている．しかし，超高齢化の進行と少産多死の状況が生じる日本において，高齢者の独居世帯や老老世帯，また必要な社会資源を得られず社会的に孤立する高齢者の存在など，かつて地域の相互扶助や家族どうしの助け合いなどによって支え合っていた生活の基盤が脆弱化してきていることが指摘されている．今日，人と人とのつながりを再構築することで互いを認め支え合う社会，また，さまざまな困難に直面しても，誰もが役割をもちかかわることで，孤立せずにその人らしい生活を送ることができる社会が築き上げられていくことが求められているのである．そこで厚生労働省は，「社会構造の変化や人々の暮らしの変化をふまえ，制度・分野ごとの『縦割り』や「支え手」「受け手」という関係を超えて，地域住民や地域の多様な主体が参画し，人と人，人と資源が世代や分野を超えつながることで，住民一人ひとりの暮らしと生きがい，地域をともに創っていく社会」を「地域共生社会」と名づけ，「ニッポン一億総活躍プラン（2016年閣議決定）」としてその実現に向けた改革が進められてきている．

　同時に，健康寿命の伸長を背景とした**人生100年時代**に，高齢者から若者まで，すべて
の国民に活躍の場があり，すべての人が安心して暮らしながら元気に活躍し続けられる社
会・経済システムづくり政策のグランドデザインの検討も始められている．2017年に設
置された人生100年時代構想会議では，介護人材の処遇改善や高齢者雇用の促進など，「人
づくり革命」をキーワードとした5つの大きな人材投資への基本構想（2018年）が取りま
とめられて示されている．

B. 社会的課題

　高齢者人口，なかでも長寿化による後期高齢者数の増加が多死社会をもたらし，少子化

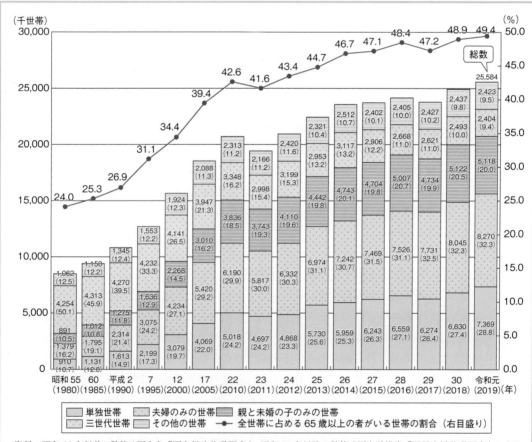

資料：昭和60年以前の数値は厚生省「厚生行政基礎調査」，昭和61年以降の数値は厚生労働省「国民生活基礎調査」による
（注1）平成7年の数値は兵庫県を除いたもの，平成23年の数値は岩手県，宮城県及び福島県を除いたもの，平成24年の数値
　　　は福島県を除いたもの，平成28年の数値は熊本県を除いたものである．
（注2）（　）内の数字は，65歳以上の者のいる世帯総数に占める割合（％）
（注3）四捨五入のため合計は必ずしも一致しない．

図 I-5-4　**65歳以上の者のいる世帯数および構成割合（世帯構造別）と全世帯に占める65歳以上の者が
いる世帯の割合**

〔内閣府：令和4年版高齢社会白書（全体版），p.9，〔https://www8.cao.go.jp/kourei/whitepaper/w-2022/zenbun/pdf/1s1s_03.pdf〕（最
終確認：2023年1月18日）より引用〕

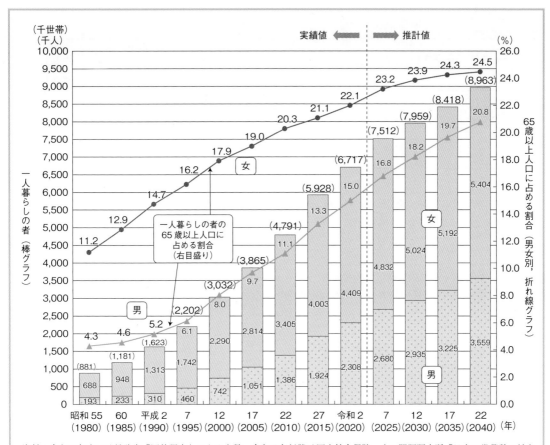

図 I -5-5　65 歳以上の一人暮らしの高齢者の動向

［内閣府：令和4年版高齢社会白書（全国版），p.10, 〔https://www8.cao.go.jp/kourei/whitepaper/w-2022/zenbun/pdf/1s1s_03.pdf〕
（最終確認：2023年1月18日）より引用］

と相まって人口構成に変化をきたし始めた背景から，社会保障制度や高齢者政策の充実が
図られてきていることはすでに記した通りである．しかし，高齢者人口増加の影響はそれ
だけにとどまらず，さまざまな社会的な課題を浮き彫りにしてきている．たとえば，少子
高齢化の状況は，世帯構成にも影響を及ぼしている．**図 I -5-4**は，65歳以上の者のいる
世帯数および構成割合を示したものであるが，1980年には3世代世帯の割合が世帯の中で
もっとも多いが，2019年には夫婦のみの世帯がもっとも多く，単独世帯と合わせると半
数を超える状況であることがわかる．また**図 I -5-5**は，65歳以上の**一人暮らしの高齢者**
の動向を示したものであるが，男女ともに増加傾向にある中で，将来的には65歳以上人
口の約1/4を一人暮らしの女性が占めるようになることも予測されている．2022年の老人
の日に合わせて厚生労働省が公表した100歳以上高齢者数は，前年よりも4,016人多い

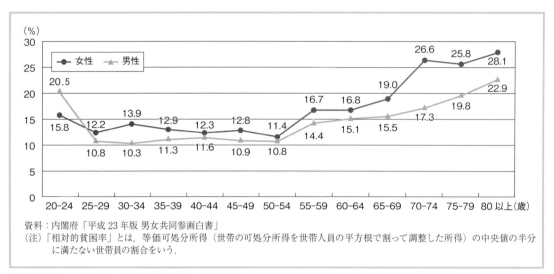

資料：内閣府「平成23年版 男女共同参画白書」
（注）「相対的貧困率」とは，等価可処分所得（世帯の可処分所得を世帯人員の平方根で割って調整した所得）の中央値の半分に満たない世帯員の割合をいう．

図Ⅰ-5-6　男女別・年齢階層別相対的貧困率
［内閣府：平成24年版高齢社会白書，〔https://www8.cao.go.jp/kourei/whitepaper/w-2012/zenbun/s1_2_2_08.html〕（最終確認：2023年1月18日）より引用］

90,526人であり，その約89％が女性であった[4]．一人暮らしの高齢女性は，今後も注視すべき存在となっている．

1 ● 経済状況

a. 高齢者の貧困

　　人生100年といわれる時代を生きる高齢者にとって，経済的な生活基盤をどのように担保するかは重要な課題の1つである．2022（令和4）年版の高齢社会白書から高齢者世帯の所得状況をみてみると，2018年の1年間における高齢者世帯平均所得金額は312.6万円であり，全世帯から高齢者世帯と母子世帯を除いたその他の世帯の5割（664.5万円）ほどの額である[5]．また高齢者世帯の所得階層別分布では，平均所得金額が150〜200万円未満の世帯がもっとも多く，公的年金・恩給の総所得に占める割合別世帯数の構成割合では，公的年金・恩給が家計収入のすべてとなっている高齢者世帯が約半数を占めていることがわかる[5]．2012（平成24）年版の高齢社会白書をみると，男女別・年齢階層別の相対的**貧困率**（所得中央値の一定割合を下回る所得しか得ていない者の割合）は男女ともに高齢期に上昇し，総じて男性よりも女性で高く，その差は高齢期になると拡大傾向にあることを示している（**図Ⅰ-5-6**）．また，2018年の男女別・世帯類型別の高齢者の相対的貧困率では，女性の単独世帯の貧困率が46.1％ともっとも高い水準にあると報告されている[6]．65歳以上高齢者の生活保護受給者数は年々増加し，2019年では約105万人（2.93％）であり，総数が約205万人（1.62％）であるので，高齢者が約半数を占めている[5]．

b. 貧困化の原因

　　高齢者，とくに女性単身高齢者世帯にみられる貧困化の原因の1つとして，配偶者との離別・死別の影響が指摘される．比較的仕事につきやすい高齢男性に比べると，高齢女性の就職にはいまだ厳しい現実があり，夫の勤労所得が途絶えることが，そのまま貧困化へ

の入り口となってしまう傾向がある．また，高齢単身女性は基礎年金のみの受給者が多く，年金受給額の低さが貧困化の原因の1つとして指摘される．たとえば，自営業や農業に従事してきた妻が夫と死別して一人暮らしとなった場合や，パートタイム労働に従事してきた未婚者が未婚のまま高齢期を迎えた場合など，公的年金としては基礎年金のみしか受給できないことが考えられる．家賃や光熱費などは，世帯人数が増えるほど一人当たりのコストは低下していくが，高齢単身女性世帯の場合では，もらえる年金額が少ないうえに生活上のコストがかさむため，経済的に苦しい状況が生まれていくこととなる．

2●高齢者の孤立

　ある調査[7]によると，独居高齢者にはうつ状態を疑われるケースが多く，その理由として「世帯収入が低い」ことと，「社会的支援が乏しい」ことが指摘されている．低収入に関してはすでに記した通りであるが，2010（平成22）年版の高齢社会白書をみると，単身世帯（とくに男性），未婚者・離別者，暮らし向きが苦しい者，健康状態がよくない者が社会的に孤立しやすい傾向にあることが示されている[8]．2022（令和4）年版の高齢社会白書では，東京23区内における一人暮らしで65歳以上高齢者の自宅での死亡数は年々増加傾向にあり，2020年では4,238人であったことが示されている[9]．また，60歳以上の男女を対象とした調査においては，一人暮らし世帯の50.8％が孤立死を身近な問題と感じていると回答していたことが報告されている[9]．社会とのつながりが希薄となり，高齢者が社会から孤立した状態が長く続くことは，日々の生活から楽しみや喜びを奪い，生きがいある豊かな暮らしを妨げる状況を生み出すことが指摘される．図I-5-7は，高齢者が生きがいを感じているか否かを属性別にみたものであるが，生きがいを感じていないとの回答は一人暮らしの男性にとても多く，また健康状態がすぐれないこと，子どもがいないことなどが影響を与えていることがわかる．一人暮らしであっても，高齢者が孤立せずに社会とのつながりが維持される環境が整っていくことも重要な課題の1つである．

3●差別（エイジズム）と虐待

　エイジズムという言葉は，米国国立老化研究所の初代所長であるロバート・バトラー（Butler RN）が報告書の中ではじめて用いた言葉であり，「高齢者を高齢であるという理由で系統的に類型化し，差別する方法である」と定義している．広義にとらえるならば，ある年齢集団に対する否定的（もしくは肯定的）偏見や差別をエイジズムとよぶ．また，そうした差別や偏見とともに高齢者や老いに対して押される「忌むべきもの」という負の烙印はスティグマとよばれている．

　たとえば，高齢者の記憶が曖昧で口ごもるようなことがあると「ボケた」と言われたり，高齢者が性的な感情を示したり異性に興味をもつと「いやらしい」と言われたりすることなどは，高齢者に対するネガティブな偏見であり，エイジズム（高齢者差別）といえる．またそれゆえ高齢者に，生産性と効率の衰えた社会的に無価値な忌むべき存在との烙印を押すならば，それはエイジズムに基づいて高齢者にスティグマを付す差別的な行為であるといえるだろう．

　しかし，差別や偏見の対象としてスティグマを付す「老い」と，自らがアンチエイジン

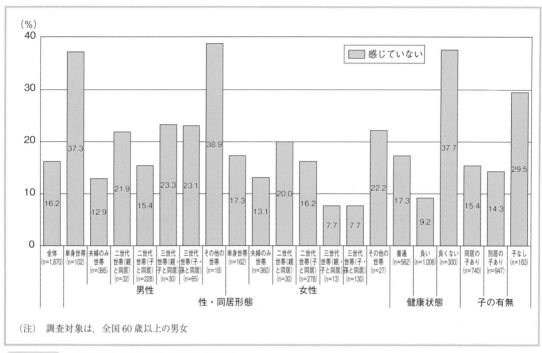

図Ⅰ-5-7　生きがいを感じていない人の割合
［内閣府：平成30年度 高齢者の住宅と生活環境に関する調査結果（全体版），p.12，〔https://www8.cao.go.jp/kourei/ishiki/h30/zentai/pdf/s2.pdf〕（最終確認：2023年1月18日）を参考に作成］

グの名によってしがみつこうとする「若さ」とは，エイジングという誰もがたどるプロセスの同一線上にある2点にすぎない．つまり，年齢だけに着目した高齢者への差別的偏見の矛先は，先々に老いを迎える自らの背後にそのまま突き刺さっている．高齢者にかかわる看護者は，老いをとりまく差別や矛盾を含む社会的環境をしっかりと理解し，単なる年齢的なものさしでの仕分けに惑わされることなく，老いの意味と価値とをしっかりと見極める力を養うことが重要となる．なぜならば，エイジズムという差別的視点の先には，**高齢者虐待**（p.52参照）へとつながる危険性が常に潜んでいるからである．またエイジズムの傾向は，一般社会の人よりも保健医療関係者に強くみられるともいわれる．それは，保健医療関係者が病気や障害をもつ高齢者とのかかわりが多いゆえと考えられている．高齢者虐待の成り立ちは多種多様であり，単純にエイジズムのみで語ることはできない．しかし，高齢者は画一的な存在ではなく，他のすべての世代と同様に個性的でかけがえのない存在であることに間違いはない．いかなる状況で起こる虐待にも，人としての価値や老いを生きる意味への侮蔑や不敬が大きな影響因子であることは否定できないだろう．高齢者をとりまく1つの社会的課題として，老いを生きることに対する社会全体の価値観を再構築していくことが求められている．

4● ノーマライゼーション

　認知症があるかないか，または障害があるかないか，高齢であるかないかなど，その人の個人的な状況によってなんらかの不利益が生じてしまうのではなく，老若男女，障害が

ある人もない人も同じように，人が普通に暮らしている普通の生活で得られる普通の状況を，誰もが普通に獲得できる権利があり，そうした条件や環境が整えられている社会こそがノーマル（当たり前）な社会であるとする考え方を**ノーマライゼーション**という．この言葉はもともと，デンマークのバンク・ミケルセン（Bank Mikkelsen NE）を中心とした知的障害児施設における処遇改善運動から生まれた言葉であるが，その後スウェーデンのベンクト・ニィリエ（Nirje B）によってノーマライゼーションの原理が整理，明文化され，世界的に広められることとなった．

C. 社会制度

1 ● 高齢者に関する保健・医療・福祉の変遷 （表Ⅰ-5-1）

a. 高齢者施策の始まり

　1963年に制定された老人福祉法は，日本における最初の高齢者施策といえるが，当時の高齢化率は1960年で5.7％と報告されており[10]，高齢者の医療や介護，生活上の問題な

表Ⅰ-5-1　高齢者保健・医療・福祉の歴史

昭和38年	（'63）	老人福祉法制定（特別養護老人ホーム，家庭奉仕員派遣事業の制度化等）
44	（'69）	寝たきり老人訪問健康診査事業開始
48	（'73）	老人医療費無料化実施
53	（'78）	短期入所生活介護（ショートステイ事業）開始
54	（'79）	通所介護（デイサービス事業）開始
57	（'82）	老人保健法制定（老人医療費に自己負担導入，保健事業の制度化）
61	（'86）	老人保健法改正（老人保健施設の導入）
平成元	（'89）	高齢者保健福祉推進十か年戦略（ゴールドプラン）策定
2	（'90）	老人福祉法等福祉関係8法の改正（福祉サービス事業の市町村への一元化，地方老人保健福祉計画作成の義務づけ）
3	（'91）	老人保健法改正（老人訪問看護制度の創設）
6	（'94）	新ゴールドプラン策定
7	（'95）	高齢社会対策基本法制定
9	（'97）	介護保険法制定
11	（'99）	ゴールドプラン21策定
12	（'00）	介護保険制度実施
17	（'05）	介護保険法改正（介護予防重視，食費等の自己負担化）
18	（'06）	医療制度改革（後期高齢者医療制度の創設等）
20	（'08）	後期高齢者医療制度実施 介護保険法改正（介護事業運営の適正化）
23	（'11）	介護保険法改正（地域包括ケアシステムの実現）
26	（'14）	地域医療介護確保法（介護保険法改正）
29	（'17）	介護保険法改正（地域包括ケアシステムの推進）
令和2	（'20）	介護保険法改正（地域共生社会の実現）

［厚生労働統計協会：国民の福祉と介護の動向2022/2023，p.209，厚生労働統計協会，2022より引用］

どには，まだまだ目が向けられていなかった時代といえるだろう．老人福祉法の制定により「養護老人ホーム」や「軽費老人ホーム」，また「特別養護老人ホーム（特養）」が体系化されることとなったが，当時は親を施設に入居させることへの社会的偏見なども強く，今日ほどにこうした施設が活用される状況にはなかった．

b. 老人医療費の無料化から具体的整備目標の設定へ

1970年に日本の高齢化率が高齢化社会の基準となる7%を超えると，政府はこの老人福祉法を改正し（1973年），**老人医療費支給制度**（いわゆる老人医療費の無料化）を導入した．これによって70歳以上（寝たきりの場合は65歳以上）の高齢者の医療費自己負担分を，国と地方自治体とが公費によって負担することとなった．しかし，老人医療費の無料化は高齢者の受診数増加を招き，国民健康保険財政を圧迫することなどが指摘されるようになったため，政府は老人医療費を公費と各医療保険者とで公平に負担することで財政への圧迫を緩和し，疾病予防や健康づくりを含む総合的な老人保健医療対策を推進していくことを目指して，1982年に老人保健法を制定したのである．また，その一方で政府は1989年，高齢化社会に備えるべく「**高齢者保健福祉推進十か年戦略（通称：ゴールドプラン）**」を策定し，長寿・福祉社会を実現するための施策の基本的な考え方と具体的な整備目標を公に示した．このゴールドプランはその後，急速な高齢化の波の中で1994年に後半5年分の整備目標を引き上げるなどの見直しが行われ（**新ゴールドプラン**）ている．高齢化率が高齢社会の基準となる14%を超えたのはこのころ（1995年）である．新ゴールドプランは，2000年度より**ゴールドプラン21**として引き継がれた．

c. 介護の財源確保と介護保険

高齢化率が上昇する中で，高齢者の介護財源をどのように確保するかが喫緊の課題として議論され始め，介護が必要になった高齢者やその家族を社会全体で支え合っていくしくみとしてスタートしたのが，2000年の**介護保険制度**であった．またその後，介護が必要となる状態をできるだけ回避するための予防に対する意識も高まり，介護予防・地域支援事業という施策も具現化されていくこととなった．

こうした変遷を遂げてきた日本の高齢者保健・医療・福祉であるが，その柱となる重要な2つの制度（医療保険制度，介護保険制度）と，高齢者の人権に関する制度について以下に記すこととする．

2● 医療保険制度

日本における医療保険制度を理解するためには，日本における国民皆保険の実現と，職域と地域に分化された制度の体系化を知ることが重要である．

a. 国民皆保険の実現

国民の誰しもがなんらかの保険に加入している状況（国民皆保険）が実現したのは，1961年のことである．それまでは，就労者を対象とする健康保険法（1922年制定）や国家公務員共済組合法（1948年制定）などによって医療に関する費用がまかなわれていた．しかし，自営業者や高齢者などの仕事をもたない人々にこうした法律は適用されず，なんら医療保障を受けることのできない人々も存在していた．こうした狭間を埋めるべく，農民などを対象として1938年に制定・施行されたのが国民健康保険法である．その後の国

民健康保険の運営は，敗戦・戦後の混乱もありさまざまな問題を抱えていたが，1958年の国民健康保険法の全面改正により，市町村における国民健康保険事業の運営が義務づけられ，市町村に住所を有する者は被用者保険加入者などでない限り強制加入とされた（施行は1959年，市町村に対する義務化は1961年）．こうして，1961年に国民皆保険制度が確立するにいたった．

b. 職域と地域に分化された制度

　日本の医療保険制度体系は，被用者保険である職域保険と，地域における国民健康保険および後期高齢者医療に大別される．『国民衛生の動向2022/2023』[11] によると，2020年3月末の被用者保険適用者数は7,796万人であり，その割合は全国健康保険協会管掌健康保険（協会けんぽ，旧政府管掌健康保険）が51.9%，組合管掌健康保険が37.0%，共済組合が11.0%，船員保険が0.2%となっている．また国民健康保険適用者数は2,932万人，後期高齢者医療適用者数は1,772万人となっている．

3 ● 高齢化と医療制度

a. 高齢者医療の確保へ

　国民皆保険制度の確立から2年後の1963年，戦後の日本においてはじめての総合的な保健・医療・福祉施策である**老人福祉法**が制定された．それは，日本がまさに高齢化社会へと足早に向かい始め，さまざまな疾病を抱える高齢者への医学的なサービスの必要が高まり始めた時期でもあった．老人福祉法は，「高齢者の心身の健康を保持し，生活を安定させるために必要な措置を講じていく」ことを目的として制定されたものである．そのため，急増する高齢者に対する医療サービスニーズが高まると，1969年には65歳以上を対象とする健康診査の実施が，また1970年からは白内障手術費の支給といった医療に関するサービスが，この法律を基盤として提供されるようになった．また，経済的理由で適切な医療が受けられない高齢者が増え始めると，老人福祉法の改正によって一定の所得水準以下の70歳以上の高齢者について，その医療費の自己負担分を無料化し，それを国と地方自治体とが負担することが決められた．これが1973年の**老人医療費支給制度**であり，老人医療費の無料化とよばれている．しかし，医療費の支給は確かに高齢者の受療を容易にしたが，そのことで高齢者を多く抱える地域の国民健康保険の給付は急増し，深刻な財政危機を迎えることになった．

　このように，日本の高齢者医療保障は，老人福祉法の運用によって進められてきたといっても過言ではない．しかし，それでも増え続ける高齢者の医療ニーズは満たされることはなく，老人福祉法のみの運用によってまかなわれていた老人医療に対し，一貫した保健医療体制の確立と，高齢者の疾病予防からリハビリテーションにいたるサービスを総合的に統括する法律が求められるようになった．こうした中，国民健康保険財政の危機を打開するとともに，壮年期以降の人々の健康保持と医療の確保を進めるために制定されたのが，1982年の老人保健法である．

b. 老人保健法

　老人保健法では，「国民の老後における健康の保持と適切な医療の確保を図るため，疾病の予防，治療，機能訓練などの保健事業を総合的に実施し，もって国民保健の向上及び

老人福祉の増進を図ること」がその目的とされ，その具体策の1つとして医療費負担の平均化が行われた．すなわち，無料化していた老人医療費について，その費用を国，地方自治体，各医療保険者が共同で拠出するとともに，負担の公平性と健康に対する自覚，また社会的な入院などに偏らない適切な受診を高齢者に促すため，高齢者自身にも一部負担を求め，全国民で公平に医療費を負担することとしたのである．また，こうした医療費負担の平均化には，高齢者を国民健康保険の被保険者，ないしは被用者保険の被扶養者として位置づけることで，各医療保険からの拠出金によっても高齢者医療をサポートしていこうとする，保険財政の救済策という側面もあった．

　社会情勢の変化に合わせて幾度かの改正が行われた老人保健法であったが，増え続ける高齢者数に合わせて老人医療費は増大していき，また団塊世代の高齢化と75歳以上の後期高齢者数のますますの増加が予想される時代を迎える中で，老人保険制度を含む医療制度全体の構造的な改革の必要性が叫ばれるようになっていった．

c. 老人保健法から高齢者の医療の確保に関する法律へ

　国民皆保険を維持しつつ，医療保険制度を安定的に持続させていくためには，医療の質を確保しながらも制度全般にわたる構造改革が必要であり，さまざまな議論の積み重ねが続けられていた．最終的には，2005年の「医療制度改革大綱」がとりまとめられ，2006年には，医療費適正化の総合的な推進，新たな高齢者医療制度の創設，保険者の再編・統合などの所要の措置を講じることを趣旨とする「健康保険法等の一部を改正する法律」が公布されることとなった．これが2006年の**医療制度改革**とよばれ，この本則第6〜9条にあたるのが，老人保健法の一部改正である．この中で，老人保健法に基づく医療等以外の保険事業については，その題名が「**高齢者の医療の確保に関する法律**」へと改められ，2008年4月より施行されている．同法では，**後期高齢者医療制度**と**前期高齢者財政調整制度**を柱とした医療費適正化の推進に基づく高齢者への医療給付のほか，糖尿病などの生活習慣病に着目した健康診断や保健指導の実施を市町村など医療保険者に義務づけることなどが規定された．また，老人保健法による保健事業としてなされていた各種検診については健康増進法に基づく事業として市町村が実施し，生活機能評価については介護保険法による介護予防事業として実施されている．

d. 地域における高齢者医療・介護の充実

　高齢化が進行する中，地域における医療・介護の総合的確保の推進には，在宅医療や介護の推進，医療従事者の数的質的な確保，地域包括ケアシステムの構築など，医療・介護サービスの提供体制の整備・改革が重要となる．そこで2014年，「医療法」や「介護保険法」「地域における公的介護施設等の計画的な整備等の促進に関する法律」などの一部改正から構成されている「地域における医療及び介護の総合的な確保を推進するための関係法律の整備等に関する法律」，通称「**医療介護総合確保推進法**」が成立・施行された．この法律には，医療・介護サービスの提供体制改革を推進するための新たな財政支援制度の創設とともに，高齢者が人生の最期まで住み慣れた地域で自分らしい暮らしを送ることができるよう，在宅医療，介護連携などの地域支援事業の充実を図り，地域の包括的な支援・サービス提供体制の構築がうたわれている．

4 ● 介護保険制度

a. 介護保険制度の背景：ゴールドプラン

　老人福祉法や老人保健法の制定など，1960〜1980年にかけての日本は，増え続けていく高齢者の生活や医療に一定の水準を確保するために整備を進め，それが実り始めた時代であった．しかし高齢化率が7%を超え，さらに急速にその割合を伸ばしていく中で，健康な高齢者ばかりではなく，寝たきりや認知症などを患った高齢者数の増加も顕著になっていた．そこで，21世紀の高齢社会を高齢者が健康で生きがいをもち安心して過ごせる社会とするためにはどれだけの保健福祉サービスを充実させる必要があるかが検討され，1989年，通称ゴールドプランとよばれる高齢者保健福祉推進十か年戦略が策定された．この推進戦略は，2000年度よりゴールドプラン21として受け継がれ，2005年度以降は介護保険事業計画と状況の変化をふまえ，適宜見直すこととされた．

　高齢者対策の将来の展望においてもっとも大きな不安要因として考えられたのは，介護機能の問題であった．つまり，高齢者が増え続ける一方で核家族化が進み，高齢者世帯でも高齢夫婦だけの世帯，高齢者の単独世帯が増える状況において，誰が・どこで・どのように高齢者の介護を行っていくのか，といった疑問と不安が当然のこととして湧き上がったのである．求められていたものは，国民誰しもが必要なときに必要なサービスを，スムーズに手に入れることができる状況が整うことであったが，当時の実情としてそうした状況が整備されるためにはいくつかの問題があった．その1つが法制度の問題である．

b. 介護保険制度の背景：老人福祉法と老人保健法

　高齢者に関する法律には，老人福祉法と老人保健法という2つの法律があった．しかし，国民誰しもが，必要なときに必要なサービスを，スムーズに手に入れることができる制度を発展させていくためには，この2つの法律が障害となっていた．なぜならば，老人福祉法と老人保健法の下で制度を運用するには問題点がいくつかあったからである．

　たとえば，老人福祉法では，市町村がサービスの種類や提供期間を決定するため，利用者がサービスを選択できないという問題があった．また，サービスを利用するためには所得調査が必要であり，手続きがわずらわしい，利用開始までに時間がかかるなど不便であること，サービス内容は市町村が直接または委託で行うため，競争原理が働かず画一的になるなどの問題もあった．一方，老人保健法では，利用者負担が中高所得者階層にとって低いものであったため，とくに医療的処置を必要としないが家で面倒をみきれない人たちを入院させる，いわゆる社会的入院が問題となっていた．また，病院は高齢者の長期療養の場としては不十分であり，食堂・浴室・居住面積など整備できていないという問題なども抱えていた．

　そこで，福祉と保健とに分かれている高齢者介護に関する制度を再編し，新しい介護のシステムをつくっていくために制定されたのが1997年の介護保険法であり，2000年から施行されることとなったのである．

c. 介護保険法の目的

　介護保険法の目的は，加齢に伴って生ずる心身の変化に起因する疾病などにより要介護状態となり，介護，機能訓練ならびに看護および療養上の管理，その他の医療を要する者などについて，これらの者がその尊厳を保持し，その有する能力に応じ自立した日常生活

を営むことができるよう必要な保健医療サービスおよび福祉サービスにかかわる給付を行うため，**介護保険制度**を設け，保険給付などに関して必要な事柄を定め，もって国民の保健医療の向上および福祉の増進を図ることにある．つまり，老人福祉法と老人保健法とが担ってきた医療と福祉のサービス両方にかかわる給付を介護保険法で定めたということである．しかし介護保険法は，老人福祉法と老人保健法に代わる新しい法律として制定されたわけではない．あくまでも，保険給付などに関して必要な事柄を定め，福祉施設やサービスの使い方の基準を明確にすることで，老人福祉法・老人保健法の両法によるサービスの提供がスムーズに偏りなく行われるよう整える，いわばコーディネーター的な法律となることを期待されて制定されたのである．

5 ● 介護保険制度のしくみと動向

a. 保険者と被保険者

　介護保険は，医療保険や年金保険などと同様に，国民が保険料を出し合うことでサービスの提供が行われる社会制度である．それゆえ介護保険が機能するためには，保険料を納める者である被保険者と，保険を運営する者である保険者とが必要となる．

　介護保険法の第3条では，市町村および特別区（以下，市町村）が介護保険を行う**保険者**として位置づけられている．しかし，市町村がその保険者であるとしながらも，第5条では「国及び都道府県の責務」，第6条では「医療保険者の協力」を明記しており，保険者である市町村を支え合うシステムがつくられていることがわかる．

　一方，保険料を納め必要時に介護保険を利用できる被保険者は，**第1号被保険者**（65歳以上の者）と**第2号被保険者**（40歳以上65歳未満の医療保険加入者）とに分類されている．第1号被保険者数は高齢化によって増加傾向を示しており，2020（令和2）年度の厚生労働省介護保険事業状況報告[12]によると，65～74歳が1,746万人，75～84歳で1,213万人，85歳以上で620万人である．また，被保険者が利用する具体的なサービスに関しては，都道府県知事か市町村長が指定する事業者・施設が介護給付などの対象サービスを提供することになり，保険者，被保険者と合わせた三者が介護保険の構造を担っている．

b. 要介護認定

　被保険者が介護保険サービスの利用を希望する場合，まず市町村の窓口で申請書に被保険者証を添えて要介護認定の申請をすることが必要となる．被保険者本人や家族がこの手続きを行えない場合，指定居宅介護支援事業者や介護保険施設などがこれを代行することができる．しかし，介護保険サービスを受けるためには，被保険者がどの程度の要介護，または要支援の状況にあるかが明確にされなければならない．以下に，要介護認定の申請から認定までの流れを示す（**図I-5-8**）．

　　要介護認定の申請から認定までの流れ
　　①被保険者に関する申請を受けた市町村では，職員または市町村から委託を受けた居宅介護支援事業者などの介護支援専門員を被保険者のもと（家庭や施設）に派遣し，訪問調査（認定調査）を行うこととなる．
　　②訪問調査では，現在利用しているサービスの状況（概況調査），心身の状況に関す

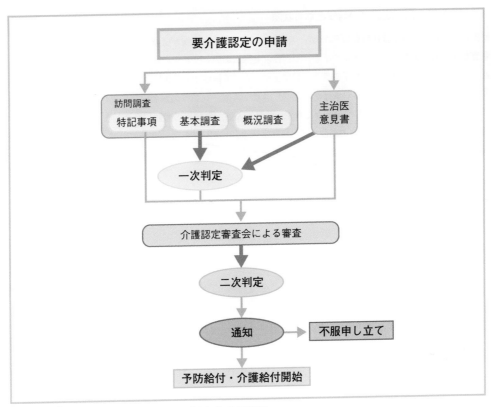

図Ⅰ-5-8　要介護認定の申請から認定までの流れ

　　る55項目と特別な医療に関する12項目（基本調査），および基本調査で把握しき
　　れない介護上の項目（特記事項）が調査される．
③また市町村では被保険者の主治医に対し，身体・精神上の障害の原因である疾病ま
　　たは負傷状況などについても意見（主治医意見書）を求める．
④マークシート方式でチェックされる基本調査の結果と主治医意見書を基にコン
　　ピュータによる判定（一次判定）が行われる．
⑤これらの結果などが出揃った段階で，保健，医療または福祉の専門家からなる介護
　　認定審査会が開かれ，一次判定結果や主治医の意見書，また訪問調査での特記事項
　　などをもとに，介護の必要性や介護度などが検討，決定される（二次判定）．この
　　介護認定審査会における二次判定では，自立と考えられるゆえの非該当となるか，
　　要支援1・2（要支援認定），または要介護1〜5（要介護認定）の区分として認定さ
　　れる．要介護認定は，介護に必要とされる時間（手間）に基づいた介護の必要度を
　　客観的に評価・判定したものであり，病気が軽くとも介護に時間（手間）がかかる
　　場合には要介護度は重くなり，逆に病気が重くても介護の時間（手間）が少ない場
　　合には要介護度は軽くなる．**表Ⅰ-5-2**は，それぞれの区分における状態像の目安を
　　示したものである．
⑥認定結果は，原則として申請があった日から30日以内に市町村から通知され，判

表I-5-2　介護認定区分の目安となる状態

要支援1	日常生活ほほぼ自立しているが，身の回りのことに少し支援が必要
要支援2	立ち上がりや歩行がやや不安定で，日常生活において排泄や入浴などに一部介助が必要
要介護1	立ち上がりや歩行が不安定で，日常生活において排泄や入浴などに部分的な介助が必要
要介護2	自力での立ち上がりや歩行が困難で，排泄，入浴，衣類等の着脱の一部またはすべてに介助が必要
要介護3	自力では立ち上がりや歩行ができず，排泄，入浴，衣類等の着脱に全面的な介助が必要
要介護4	排泄，入浴，衣類等の着脱など，日常生活全般において全面的介助が必要
要介護5	日常生活全般において全面的介助が必要であり，意思の伝達が困難

定結果に納得ができない場合には，第三者的な機関である都道府県の介護保険審査会に不服申し立てを行うことができる．

c. 介護サービス

　要支援，または要介護の認定を受けることができれば，**要支援認定者**には**予防給付**が，また**要介護認定者**には**介護給付**が行われることとなる．利用者は希望するサービスを選択し決定することができるが，サービス決定を支援するために**介護支援専門員（ケアマネジャー）**が利用者のニーズに合わせたサービス計画，いわゆる"**ケアプラン**"を作成し，それをもとに利用者は介護サービスを決定し，サービスが提供されるしくみがとられている．

　介護保険における給付は現物給付が原則である．介護保険の給付対象サービスは，介護給付によるものと予防給付によるものとに分類され，その内容としては居宅サービス，地域密着型サービス，施設サービスの3つがある．要介護認定を受けた者はこのいずれかのサービスを自由に選択することができるが，要支援認定を受けた者の場合には居宅サービスと地域密着型サービス（**図I-5-9**）だけが給付対象となっている．

d. 要介護高齢者の出現率と動向

　図I-5-10は，2000（平成12）年度からの介護認定者数の年次推移を示したものである．介護保険制度開始後5年間の推移をみると，他の区分者に比べ，要支援・要介護1という軽度の者の増加が著しい．このような状況について，介護保険の目的である自立の支援という観点から，また予防重視型への転換という観点から，介護保険制度の見直しが行われ，要支援，要介護1という区分は，2006年からそれぞれ要支援1，要支援2，要介護1に振り分けられることになった．

　また，2020（令和2）年度末（2021年3月末）現在の要介護等の認定者数とそれぞれの第1号被保険者に占める割合は，前期高齢者では76万人（11.3%），後期高齢者では593万人（88.7%）であり，後期高齢者では介護認定を受ける者の割合が著しく高いことがわかる．**図I-5-3**にあるように，後期高齢者数は今後も増加傾向にあることが予想されており，介護認定者数もますます増加していくものと思われる．

6 ● 高齢者の人権に関する制度

　年齢や性別，また見た目や信条などの違いにかかわらず，人は誰であれ人として尊重さ

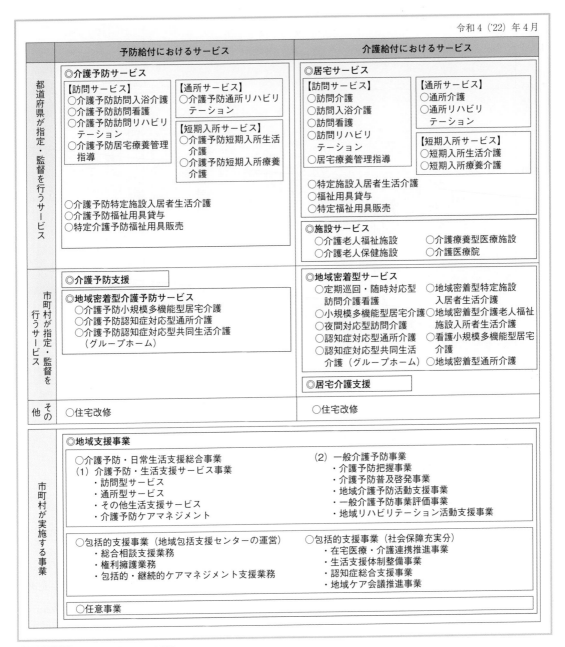

図Ⅰ-5-9　サービス等の種類

[厚生労働統計協会：国民の衛生の動向2022/2023, p.237, 厚生労働統計協会, 2022より引用]

れ，それぞれの暮らしにおいて人間らしく生きる権利を有している．それは，生まれくる子どもから死を迎える高齢者にいたるまで，あらゆる人に与えられた権利である．そうした，誰もが社会の中でその人らしく生きる権利を医療や福祉の側面から守っていこうとするアプローチの1つが保健・医療・福祉制度でもある．しかし，社会における一人ひとりの多様性が認められ，たとえば高齢であるといったような単一枠組みでくくられた偏見や固定観念などに生きにくさを感じることなく，誰もが社会を構成する一員として尊重され

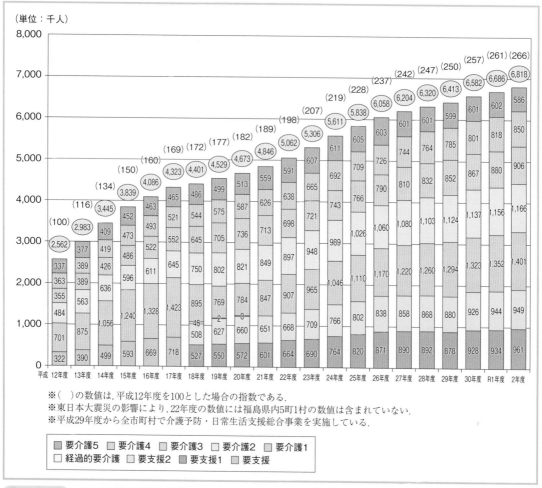

図Ⅰ-5-10　要介護認定者数の推移
［厚生労働省：令和2年度介護保険事業状況報告（年報），概要，p.8，〔https://www.mhlw.go.jp/topics/kaigo/osirase/jigyo/20/dl/r02_gaiyou.pdf〕（最終確認：2023年1月18日）より引用］

ることも，高齢者が増加する長寿社会において重要となる．保健・医療・福祉制度の充実とともに，高齢者の人権問題も今後ますます大きな社会問題として着目する必要がある．

a. 高齢者虐待防止法

(1) 高齢者虐待とは

　高齢者の人権に関する問題として，保健・医療・福祉の領域にもっとも近接する課題が，高齢者への虐待であろう．虐待という言葉を聞くと，殴る・蹴るといった暴力的に身体的苦痛を加える行為をイメージすることが多いかもしれない．しかし**高齢者虐待**とは，家庭内や施設内，または社会において保護下にある高齢者に対し，その期間を問わず，なんらかの力関係の下に暴力や介護の放棄，嫌がらせなどの行為が行われることをいう．すなわち，身体に苦痛や暴力を加えるような身体的虐待はさることながら，適切なケアを行わない，介護を拒否する，食事や水を与えない，薬を飲まさない，家族に会わせない，故意に孤立させるといった世話の放任による虐待や，合意なく抱きしめる，性器に触れる，性的

な行為を強要するといった性的虐待，さらには暴言や悪口を言う，恥をかかせる，幼児のように扱う，無視をするといった心理・情緒的虐待や，金品や資産を無断で使用・持ち出す，貯金などをずさんに管理するなどの経済的虐待，または物質搾取による虐待も含まれている．これらの行為が実際的に行われなかったとしても，いずれかの行為をほのめかすことによる脅迫的な行為も虐待とみなされる．

(2) 虐待の現状

　2020（令和2）年度「**高齢者虐待の防止，高齢者の養護者に対する支援等に関する法律**」（後述）に基づく対応状況等に関する調査[13]によると，要介護施設従事者等による高齢者虐待と認められた件数が595件，養護者によるものが17,281件とされており，養護者によるものが前年度よりも増加していることが示されている．

　虐待の種類に関しては，養介護施設従事者によるものでは身体的虐待がもっとも多く（52.0％），次いで心理的虐待が26.1％，介護等放棄が23.9％となっている．また，被虐待高齢者の69.4％が女性であり，養介護度では3以上のものがもっとも多く，認知症の程度が重いと身体的虐待を受ける割合が高くなることが報告されている．

　一方，養護者による虐待においてももっとも多いのは身体的虐待（68.2％）であり，次いで心理的虐待が41.4％，介護等放棄が18.7％と同様の傾向を示している．また，被虐待高齢者の75.2％が女性であり，養介護3以上のものが虐待の対象となることがもっとも多いことも同様の傾向であるが，養護者による虐待の場合，認知症の程度が重いと介護等放棄を受ける割合が高くなる傾向があることが示されており，養介護施設等従事者による虐待と異なる特徴があることがわかる．また，虐待を行った養護者との同居・別居では，虐待者のみとの同居が52.4％で，虐待者及び他家族との同居（36.0％）を合わせると，88.4％で同居する擁護者による虐待が起こっていることがわかる．虐待者の続柄としては「息子」が39.9％ともっとも多く，次いで「夫」が22.4％，「娘」が17.8％となっている．

　施設や家庭内といった密室で起こる高齢者への虐待の実態を把握することはきわめて難しいことではある．しかし，彼らの人権を守り，健康で文化的な生活を保障しようとする医療や福祉の場において，人としての尊厳が否定されるような現実が依然存在していることは，十分に理解しておくことが必要となるだろう．

(3) 高齢者虐待の防止に向けて

　2006年4月，「**高齢者虐待の防止，高齢者の養護者に対する支援等に関する法律**」（**高齢者虐待防止法**）が施行された．この法律では，「高齢者に対する虐待が深刻な状況にあり，高齢者の尊厳の保持にとって高齢者に対する虐待を防止することが極めて重要であること等にかんがみ，高齢者虐待の防止等に関する国等の責務，高齢者虐待を受けた高齢者に対する保護のための措置…（中略）…等を定めることにより，高齢者虐待の防止，養護者に対する支援等に関する施策を促進し，もって高齢者の権利利益の擁護に資すること」がその目的とされている．また「養護者による高齢者虐待を受けたと思われる高齢者を発見した者は，…（中略）…速やかに，これを市町村に通報しなければならない」とする通報義務に関する条文や，通報や届出を受けた場合の措置，高齢者の保護のための居室確保，立ち入り調査など，市町村に対する予防に向けた業務なども明確に記されている．すなわちこの法律では，高齢者の虐待の防止にむけて，国，地方自治体，地域が協力，連携し合い

ながら取り組んでいくことが求められているのである.

　高齢者への虐待が起こった場合，まず緊急性の判断と対応，加害者の病的異常の有無の判断，介護負担が介護者の能力を超えていないかの判断，高齢者と介護者とをめぐる経済的負担や財産相続の問題の有無に関する判断を行うことが対応の基本とされる．市町村では，介護保険法によって各市町村に設置されている地域包括支援センターに，虐待に関する①相談，指導及び助言，②通報又は届出の受理，③高齢者の安全の確認，通報又は届出に係る事実の確認のための措置，④養護者の負担の軽減のための措置を委託することができるようになっている．市町村に求められている虐待防止に向けた働きは，実際問題としてこうした地域における拠点が虐待対応の中核機関として機能している部分も多い．今後も高齢者人口の増加が見込まれる中，法制度の整備と充実を進めていくとともに，虐待発生時における対応の適正化，地域における相談窓口や高齢者の状況をすみやかに把握できる体制の整備，地域における支援ネットワーク体制の確立，一般市民ならびに医療・福祉関係職員の意識向上に向けた教育と予防活動などが必要となるだろう．高齢者虐待は，看護や介護に携わる者だけの問題ではなく，そうした行為が起こりうる社会全体の課題としての取り組みが望まれる.

b. 成年後見制度

(1) 権利擁護：アドボカシー

　年齢など単一的な基準から，高齢者や障害者の権利が侵害され，社会から排除していこうとするような圧力は，蔑視や虐待といった明らかな現象としてばかりではなく，個人のレベルから制度のレベルにいたる広範囲の現象として現れる．そしてそれは，高齢者とともに社会生活を共有する私たち一人ひとりが自分ごととして向き合わねばならない課題でもある.

　一人の高齢者には，その人がいかなる身体的・精神的・また物理的な状況下に置かれていようとも，普通の人が普通に暮らしているごく普通の生活を普通に営む権利が保障されなければならず，その権利は何人たりとも犯してはならない．それは，寝たきりや認知症を患うがゆえに自己の権利を表明することが困難であり，そのことで正当な権利行使を阻害されるさまざまな権利の侵害や無視に直面するならば，彼らの正当な権利を擁護し，彼らが必要とする権利の行使やニーズの表明を支援し代弁すること（**権利擁護：アドボカシー**）が，彼らにかかわり彼らを支えようとする者（**権利擁護者：アドボケイト**）には必要となる．高齢者のアドボカシーは，高齢者とともに社会生活を共有する社会の構成員一人ひとりの内面から立ち現れる支援として行われていくことが求められている.

(2) 成年後見制度

　たとえば，高齢者が介護保険サービスを受けようとする場合など，どこのどのようなサービスをどの程度利用するかを自己決定し，介護契約を結ばなければならない．しかし，認知症などの状況によって判断能力が衰えてくると，適切なサービスを選択し契約を交わすことが困難となる場合がある．そこで，こうした人々が不利益をこうむることがないよう，法律によって彼らの権利が擁護されている.

　民法においては，財産を有したり，負債などの義務を追う資格（能力）は，人の出生に始まるとされている．しかし，いくら資格があるといえ，幼児が消費者金融などから借金

できるわけではない．そこには一定の判断能力や責任能力の有無が求められているからである．民法では，判断能力をもたない者の法律行為を無効とする原則がある．つまり，幼児が何かの関係で誤って消費者金融から融資契約をとりつけたとしても，判断能力がなかったと認められれば，契約は法的に無効となり高額な金利の請求にあたふたとすることはない．しかしたとえば，成人しているが精神上の障害がある場合や，認知症を患っている高齢者などが契約対象となると，明らかに判断能力がないとわかる幼児と異なり，後になってから契約時には判断能力がなかったと証明することがきわめて難しくなる．そこで，精神上の障害などのために判断能力が不十分な人の財産管理（たとえば，預貯金の管理や不動産の管理・処分といった重要な財産の管理・処分行為）や身上保護（監護）（たとえば，入居契約や医療契約など，生活，病院などの療養看護の法的行為）にかかわる事務を行う資格（能力）に関して，これを法律によって擁護しようと1999年に制定，翌2000年より施行されたのが**成年後見制度**である．この制度は，「ノーマライゼーション」「残存能力の活用」「自己決定の尊重」を基本理念に据えており，介護保険の理念である「自立支援」とあゆみをともにする高齢者施策の両輪としてスタートした．

(3) 判断能力の程度

　成年後見制度では，本人の代理として家庭裁判所で選定された「**法定後見人**」や，本人があらかじめ依頼し契約をしておいた「**任意後見人**」が，本人の権利擁護のために代弁者として働き，高齢者を支援することとなる．

　法定後見人には，対象となる者の判断能力の程度に応じて異なる呼称が用いられている．それらは，本人の判断能力の程度が低い順に「後見」「保佐」「補助」という3類型となる．

後見：自分の身の回りのことも常にできないほど，判断能力がほとんどなくなってしまった人に適応される類型である．「精神上の障害により事理を弁識する能力を欠く常況にある」と家庭裁判所によって後見開始の審判を受けた成年被後見人に代わり，後見人がすべてをとり行う権限を委ねられる．たとえば，成年被後見人が消費者被害にあった場合，本人が行った取引はすべて成年後見人が取り消して被害を回復することができる．

保佐：日常的な事柄は一人でできても，たとえば，不動産取引等の法律行為を一人で行うのには不安があるなど，判断能力が著しく不十分であると思われる人に適応される類型である．「精神上の障害により事理を弁識する能力が著しく不十分である」と家庭裁判所によって保佐開始の審判を受けた被保佐人に代わり，保佐人がこれを保護する役割を担い，民法に定められた事柄および家庭裁判所が定めた事柄について，保佐人の同意なしに本人が行った場合においてこれを取り消すことが可能となる．

補助：本人の判断力が不十分ではあるものの，保佐人をつける程度には及ばない場合には，補助人をつけ補助を受けることができる．「精神上の障害により事理を弁識する能力が不十分である」と家庭裁判所から補助開始の審判を受けた場合，家庭裁判所が定めた一定の行為については，本人が補助人の同意なしにこれを行った場合には，これを取り消すことが可能となる．

　判断能力の程度に応じて類別される3類型のうち，後見，保佐の開始には，原則として判断能力の鑑定を行うことが義務づけられている．鑑定は，家庭裁判所の調査官が請求者，本人，家族，主治医などから事情聴取を行うことで検討され，家事審判手続きに基づき後見，または保佐開始の審判が行われる．審判の結果により後見人が選任されると，家庭裁判所の監督の下に支援が開始されることとなる．

　またこれら以外にも，将来的な判断能力の低下に備えてあらかじめ後見人を自らで選出できる任意後見制度とよばれるものもあり，任意後見契約によって任意後見人の候補者（任意後見受任者）を選ぶことができる．

(4) 後見人の選任と監督

　成年後見制度は，判断能力の衰えた人々の権利を擁護するための制度ではあるが，擁護のために彼らの権利を第三者に委託しなければならないため，委託された権利が不正に利用されるような事態は回避しなければならない．そこで，成年後見人等の選任にあたっては，家庭裁判所は一定の基準に照らし，適任者であるか否かを判断する．申立人も候補者を立てることができ，かつ申立人自身が候補者になることもできるが，裁判所はこれに拘束されるものではない．また，選任されるのは親族に限定されているものでもない．本人に高額の財産がある場合や，親族間で財産管理や療養介護の方針に食い違いがあるような場合には，弁護士，司法書士または社会福祉士などといった第三者の専門家を成年後見人等や成年後見監督人等として選任することがある（**専門職後見人**）．

　さらに選任した成年後見人，保佐人，補助人について，これを家庭裁判所が直接的に監督するとともに，必要に応じて後見監督人を選任し監督を行う体制をとっている．具体的には，家庭裁判所の調査官による後見人の面接調査，財産管理や身上監護などの状況説明と報告の請求や，定期的な経過報告などが求められるとともに，法定後見人に与えられる権限の追加変更などを行うこともある．

(5) 後見等の流れ

　後見等が開始されるためには，本人の住所地の家庭裁判所にそれが請求されなければならない．請求の申し立てを行うことができる者は，本人，配偶者，4親等以内の親族，検察官，任意後見人，任意後見監督人などとされている．また，身寄りのない認知症高齢者や精神障害者なども保護が受けられるよう，本人が居を構える市町村の長にも申し立ての権利が与えられている．申し立ての際には，その理由とともに，医師の診断書などの証拠書類の添付が必要とされる．申し立てが行われると，本人の判断能力を基準として，保護の要否やその範囲が決定される．

(6) 市民後見人制度

　2021（令和3）年の最高裁判所事務総局家庭局の報告[14]では，後見人の総数39,571件のうち，7,852件は家族・親族であり，あとは専門職後見人などであるとしている．また，専門職後見人の内訳は，司法書士が11,965件，弁護士が8,207件，社会福祉士が5,753件となっており，親族以外の後見人等の場合，法律や福祉の専門家が主な担い手となっていることがわかる．しかし，専門家不在の地域や，専門家がいても受任しきれない場合などもあり，第三者後見人等の必要性が叫ばれてきた．そこで，弁護士や司法書士のように成年後見制度に職業としてかかわるのではなく，ボランティアとして後見活動にかかわる人た

ちを養成し，親族後見人，専門職後見人の間の存在として位置づけようとするのが**市民後見人**である．しかし，後見の担い手不足を補うために市民後見人が必要とされているのではなく，あくまでも市民後見人固有の性格特質が地域社会の中で重要と考えられるがゆえであるということは，間違って理解してはいけない．

2012年3月，厚生労働省は「市民後見人の育成及び活用に向けた取組について」のよびかけを行い，4月に老人福祉法の改正を行った．それにより，第32条の2に「市町村は，…（中略）…民法に規定する後見，保佐及び補助の業務を適正に行うことができる人材の育成及び活用を図るため，研修の実施，後見等の業務を適正に行うことができる者の家庭裁判所への推薦その他の必要な措置を講ずるよう努めなければならない」との条文が記されることとなった．これをふまえ市町村では，成年後見人等の確保に向けて社会貢献への意欲が高い一般市民に対する養成研修を実施し，同じ地域に住む者が市民の目線で地域に密着した活動として後見人活動に従事することができる市民後見人の育成が始まっている．こうした研修などにより成年後見に関する一定の知識と態度を学んだ者の中から，家庭裁判所により成年後見人等として選任された者が，市民後見人としての任を担うこととなる．

c.　日常生活自立支援事業

認知症高齢者や知的障害者，また精神障害者など判断能力が十分でない人々が成年後見制度を利用する場合，民法に定められた手続きに沿って制度を利用していかなければならない．しかし，市民にとって家庭裁判所はさほど身近な存在ではなく，公正証書の作成や裁判所における審判など，手間と費用とを要することも多い．そこで福祉サービスの利用や援助など，大がかりな制度でなくても足りる場合に，信頼のおける代理人が本人の意思を尊重して事務的な援助を行ってくれるような，簡易的な後見制度の必要も求められていた．これに応じるべく，成年後見制度では小回りが効かない部分を補完する形をとりながら，福祉制度の1つとして事業化されたのが1999年に制定された地域福祉権利擁護事業である．

この事業は，社会福祉法上の「福祉サービス利用援助事業」（第2条3項12号）として位置づけられ，認知症高齢者，または知的・精神障害者など，自己決定能力が不十分である人が，自らの能力に応じたできる限りの自立生活を地域で送ることができるように，福祉サービスの利用援助を通じて彼らの権利擁護の助けとしていこうとするものである．実施にあたっては各都道府県の社会福祉協議会が主体となり，事業の一部を市町村の社会福祉協議会に委託する形で行っている．しかし，地域福祉権利擁護事業という名称が住民の権利擁護のすべてを包括する事業であるかの印象を与えるという指摘や，2005年の介護保険法の改正により，地域包括支援センターが行う包括的支援事業の1つとして権利擁護事業が組み込まれたことでの違いの明確化などの理由から，2007年度より「**日常生活自立支援事業**」へと呼称変更されている．

D.　地域活動

1 ● 介護予防への転換

2000年に施行された介護保険制度は，超高齢社会に即した制度の持続可能性が検討され，

2005年に法改正が行われた．この改正にあたっては，**予防重視型**へのシステム転換がうたわれ，要支援者への給付を「予防給付」として新たに創設するとともに，要支援者のケアマネジメントを「地域包括支援センター（介護予防支援事業所）」で実施し，介護予防事業や包括的支援事業などの「地域支援事業」を各市町村で実施することとなった．

2 ● 地域支援事業

　地域支援事業は，介護保険の被保険者が要介護状態もしくは要支援状態となることを予防するとともに，そうした状態になった場合においても，可能な限り地域での自立した日常生活を営むことができるよう，市町村が中心となって実施する支援事業のことである．この地域支援事業の中の1つに介護予防事業が位置づけられている．

　介護予防事業は，市町村が実施主体となり，その地域に暮らす介護保険の第1号被保険者（65歳以上の者）を対象に，要介護状態などとなることの予防を目的として実施される事業である．一次予防にかかわる事業の実施は介護予防一般高齢者施策（2010年より一次予防事業）とよばれ，市町村は，保健所やその他の関係行政機関，保健医療関係団体，社会福祉協議会やその他の福祉関係団体，ボランティア，地域住民などの協力を得てそれを推進する．また，主として特定の高齢者を対象とする二次予防にかかわる事業の実施は介護予防特定高齢者施策（2010年より二次予防事業）とよばれ，市町村がその実施主体となりつつも，地域包括支援センターが適切な予防事業の実施に向けた援助を行う．

　具体的な介護予防特定高齢者施策（二次予防事業）には，①特定高齢者把握事業（二次予防事業の対象者把握事業），②通所型介護予防事業，③訪問型介護予防事業，④介護予防特定高齢者施策評価事業（二次予防事業評価事業）の4つが示された．

3 ● 地域包括支援センター

　介護予防事業と合わせて地域支援事業の中に位置づけられているものに，**包括的支援事業**がある．包括的支援事業の具体的な内容としては，①介護予防ケアマネジメント事業，②総合相談・支援事業，③権利擁護事業，④包括的・継続的マネジメント事業がある．地域包括支援センターは，こうした包括的支援事業を実施し，地域住民の心身の健康保持および生活の安定のために必要な援助を行うことにより，保健医療の向上と福祉の増進を包括的に支援することを目的とする施設であり，市町村が設置することとされている．

　たとえば，介護予防ケアマネジメント事業として，市町村による特定高齢者把握事業が行われた後の特定高齢者のアセスメントと介護予防ケアプランの作成は，この地域包括支援センターにおいて行われる．地域包括支援センターには社会福祉士，保健師，ケアマネジャーが配置されているため，要支援・要介護状態になる前からの，一貫性・連続性のある介護予防マネジメントの体制を確立していくための働きが期待されているのである．

4 ● 介護予防・日常生活支援総合事業 （図I-5-11）

　介護予防事業は2014年の「**医療介護総合確保推進法**」に記された．地域包括ケアシステムの構築と費用負担の公平化を目指し行われた介護保険制度改正において，大きな見直しが行われることとなった．この医療介護総合確保推進法とは，介護保険法や医療法など

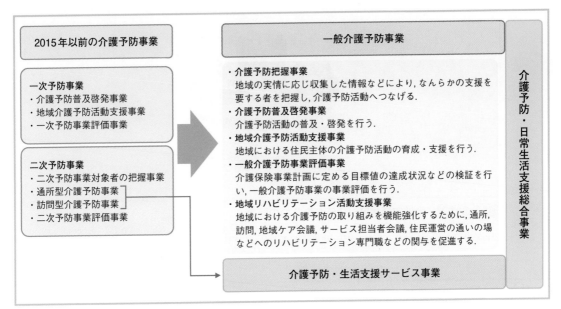

図Ⅰ-5-11　介護予防・日常生活支援総合事業

［厚生労働省：介護予防・日常生活支援総合事業の基本的な考え方, p.6,〔https://www.mhlw.go.jp/file/06-Seisakujouhou-12300000-Roukenkyoku/0000192996.pdf〕（最終確認：2023年1月18日）を参考に作成］

19の法律を一括して改正するものであり，「持続可能な社会保障制度の確立を図るための改革の推進に関する法律に基づく措置として，効率的かつ質の高い医療提供体制を構築するとともに，地域包括ケアシステムを構築することを通じ，地域における医療及び介護の総合的な確保を推進するため，医療法，介護保険法等の関係法律について所要の整備等を行う」ものであった．この中において介護予防は，**介護予防・日常生活支援総合事業**と位置づけられ，一次予防事業，二次予防事業とを区別せず，地域の実情に応じた効果的介護予防の取り組みを行う一般介護予防事業とされた．そして，介護予防把握事業，介護予防普及啓発事業，地域介護予防活動支援事業，一般介護予防事業評価事業とともに，新たに介護予防を機能強化する観点から，地域リハビリテーション活動支援事業が追加され，通所型，訪問型の介護予防事業は，介護予防・生活支援サービス事業として引き継がれることとなった．

5●地域包括ケアシステム

こうした流れの中，高齢者が住み慣れた地域で安心して生活を送ることができるよう，地域の医療，介護，家族などが互いに連携を取り合いながら，「**住まい**」「**医療**」「**介護**」「**予防**」「**生活支援**」の5つのサービスを一体的に切れ目なく提供し，介護保険などの公的サービスを始め，インフォーマルなサービスをも含めた多様な資源が活用できる包括的かつ継続的な支援体制の構築を，2025年をめどに推進していく「**地域包括ケアシステム**」が介護保険法の改正で示された．**図Ⅰ-5-12**は，地域包括ケアシステムにおける5つの構成要素が相互に関係しながら，一体的に提供される姿を示したものである．これをみると，地域包括ケアシステムの基盤には，本人の選択がもっとも重視されるべき土台として置かれ，

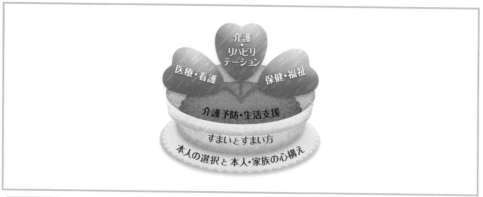

図Ⅰ-5-12　地域包括ケアシステムの5つの要素
[厚生労働省：地域包括ケアシステムと地域マネジメント, p.13,〔https://www.mhlw.go.jp/file/06-Seisakujouhou-12400000-Hokenkyoku/0000126435.pdf〕（最終確認：2023年1月18日）より引用]

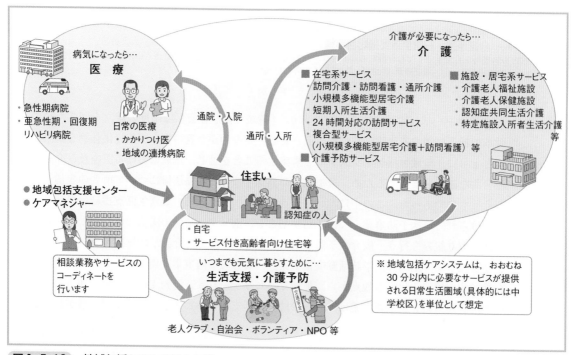

図Ⅰ-5-13　地域包括ケアシステムの姿
[厚生労働省：地域包括ケアシステムの姿,〔https://www.mhlw.go.jp/stf/seisakunitsuite/bunya/hukushi_kaigo/kaigo_koureisha/chiiki-houkatsu/index.html〕（最終確認：2023年1月18日）より引用]

　また本人と家族とが，地域での暮らしに際してどのような心構えをもつのかが，地域生活を継続する基礎とされていることがわかる．その上に，本人の生活基盤である「すまい」が整備され，希望にかなった「すまい方」が実現されていくことが望まれる．そのために，介護の予防と地域での生活支援とが，地域の多様な主体によって支援され，3枚の葉として描かれた専門職による複合的なかかわりによって，尊厳あるその人らしい暮らしが実現していくこととなる．**図Ⅰ-5-13**は地域包括ケアシステムのイメージ図である．2025年に

は第1次ベビーブーム世代が後期高齢者となることから，今後も介護需要の増加が見込まれているが，高齢化の進展状況には大きな地域差が生じている．今後は，各市町村や都道府県がそれぞれの地域特性に応じたシステムづくりに主体的に取り組んでいくことが重要となるだろう．

学習課題

1. 掲載しているグラフや図表などのデータから，高齢化の現状を説明してみよう．
2. 高齢者に関する保健医療福祉政策や諸制度に関し，高齢者人口の増加と歴史的流れとを整理してみよう．
3. 地域にある高齢者のための活動拠点を訪れて，実際の活動の様子を学んでみよう．

引用文献

1) 総務省：統計トピックスNo.132，統計からみた我が国の高齢者—敬老の日にちなんで，〔https://www.stat.go.jp/data/topics/pdf/topics132.pdf〕（最終確認：2023年1月18日）
2) 内閣府：令和4年版高齢社会白書（全体版），p.2，〔https://www8.cao.go.jp/kourei/whitepaper/w-2022/zenbun/pdf/1s1s_01.pdf〕（最終確認：2023年1月18日）
3) 国立社会保障・人口問題研究所：日本の将来推計人口（平成29年推計）報告書，p.4，〔https://www.ipss.go.jp/pp-zenkoku/j/zenkoku2017/pp29_ReportALL.pdf〕（最終確認：2023年1月18日）
4) 厚生労働省：百歳の高齢者へのお祝い状及び記念品の贈呈について，〔https://www.mhlw.go.jp/stf/newpage_28032.html〕（最終確認：2023年1月18日）
5) 前掲2），p.15-16,19，〔https://www8.cao.go.jp/kourei/whitepaper/w-2022/zenbun/pdf/1s2s_01.pdf〕（最終確認：2023年1月18日）
6) 阿部 彩：日本の相対的貧困率の動向：2019年国民生活基礎調査を用いて．貧困統計ホームページ，〔https://www.hinkonstat.net/〕（最終確認：2023年1月18日）
7) 杉澤秀博：独居高齢者が抱える問題とその背景，それを解消するには何が必要か．健康長寿ネット，〔https://www.tyojyu.or.jp/net/topics/tokushu/koreisha-koritsu/dokkyokoreisha.html〕（最終確認：2023年1月18日）
8) 内閣府：平成22年版高齢社会白書（全体版），〔https://www8.cao.go.jp/kourei/whitepaper/w-2010/zenbun/html/s1-3-1.html〕（最終確認：2023年1月18日）
9) 前掲2），p.40-41，〔https://www8.cao.go.jp/kourei/whitepaper/w-2022/zenbun/pdf/1s2s_03.pdf〕（最終確認：2023年1月18日）
10) 前掲2），p.4
11) 厚生労働統計協会：国民衛生の動向2022/2023，p.223，厚生労働統計協会，2022
12) 厚生労働省：令和2年度 介護保険事業状況報告（年報），全国計，〔https://www.mhlw.go.jp/topics/kaigo/osirase/jigyo/20/dl/r02_zenkokukei.pdf〕（最終確認：2023年1月18日）
13) 厚生労働省：令和2年度「高齢者虐待の防止，高齢者の養護者に対する支援等に関する法律」に基づく対応状況等に関する調査結果，〔https://www.mhlw.go.jp/content/12304250/000871876.pdf〕（最終確認：2023年1月18日）
14) 最高裁判所事務総局家庭局：成年後見関係事件の概況—令和3年1月〜12月，p.10，〔https://www.courts.go.jp/vc-files/courts/2021/20220316koukengaikyou-r3.pdf〕（最終確認：2023年1月18日）

6 高齢者と家族

この節で学ぶこと

1. 高齢者のいる家族の形態と機能について，その特徴を理解する．
2. 介護をめぐる高齢者と家族の多様な関係性を理解する．

A. 高齢者のいる家族の形態と機能

1 ● 高齢者のいる家族形態の多様性と変遷

a. 高齢者のいる家族形態の多様性

　家族は社会の最小単位である．まず，現代日本における高齢者のいる家族の状況を概観しよう．

　日本における世帯をみると，65歳以上の者のいる世帯は2019年において2,558万4千世帯であり，全世帯（5,178万5千世帯）の49.4％を占めている（p.38，**図Ⅰ-5-4**参照）．これは全世帯の約半分に65歳以上の高齢者が含まれているということを示す．この65歳以上の者のいる世帯の内訳は，夫婦のみの世帯が32.3％，単独世帯は28.8％，三世代世帯は9.4％となっている[1]．なお，国勢調査では「住居と生計を共にしている人々の集まり」を1つの**世帯**として扱っている[2]．

　日本においては，2013年に約13万人であった65歳以上在留外国人は，2022年には約19万人となっている[3]．在留外国人の増加傾向に伴い，日本以外にルーツをもつ高齢者とその家族が増えている．また，婚姻届を提出する法律婚ではない事実婚，離婚によるシングルマザー，シングルファザー，同性カップルなどが増加しており，近年，高齢者のいる家族形態はその多様性を増している．

b. 高齢者のいる家族形態の変遷

　日本における高齢者のいる家族形態の変遷を**図Ⅰ-6-1**に示す．1986～2021年の変遷をみると，単独世帯の割合は13.1％から28.8％へ，夫婦のみの世帯については18.2％から32.0％へ，親と未婚の子のみの世帯については11.1％から20.5％へ，三世代世帯については44.8％から9.3％へ変化している[4]．三世代世帯の減少と，単独世帯と夫婦のみの世帯の増加が著しいことがわかる．

　以上の家族形態の変遷には，一般的に拡大家族が減り，核家族が増えたことが影響している．**拡大家族**とは，子どもたちが結婚後も親と同居する大家族の形をとったものであり，複数の核家族からなる家族のことである[5]．**核家族**とは，婚姻によって成立した一組の夫婦からなる家族と，夫婦と未婚の子からなる家族のことを指す[5]．日本においては1950年代後半から急速に核家族化が進んできたといわれる[5]．

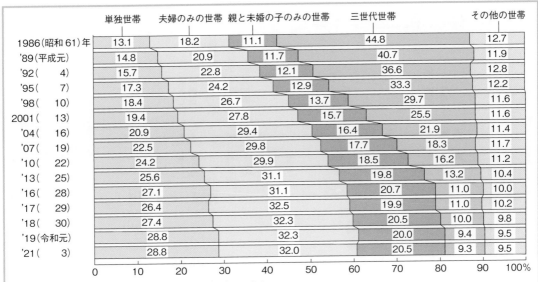

図中凡例：単独世帯　夫婦のみの世帯　親と未婚の子のみの世帯　三世代世帯　その他の世帯

年	単独世帯	夫婦のみの世帯	親と未婚の子のみの世帯	三世代世帯	その他の世帯
1986（昭和61）年	13.1	18.2	11.1	44.8	12.7
'89（平成元）	14.8	20.9	11.7	40.7	11.9
'92（　4）	15.7	22.8	12.1	36.6	12.8
'95（　7）	17.3	24.2	12.9	33.3	12.2
'98（　10）	18.4	26.7	13.7	29.7	11.6
2001（　13）	19.4	27.8	15.7	25.5	11.6
'04（　16）	20.9	29.4	16.4	21.9	11.4
'07（　19）	22.5	29.8	17.7	18.3	11.7
'10（　22）	24.2	29.9	18.5	16.2	11.2
'13（　25）	25.6	31.1	19.8	13.2	10.4
'16（　28）	27.1	31.1	20.7	11.0	10.0
'17（　29）	26.4	32.5	19.9	11.0	10.2
'18（　30）	27.4	32.3	20.5	10.0	9.8
'19（令和元）	28.8	32.3	20.0	9.4	9.5
'21（　3）	28.8	32.0	20.5	9.3	9.5

注：1）1995（平成7）年の数値は，兵庫県を除いたものである．
　　2）2016（平成28）年の数値は，熊本県を除いたものである．
　　3）2020（令和2）年は，調査を実施していない．
　　4）「親と未婚の子のみの世帯」とは，「夫婦と未婚の子のみの世帯」及び「ひとり親と未婚の子のみの世帯」をいう．

図Ⅰ-6-1　65歳以上の者のいる世帯の世帯構造の年次推移
［厚生労働省：2021（令和3）年国民生活基礎調査の概要，p.4，〔https://www.mhlw.go.jp/toukei/saikin/hw/k-tyosa/k-tyosa21/dl/02.pdf〕（最終確認：2023年1月18日）より引用］

　　2021（令和3）年の国民生活基礎調査[4]によると，2021年の平均世帯人員は2.37人である．1953年の平均世帯人員は5.0人であり，その差は約2倍である．このデータから，核家族化の進展による世帯の小規模化が進んでいたことがうかがえる．

　　また，65歳以上の一人暮らしの者は男女ともに増加傾向にある．2020年において，65歳以上人口に占める一人暮らしの者の割合は男性15.0%，女性22.1%となっている[1]（p.39，**図Ⅰ-5-5**参照）．今後も男女ともに一人暮らし高齢者の割合は増加し続けることが推計されている．

　　以上より，全体的に高齢者のいる世帯人員数は減少し，世帯の小規模化の進展，一人暮らし高齢者の増加が進んできたことがわかる．

c. 家族周期の変化

　　家族周期の分類はいくつか示されているが，①新婚期，②養育期，③教育期，④分離期，⑤成熟期，⑥完結期などと分類される[6]．日本における家族周期は，大正期から昭和末期にかけて，平均寿命の延伸とともに大きく変化があった（**図Ⅰ-6-2**）．1920（大正9）年では男性は25歳，女性は21歳で結婚し，23.5歳で第1子を出産し，末子の5人目を35.5歳で出産した．55歳で定年を迎え，男性は61.5歳，女性は61歳で寿命を迎えた．寡婦期間は3.5年間で，老親扶養期間は5年間であった．そして1985（昭和60）年になると，男性は28.2歳，女性は25.5歳で結婚し，27歳で第1子を出産し，末子の2人目を30歳で出産した．60歳で定年を迎え，男性は76歳，女性は81歳で寿命を迎えた．寡婦期間は7.7年間で，老

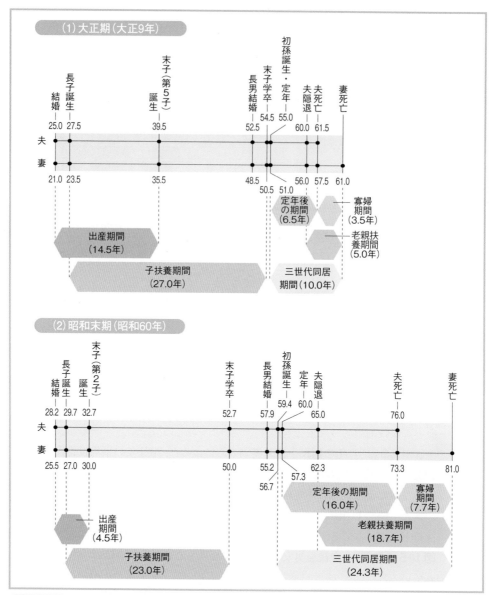

図Ⅰ-6-2　家族周期の変化
［厚生労働省：昭和61年版厚生白書，〔https://www.mhlw.go.jp/toukei_hakusho/hakusho/kousei/1986/dl/02.pdf〕（最終確認：2023年1月18日）より引用］

親扶養期間は18.7年間と延長した．その後，2020（令和2）年では，男性は31.0歳，女性は29.4歳で結婚し，30.7歳で第1子を出産し，第2子を32.8歳で出産している[7]．2021年の平均寿命は男性が81.47歳，女性は87.57歳となっている（p.27，**図Ⅰ-4-4**参照）ように，老年期が長くなり，家族周期は様変わりしている．

2 ● 家族機能の変化

a. 家族機能の変化

　家族形態の変化に伴い，**家族機能**も変化が起こってきた．

　歴史的にみて，日本の家族のあり方に大きな影響を与えたものとして，「**家制度**」がある．これは，明治政府によって1898（明治31）年に制定された民法において規定されたものである．この民法において戸主は，家族員の婚姻や縁組の届け出義務を行い，家族員を掌握・管理する権限（戸主権）をもっていた[8]．戸主権の継承は男子，長子を優先としていた．家父長制とは，家長たる男子が強力な家長権によって成員を統率・支配する形態であった[5]．

　第二次世界大戦後，この家制度は憲法第24条などに反するとして1947（昭和22）年に廃止され，同年に施行された日本国憲法では，個人の尊厳や両性の本質的平等が重視された．しかし，家制度は約75年前まで存在していたため，現在の75歳以上の人々には身近なものであり，男子，長子を優先など，その考え方，価値観の影響を強く受けている可能性がある．

　また，戦後の日本では，経済成長とともに産業構造が変化してきた．主要産業構造は，第一次産業（農業，林業，漁業など）から第二次産業（工業，建設業など），そして第三次産業（サービス業，金融業，情報通信業など）へとシフトしていった．この変化は女性の社会進出，つまり家庭内から職場へと女性の働く場を変えた．

　保育所，塾，介護保険などの社会サービス・制度も充実し，家庭内で行われていた家事，育児，教育，介護がサービス利用により外部化されやすくなった．このことと相まって，日本に伝統的であった地縁共同体，つまり地域とのつながりの希薄化が進んだ．

　家族看護学者であるフリードマン（Friedman MM）[9] は，基本的な家族機能として**情緒機能，社会化と社会布置機能，生殖機能，経済機能，ヘルスケア機能**の5つをあげた．しかし，必ずしもこのような家族機能をもてる家族ばかりではなく，ヘルスケア機能と反するような高齢者虐待も起こっている．一方，犬や猫などのペットを飼う高齢者も増えており，情緒機能の役割をペットが担い，高齢者がペットを家族の一員のように感じている例もみられる．

　以上のような社会の変化に伴う家族機能の変化や家族の多様化により，各家族の有するニーズは異なっている．

フリードマンの家族機能
- 情緒機能（または，情緒安定機能）：家族の気持ちを安定させる．
- 社会化と社会布置機能（または，社会化機能）：子どもが社会生活できるように教育する．
- 生殖機能：子どもを産み，育てる．
- 経済機能：働いて経済を支える．
- ヘルスケア機能（または，福祉機能）：家族の健康・福祉を守る．

b. 家族による介護

　介護についても，先にあげた家族形態の変化に影響を受けている．子どもと同居する高

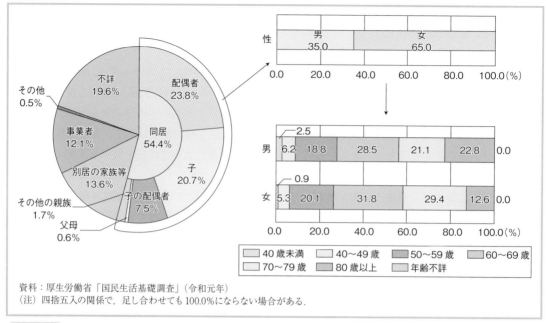

資料：厚生労働省「国民生活基礎調査」（令和元年）
（注）四捨五入の関係で，足し合わせても100.0％にならない場合がある．

図Ⅰ-6-3　要介護者等からみた主な介護者の続柄
［内閣府：令和4年版高齢社会白書, p.30,〔https://www8.cao.go.jp/kourei/whitepaper/w-2022/zenbun/pdf/1s2s_02.pdf〕（最終確認：2023年1月18日）より引用］

齢者の割合が低下し，家族で介護を行うという家庭内の文化が伝承されにくくなっている．また，平均世帯人員数の減少は，介護を担う家族内のマンパワー不足を示唆している．社会の高齢化に伴い，高齢者が高齢者を介護する老老介護や，認知症をもつ人が認知症をもつ人を介護する認認介護の増加が生じており，家族の介護力は低下傾向にある．

要介護者等からみた主な介護者の続柄では，半数強が同居している人で，その内訳は配偶者が23.8％，子が20.7％，子の配偶者が7.5％となっている（**図Ⅰ-6-3**）．性別については，男性が35.0％，女性が65.0％と，女性が多い．要介護者等と同居している主な介護者の年齢については，男女ともに7割以上を60歳以上が占めている[10]．

経年変化では，同居の主な介護者は「子の配偶者（女性）」が大きく減少し（2001年：31.0％から2019年：13.2％），「息子」（10.7％から17.8％）および「夫」（11.6％から15.6％）が増加している[11]．以前は嫁の立場の家族員が介護役割を担うことが多かった．

また，晩婚化・晩産化などを背景として，30〜40歳台の育児期にある者（世帯）が親の介護も同時に担う「ダブルケア」が社会問題化している[12]．また，子どもが家事や家族の介護を担う「ヤングケアラー」も増加しており，中には孫が高齢者の看護を担うケースもある．

このように，高齢者を介護する家族の背景は多様化している．

3 ● 高齢者のいる家族の発達課題

高齢者個人の発達課題については第Ⅰ章2節（p.7参照）にて述べられている．家族社会学や看護学では，家族という集団としての**発達課題**が提唱されている．それぞれの家族の

家族周期に応じた発達段階において家族が取り組むべき発達課題がある[6]. 高齢者のいる家族の家族周期は, 成熟期, 完結期に相応する.

　成熟期とは子どもが自立し, 夫婦として成熟する時期である. この時期の発達課題としては, 祖父母としての役割を獲得すること, 地域社会とのつながりをもちながら生活すること, 老親の介護に取り組むなどがある. 完結期とは配偶者と死別した後の時期であり, この時期の発達課題としては, 一人暮らしの生活に適応することがある.

　成熟期には, 家族で高齢者の介護に取り組むことも多い. この際, 介護を必要とする高齢者の介護ニーズと, 他の家族の休息のニーズや就労のニーズの間など, 双方のニーズに競合が生じる場合がある. このように, 高齢者の介護ニーズと他の家族員がもつニーズがぶつかりあう状況を**ニーズの競合**という[13]. 家族には歴史があり, 困難に対応する力が備わっているが, ニーズの競合が大きく家族の苦痛が大きくなった場合には, 看護や福祉の専門職の支援が必要となる.

　発達段階の移行期には危機に陥りやすいといわれており, 夫婦二人暮らしから配偶者を失った後の時期などの変化する時期は, 抑うつなど不適応のサインに注意する必要がある. また近年, 結婚しない人, 離婚した人, 同性カップルなど家族も多様化しており, 結婚し子どものいる核家族を前提とした従来の家族周期とは異なる家族周期をたどる家族も存在することに留意する必要がある.

B. 高齢者を介護する家族の理解

1 ● 家族による介護

　高齢の家族の介護は, 家族にとっては予測もできない突然の出来事として経験する場合がある. 介護が必要となった主な原因をみると, 認知症, 脳血管疾患 (脳卒中), 骨折・転倒が上位を占めている (**表I-6-1**). 脳卒中や骨折・転倒はその発症時期を予測しがたく, また認知症も家族が気づかないうちに進行していることがある. 要介護者のいる世帯

表 I-6-1　現在の要介護度別にみた介護が必要となった主な原因 (上位3位)

(単位：%)　　　　　　　　　　　　　　　　　　　　　　　　　　　　　　　　　　2019年 (令和元) 年

現在の要介護度	第1位		第2位		第3位	
総数	認知症	17.6	脳血管疾患 (脳卒中)	16.1	高齢による衰弱	12.8
要支援者	関節疾患	18.9	高齢による衰弱	16.1	骨折・転倒	14.2
要支援1	関節疾患	20.3	高齢による衰弱	17.9	骨折・転倒	13.5
要支援2	関節疾患	17.5	骨折・転倒	14.9	高齢による衰弱	14.4
要介護者	認知症	24.3	脳血管疾患 (脳卒中)	19.2	骨折・転倒	12.0
要介護1	認知症	29.8	脳血管疾患 (脳卒中)	14.5	高齢による衰弱	13.7
要介護2	認知症	18.7	脳血管疾患 (脳卒中)	17.8	骨折・転倒	13.5
要介護3	認知症	27.0	脳血管疾患 (脳卒中)	24.1	骨折・転倒	12.1
要介護4	脳血管疾患 (脳卒中)	23.6	認知症	20.2	骨折・転倒	15.1
要介護5	脳血管疾患 (脳卒中)	24.7	認知症	24.0	高齢による衰弱	8.9

注：「現在の要介護度」とは, 2019年(令和元)年6月の要介護度をいう.
[厚生労働省：2019年国民生活基礎調査の概況, p.24, 〔https://www.mhlw.go.jp/toukei/saikin/hw/k-tyosa/k-tyosa19/dl/05.pdf〕(最終確認：2023年1月18日)より引用]

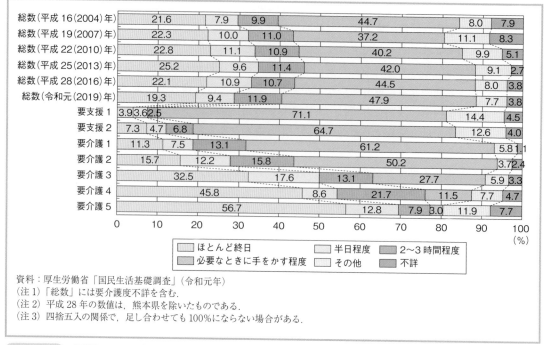

資料：厚生労働省「国民生活基礎調査」（令和元年）
（注1）「総数」には要介護度不詳を含む．
（注2）平成28年の数値は，熊本県を除いたものである．
（注3）四捨五入の関係で，足し合わせても100％にならない場合がある．

図I-6-4　同居している主な介護者の介護時間（要介護者の要介護度別）

［厚生労働省：令和4年版高齢社会白書，p.30，〔https://www8.cao.go.jp/kourei/whitepaper/w-2022/zenbun/pdf/1s2s_02.pdf〕（最終確認：2023年1月18日）より引用］

　の世帯構造[14] をみると，「核家族世帯」（夫婦のみの世帯や父親または母親とその結婚していない子どもだけの世帯）が40.3％でもっとも多く，次いで「単独世帯」が28.3％，「その他の世帯」が18.6％となっている．年次推移[14] をみると，「核家族世帯」の割合は上昇傾向であり，「三世代世帯」の割合は低下している．これらの統計データは，高齢者を介護する家族も高齢であったり，他の家族員のサポートを容易には得られない状況にあることを示している．

　同居の主介護者の介護時間を要介護度別にみると，「要支援1」から「要介護2」までは「必要なときに手をかす程度」が多くなっているが，「要介護3」以上では「ほとんど終日」がもっとも多くなっている（**図I-6-4**）．また，介護時間が「ほとんど終日」の同居の主介護者は，「男」が約3割，「女」が約7割となっている[14]．介護家族は，誰からも助けてもらえない孤独感や，いつまで続くかわからない不安や緊張感を抱えるといわれる．介護のストレスによって生じる身体的・精神的反応には，睡眠障害，肩こり・頭痛，倦怠感・気力の減退，食欲不振，過度な食欲，喫煙量・飲酒量の増加，感染症，イライラ感，集中力の低下，燃え尽き症候群などがある．介護によるストレスが介護者の健康状態にどのように影響しているか注意しておく必要がある．

　家族による介護は直接的介助のみならず，他の役割ももっている．バウアーズ（Bowers BJ）は，家族による介護について5つのカテゴリーを示した（**表I-6-2**）．これら性質の異なる介護は，人によって得意な介護が強化されていることもあれば，すべてを一人で担おうと負担感を増強してしまう場合もある．高齢者と家族の関係性については，同

表Ⅰ-6-2　家族による介護の種類

予期的介護	親のニーズをできるだけ予期することに基づいた行動や決定（例：万が一のために）
予防的介護	病気, けが, 合併症, 身体的・精神的機能の低下を予防することを目的としている（例：けがをしないように注意）
管理的介護	積極的・直接的な管理をする（例：薬をちゃんと飲んでいるか確認する）
手段的介護	親の身体的健康を支えることを目的とする（例：入浴介助, 食事介助, 排泄介助）
保護的介護	親の自己概念を保護している（例：親が情けない思いをしないように気配りする）

[Bowers BJ：Intergenerational caregiving：adult caregivers and their aging parents. Advances in Nursing Science 9 (2)：20-31, 1987 を参考に作成]

居・別居にかかわらず，**情緒的なつながり**が高齢者の満足感や意思決定に影響しているとされる．介護は公的サービスで補えることを前提に，介護者の心身の安定を注意深く見守る必要がある．

2 ● 介護をめぐる高齢者と家族の関係

　諸岡[15]は『なぜ今日の高齢者はこれほどまでに「迷惑」を口にするのか』と題して，生存のために誰かがケアを必要とし，誰かがケアを提供するというケア関係は人間存在にとって不可欠であるにもかかわらず，しばしば道徳的義務関係として生じ，同じケア関係の中でも，育児や看病以上に介護の問題には「迷惑」観念が結びつきやすいと述べている．高齢者が「迷惑をかけたくない」と言う背景には何があるのだろうか．経済や産業を含む社会状況の変化に伴い，家族形態は大きく変容した．その形態は伝統的な直系家族制から夫婦家族制へと様変わりし，家族内での権利−義務関係も変化した．しかしその中で，日本特有の伝統的な老親扶養規範が変容しつつ継承されており，それが「介護」を通して，価値と困難との本質的なパラドックスを生じさせている[16]．すなわち，家族介護者の介護に関する意思決定は単に介護者の意思や希望のみではなく，日本の社会規範に影響されているため，介護プロセスにおいてさまざまな葛藤や軋轢，自己犠牲的要因が生じており，その結果，家族破綻をもたらす場合がある一方で，それらを乗り越えていく努力と経験が介護者の自己意識に影響を与え，介護者の人間的成長をもたらす可能性があるのである．このように，介護経験がむしろ人間的成長をもたらす可能性を秘めていることを念頭に置いておく必要があろう．

3 ● 高齢者ならびに家族との協働

　野口[17]は，世話される人と世話する人が優劣をもって相対している一面的な価値観に対して，世話される人と世話する人が優劣なく，対等に感じることができる人格を形成できるような体験を積む必要があると述べている．誰かが誰かの世話をしているという世話関係が，ライフサイクルの中で幾重にも重ね合わさっているのが家族である．「世話は大変だけどこの子がいるから幸せだな」とか，「家に帰ったら親がいつもそこにいて出迎えてくれる．介護は大変だけど，なぜかホッとする」とつくづく感じることなど，世話されて安心できた体験，世話してかえってそれが励みとなったことなど，世話し世話される相互関係性から生じてくるたくさんのことを体験することが，世話されても自尊心が傷つか

ず，人との親密さの喜びを味わい合うことにつながる.

　高齢者には長い間に培われた「家族」というもののイメージがあり，知らぬ間にそのイメージを家族にも求めてしまう.「家族」イメージは世代によって異なるため，そのギャップは軋轢を生んでしまう. その軋轢を解消するには，高齢者自身が自分のもつ価値観を理解し，なぜその価値観が生まれてきたかを理解することによって，他者には他者の価値観がつくられていることに気づくことが必要となる. そこに老年看護の役割がある. 高齢者が自身や家族のことを客観視できるためには，肯定面も否定面も含め，誰かに聴いてもらうことを通して十分に語ることが必要である. 語りながら気づくのである. それは家族にとっても同様で，自分の価値観と高齢者の価値観をそれぞれ認めることによって相手を認めることができ，歩み寄れるのである. そこには他者の価値観を認めることができるという人間的成長がもたらされる. 高齢者と家族にかかわる看護師には，このような高齢者と家族のありようを理解することが求められる. 日本老年医学会の「高齢者の終末期の医療およびケア」に関する「立場表明」は[18]，終末期を迎えつつある高齢者に最善の医療およびケアを提供し，その家族の心の平安を保障するうえでの指針を示した. 高齢者とその家族両者の心の平安に着目すること，専門職のケアもそこにあることを念頭に置いておきたい.

学習課題

1. 身近な高齢者について，その家族の形態と機能について考えてみよう.
2. 誰かの世話をした体験でどんな思いが生じたかを振り返ってみよう.

▌引用文献▐

1) 内閣府：令和4年版高齢社会白書（全体版），p.9-10,〔https://www8.cao.go.jp/kourei/whitepaper/w-2022/zenbun/pdf/1s1s_03.pdf〕（最終確認：2023年1月18日）
2) 総務省統計局：国勢調査の基本に関するQ&A（回答），〔https://www.stat.go.jp/data/kokusei/qa-5.html〕（最終確認：2023年1月18日）
3) 総務省：住民基本台帳に基づく人口，人口動態及び世帯数（令和4年1月1日現在），〔https://www.soumu.go.jp/main_content/000762475.pdf〕（最終確認：2023年1月18日）
4) 厚生労働省：2021（令和3）年国民生活基礎調査の概況，p.3-4,〔https://www.mhlw.go.jp/toukei/saikin/hw/k-tyosa/k-tyosa21/dl/02.pdf〕（最終確認：2023年1月18日）
5) 濱嶋 朗，竹内郁郎，石川晃弘編：社会学小辞典，新版増補版，p.64-66, 84, 有斐閣, 2005
6) 山崎あけみ：発達する家族. NiCE 家族看護学—臨床場面と事例から考える（山崎あけみ，原 礼子編），第3版，p.10-11, 南江堂, 2022
7) 厚生労働統計協会：国民衛生の動向2022/2023, p.52, 70, 厚生労働統計協会, 2022
8) 米村千代：近代家族とイエ制度. よくわかる現代家族（神原文子，杉井潤子，竹田美知編著），p.24-25, ミネルヴァ書房, 2009
9) Friedman MM：家族看護学 理論とアセスメント（野嶋佐由美監訳），p.74-77, へるす出版, 1993
10) 前掲1), p.30,〔https://www8.cao.go.jp/kourei/whitepaper/w-2022/zenbun/pdf/1s2s_02.pdf〕（最終確認：2023年1月18日）
11) 内閣府男女共同参画局：男女共同参画白書 令和4年版，p.42-43,〔https://www.gender.go.jp/about_danjo/whitepaper/r04/zentai/pdf/r04_tokusyu.pdf〕（最終確認：2023年1月18日）
12) 内閣府男女共同参画局：育児と介護のダブルケアの実態に関する調査，p.3,〔https://www.gender.go.jp/research/kenkyu/pdf/ikuji_point.pdf〕（最終確認：2023年1月18日）
13) 前掲6), 北 素子：認知症高齢者を介護する家族：家族内ニーズの競合調整と生活リズムの安定化. p.229
14) 厚生労働省：2019年国民生活基礎調査の概況，p.23, 27,〔https://www.mhlw.go.jp/toukei/saikin/hw/k-tyosa/

k-tyosa19/dl/05.pdf〕（最終確認：2023年1月18日）

15）諸岡了介：ケアと「迷惑」—なぜ今日の高齢者はこれほどまでに「迷惑」を口にするのか．老い—人文学・ケアの現場・老年学（本村昌文，加藤　諭，近田真美子ほか編著），p.25-42，ポラーノ出版，2019

16）正木治恵：老年看護における文化と家族看護．家族看護学研究 10（1）：57-61，2004

17）野口美和子：老年期の不安と家族の機能—世話され上手を育てる家族の機能．メディカルヒューマニティ 4（2）：102-110，1989

18）日本老年医学会：「高齢者の終末期の医療およびケア」に関する日本老年医学会の「立場表明」2012，〔https://www.jpn-geriat-soc.or.jp/proposal/pdf/jgs-tachiba2012.pdf〕（最終確認：2023年1月18日）

7 高齢者の労働

この節で学ぶこと

1. 高齢期における就業や雇用の状況，高齢者の収入について学ぶ.
2. 就業・所得分野における高齢社会対策について学ぶ.

A. 高齢者の労働

1 ● 高齢者世帯の収入・生計

　高齢者世帯（65歳以上の者のみで構成あるいは，これに18歳未満の未婚の者が加わった世帯）の2018年における平均所得金額[1]は312.6万円であり，全世帯から高齢者世帯と母子世帯を除いたその他の世帯（664.5万円）の47.0％と5割に満たなかった. さらに，世帯人員数の影響を調整した平均等価可処分所得金額でみても高齢者世帯は218.5万円であり，その他の世帯（313.4万円）に比して69.7％にとどまった. 所得階層別分布をみてみると，高齢者世帯では150～200万円未満が12.3％ともっとも多く，50～350万円未満で全体の68.5％を占めている（図Ⅰ-7-1）.

　その一方で，65歳以上の者への調査[1]では，68.5％が経済的な暮らし向きについて「家計にゆとりがあり，まったく心配なく暮らしている」「家庭にあまりゆとりはないが，それほど心配なく暮らしている」と感じていた. 前期高齢者，後期高齢者の別でみると，前

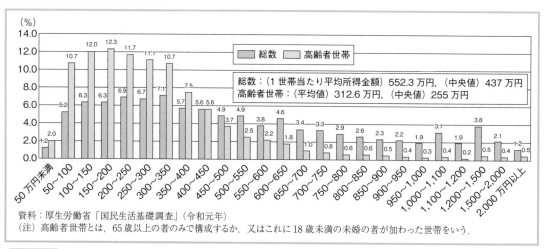

資料：厚生労働省「国民生活基礎調査」（令和元年）
（注）高齢者世帯とは，65歳以上の者のみで構成するか，又はこれに18歳未満の未婚の者が加わった世帯をいう.

図Ⅰ-7-1　高齢者世帯の所得階層別分布
［内閣府：令和4年版高齢社会白書（全体版），p.16,〔https://www8.cao.go.jp/kourei/whitepaper/w-2022/zenbun/pdf/1s2s_01.pdf〕（最終確認：2023年1月18日）より引用］

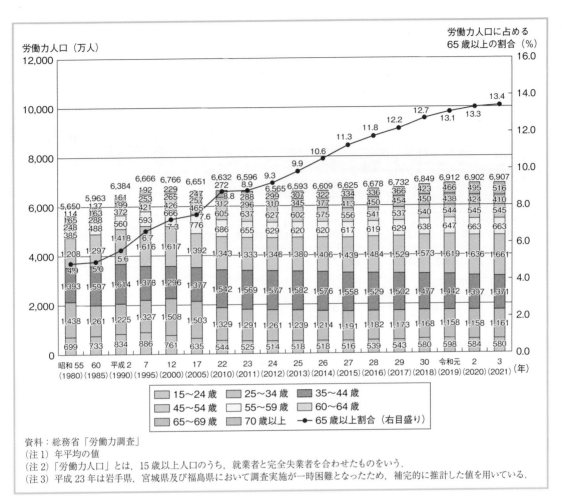

図 I -7-2　労働力人口の推移

〔内閣府：令和4年版高齢社会白書（全体版），p.20，〔https://www8.cao.go.jp/kourei/whitepaper/w-2022/zenbun/pdf/1s2s_01.pdf〕（最終確認：2023年1月18日）より引用〕

期高齢者（65～74歳）では66.9％，後期高齢者（75歳以上）では70.3％において同様の結果であった．

2 ● 高齢者の就労と雇用

　2021年時点で，労働力人口のうち65～69歳は410万人，70歳以上は516万人である．また，労働力人口における65歳以上の割合の年次推移は上昇し続けており，2021年では13.4％を占めている[1]（**図 I -7-2**）．高齢の就業者数[2]としては，2004年以降増加を続け，2021年では909万人となっている．

　65歳以上人口に占める就業者の割合（高齢者の就業率）[2]は，9年連続上昇し2021年では前年と同率となり，25.1％に達している．つまり，65歳以上の者のうち4人に1人が就業していることになる．男女別では男性34.1％，女性18.2％となっている．各年齢階級の人口に占める就業者の割合を**図 I -7-3**に示した．

　2021年の高齢就業者898万人のうち111万人（12.4％）が会社などの役員，270万人

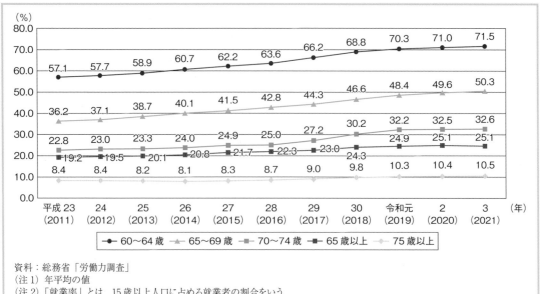

図Ⅰ-7-3　　高齢者の年齢階級別就業率の推移
［内閣府：令和4年版高齢社会白書（全体版），p.22，〔https://www8.cao.go.jp/kourei/whitepaper/w-2022/zenbun/pdf/1s2s_01.pdf〕（最終確認：2023年1月18日），65歳以上のグラフは総務省統計局：統計トピックスNo.132　統計からみた我が国の高齢者―「敬老の日」にちなんで，p.7，〔http://www.stat.go.jp/data/topics/topi1290.html〕（最終確認：2023年1月18日）より引用］

　　（30.1％）が自営業主・家族従業者であり，517万人が役員を除く雇用者である．517万人の内訳としては，124万人（24.1％）が正規雇用で，393万人（75.9％）が非正規雇用となっている．それらについて，男女・年齢階級・雇用形態別に非正規雇用者率をみると，男性の場合55〜59歳における非正規雇用者の割合は10.5％であるが，60〜64歳では45.3％，65〜69歳で67.8％，70〜74歳で74.0％，75歳以上で73.0％と，60歳で大幅に上昇している．女性においてはすべての年齢階級において男性より雇用者数が少なく，かつ74歳までは非正規雇用者率も高い傾向にある（**図Ⅰ-7-4**）．

　　非正規雇用の高齢者が現在の雇用形態についた主な理由別の割合としては，「自分の都合のよい時間に働きたいから」が男女ともにもっとも高かった（男性30.7％，女性38.0％）．次いで男性では「専門的な技能等をいかせるから」（18.5％．女性では3位8.7％），女性では「家計の補助・学費等を得たいから」（21.7％．男性では3位16.4％）が高かった．一方で，「正規の職員・従業員の仕事がないから」という理由は，男性では4位（10.6％），女性では5位（6.0％）であった[2]．

　　高齢就業者を産業別にみると，「卸売業，小売業」が130万人ともっとも多く，順に「農業，林業」104万人，「サービス業（他に分類されないもの）」103万人，「医療，福祉」101万人，「製造業」91万人となっている．一方，各産業の就業者に占める高齢者の割合でみると，「農業，林業」53.3％ともっとも高く，順に「不動産業，物品賃貸業」26.8％，「サービス業（他に分類されないもの）」22.8％，「生活関連サービス業，娯楽業」19.4％となっている（**図Ⅰ-7-5**）．

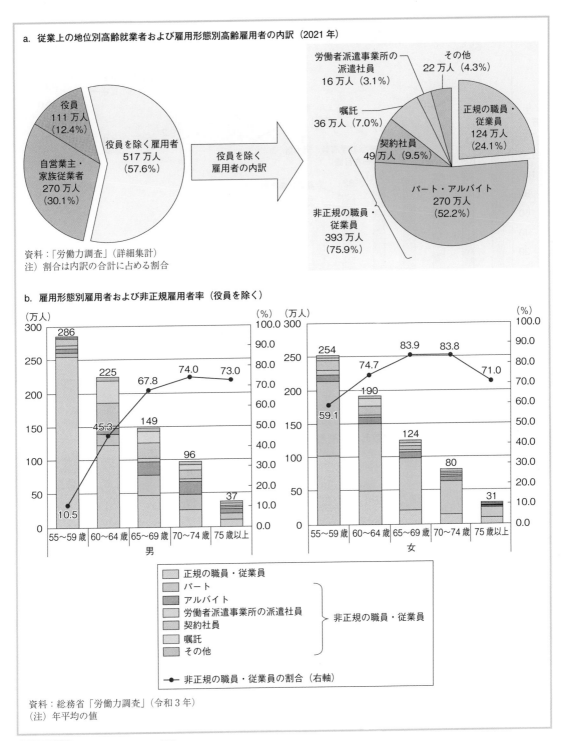

a. 従業上の地位別高齢就業者および雇用形態別高齢雇用者の内訳（2021年）

資料：「労働力調査」（詳細集計）
注）割合は内訳の合計に占める割合

b. 雇用形態別雇用者および非正規雇用者率（役員を除く）

資料：総務省「労働力調査」（令和3年）
（注）年平均の値

図I-7-4　高齢者の雇用形態

*嘱託：定年退職した人が定年退職前の企業に再び雇い入れられ雇用契約を結ぶ．正社員とは異なる有期雇用契約による契約社員の一種で非正規雇用の1つ．

[a：総務省統計局：統計トピックスNo.132 統計からみた我が国の高齢者—「敬老の日」にちなんで，p.9，〔http://www.stat.go.jp/data/topics/pdf/topics132.pdf〕（最終確認：2023年1月18日），b：内閣府：令和4年版高齢社会白書（全体版），p.24，〔https://www8.cao.go.jp/kourei/whitepaper/w-2022/zenbun/pdf/1s2s_01.pdf〕（最終確認：2023年1月18日）より引用]

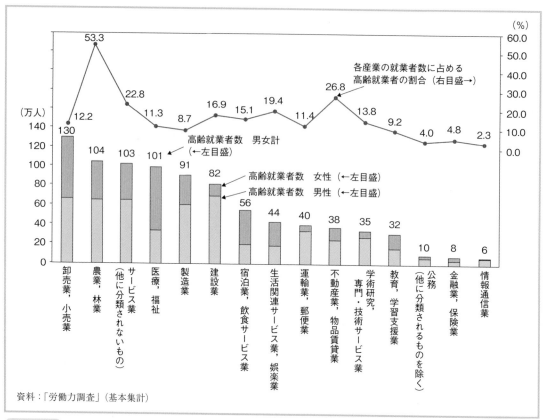

図Ⅰ-7-5　主な産業別高齢就業者数および割合（2021年）
［総務省統計局：統計トピックスNo.132 統計からみた我が国の高齢者―「敬老の日」にちなんで，p.8，〔http://www.stat.go.jp/data/topics/topi1290.html〕（最終確認：2023年1月18日）より引用］

　　内閣府「高齢者の経済生活に関する調査」によると，調査時収入のある仕事をしている60歳以上の者のうち「働けるうちはいつまでも働きたい」としている者が36.7％おり，「70歳くらいまで働きたい」「75歳くらいまで働きたい」「80歳くらいまで働きたい」を合わせると87％となり，高齢者になっても就業意欲が高い状況にある．つまり，高齢者においては，定年・退職後においても，短時間・非正規雇用だけでなくフルタイム・正規雇用としての希望や，公的年金だけに頼らず経済的な理由から働きたいなどの希望がある[1]．

3●高齢者の就業・所得分野における高齢社会対策

　　高齢期において個人個人の健康状態・体力や労働意欲には差があり，また，家庭内・経済状況もさまざまである．また，就業と生活のバランスをうまくとることによって充実感や生きがい，やりがいにもつながり，身体・心理・社会・スピリチュアルな面での健康につながる可能性がある．65歳の人では生理的年齢（心身機能の保持力を年齢で表したもの）の個人差が16年分あり，それは年齢を重ねるほど拡大し，75歳の人の個人差は18年分に広がる[3]．つまり，高齢者の能力を生かすためには，暦年齢ではなく個々の状況に合わせて，就業形態や労働環境を柔軟に選択できる社会であることが望まれる．これまでの「高年齢者等の雇用の安定等に関する法律」（**高年齢者雇用安定法**）では，60歳未満定年

の禁止ならびに定年を65歳未満に定めている場合は，①65歳までの定年引上げ，②定年制の廃止，③65歳までの継続雇用制度導入のいずれかにより，**65歳までの雇用確保を事業主に義務づけていた**．2020年3月，70歳までの就業確保を事業主の努力義務とする内容等の高年齢者雇用安定法の一部改正を含む「雇用保険法等の一部を改正する法律（令和2年法律第14号）」が成立し，改正高年齢者雇用安定法が施行（令和3年4月1日）された[4]．これにより，これまでの65歳までの雇用確保（義務）に加えて，65歳から70歳までの就業機会を確保するために，以下のいずれかの措置を講ずる努力義務が新設された．すなわち，①70歳までの定年引上げ，②定年制の廃止，③70歳までの継続雇用制度（再雇用制度・勤務延長制度）の導入，④70歳まで継続的に業務委託契約を締結する制度の導入，⑤70歳まで継続的に以下の事業に従事できる制度の導入（a. 事業主が自ら実施する社会貢献事業，b. 事業主が委託，出資等する団体が行う社会貢献事業）である．

　就業・所得における分野別高齢社会対策[1]では，「**エイジレスに働ける社会の実現に向けた環境整備**」として，多様な働き方を選択できる環境の整備や情報通信を活用した遠隔型勤務形態の普及といった，多様な形態による就業機会・勤務形態の確保が述べられている．また，高齢者等の再就職の支援・促進や高齢期の起業支援，知識・経験を活用した高齢期の雇用の確保，人生100年時代を見据えて労働者の職業生活の全期間を通じた能力の開発，ゆとりある職業生活の実現などがうたわれている．併せて，社会保障としても持続可能で高齢期の職業生活の多様性に対応した年金制度の構築が述べられており，人生65年時代から人生100年時代となることで老後の資産形成を見直す必要も生じている．

4 ● 高齢者にとっての労働の意味[5]

　労働とは「からだを使って働くこと．特に賃金や報酬を得るために働くこと．また，一般に働くこと」（『大辞林』），「働くこと．特に，賃金や報酬を得る目的で働くこと」（『明鏡国語辞典』）であり，とくに成人期における労働では，生計を維持するために，就業・就労してその対価としての収入を得るという経済的意味合いが大きい．

　しかし，高齢者にとっての労働の意味は経済的なものだけでなく多様である．高齢者の就労に対する意欲や意識の調査[6]から，高齢者の就労ニーズについて，①無理なく働きたい，②誰かのために役に立ちたい，③満足できる人間関係を得るために働きたい，④お小遣いを稼ぐために働きたいの4要件が得られ，とくに①②の2つは必須要件であったことがわかった．

　「無理なく働きたい」は，長時間ではない，重い責任ではない，命令されない，不慣れな仕事でないの要素で構成されており，加齢による身体心理的影響の多様な個人差がある中で，社会に貢献する第一線から退き，第二の人生を楽しみながら労働を続けていきたいということが考えられる．

　また，「誰かのために役に立ちたい」では，顧客のため，社会のため，仲間のため，若い人のための要素で構成されていた．他の人が喜んでくれることにより活力を得たり，世の中に恩返しをしたいという思い，仲間と経験を共有し成長したり絆を感じながら仲間の役にやっていることを実感できるという思い，自分の存在意義として自分の培った経験や知識を次世代に伝承したいという思いがみられた．

　　高齢者の生きがい感[7]においては,「意欲と目的感」「役割感,貢献感,有用感」「達成感」「使命感,責任感,責務感」「張り合い感」がとくに高く,また,向上したと感じる気持ちや他人から認められ評価されている気持ちもみられている.一方で高齢者の生きがい感は必ずしも収入を得る就業・就労と関連づけられているわけではなく,趣味やボランティア活動などさまざまな活動を労働として行っている場合もある.

　　日本では,「高年齢者が働くことを通じて生きがいを得るとともに,地域社会の活性化に貢献する」目的で全国にシルバー人材センター[8]があり,ライフスタイルに合わせた臨時的かつ短期的またはその他軽易な業務やボランティア活動などの社会参加を通じて,高年齢者の健康で生きがいのある生活の実現に貢献している.

学習課題

1. 高齢期の就業の高齢者個人や社会の問題や課題について考えてみよう.
2. 将来の人口動態や労働人口をふまえた高齢社会対策について考えてみよう.

▋引用文献▋

1) 内閣府:令和4年版高齢社会白書(全体版),p.15-17, 20, 23-24, 117-121,〔https://www8.cao.go.jp/kourei/whitepaper/w-2022/zenbun/04pdf_index.html〕(最終確認:2023年1月18日)
2) 総務省統計局:統計トピックスNo.132 統計からみた我が国の高齢者―「敬老の日」にちなんで,p.6-7, 10,〔http://www.stat.go.jp/data/topics/pdf/topics132.pdf〕(最終確認:2023年1月18日)
3) 高木元也:高年齢労働者の労働災害防止―加齢にともなう心身機能の低下.エルダー 41(6):7-11, 2019
4) 厚生労働省:高年齢者雇用安定法の改正〜70歳までの就業機会確保〜,〔https://www.mhlw.go.jp/stf/seisakunitsuite/bunya/koyou_roudou/koyou/koureisha/topics/tp120903-1_00001.html〕(最終確認:2023年1月18日)
5) 有馬教寧:高齢者の就労と生きがいに関する研究の現状と課題.日本労務学会誌 21(3):92-102, 2021
6) 福島さやか:高齢者の就労に対する意欲分析.日本労働研究雑誌 558:19-31, 2007
7) 近藤 勉,鎌田次郎:高齢者向け生きがい感スケール(K-I式)の作成および生きがい感の定義.社会福祉学 43(2):93-101, 2003
8) シルバー人材センター事業協会:シルバー人材センターとは,〔https://www.zsjc.or.jp/〕(最終確認:2023年1月18日)

8 高齢者の暮らしの場

この節で学ぶこと

1. 高齢者の多様な暮らしの場と生活様式について学ぶ.
2. リロケーションダメージを予防しながら, 住み慣れた地域で自分らしい暮らしの継続に向けた高齢者の移行期支援について学ぶ.

A. 多様な生活の場と生活様式

1 ● 多様な暮らしの場

　65歳以上の者のいる主世帯の8割以上が持家に居住しており[1], 一般国民の69.2％が最期を迎えたい場所として「自宅」を希望している[2]. 要介護状態となっても住み慣れた地域で自分らしい暮らしを人生の最後まで続けることができるよう, 地域包括ケアシステムの構築が推進されている.

　地域包括ケアシステムにおいて高齢者の暮らしの場は多様化している (p.60, **図I -5-13**参照). 暮らしの場は, インフォーマルな生活支援や介護予防, 外来・在宅診療および在宅介護サービスを活用しながら, 住まいは**自宅**だけでなく, **サービス付き高齢者向け住宅**, **有料老人ホーム**, **養護老人ホーム**, **軽費老人ホーム**, **グループホーム**と多岐にわたる (**表I-8-1**). また, 日常生活援助を受けながら生活する**特別養護老人ホーム** (**介護老人福祉施設**) や長期的な医療ニーズに対応した**介護医療院**, 病院と暮らしの場の中間施設である**介護老人保健施設**がある (**表I-8-2**).

2 ● 高齢者の暮らしぶり

　2017 (平成29) 年度の内閣府の調査によると, 主観的な健康状態が「良い」高齢者は, 外出頻度, 会話頻度, 社会的な活動への参加のいずれにおいても「良くない」者よりも活発であった[3]. 外出や他人との会話は, 高齢者の健康維持や孤立防止に有益であることから, 日常生活の中で単身世帯は他者とのかかわりが希薄になりがちである実態に留意し, 就業や社会的活動, 多世代交流など多様な形で高齢者の**社会生活**を支援することが重要となる.

　60歳以上の者の社会参加活動について, 60～69歳では71.9％, 70歳以上では47.5％の者が働いているか, またはボランティア活動, 地域社会活動 (町内会, 地域行事など), 趣味やおけいこ事を行っている[4]. 学習活動においては, 60歳台では55.0％, 70歳以上では42.5％が, この1年くらいの間に学習をしたことがあると回答している. 学習形式は, 60歳台では「インターネット」がもっとも多く, 16.5％である一方, 70歳以上では「公民館

表Ⅰ-8-1　高齢者向け住まい・施設

	①サービス付き高齢者向け住宅	②有料老人ホーム	③養護老人ホーム	④軽費老人ホーム	⑤認知症高齢者グループホーム
根拠法	高齢者住まい法	老人福祉法	老人福祉法	老人福祉法 社会福祉法	老人福祉法
基本的性格	高齢者のための住居	高齢者のための住居	環境的，経済的に困窮した高齢者の入所施設	低所得高齢者のための住居	認知症高齢者のための共同生活住居
定義	状況把握サービス，生活相談サービス等の福祉サービスを提供する住宅	①入浴，排せつ又は食事の介護，②食事の提供，③洗濯，掃除等の家事，④健康管理のいずれかをする事業を行う施設	入居者を養護し，その者が自立した生活を営み，社会的活動に参加するために必要な指導及び訓練その他の援助を行うことを目的とする施設	無料又は低額な料金で，食事の提供その他日常生活上必要な便宜を供与することを目的とする施設	入浴，排せつ，食事等の介護その他の日常生活上の世話及び機能訓練を行う住居共同生活の住居
介護保険法上の類型	なし（入居者自身が外部のサービス事業者と契約）	特定施設入居者生活介護			認知症対応型共同生活介護
対象者	次のいずれかに該当する単身・夫婦世帯 ・60歳以上の者 ・要介護／要支援認定を受けている60歳未満の者	老人 ※老人福祉法上，老人に関する定義がないため，解釈においては社会通念による	65歳以上の者であって，環境上及び経済的理由により居宅において養護を受けることが困難な者	身体機能の低下等により自立した生活を営むことについて不安であると認められる者であって，家族による援助を受けることが困難な60歳以上の者	要介護者／要支援者であって認知症である者（その者の認知症の原因となる疾患が急性の状態にある者を除く）
1人当たり面積	25 m² など	13 m²（参考値）	10.65 m²	21.6 m²（単身）31.9 m²（夫婦）など	7.43 m²

［厚生労働省：第100回社会保障審議会介護給付費分科会資料, 施設・居住系サービスについて, p.2,〔https://www.mhlw.go.jp/file/05-Shingikai-12601000-Seisakutoukatsukan-Sanjikanshitsu_Shakaihoshoutantou/0000044903.pdf〕（最終確認：2023年1月18日）より引用］

や生涯学習センターなど公的な機関における講座や教室」が16.2％ともっとも多くなっている[4]．60歳台の81.4％，70歳以上で62.6％の人が「学習したい」と回答しており，学習内容は60歳台では「健康・スポーツ（健康法，医学，栄養，ジョギング，水泳など）」が39.8％ともっとも多く，70歳以上では「趣味的なもの（音楽，美術，華道，舞踊，書道，レクリエーション活動など）」が31.5％ともっとも多い[4]．高齢者の健康活動や趣味活動を促進する活動の場づくりや，地域ネットワークの構築が求められている．

　高齢者の外出に着目すると，日常の買い物の仕方は「自分でお店に買いに行く」が最多で，その手段は「自分で自動車等を運転」が「徒歩」「公共交通機関」「家族等が運転する自動車やタクシー」を上回っていたこと[3]から，高齢者の安全運転を支援する先進安全技術を搭載した自動車の普及開発が，日常の買い物などの必要に応じて外出機会を得る契機になると考える．加えて，公共交通機関のユニバーサルデザイン化やタクシーなどのドア・ツー・ドア型のサービスの拡充などのニーズも高まっている．

　高齢者に身体が虚弱化したときに望む居住形態について調査したところ[5]，現在のまま自宅に留まりたい，または自宅をリフォームして留まりたいとする人が約6割を占めてお

表Ⅰ-8-2　介護保険3施設の概要

	特別養護老人ホーム (介護老人福祉施設)	介護老人保健施設	介護医療院	
			Ⅰ型	Ⅱ型
概要	要介護者のための生活施設	要介護者にリハビリ等を提供し，在宅復帰を目指す施設	要介護者の長期療養・生活施設	
設置根拠	老人福祉法	介護保険法	介護保険法	
人員基準　医師	必要数（非常勤可）	100対1 (1名以上)	48対1 (施設で3以上)	100対1 (施設で1以上)
薬剤師		300対1	150対1	300対1
看護職員	3対1	3対1（うち看護職員を2/7程度を標準）	6対1	6対1
介護職員	3対1	3対1	5対1	6対1
リハビリ専門職	1以上	PT/OT/ST：100：1	PT/OT/ST：適当数	
栄養士	1以上 ※入所定員40人未満の場合，他の社会福祉施設の栄養士との連携により効果的な運営ができ，入所者の処遇に支障がない場合は置かなくてもよい	定員100以上で1以上	定員100以上で1以上	
支援相談員	100：1 (1名以上)	100：1 (1名以上)		
介護支援専門員	100：1 (1名以上)	100：1 (1名以上)	100：1 (1名以上)	
1人当たり面積	10.65 m²	8.0 m²	8.0 m²	

〔厚生労働省：第100回社会保障審議会介護給付費分科会資料, 施設・居住系サービスについて,〔https://www.mhlw.go.jp/file/05-Shingikai-12601000-Seisakutoukatsukan-Sanjikanshitsu_Shakaihoshoutantou/0000044903.pdf〕（最終確認：2023年1月18日）および厚生労働省：介護療養病床・介護医療院のこれまでの経緯,〔https://www.mhlw.go.jp/content/12300000/000337651.pdf〕（最終確認：2023年1月18日）を参考に作成〕

り，高齢者用住宅や老人ホームへの入居は約3割であった．住み慣れた自宅での暮らしを支える**ユニバーサルデザイン**の視点として，出入りのしやすい扉や転倒予防に配慮した階段設計，手すりや足元へのLEDライトの設置，センサーによる優しく照らす照明，またぎやすい浴槽の高さや浴室暖房の設置など，安全ですべての人が使いやすい**環境を整備**していくことが大切である．

3● 施設における高齢者の暮らしぶり

　高齢者の住まいは多様化しており，介護を必要とする高齢者の住まいだけでなく，自立した高齢者が入居するアクティブシニア向けの有料老人ホームも整備されてきている．**表Ⅰ-8-1**，**表Ⅰ-8-2**に示すように各施設で対象となる高齢者の特徴はさまざまで，支援スタッフや専門職員の配置基準も異なる．高齢者の心身の状況に合わせて，どのような暮らしを望んでいるか高齢者本人の意向に沿った住まいの選択が求められる．

　施設の居室タイプには**図Ⅰ-8-1**に示すように従来型とユニット型がある．従来型は多床室で2〜4人が1つの部屋で生活し，食堂やリビングなどの共有空間は独立した場所にあり，フロア単位でさまざまなケアを受けながら日々を過ごしている．多数の介護スタッフ

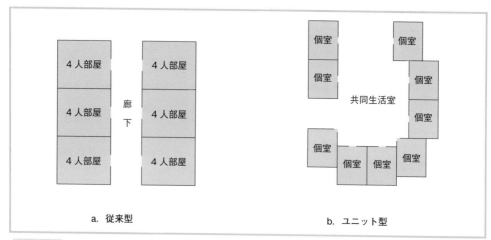

図I-8-1　施設の居室タイプ

が多数の入居者のケアを行う「集団ケア」を採用することで，効率的な生活のサポートが可能になる．ユニット型は，居室の前にリビングスペースが設置されており，その周りにそれぞれの居室が配置されている．1つのユニット当たりの入居者は10人以下で，共有スペースに人が集まりやすい構造のため，入居者や施設スタッフが交流しやすい環境となっている．施設スタッフも固定で配置されているため，一人ひとりの個性や生活リズムに合った暮らしが送れるように個別ケアの工夫がされている．

　施設の生活では，個人の尊厳とプライバシーを確保する個別ケアの実現に注力されている．入居者の居室のベッド周りを，家族写真や長年使ってきた家具などを配置してなじみの空間づくりをすることにより，これまでの生活の継続性を大事にした生活環境を整えている．また，入居者個人の生活歴を考慮した絵手紙・絵画，カラオケ，園芸や農作業などの趣味活動や，日課としての調理，掃除，読経など個別の生活習慣をできるだけ継続できるようサポートしている．さらには，外出による買い物や季節ごとの行事や祭り，外泊や家族との面会などなじみの人との交流の機会をもちながら生活している．

4●治療の場としての病院の機能分化

　疾病により入院治療が必要となったら治療の場として，急性期から回復期，療養病床まで，病院の機能分化が促進されている．医療資源の効率的な分配を目指して，地域医療ビジョンに基づいて病院の機能分化が促進されている．病院の類型としては[6]，特定機能病院，地域医療支援病院，一般病院，精神病院，結核病院がある（**表I-8-3**）．医療法において，病床数が20床未満の場合は有床診療所となる．病床の種類別分類では，**一般病床**，主として長期にわたり療養を必要とする患者が入院する**療養病床**，精神病床，結核病床，感染症の予防及び感染症の患者に対する医療に関する法律で規定された患者が入院する感染症病床の5種類である．

　回復期リハビリテーション病院とは，**回復期リハビリテーション病棟**を主に運営しており，病棟機能は急性期を脱し在宅復帰を目指す病棟となっている．脳血管疾患，頭部外傷

表 I-8-3　病院の類型

特定機能病院	地域医療支援病院	一般病院
・高度先端医療行為を必要とする患者対応 ・厚生労働大臣より承認，病床数400以上 ・原則16の診療科，紹介率が50%以上・逆紹介率40%以上	・地域の病院，診療所などを後方支援する ・都道府県知事承認，病床数が200床以上，紹介率80%以上，紹介率65%以上・逆紹介率40%以上，紹介率50%以上・逆紹介率70%以上	・病床数20以上で，通院および入院診療で一般的な治療が可能な患者を対象

精神病院	結核病院	
・精神病床のみを有する病院で精神障害者の治療およびケアに必要な専門職員をもち，入院・外来設備を有する専門病院	・結核病床のみを有する病院で，結核患者の治療にあたる専門病院	

や大腿骨頸部骨折などの整形外科疾患，外科手術または肺炎などの治療時の安静による廃用症候群患者が入院対象で，1日最大9単位（180分）／人のリハビリテーションを実施でき，入院期間は対象疾患により最大60〜180日と定められている．療養型病院とは，**療養病床**を主に運営しており，介護保険でまかなわれる介護療養病床は今後2024年3月末までで廃止予定で，介護医療院，介護老人保健施設，介護老人福祉施設などへの転換を進めている．療養病床は長期にわたり療養を必要とする慢性期患者が入院対象で，医療区分1〜3による包括医療で運用されている．

　病院と在宅の中間施設の機能として，地域包括ケアシステムを支える**地域包括ケア病棟**が2014年に新設された．地域包括ケア病棟では，急性期病床からの患者の受け入れとともに，在宅等にいる患者の緊急時の受け入れと在宅への復帰支援を担っている．専従のリハビリテーションスタッフ，専任の在宅復帰支援担当者を配置し，平均2単位以上のリハビリテーションの提供と在宅復帰率7割以上を基準に運用されている．

　高齢者にとって入院は，自宅とは大きく異なる生活環境で，認知機能や意欲の低下，日常生活動作（ADL）／手段的ADL（IADL）の低下などの生活機能障害を容易に生じる可能性がある．また，加齢変化だけでなく疾病の影響により日常生活における自立性が低下し，援助を受ける機会が増すと考えられる入院中の高齢者は，思いもよらない自分の身体の変化に戸惑いや遠慮の気持ちを抱きながら援助を受けている可能性があることを理解する必要がある．治療の場である病院では，疾病治療と転倒・転落の防止などの安全対策に重点が置かれがちであるが，個々の高齢者の強みやもてる力に着目して，高齢者の主体的な療養生活を支援することが重要である．

B.　生活の場の移転

1 ● 移行期に生じる高齢者のリロケーションダメージ

　超高齢社会を迎える中，可能な限り住み慣れた地域で，自分らしい暮らしを人生の最期まで続けることができるよう，地域包括ケアシステムの構築が推進されている．医療や介護など高齢者の心身の状況に合わせて，必要な住まい（療養の場）を高齢者本人および家

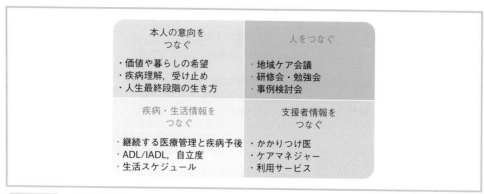

本人の意向を つなぐ	人をつなぐ
・価値や暮らしの希望 ・疾病理解，受け止め ・人生最終段階の生き方	・地域ケア会議 ・研修会・勉強会 ・事例検討会
疾病・生活情報を つなぐ	支援者情報を つなぐ
・継続する医療管理と疾病予後 ・ADL/IADL，自立度 ・生活スケジュール	・かかりつけ医 ・ケアマネジャー ・利用サービス

図Ⅰ-8-2　移行期支援に重要な4つの「つなぐ」

族が，自分で選択しながら可能な限り住み慣れた地域で暮らすことを目指している.

　在宅で暮らす高齢者が，疾病の発症や増悪などにより入院医療が必要となったら急性期病院へ入院し，リハビリテーションが必要な場合は回復期リハビリテーション病院，医療的ニーズの高い療養者は療養型病院を経て，在宅での暮らしへ復帰する．暮らしの場は在宅だけでなく，特別養護老人ホームや介護老人保健施設などの介護施設，有料老人ホームやグループホームなど生活の場は多岐にわたる．在宅，病院，施設間の心身の状況に合わせた暮らしの場の**移転**は，生活空間の変化，対人環境の変化，自己の生活の変化を伴い，心身ともに機能低下や有害事象のリスクが高まる時期である.

　移行期に生じる高齢者の**リロケーションダメージ**として，環境変化によるADLの低下や身体症状の悪化からくる生活への支障などの身体的影響，自尊感情の低下や不安・抑うつ・無気力などの精神的影響，なじめない環境による活動範囲の縮小と役割の消失などの社会的な影響が明らかにされている[7].これらのリロケーションダメージを最小限にするために，住み慣れた場所や社会においてその人の生活史を形づくる空間や人，出来事をつなぎ合わせることにより，要介護状態となっても高齢者が居場所や存在の意味を確認できる地域づくりやサポートが重要となる．とりわけ，高齢者本人がこれまでどのような暮らしをしてきて，病や障害をもちながらどのように過ごしたいと考えているのか，高齢者本人が意向を表明できるようにサポートすること，高齢者本人が選択できるようにその人の生活史や価値観（人となり）を理解してかかわることが大切である.

2 ● 移行期支援に重要な4つの「つなぐ」（図Ⅰ-8-2）

　病院の機能分化が進む中，短期間で療養先を移転する際に，それぞれの療養の場で支援者が把握している情報が途切れがちとなることがある．移行期支援では，高齢者を点ではなく過去・現在・未来へとつながっていく線でとらえること，支援者間でそれらの情報を共有し引き継いでいくことが大切である．入退院支援では，訪問看護師やケアマネジャーと疾病と暮らしを支える情報の共有をすることや，施設職員（相談員や看護師）と入院判断や入院治療のゴール設定，退院に向けて入院前から変化したADLや医療的管理の調整・連携があげられる．在宅療養移行支援では，外来看護が支援拠点となり，再入院予防

に向けた日常生活を整える支援と疾病管理のモニタリング，適切なタイミングで必要な支援サービスの導入を図ることがあげられる．

　医療的ケアや介護的ニーズをもちながらも，高齢者が住み慣れた地域での暮らしを継続するために，在宅，病院，施設間の移行期支援として以下の4つの「つなぐ」（連携）が重要となる．

①本人の意向をつなぐ
高齢者の生活史から本人が大切にしていること，価値を置いていること，どのような暮らしを継続したいと考えているか

②疾病・生活情報をつなぐ
継続する医療管理と疾病の予後について，ADLやIADLの状況，本人ができることと支援が必要なこと，1日の生活スケジュール

③支援者情報をつなぐ
かかりつけ医や担当ケアマネジャーなどの地域で利用している医療福祉サービスの情報

④人をつなぐ（日ごろからの関係づくり）
地域ケア会議や研修会・勉強会，事例検討会などに参加することで，地域ネットワークをつくること

3 ● 暮らしの場の選択における意思決定支援

　近年がん患者の化学療法，高齢化に伴う誤嚥性肺炎や心不全により入退院を繰り返す高齢者が増加しており，看護師は高齢者の病期が進行するたびに，治療の選択や療養の場の選択などの場面にかかわり，高齢者および家族の自己決定を支援している．入院とは患者がこれまでの生活を振り返り，これからをどのように生活したいか，そのためにどのような治療を選択するのか，あるいは中止するのかを考える重要な機会となっている．看護師はそのような選択へ高齢者および家族が向き合い，考え，自己決定していけるように支援していくことが求められている．さらに高齢者および家族の自己決定に関する情報を，住まい（療養の場）が変わったとしても途切れることなくつないでいくことが大切である．

学習課題
1. 高齢者の多様な暮らしの場について説明してみよう．
2. 多様な暮らしの場における高齢者の生活について説明してみよう．
3. 高齢者のリロケーションによる影響について説明してみよう．

引用文献
1) 内閣府：令和4年版高齢社会白書（全体版），p.35，〔https://www8.cao.go.jp/kourei/whitepaper/w-2022/zenbun/pdf/1s2s_03.pdf〕（最終確認：2023年1月18日）
2) 厚生労働省：平成29年度人生の最終段階における医療に関する意識調査報告書，p.53，〔https://www.mhlw.go.

jp/toukei/list/dl/saisyuiryo_a_h29.pdf〕（最終確認：2023年1月18日）

3)　内閣府：平成30年版高齢社会白書（全体版），p.79-90，〔https://www8.cao.go.jp/kourei/whitepaper/w-2018/zenbun/pdf/1s3s_02_01.pdf〕（最終確認：2023年1月18日）

4)　内閣府：令和3年版高齢白書（全体版），p.39-42，〔https://www8.cao.go.jp/kourei/whitepaper/w-2021/zenbun/pdf/1s2s_03.pdf〕（最終確認：2023年1月18日）

5)　内閣府：第9回高齢者の生活と意識に関する国際比較調査（全体版），p.70，〔https://www8.cao.go.jp/kourei/ishiki/r02/zentai/pdf/2_6.pdf〕（最終確認：2023年1月18日）

6)　厚生労働省：平成22年版厚生労働白書，資料編，医療施設の類型，〔https://www.mhlw.go.jp/wp/hakusyo/kousei/10-2/kousei-data/PDF/22010206.pdf〕（最終確認：2023年1月18日）

7)　赤星成子，田場由紀，山口初代ほか：国内文献にみる高齢者のリロケーションに関する研究の現状と課題—リロケーションの理由とリロケーションダメージに着目して．沖縄県立看護大学紀要 19：47-54，2018

第Ⅱ章

老年看護の
理念と目標

学習目標

1. 老年者の自我発達の特徴を学び，老年者の自我とのかかわりに老年看護の理念が見出されることを理解する．
2. 老年看護の目標に，「豊かな生の創出・支援」「生かし生かされる地域づくり」の2つを掲げる意義を理解する．
3. 老年看護における倫理的課題を理解し，倫理的態度について学ぶ．

老年看護の理念

この節で学ぶこと

1. 老年看護は，老年期特有の自我発達に主眼が置かれなければならないことを理解する．

A. 老年看護の理念

　老年看護の理念を理解するにあたって，まず，老年者とはどのような存在であるのかを知る必要がある．育てられ，働き，そして衰退を体験した人として，そして，自立の自由と依存の喜怒哀楽を味わっている人として，そしてたとえば「私はしっかり者だと思っていた．今でもそう思っている．それなのに自分の思うように生きられない」というような，過去から経験してきた知と現実世界の乖離を生きる人としてなど，さまざまな側面を考えてみる必要がある．そのうえで，そのような複雑で個人的な苦悩や感情を老年者自身が解きほぐし，自己の人生を意味づけ，締めくくるために役立つような看護とは何であるのか，考えてみる必要がある．

1 ● 老年者の自我発達の特徴

　今世紀になって，人はほぼ老年まで生きられるようになったことで，人間性に関する知見が大いに広げられた．発達心理学は，一見後退とみられていた人生後期の人の生き方との対話を通して，その恩恵によって大いに発展し，人間の自律性・創造性を理解するのを助けてくれるものとなった．

　守屋[1]は，老年期は，それまでの人生で獲得してきた社会的地位や名声の喪失，配偶者や知人の死などの変化（外的要因），心身諸機能の衰えや疾病などの変化（内的要因）など，次々に自分から失われていく現実に直面せざるをえないながらも，「そうした衰退や喪失の事実を受け止め，それらに反応する主体者である自我に着目すると，老年期を単に衰退期としてだけではなく，同時にそれまで生きてきた証としての完熟期としても特徴づけられる」と述べている．

　福島[2]は，伝統的な社会における老人の役割は，長い人生の経験者として指導者や特異なアウトサイダーの役割を演じるという社会人類学でのとらえ方を批判し，「より個人的な仕事は，宇宙の生命と個の生命について省察し，死ぬことをも含めた自己存在の意義を悟ることであろう」と述べている．

　エリクソン（Erikson EH）[3]は，老年期の課題として「統合　対　絶望」をあげ，それを達成した徳目として「英知」をあげている．

　老年者における**自我の統合**（過去の回顧により自分の人生に価値を見出して満足するこ

と）がどのような結果として現れているかについて，ニューマン（Newman BM）ら[4]は，「エリクソンのいう『統合』を獲得するには，推敲，つまり内省（自己分析）が重要で，老年期における内省過程は，自己概念の諸要素に新たな活動をひき起こす．内省過程によって，自分の過去の人生を受け入れる，すなわち自分の過去に諦めがつくと自尊心が高まり，自己統合の過程に変化が生じ，自分と他者との違いをあまり意識しなくなり，自分と他者の類似性に注目するようになり，ほかの人種集団・ほかの時代・ほかの文化の人々と自分とを同一視することができるようになる」と述べている．

そして「統合」のプロセスの現れについて，湯浅[5]は，老年期になると世界観や趣味，心の癖が固定して時代の変化についていけなくなり過去に目を向けるといわれるのは，外への関心の減退，適応意欲の喪失の状態であり，心のエネルギーが内側に流れることを意味するとして，「大きく変化する社会の状況や思想，趣味の動向など，変わりゆくもの（事象）に対する関心よりも，人間にとって永遠に変わらないもの（事例）を求めていく心の動きである」としている．

カウフマン（Kaufman SR）[6]は，老人自身が抱く人生観に注目し，健康で生き生きした老人は，老いや肉体的・社会的変化（変わるもの）を自己の中心的特性ととらえず，老年期においても維持されるアイデンティティ（変わらないもの）を前面に押し出すとし，「老人は過去を拠り所にして，現在のさまざまな出会いに意味を創造する自己の姿を有し，老年期において一貫した自己を創造する拠り所を見出す．そして老人は幅広いさまざまな経験を統合することによって，現在を生きるための有効なアイデンティティを作り上げる」と述べている．

2 ● 臨床研究にみるケアによる老年者の自我発達

自我は認識や行動の中心にあって，それを司ってはいるが，決して姿はみせない．老年者の自我は時代に，また個々の生活に規定され，依存しつつも自律的であり，変化発展する．これが老人なのだなとわかったつもりでも，意外な面を多々みせる．人間，とくに老年者の自我とは「複雑性」[7]の極みにあるといわねばならない．老年者への看護とはこのような複雑なものとの対話である．看護師はそれを感じる感性を磨かねばならない．

ケアによってわずかに表現された限りの自我を手がかりに，老年者の自我との対話から老年者看護の方法・あり方を探る試みが行われた[8]．その際，当然ながら看護ケアの評価は，老年者の体力の増大や生活行動の自立ではなく，老年期における自我の発達に置かれた．対象の老年者は，自己の過去から自分を分断させるような看護師の行動に抵抗し，看護師に自己の特性をアピールし，看護師の対応を変えさせている．また，それぞれの老年者は，個性的に激しく力一杯自己を語り，そして他者を思いやり，人生に感謝し，研究者のケアを自ら決定して受け入れていっている．そのケアのプロセスを読むと，看護・介護は老年期に普遍的に生じる変化の1つであり，毎日毎日の生活を規定するだけに，看護・介護を受ける老年者の自我にとっては最大の変化であることを思い知らされる．看護・介護は，老年者が自己を創造し続け自己を貫いて生きるうえで敵ともなり，味方ともなる．

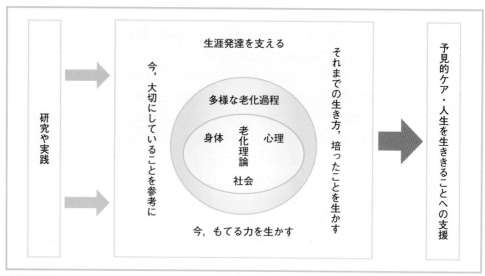

図Ⅱ-1-1　老年看護の理解
［野口美和子：老年期の入り口に立って老年看護を考える. 老年看護学 17(2)：5-12, 2013 より引用］

3 ● 老年者の自我発達と看護

　看護は，ケア対象者の自我にかかわる．自我をもつ対象者は，いかに介護され依存していても，また過去の考えに規定されていようとも自律的であり，その自我を他者が侵すことはできない．よって，自我を侵しては，看護は成立しない．

　老年者が，外界の情報や手助けを取り入れ，自身の内部の諸問題を自主的に解決し，自らを侵すもの（たとえば看護）と戦い，自分の考えをつくり上げ，主張し，自己を生かそうとさせているのは，それが他者からいかに些細な努力にみえようともまた思われようとも，それは自我である．だから自我は，看護と対話し，看護を取り込み，看護によって変化するはずである．そうして自我を発達させることで老年者は老年期を受け入れ，ケアを受け入れ，個体の消滅を受け入れ，その生に組み入れることができる．そして，それによってさらに自我は発達していくのである．

　老年看護の対象者である個々の老年者が，変わるもの（老性変化，老化現象，現実の社会，生活環境など）を自覚し，主体的・意欲的にセルフケアをしたり，リハビリテーションに努力したり，レクリエーションに参加したり，また自律的・自主的に看護や介護を受け入れ生活を変えていくことができるためには，自分自身であり続け一貫した自己を創造できること，また，それに意味を見出すことができる，つまり変わらないものを追求できるようなケアが必要なのである．

4 ● 老年看護の理念

　老年看護の理解（図Ⅱ-1-1）[9] を参考に老年看護の理念について考える．老化には，多様な老化過程があり，その背後には身体・心理・社会，それぞれの老化にかかわる理論がある．それを理解したうえで，老年者その人が，「今，大切にしていることを参考に考える」「今，もてる力を生かす」「それまでの生き方，培ったことを生かす」ことが大切であ

る．これは生涯発達を支えることになる．また，老年者の看護においては，「老化現象で大体こんなふうに進むだろうな」「リハビリテーションをしているうちに，次の課題（問題）が起こるかもしれないな」「認知症が始まるな」などと，先へ先へと考える「予見的ケア」が必要とされる．それらは，「人生を生ききることへの支援」である．生きることの支援は，すべての年代にわたって行われるが，老年期においては人生を締めくくるにあたっての支援を含む．

そのため老年者のケアは，老年者の主観（自我）と対話しつつ老年者の人生に組み込まれることこそ重視する必要がある．なぜなら老年者は，ほかのいずれの年代よりも一貫した自己を創造せずにはいられない年代を生きていくからである．そのような特有な自我発達を迎える年代であるからこそ，そこに老年看護固有の理念を見出すことができると考える．

学習課題

1. 老年看護の実践には，老年者の自我発達への理解が必要な理由を説明してみよう．

引用文献

1) 守屋國光：老年期の自我発達心理学的研究，p.1-2，風間書房，1994
2) 福島 章：ライフサイクルと人間の意識．ライフサイクルと人間の意識（Castaneda JF，長島 正編），p.15-48，金子書房，1989
3) Erikson EH，Erikson JM，Kivnick HQ：老年期―生き生きしたかかわりあい（朝長正徳，朝長梨枝子訳），みすず書房，1990
4) Newman BM，Newman PR：生涯発達心理学―エリクソンによる人間の一生とその可能性（福富 護，伊藤恭子訳），p.17-22，川島書店，1980
5) 前掲2），湯浅泰雄：倫理とライフサイクル，p.285-288
6) Kaufman SR：エイジレス・セルフ―老いの自己発見（幾島幸子訳），p.3-32，筑摩書房，1988
7) Morin E：複雑性とはなにか（古田幸男，中村典子訳），国文社，1993
8) 小野幸子：高齢者の看護方法に関する研究―自我発達を促進する看護援助の構造．千葉看護学会会誌3（1）：32-38，1997
9) 野口美和子：老年期の入り口に立って老年看護を考える．老年看護学17（2）：5-12，2013

老年看護の目標

この節で学ぶこと

1. 老年者の自我発達を基にした老年看護の目標について理解する.

　老年看護の目標を示すうえで, 老年看護の定義を押さえておく. 中島[1] は次のように表している.「老年看護とは, 老人ゆえのリスクすなわち老化と複合する病気像, 不完全な回復, それらと闘い, 自立的な生活を営まなければならぬには不足する潜在力と時間を持った人々を対象とし, 個々人にふさわしい援助をすることである. ふさわしい援助とはその老人の生命と日常生活活動に必要なもの, まだ働くものを選びサポートすることによって生命と生活を維持し, めざしうる望ましい態様(修復される健康像, 時には修復の結果の死)を獲得していく活動である」. その定義を基本に置いたうえで, 老年看護の目標を次の2つに表す.

　　①豊かな生の創出・支援
　　②生かし生かされる地域づくり

A. 豊かな生の創出・支援

　有限のいのち(個体)は時間的・空間的に無限ないのち(社会, 種, 生態系, 地球, 宇宙)につながる. 人生の最終ステージにある高齢者には, 自分が欲し願い, 自分自身の力によってなし, 病や死の苦しみ・恐怖をなんとか回避しようとする心の世界がある一方で, 自分の周囲の者や環境に身を委ね, なるがままに任せ, 病や死の苦しみ・恐怖をも受容していく心の世界をもつ. それは, 祖先につながるいのちに自分の個としてのいのちをつなげ, 自らもそこに位置づいていくことを受け入れることでもある.

　「老い」や「死」は人間としての必然であるが, 人間がコントロールできない事象でもあり, 現代社会ではそのおそれから忌み嫌う傾向がある. また, 自分本位の社会では, 自分以外の他者, それが家族であろうと, ケアすること・介護することの負担感・抵抗感が強い. 確かに, 子をケアし育てることは, 種を存続するために動物一般に備わっている本能であるのに対し, 老いた親をケアすることは本能ではないのかもしれない. しかし, 老いた親, 老いた者をケアすることは, 後天的に人間社会が獲得した知恵であり, 老年者を敬い看取る精神は人が培ってきた人間性の本質である.

　いのちの終わりを意識して生きる高齢者の安心と安寧に焦点を当て, 老年看護の目標を, どのような心身の状態にあろうとも不可侵の「人間の尊厳」を保持し, 死の瞬間までいか

に「豊かに生きるか」を支援することに置く.

B. 生かし生かされる地域づくり

　自然の摂理として，高齢になるにつれ衰え，いずれは他者のケアを受ける状態を経験するということを想定したうえで，木下[2]は，視点の転換を提示している．老人ケアとは歴史を継承することであるという立場から，単に個人の能力や遂行・達成的側面ではなく他者との関係に視点を移し，そこにおいての存在論的意味の獲得が課題であり，この課題に取り組むべきは，老いた人個人ではなく，その者に援助的役割でかかわる側の人たちである．つまり，老いの意味は，老いた人の中に発見するものではなく，老いた人にほかの人たちがいかなる意味を付与できるかにある．またその課題に取り組むことは，ケアを受ける衰えた状態にあってなお長寿であることの社会的意味を問うことでもある．

　大湾[3]は，相互扶助体系と関連づけて地域包括ケアシステム構築の方向性を**図Ⅱ-2-1**のように示した．高齢者が，住み慣れた地域で住み遂げたいという意思をもち，行動する「自助」を基盤に，関係者間で助け合う「互助」を育てることで，医療や介護の社会保障である「共助・公助」の下，人生100年時代を安心して乗り越えられる地域コミュニティがつくられる（**図Ⅱ-2-1**）．

　人は人とかかわることによって，生きる喜びや生命の大切さを学び，自分自身の心を豊かにするという双方向の関係をもつ．生まれ，やがて老いて死んでいくのが人間の必然で

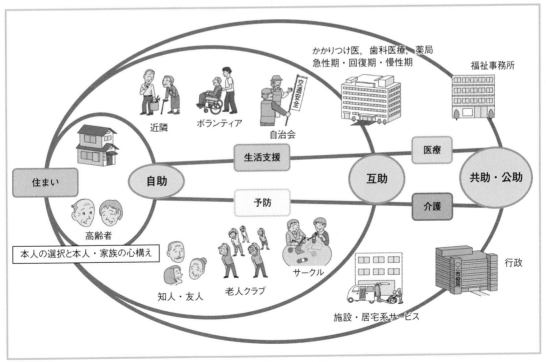

図Ⅱ-2-1　相互扶助体系と地域包括ケアシステム構築の方向性

あるならば，その生命のあらゆる段階の人々がともにあり，互いが関係し合うのが社会である．この点から，高齢者を生かし，かつ高齢者により生かされる地域づくりを老年看護の目標に置く．

学習課題

1. 老年看護の定義を自分なりに説明してみよう．
2. 老年看護の目標をあげてみよう．また，なぜそれを目標とするのか説明してみよう．

‖ 引用文献 ‖
1)　中島紀惠子：ケアの倫理―認知症ケアの学び返しの旅から，p.6，クオリティケア，2021
2)　木下康仁：老いの社会文化的意味の創出．保健婦雑誌 53（6）：432-437，1997
3)　大湾明美：島に学ぶ地域ケア―高齢者の豊かな人生を創る発想の転換，p.219，オフィス・コオリノ，2021

老年看護の倫理

この節で学ぶこと

1. 高齢者の尊厳を支える看護師としての倫理的態度を理解する．
2. 高齢者看護において生じやすい倫理的課題を知り，看護師の役割を考える．

A. 高齢者の尊厳を支える看護師の倫理的態度

　尊厳は，一人ひとりの人格に備わり，何者も脅かすことのできないその人固有の価値である．どのような心身の状況にあっても，意思をもつかけがえのない一人の人として大切にされなければならない．それを念頭に置き，ある態度や行為について「どうすることがよいか，その理由は何か」を考える営みが倫理である．『看護職の倫理綱領』（日本看護協会）に「看護職は，人間の生命，人間としての尊厳及び権利を尊重する」とあるように，看護師は援助を要する高齢者の尊厳を支える責務がある．

　さらに高齢者は，これまで長い人生を送り，加齢や疾病の影響を受けつつある今もなお，自らの変化に直面し自分なりのやり方で生き抜こうとしている存在である．自身の意思を的確に表現することが難しい状態にあったとしても，人生の大先輩に対する尊敬の気持ちを忘れないことは，基本的態度として重要である．また理解や想像が及びにくい老いの体験の中にいる高齢者が，何を感じ何を求めているのかをできる限り知り，そのニーズに応じようとする**倫理的態度**が求められる．

B. 高齢者看護において生じやすい倫理的課題

1 ● 身体拘束

（事例）　身体拘束により新たな苦痛が生じたAさん

　81歳のAさんは，パーキンソン（Parkinson）病と診断されている．前かがみの姿勢で，杖に寄りかかり小刻みに歩くが，一人暮らしのAさんは買い物にも出かけていた．肺炎で入院した当日，トイレに歩くAさんを見た看護師は，「転んでしまうと大変です．歩くときはこのボタンを押して看護師をよんでいただけますか」と説明しナースコールを手渡した．2時間後，看護師は再びAさんがふらつきながらトイレに入っていく姿を見かけた．転倒を心配した看護師は，Aさんの同意を得て，衣服に身体の動きで作動する行動センサをとりつけた．眼鏡をとろうと立ち上がっただけでセンサが作動し，そのたびに看護師の見守り業務が生じた．

　　Aさんの立ち上がり動作は不安定で，センサ作動で駆けつけても転倒を防ぎきれないと判断した看護師は，Aさんに説明し，自分でベッドから起き上がれないよう体幹抑制帯を装着した．深夜，穏やかだったAさんは「助けてくれ．俺が何をしたというんだ．まるで罪人じゃないか．これをはずしてくれ」と叫びだした．

　　Aさんの安全を守ろうと転倒・転落の対策を行った看護師の考えと，看護師の意図には同意したものの身体の自由を奪われたAさんの思いの間にはずれがあり，倫理的課題が生じている．

　　身体拘束については2001年，厚生労働省から原則廃止の方針が打ち出されたが，主に急性期医療機関では治療上の安全重視指向が強く，現在も入院中の高齢者が身体拘束を受けている．身体拘束は活動を制限することによる身体機能の低下やせん妄の誘発，皮膚損傷など二次的障害を引き起こすだけでなく，患者に不安や恐怖を与え，周囲への不信感や諦めの気持ちを生じさせ，生きる意欲や回復する力をも奪う．そのため急性期治療の場においても身体拘束禁止の3要件「切迫性（生命や身体の危険にさらされる可能性が著しく高い）」「非代替性（ほかに危険を避ける手段がない）」「一時性（解除時期が想定できる）」に照らして多職種で検討し，可能な限り最小化することが求められている．

2● 意思決定場面での意思の確認軽視

　　理解・判断や意思表明に困難をもつ高齢者だけでなく，ただ高齢であるという理由で，治療や療養についての重要な意思決定を高齢者本人抜きで家族などと進めてしまうことがある．高齢者が自身の状況や判断する内容について理解でき，その人なりに考え意思表示できるよう手助けすることが，高齢者の尊厳を支える看護師の役割である．

3● 日常ケアにおける意思の軽視

　　自分で動くことも言葉を発することも難しい患者の布団を無言でめくる，了承を確認することなく衣服を脱がせるなどの行為は，日々のケアの中で生じる倫理的課題である．高齢者自身が異議申し立てることもできない場合，気づかれず繰り返されることがある．日々の生活における細かな意思決定の積み重ねを支援する「**日常倫理を意識したケア**」を提供することが，高齢者の豊かな最晩年を支える看護師の役割である．谷本ら[1]は，日々繰り返し行っている日常ケアが高齢者にとってどうなのかと問いつつ行う援助技術のあり方を明らかにしている．その人の理解する力に合った方法でていねいに説明し意思を引き出すこと，表情など非言語コミュニケーションも含め，その人の全身から発せられるサインから意思を汲み取ろうとする努力，意思に沿わない援助はいったん控え，方法や機会を改めてみるなどの工夫が求められる．

4● 倫理的課題が気づかれにくい要因

a. 価値観の違い

　　好みや重要であることなど，その人の選択の基準となるものが**価値観**である．育った環

境や文化，長年積み重ねた暮らし，人生上の大きな出来事との向き合い方などによって，価値観は形づくられる．生きてきた時代背景や暮らしのあり方が大きく異なることから，看護師と高齢者の価値観は当然違っている．また看護師は援助対象者の安全が守られること，とくに治療環境においては治療が円滑に行われるよう援助する役割を担っている．そのような立場にある看護師の専門職としての価値観に基づく「よかれと思う援助」は，高齢者自身の価値に基づく選択と相いれない場合がある．

b. 未知なる老いの経験

　高齢者の多くは，身体機能が相当に低下していても，その人なりの方法で困難と対峙し折り合いをつけ，力と工夫を尽くして日常生活をやりくりしている．看護師の多くはいまだ老いを経験していないため，高齢者のそのような生活体験には想像が及ばず，その人なりの行動の理由を理解できないことがある．

c. 高齢者への偏見

　看護師の指示に高齢者が沿わないとき，それはその人なりの信念に基づき，その人が長年の暮らしの中で確立してきたその人なりのやり方を続けようとする姿であるのかもしれない．しかし，看護師は「何度説明してもわかってもらえない人」ととらえ，加齢に伴う認知機能低下がその要因であると決めつけてしまうことがある．あるいはなんらかの認知機能障害を認める場合，即座に「理解や判断ができない人」としてとらえ，日々の援助において高齢者自身の意思を聞こうとしなかったり，本人抜きで大切な選択を家族らと進めてしまったりすることがある．

C. 倫理的判断の手がかり

1 ● 倫理原則とケアの倫理

　看護倫理学者のフライ（Fry ST）は，看護実践において判断基準となる**倫理原則**として5つをあげている（**表Ⅱ-3-1**）．

　倫理原則は，実際の状況の中でどうしたらよいかを具体的に示すとは限らない．原則が導く判断どうしが対立することも少なくない．医療者の行為は患者の健康回復や生活機能維持を目的に行われるため，本人にとっての善行だと思い込みがちであるが，時には高齢者自身にとって害となることもある．

　フライは「**ケアリング**はあるものやある人に対しての強い意見や感情，関心あるいは興味に裏づけられた行動や行為であり，ある人にとってよいことであり，価値があり，尊厳や安楽を守ることにつながる」[2]と述べ，倫理原則を参照するだけでなく，患者に温かな人間的関心を寄せ，その人の欲しているものに気づき望ましい姿に近づくよう援助するケアリングの態度を重視する．またノッディングス（Noddings N）[3]は，**ケアの倫理**を論じ，原則だけにとらわれない，気配り，配慮，その人のニーズを満たそうとする思いやりに満ちたケアの重要性を説いた．倫理原則を参照しつつ，ケア場面での高齢者との交流から得られるその人自身の考えと家族など周囲の人々との関係性もふまえ，最善を検討していくことが重要である．

表Ⅱ-3-1 **看護実践において判断基準となる倫理原則**

無害	その人の身体や人権，自由，安寧を傷つけてはならないことを指す．また害が予測される場合，それを避けることができるよう支援することも含む．
善行	その人の利益，「その人のためになる」行いをすることを指す．
自立尊重	高齢者本人が自己決定し選択することを大切にすることを指す．自分にとっての最善を高齢者が考えることができるよう，理解しやすく情報提供し，検討を支援し，意思表明する力を支えることが重要である．
公正・正義	看護師は対象となる人々に平等に看護を提供せねばならない．しかし平等を誤って理解すると，ケアに時間や労力を要する高齢者に対するケアが，十分に尽くされないことがある．対象者個々のニーズに応じ，適切な時間・労力の配分を考える必要がある．
誠実・忠誠	正直であり嘘をつかないこと，約束を守ることや守秘義務を指す．

［Fry ST, Johnstone MJ：看護実践の倫理，第3版（片田範子，山本あい子訳），p.28-33，日本看護協会出版会，2010を参考に作成］

2● 倫理的感受性と発信する力

　看護師が倫理的課題の存在に気づくためには，援助を受ける高齢者と自分との経験や価値観の違いに敏感であることが必要である．そのため，自分自身の価値観や判断の傾向をよく知っておくとよい．

　また，高齢者自身の意思や価値観が大切にされていないと感じた場合にはいったん立ち止まり，よりよい援助方法をチームで再検討することが求められる．一人の人間として感受性を高め，自分の行動や態度を振り返る機会をもつことは，多忙な臨床現場において看護師としての倫理的態度を保ち，高齢者の尊厳を守る判断や行動の選択に役立つ．また疑問が生じたときには日々皆がそうしているという理由でうやむやにするのではなく，声を上げることができる看護師でありたいと願う．そのために，日ごろから問題提起し話し合いやすい，風通しのよいチームであることが重要である．近年，難しい倫理的課題への対応を支援する臨床倫理コンサルテーションチームなどを設置する施設が増えており，相談することも方策となる．

学習課題

1. 看護師としての倫理的態度について，具体的なケア場面を思い浮かべて説明してみよう．
2. 高齢者の意思を尊重するために，看護師がすべき行動について説明してみよう．
3. 倫理的判断を行う力を高めるために，日ごろできる行動について説明してみよう．

‖引用文献‖
1) 谷本真理子，黒田久美子，田所良之ほか：高齢者ケアにおける日常倫理に基づく援助技術．日本看護科学会誌 **30**（1）：25-33，2010
2) Fry ST, Johnstone MJ：看護実践の倫理，第3版（片田範子，山本あい子訳），p.37，日本看護協会出版会，2010
3) Noddings N：ケアリング―倫理と道徳の教育　女性の観点から（立山善康，林　泰成，清水重樹ほか訳），晃洋書房，1997

第Ⅲ章

老年看護に活用できる理論・概念

学習目標

1. 高齢者の理解，高齢者の看護を行ううえで有用な，さまざまな理論や概念があることを学ぶ.
2. 事例を通して理論・概念の看護実践上の意義や活用方法を理解する.

1 健康の概念

この節で学ぶこと

1. さまざまな健康の概念とその特徴を理解する.
2. 幸福論モデルを基盤とした高齢者の健康について理解する.
3. 生活機能の視点からとらえた高齢者の健康について理解する.

A. 老年看護に活用できる健康の概念

1 ● 健康の概念

　健康とは,「多面的な決定要因を伴った（人の）存在のあり方」であり,「環境の中で平衡を維持し, 進むべき方向を見失わないようにしながら, 能力を最大限発揮できるよう諸機能が統合された状態」である[1] というように, 多様な要因が複雑に影響する概念と考えられている. そのため, 定義については社会の変化に伴ってさまざまに論じられてきた.

　世界保健機関（World Health Organization：WHO）は, 1946年に公表した「健康憲章（Magna Carta of the WHO)」の中で, 健康について「身体的, 精神的, 社会的に良好な状態」と定義し, 疾病や症状の有無といった身体面にとどまらず, 多面的な視点からとらえる必要性をはじめて示した. 1990年代後半に入ると, 従来の定義に「霊的（spiritual）」な側面を加えるとともに,「連続的（dynamic）」という言葉を加えることにより「健康」「不健康」という二極的なとらえ方でなく, 連続体としてのとらえ方が提言されたが, これらは継続審議とされ, 修正にはいたらなかった.

　一方スミス（Smith JA)[2] は, さまざまな視点から論じられてきた健康の概念について, 関連する文献から4つのタイプに分類し, それぞれ健康か不健康かを特徴づけるものを次のように説明した.

①**臨床モデル**：疾病や障害の徴候の有無
②**役割遂行モデル**：社会的役割の遂行とその成果
③**適応モデル**：環境への柔軟な適応
④**幸福論モデル**：はつらつとした健やかな生活

　これら4つのモデルのうち, 健康の概念をもっとも狭義にとらえているのは**臨床モデル**であり, 疾病や障害がないことを健康と定義している. また, **役割遂行モデル**は社会適合性に焦点を当てているため, 職業上の役割や家族への役割を果たしているかどうかを健康の基準としており, **適応モデル**では不断に変化する社会・自然環境において柔軟な適応行動を示しているかどうかが健康の基準となっている. これに対して, 健やかな生き方

（well-being）と自己実現（self-realization）という包括的なとらえ方に基づいた**幸福論モデル**は，個人の気持ちのありように価値を置いており，人間の本性とパーソナリティについての理想を示している.

2● 幸福論モデルを基盤とした高齢者の健康

　スミスが分類した4つの健康モデルのうち，加齢による生理的機能の低下により健康状態が変化しやすく，社会的な役割が縮小する傾向にあり，環境の変化への柔軟な適応が難しくなる高齢者にとってもっとも適用しやすいのは，自分自身の気持ちのありようを基準とした幸福論モデルであるといえよう. この幸福論モデルに依拠した健康の概念を提唱する米国の心理学者マズロー（Maslow AH）は，人間に本来備わっている**潜在能力**が完全に発達した状態を**自己実現**が成就した健康な状態とし，自己実現が阻止された状態を不健康であるとしている. さらに，健康への道は発達の過程であり，自己実現に向けて進んでいくための前提には，**生理的欲求**が満たされ生命の危機がないこと，不安に脅かされることなく**安全**で安定していること，身近な人に愛され集団に所属していると感じられること，他者から価値ある存在と認められ尊重されていると感じられることが必要であるとしている. つまり，健康への支援とは自己実現への支援であり，そのための必須条件となる生理的欲求を満たすこと，安全を保障すること，孤立させないこと，**自尊心**を高めることは，自己実現に向かう支援の重要な基盤をなすものととらえることができる.

3● 生活機能の視点からとらえる高齢者の健康

　高齢者にとっての健康を考えるとき，前述の幸福論モデルと並ぶもう1つの大事な視点として**生活機能**があげられる. 生活機能とは，人間が社会の中で生活していくための機能を全体的に表すものであり，具体的には，心身の生理的機能だけにとどまらず，毎日の生活行為や社会活動，家族や社会の中での役割を果たすための機能であって，前述した4つの健康モデルの中でも，役割遂行モデルと適応モデルが統合された視点ととらえることができる. 加齢に伴う生理的機能の低下や疾病などにより，**身体機能**が損なわれやすい高齢者の健康について検討する際には，身体面だけでなく心理・社会的側面をも含めた多面的なとらえ方が必要なのである.

　高血圧や糖尿病などの生活習慣病や腰痛などの身体の不調を抱えていても，多くの高齢者は日常生活をつつがなく送っており，これらの不具合によって一概に「不健康」であるとはいえない. 一方，日常生活に支障をきたすような疾病がなくても，退職や配偶者との死別などの喪失体験や，風邪をこじらせて2〜3日寝込むといった身体の不調を契機として，活動性を失ってしまい，家に閉じこもって人との交流を避け無為に過ごしている高齢者の場合は，たとえ身体面での大きな問題がなかったとしても，決して「健康」な状態とはいえないであろう. つまり，高齢者の健康は疾病の有無や生理的機能低下の程度だけでなく，その時々の身体機能を十分に生かしながら，**日常生活を遂行**することができているのかというように，生活機能の視点からとらえることが重要なのである.

　とくに疾病による後遺症や障害をもつ高齢者の生活機能については，日常生活動作が自分一人の力で行えることを目標とするのは困難であるため，できないことは適切なサポー

トによって補うことも含め，高齢者自身の力を最大限に活用できているかどうかが重要な視点となる．たとえ日常生活動作を自立して行えない場合であっても，自助具や福祉機器，適切な介助で補うことによって，周囲の人々や家族に尊重されつつ暮らす高齢者は，決して不健康な状態であるとはいえないだろう．

B. 健康の概念の活用事例

> **事例** リハビリテーションに意欲的に取り組むことができない高齢者
>
> 　Aさんは83歳の女性で，5年前に夫と死別後に独居となった．骨粗鬆症や膝関節症があり，腰痛や膝の痛みを抱えてはいたが，地域の老人会活動でゲートボールや旅行などにも参加し，ほぼ毎日外出する活動的な生活を送ってきた．おしゃれで年齢より若くみられるAさんは，いつも人の輪の中心となる存在だったが，1ヵ月前に自室で転倒した際に大腿骨頸部骨折を起こし，人工骨頭置換術を受けてから状況は一変した．術後の経過は順調であったものの，痛みを訴えリハビリテーションを嫌がったため歩行訓練が思うように進まず，退院の時期を迎えたが在宅復帰は難しいと判断され，介護老人保健施設に入居した．しかし，痛みや疲労のために施設でのリハビリテーションにも意欲的に取り組む様子がなく，集団活動にも参加せず，自室にこもって横になっていることが多い．そのためか，「夜になると目がさえてしまって全然眠れない」と訴えている．

1 ● 健康の概念によるとらえ方

　受傷前のAさんは，骨粗鬆症や膝関節症という疾病やそれに伴う痛みを抱えてはいたが，これをコントロールしながら活動的な生活を送っていた．また，おしゃれで人の輪の中心となるなど，周りの人から愛され，認められる存在であり，幸福論モデルに依拠した健康の概念からみると，自己実現に向かって発達していくプロセスを生きていたといえよう．生活機能の面においても，Aさんの身体機能に応じた最大限の力を活用することができており，はつらつとした生活を送っていた．

　しかし，大腿骨頸部骨折による手術を受けてからは，身体面でのダメージ以上に健康状態が悪化してしまっている．術後の経過が順調であったにもかかわらず，Aさんはずっと痛みを訴えて動くことに消極的だったため，在宅での生活が可能な歩行レベルにはいたらず，生活機能においても今ある力を十分に発揮できていない状況である．また，以前から膝関節症による膝の痛みや骨粗鬆症が原因と思われる腰痛を抱えてはいたが，術後はさらに痛みを訴えることが多くなり，それによる活動量の低下も一因となって昼夜逆転傾向となっている．

　このように，痛みや不眠があることは**基本的欲求**が満たされていない状態であり，活動量の低下による筋力低下から起居動作や移動の際のふらつき・転倒の危険が予測され，安全面についての不安もある．さらに，部屋に閉じこもって人との交流も少ない現状では，身近な人たちに愛され尊重されている感覚をもつこともできず，むしろますます孤立してしまう傾向にあり，それがさらなる**活動量の低下**につながってしまう悪循環を引き起こしていると考えられる．

2 ● 健康の概念を活用した看護実践

Aさんが健康を取り戻すための看護実践として，以下のことが考えられる．

a. 基本的欲求を満たす

Aさんにとって，痛みがあることは大きな苦しみであり，意欲の減退や活動性を低下させる原因となっている．動かさないことにより痛みが増強している可能性もあり，原因をアセスメントしたうえで緩和方法を検討しなければならない．また，昼夜逆転傾向にあるためこれを修正し，活動と休息のバランスを整える必要もある．痛みの緩和や睡眠といった生理的欲求を満たすことは，Aさんが自己実現へと向かうための基盤となるケアである．

b. 安全を確保する

活動量の減少による筋力低下が進んでいることから，起居動作や移動，移乗の際にふらつきや転倒の危険があることを予測しなければならない．そして，**環境整備**や見守りの強化によって，安心して動くことができるよう安全を確保することが重要である．

c. 自尊心を取り戻す

部屋に閉じこもり，人との交流を避けている現状では，おしゃれで若々しく活動的な生活を送っていたAさんらしさが発揮できていない．痛みや疲労しやすさから動くことを避けているため自信を失ってしまい，さらに活動を縮小してしまう悪循環を断ち切らなければならない．そのためには，Aさん自身の**ありたい姿**に向かってできることをみつけ，1つ1つをクリアすることで自信を取り戻せるようかかわる必要がある．

学習課題

1. スミスが論じた健康の4つの概念モデルについて，それぞれの特徴を説明してみよう．
2. 高齢者にとっての健康を考える際，幸福論モデルが適用される理由を説明してみよう．
3. 生活機能が高齢者の健康を考える際に必要な視点である理由を説明してみよう．

引用文献

1) Matteson MA, McConnell ES：老人看護実践の概念的基礎．看護診断にもとづく老人看護学1 老人看護学の基礎（小野寺杜紀，原 礼子訳），p.2-32，医学書院，1992
2) Smith JA：健康の4つのモデル．看護における健康の概念（都留春夫，佐々木百合子，藤田八重子ほか訳），p.39-41，医学書院，1997

2 セルフケア

この節で学ぶこと

1. 高齢者におけるセルフケアの意義を理解する.
2. セルフケア理論を学ぶ.
3. 高齢者のセルフケアの支援のあり方について学ぶ.

A. 老年看護に活用できるセルフケア

1 ● セルフケアの意義

　年を重ねると，加齢または疾病により身体および生理的機能が低下するが，高齢者はセルフケアを行うことで，自立した日常生活を送っている．しかし，セルフケアが不足すると，日常生活を自分一人で自立して行うことが難しくなる．そのような場合，セルフケアが不足している部分を他者が行うことによって補い，日常生活を整えていくことが重要となる．また，セルフケアは日常生活動作（activities of daily living：ADL）や疾病の療養行動に限ったことではなく，高齢者自身が健康および安寧のために意図をもって行うことすべてにかかわっている．そのように広くセルフケアをとらえることで，高齢者が自分の生活を自分らしく送るための支援を深めることができる．

2 ● セルフケアの概要

　セルフケアに関する理論は，1970年にオレム（Orem DE）によって開発された．以下に重要な概念について解説する．

　セルフケアとは，「生命と機能および人間的環境内での成長と発達にとって不可欠な1つの人間としての調整機能」[1]であり，自分自身の生命や健康および安寧のために，自分自身で意図をもって実践する活動のことを指す[2]．セルフケアは，個人が日常生活の中で実践していることであり，学習された行動である．セルフケアを理解するうえで重要な概念として以下があげられる．

　セルフケア要件とは，人が安定もしくは変化する環境の中で日々生活するときに，人間の機能，発達あるいは安寧の諸側面の調整に必要だと仮定される行為[3]である．セルフケア要件には，すべての人間に共通にみられる普遍的セルフケア要件，ライフサイクルのさまざまな段階で生じる発達的セルフケア要件，医学的診断や治療およびその影響に関連して起こる健康逸脱に対するセルフケア要件がある．

　治療的セルフケア・デマンドとは，1つの形式化・特定化されたセルフケア要件だけでなく，ある期間，ある人が自分の力で，また自分のために充足すべきすべての要件を満た

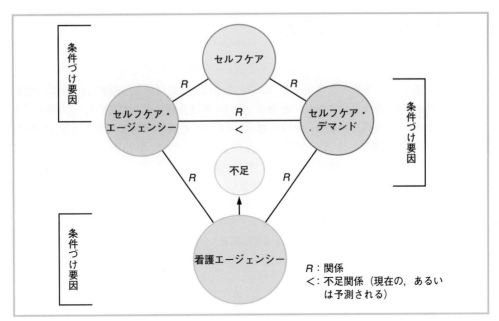

図Ⅲ-2-1　セルフケアにおける看護のための概念の枠組み

（筆者注）本図は，セルフケア，セルフケア・エージェンシー，セルフケア・デマンド，看護エージェンシーが相互に
関係していること，また，セルフケア・デマンドに対しセルフケア・エージェンシーが不足している場合に，その不
足を看護エージェンシーが補うという関係を表している．

※看護エージェンシー：看護師の特質もしくは属性のことであり，患者への支援を可能にするもの．

※条件づけ要因：セルフケア実施能力に影響を及ぼす，もしくは必要なセルフケアの種類と量に影響を及ぼす内的・
　外的要因．

［Orem DE：オレム看護論─看護実践における基本概念，第4版（小野寺杜紀訳），p.449，医学書院，2005より引用］

すのに必要な操作や一連の行為[4]のことを指す．

　セルフケア・エージェンシーとは，セルフケアを生み出し実行するための能力であり，
毎日の生活の中で学習され発達する．セルフケア・エージェンシーには，変化もしくは調
整を達成する行為を行う能力のほか，特定の事柄に注意をはらい，それらの特徴と意味を
理解する能力，観察した事柄を変化させたり調整したりする必要性を把握する能力，調整
に必要な一連の行為について知識を得る能力，なすべきことを意思決定する能力などがあ
る[5]．

　セルフケア不足は，セルフケア・エージェンシーと治療的セルフケア・デマンドの間の
関係を指しており，現存のセルフケア・エージェンシーでは治療的セルフケア・デマンド
のいくつかの構成要素もしくはすべての構成要素を充足できない場合をいう[6]．セルフケ
ア不足に対する看護は，患者がセルフケアを達成し，セルフケア・エージェンシーを発揮
できるように支持的・教育的にかかわることや，必要なケアを代償あるいは一部代償する
ことである．

　高齢者のセルフケアの支援にあたっては，必要とされる治療的セルフケア・デマンドと，
その高齢者のセルフケア・エージェンシーを把握し，セルフケア不足の状態とその要因を
特定し，要因に合った支援を行う必要がある（**図Ⅲ-2-1**）．

B. セルフケアの活用事例

> **事例　血糖コントロール不良を生じた高齢者へのセルフケア支援**
>
> 　Bさんは78歳の女性である．62歳のときに2型糖尿病と診断され，内科に継続して受診し内服治療を受けており，血糖コントロールは良好に保たれていた．5年前に夫が他界した後は，長男夫婦と孫との四人暮らしである．最近半年間で徐々に血糖コントロールがわるくなってきており，6.0％台前半で推移していたHbA1cが7.0％台後半になってきたため，外来看護師による療養指導が行われた．毎日15分間の散歩は雨の日以外は欠かしたことがなく，日々の生活もとくに変化はなく，週に2日，歌のサークルや健康体操のサークルに通っているとのことであった．看護師は食事について，エネルギー摂取量を一緒に計算するために1日分の食事内容を書いてきてもらうように提案したが，「食事も毎日，大体決まった時間に決まったものを食べています．朝のメニューは決まっているし，昼も麺類で済ますことが多いし．夕飯は嫁がきちんと考えてつくってくれているので大丈夫よ」と話し，記載は拒否された．
>
> 　次の受診時に，看護師がBさんに思い当たる節がないかを問いかけると，「あの後，変わったことはなかったかを考えてみると，孫が大学受験で大変な時期で，嫁は働いていて朝が早いので，自分が夜食をつくっているの．夜食での孫との会話が楽しくて，ついつい一緒に夜食を食べてしまうことが多かったように思うわ」と話した．看護師は，夜食の時間は祖母としてのBさんにとって重要な時間だと考え，「夜食をBさんにつくってもらうのはお孫さんにとってもすごくうれしいでしょうね．でもそれでBさんの具合がわるくなるとお孫さんも勉強に集中できないかもしれませんね」と話してみた．するとBさんは「そうね，私はお茶だけにして，孫の話に付き合うようにしようかな」と話した．
>
> 　その後，時々は夜食を食べてしまうこともあるが，大半の日はお茶だけでも話は弾んだと話し，徐々に血糖コントロールも安定してきた．

　長期にわたるセルフケアは，その人の環境の場で，日常生活パターンという文脈の中で行われる[5]ため，セルフケアは習慣化し，日常生活パターンに組み込まれている場合が多い．とくに高齢者の場合，日常の生活パターンは，長年の生活の中でその人にとって大切な事柄が残り，ほかのものがそぎ落とされたシンプルなものとなっていることが多く，習慣化された日々の生活パターンを崩さないことが安寧につながることも多い．Bさんの場合にも，日々の散歩や，健康体操や歌のサークル活動，食事内容も，毎日あるいは毎週の生活の中に組み込まれ，セルフケアは習慣化されており，日常生活パターンの一部となっていた．それを崩さず維持することで，長年にわたって血糖コントロールが良好に保たれていたと考えられる．

　療養指導においては，長年にわたってセルフケアを良好に保っていた高齢者にセルフケア不足が生じた場合には，日常生活パターンに変化がなかったかを問いかけ，変化があれば元の日常生活パターンに戻れるような働きかけを行うことで，問題が解決することも多い．また，高齢になり新たにセルフケアが必要となった場合にも，一から疾病理解や必要な療養行動を理解してもらうよりも，まずその人の日常生活パターンを最大限維持しながら療養行動を組み込める部分がないかを探していくことが，セルフケアを習慣化するうえ

での鍵となる.

　また，Bさんが毎日の夕食の準備を嫁に任せているように，高齢者では他者の支援を得てセルフケアが行われることも多い. 高齢者のセルフケアを考えるうえで，「自立」と「自律」を混同しないことが重要である. セルフケアというとどうしても「自立」することを目標にしてしまいがちになるが，高齢者は加齢あるいは疾病により，完全に自立することが難しくなることも多くなってくる. しかし他者の援助を受けながらでも「自律」的に安寧に向けて自分の生活を整えていくことは可能であり，そうした行為もセルフケアである. 「このような支援は嫌だ」という言葉はしばしば支援の拒否ととらえられるが，セルフケアの視点に立つと，「自律」した生活への行動と受け取れる. セルフケアを考えるうえで，生活を「自立」して行えていないから「セルフケア不足」だとするのではなく，ほかの人の手を借りながら「自律」的にセルフケアを行おうとしている人ととらえ，医療者側からみた行動の良し悪しではなく，高齢者がどのような意図をもって行っているのかを理解することで，セルフケアが尊重されたその人の安寧に向けた生活への支援が可能となる.

　Bさんとかかわった看護師は，Bさんは祖母としての役割を発揮し，安寧につながる孫との時間をもつために夜食による栄養の過多が引き起こされていたため，これを新たに生じた発達的セルフケア要件ととらえ，ゆえにセルフケア不足が生じたと考えた. 自分の日常生活を振り返ることができる，嫁の支援も受けて食事療法ができている，自分の安寧につながる時間を大事にできているといった，Bさんのセルフケア・エージェンシーに着目し支援することで，Bさん自らが生活を整えるセルフケア行動が導かれている.

学習課題

1. セルフケア理論について説明してみよう.
2. 高齢者が行うセルフケアについて説明してみよう.
3. 身近な高齢者，あるいは実習などで出会った高齢者を思い浮かべて，その人がどのようなセルフケアを行っているのかを考えてみよう. また，セルフケア不足が考えられたなら，どのような支援ができるか検討してみよう.

■ 引用文献 ■
1) Orem DE：オレム看護論—看護実践における基本概念，第4版（小野寺杜紀訳），p.124，医学書院，2005
2) 前掲1），p.42
3) 前掲1），p.45
4) 前掲1），p.49
5) 前掲1），p.236-237
6) 前掲1），p.261

3 サクセスフルエイジング

この節で学ぶこと

1. サクセスフルエイジングの考え方，意義を理解する．
2. サクセスフルエイジングの概要を学ぶ．
3. サクセスフルエイジングの考え方でとらえる高齢者について，事例から学ぶ．

A. 老年看護に活用できるサクセスフルエイジング

1● サクセスフルエイジングの考え方，意義

　サクセスフルエイジング（successful aging）は，**模範的加齢**[1] ともいわれ，生活満足度あるいはモラールやQOL（quality of life）の概念と同様に扱われる場合もある．

　この概念は，加齢による喪失の衝撃を最小限に食い止めながら，肯定的な分野拡大の方法を見出し，人生に納得し満足して，自己を調整しながら加齢の変化にうまく適応する[2,3] こと，すなわち**エイジング**（aging，加齢）の過程において，ライフサイクル上の発達課題に対応して望ましい形で進行することである．

　サクセスフルエイジングの考え方を活用することは，高齢者のネガティブな側面に着目するのではなく，ポジティブな側面に着目することであり，そのことによって，高齢者へのかかわりを含めて，老年看護の可能性は広がると考える．

2● サクセスフルエイジングの概要

　サクセスフルエイジングという言葉は，1960年代はじめから米国において用いられ，パルモア（Palmore E）[4] やロウエ（Rowe JW）ら[5,6] などの研究が主である．パルモアは，75歳以上でありかつ健康であるという条件から，長寿と健康をその基準としてとらえた．また，ロウエらは，エイジングの概念をサクセスフルエイジング（successful aging，模範的加齢）と**ユージュアルエイジング**（usual aging，**一般的加齢**）の2つに分けることを提案したうえで，サクセスフルエイジングについて，病気や障害の回避，身体機能・認知機能の保持，社会的生産活動の維持の3つを主要な構成要素としている．

　日本では，嵯峨座[7] が，サクセスフルエイジングを規定する要件として長寿，健康，満足，活動の4つをあげている．同様に松本ら[8] は，サクセスフルエイジングの要素として，満足，チャレンジ，健康，自負心，参加，自己保存の6つをあげている．もともと米国で発達してきた概念であるが，日本の国民性や文化的背景を鑑みると，満足や参加に加え，先祖から続く自己を意識した自己保存などを要件としてとらえることが自然である．

3 ● サクセスフルエイジングの考え方でとらえる高齢者

本書では，サクセスフルエイジングを規定する条件を，前述のように，満足，チャレンジ，健康，自負心，参加，自己保存として高齢者をとらえることとする．

a. 規定条件①：満足

高齢者の平均的な姿としては「けっこう満足した生活を送っている」[9]といわれているように，健康や満足が主要な要素としてあげられる．人生における失調要素[*1]の甘受後の老年的超越性[10]と重ねたとき，老いてもなお発達が重要な意味をもち，その発達課題の達成が老後における生きる張り合いにもなり，たとえ課題を十分に達成しなかったとしても，受容できることが重要である．

b. 規定条件②：チャレンジ

活動理論[*2]に基づいたサクセスフルエイジングの意味に，挑戦やチャレンジ精神などが包含される．日本人の心には生きる目的や意味，価値が問題にされてきた文化的，民族的背景があり[11]，ただ漫然と生の流れに流されてきたのではなく，喜びや悲しみなど感情の起伏や体験の変化を含んでこそ生の内容は豊かになる．時の流れにチャレンジという適度の抵抗を加えることで，高齢者もその生においてより高い充実感を得ることが可能となる．

c. 規定条件③：健康

健康のとらえ方はさまざまである．1946年に公表された世界保健機関（WHO）の健康憲章は，健康について「身体的・精神的・社会的に完全に良好な状態のことで，単に疾病や病弱でないということではない」と定義している．また，ユダヤ系米国人の医療社会学・健康社会学者アントノフスキー（Antonovsky A）[12]によって展開された健康生成論（サルートジェネシス）の中核概念である首尾一貫感覚（sense of coherence：SOC）は，健康要因に着眼し，その解明と支援強化を図る理論として体系化されている．従来ありがちな，疾病を危険因子でありマイナス要因としてとらえるのではなく，ポジティブで前向きにとらえる思考に基づいている．さまざまな疾病や障害，身体機能の低下を有することの多い高齢者にとって，これらのような健康感をもつことは重要である．

d. 規定条件④：自負心

自負心や自尊心は自己評価と深く関係しており，自己を価値ある存在であると考えることで自らの重要性を実感できるならば，意欲的，積極的かつ心理的な充実感をもつことができる[13]．

e. 規定条件⑤：参加

ロウエら[5,6]が提示したサクセスフルエイジングの構成要素の1つに，生活への積極的な関与がある．これは，対人関係の保持と生産活動である．また，エリクソン（Erikson EH）は漸生論において，「生き生きしたかかわり合い」という言葉に意味を見出している．

[*1]人生における失調要素：人生を振り返ったとき，後悔するのではなく，よく生きたとして自分の人生を受け入れられるかどうかが，その人が経験する嫌悪や絶望の程度を決定するという考え方がある．この考え方における，人生後半になって人生をやり直そうと思っても，残りの人生はあまりに短すぎるという感情，絶望のこと．

[*2]活動理論：ハヴィガースト（Havighurst RJ）らによって提起された理論．老後においても，対人交流を含む社会参加を変わらず継続することで，適応状態を良好に保つとする．

そこには，受動的なかかわりだけでなく刺激を与える側としての意味も包含されている[14]．

日本の高齢者の思いに関する調査[8]では，他者評価を気にする，対人交流の維持に努力する傾向がみられた．このように，できることなら相手から高い評価を得つつ，互いに好意的感情をもちながら交流を続けたいという願いをもつ高齢者の傾向は，日本の人との和を大事にする伝統・文化による，和からはずれることへの恥じ・おそれの表れととらえるならば，日本独自の高齢者のテーマであるといえる．

f. 規定条件⑥：自己保存

カウフマン（Kaufman SR）[15]は，高齢者が，あるときには「歳を感じる」と言い，別のときには「若く感じる」と言ったりすることから，自分が老人であること自体には意味を見出していないと表明している．それは，**エイジレス・セルフ**（ageless self，暦年齢によらない自分自身＝変わらないアイデンティティ）が象徴的・創造的なプロセスを通して維持されるということである．

B. サクセスフルエイジングの活用事例

加齢による喪失・衰退の体験を，人生に受容し満足し自己を調整しながら加齢の変化にうまく適応することで，充実した肯定的な老年期を生きている2人の高齢者について，サクセスフルエイジングを規定する①満足，②チャレンジ，③健康，④自負心，⑤参加，⑥自己保存の6つの視点から分析してみよう．

> **事例**　今までの人生に納得し加齢変化にうまく適応している高齢者（1）
>
> Cさんは80歳台前半の男性で，戦争体験を有している．もともとは農家である．地域の老人会会長を長年引き受けている．2人いる息子はそれぞれ結婚独立し，1人は県外，1人は隣町で家族と暮らしている．趣味は，妻と競うように書道に俳句に短歌であったが，数年前に妻をがんで亡くした後はゲートボール，今はグラウンドゴルフに凝っている．現在一人暮らしである．隣町に住む息子が週に1回程度，嫁のつくったおかずをもって家に寄ってくれる．家は小奇麗にしている．家の隣のガレージには高齢者マークをつけた普通車が1台停めてあり，市街地は乗らないが田舎道は車が便利という．これといった大きな持病はもっていないが，年に1回ドック入院をして，健康チェックには気を遣っている．「もうしょうがないことは諦めて，どうしていくか考える．前向きにせにゃ，しょうがない」と，生に対しては真摯な態度で，嫌なことがあってもそこから逃げないと表現する．
>
> 【インタビューにみられたサクセスフルエイジングを示す発言】
> ①満足：「非常時だということで戦争に行ったから，死ぬのは惜しいことも怖いことも1つもない，人間というものは教育によって単純に変わるものだ．それで終戦になって家を継いだ……方向を迷うてなかったんかな……と思うわ」などと自分の人生を否定せず，今にして思えばよかったという肯定的な思いを抱いていた．
> ②チャレンジ，③健康：「健康でいたから趣味ができましょう．退職後さて，これから何をしようか……勧められて書道や俳句……」「ほんとチャレンジしてみたい思うとるんです」「健康でなければ長生きしてもいけん……やっぱり寝込んだらいけん」などと健康を気に

しながらも，趣味などを貪欲に探し，一歩進めている．

④自負心：「正しいと思うことはそれをやり通してやりますけん……やろうと思ったことは大体やってきたと思うんですけどな」「いろいろ問題があったら，皆，聞かれるもんですから，相談役みたいなことでやりようります」などと，これまでの自分に強い自負をもっており，また，地域に根づいている自己の役割や高い評価を認識していた．

⑤参加：「人のためにお役に立ちたいと思っている」と，今後の活動への意欲を語っていた．

⑥自己保存：「これから先も，このまま安定した生活ができればそれでいいんでしょう」と自己の温存を望んでいた．

事例 今までの人生に納得し加齢変化にうまく適応している高齢者（2）

　Dさんは80歳台前半の男性で，子どもはいない．持ち家の一軒屋に妻と2人で暮らしている．乗用車には乗らないが，バイクに乗って行きたいところへ行く．

　定年退職まで旧国鉄の職員として働いていた．定年後，地域の老人会の手伝いをしたり，趣味である地域の歴史を調べて過ごしている．地域史や自分史を書くのが好きで，すでに何冊か書き上げている．持病で喘息を患ってはいるが，近所の医院を上手に活用し，内服治療で様子をみている．「病気もあるが薬を飲めば落ち着くし，足が痛いわけでもない．行こうと思えばどこへでも行けるし，お金がちょっと足らないけれど……っはっは」と，現在の生活の充実感をユーモアを込めて語る．また，生活面では，氏神様やご先祖様を敬うことで，何かのときの心の拠りどころにしている．

【インタビューにみられたサクセスフルエイジングを示す発言】

①満足，③健康：「たとえ血圧が高いとか，糖尿があると言いましてもなあ……毎日が元気な場合は，こりゃ健康だと思うんですけどな」などと元気で健康でいることが何よりであるが，無病息災というよりは，日常生活動作がある程度可能であれば，現在の一病や二病は受け入れていた．

②チャレンジ：「これからはやはりパソコンが使えなければ不便だから……パソコン教室に通う予定だ」と話しており，高齢にもかかわらず新たにコンピュータに挑戦する姿勢を示している．

④自負心，⑤参加：「依頼されて冊子をつくったり……自分の役目かもしれない」などと人とのかかわりや交流の維持に努力をし，培った関係の中での活動が自分の役割でもあるとの認識をしていた．

⑥自己保存：「本当は，年をとったような感じはしませんのですけどな……っはっはっは」と暦年齢に固執するのではなく，第三者からみた自己と主観の自己を重ね合わせ，自分なりの自己を確立していた．

　Cさんは，人生を受け入れること，加齢に対してうまく適応することができなければ，妻をがんで亡くし，独居の高齢者となった時点で，慣れない家事による抑うつ状態や病の発症，そのほかにも地域との交流が狭まるなどのことは十分考えられる．長年連れ添った配偶者の死に直面した場合，くよくよ考え気分が落ち込む状態がある程度続くのは当然である．しかし，その状態にとどまらず，趣味を広げ，社会とのつながりをさらに深め，健

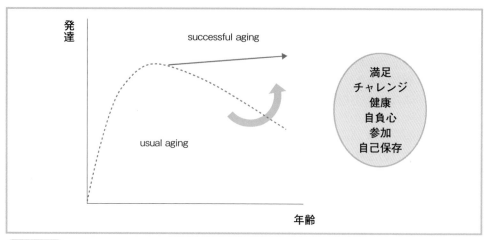

図Ⅲ-3-1　サクセスフルエイジングの概念図

［松本啓子：後期高齢者のSuccessful Agingの意味―郡部に居住する高齢者の聞きとり調査から．岡山県立大学大学院 2002年度修士論文，2002より引用］

康でいるために努力をしている．

　Dさんは，持病を患っており，高齢の妻との二人暮らしであり，子どももいない．この状態を悲観的にとらえるならば，高齢者世帯での老老介護や閉じこもりなどに移行するであろう条件は整っている．しかし，人生を前向きにとらえること，チャレンジ精神旺盛であること，人とのかかわりの中で役割があることなどが重要な意味をもち，Dさんの生を豊かにしている．

　CさんもDさんも，**図Ⅲ-3-1**で示すように，加齢とともに身体機能が低下し，時に老人性うつ病や閉じこもりなどにいたりながら衰退していく一般的加齢（usual aging）の状態になっていても不思議ではないものを，人生に納得し満足して，自己を調整しながら加齢変化にうまく適応することで，見事にサクセスフルエイジングへとつなげている．人生に納得し満足して，自己を調整しながら加齢変化にうまく適応するためには，人生を受容し，満足し，健康を意識しながら，人とのかかわりを楽しみ，前向きにチャレンジすることを怠らず，漫然と流れるようにみえる生活の中で，自己の立ち位置を客観的にとらえつつ，日々の生きるさまに意味をもたせながら暮らすことが重要なのである．

学習課題

1. サクセスフルエイジングの考え方をする意義について説明してみよう．
2. サクセスフルエイジングの概要について説明してみよう．
3. サクセスフルエイジングを規定する条件を念頭に置き，身近な高齢者にさまざまなインタビューをしてみよう．

▌引用文献▌

1) Maddox GL：エイジング大事典（エイジング大事典刊行委員会訳），p.569-570，早稲田大学出版部，1997
2) 谷井康子：サクセスフル・エイジング概念分析．日本看護科学会誌 **21**（2）：56-63，2001
3) 小田利勝：サクセスフル・エイジングに関する概念的考察と研究課題．徳島大学社会科学研究 **6**：127-139，1993
4) Palmore E：Predictors of successful aging. The Gerontologist **19**（5）：427-431，1979
5) Rowe JW，Kahn RL：Successful aging. The Gerontologist **37**（4）：433-440，1997
6) Rowe JW，Kahn RL：Human aging：usual and successful. Science **237**（4811）：143-149，1987
7) 嵯峨座晴夫：エイジングの人間科学，学文社，1993
8) 松本啓子，渡辺文子：後期高齢者のSuccessful Agingの意味―郡部に居住する高齢者の聞きとり調査から．日本看護研究学会雑誌 **27**（5）：25-30，2004
9) 杉澤秀博：増えつつある後期高齢者の特徴．Estrela **66**：70-74，1999
10) Erikson EH, Erikson JM：ライフサイクル，その完結，増補版（村瀬孝雄，近藤邦夫訳），p.162-165，みすず書房，2001
11) 神谷美恵子：生きがいについて，p.14-27，みすず書房，1980
12) Antonovsky A：健康の謎を解く―ストレス対処と健康保持のメカニズム（山崎喜比古，吉井清子監訳），p.3-23，有信堂高文社，2001
13) 梶田叡一：自己意識の心理学，第2版，p.94-97，186-193，東京大学出版会，1988
14) Erikson EH, Erikson JM, Kivnick HQ：老年期―生き生きしたかかわりあい（朝長正徳，朝長梨枝子訳），p.31-32，137-139，みすず書房，1990
15) Kaufman SR：エイジレス・セルフ―老いの自己発見（幾島幸子訳），p.3-7，239-243，筑摩書房，1988

4　ウェルネスアプローチ

この節で学ぶこと

1. ウェルネスアプローチの概要を理解する.
2. ウェルネスアプローチを活用した高齢者の理解と看護の方法を学ぶ.

A. 老年看護に活用できるウェルネスアプローチ

1 ● ウェルネスアプローチの意義

　日本では急激な高齢化に伴い医療や介護の必要な高齢者人口が増えたことで，疾病や障害が発生した後にそのマイナス面を補うという従来の治療・ケアの枠組みから，その前段階である**予防政策**が重視されるようになった．予防政策では，その人と環境がもつプラスの面に着目することが重視されている.

　看護においても，要介護状態への移行の予防（**介護予防**），慢性疾患や障害をもちながらも健やかに生活を送るための支援など，さまざまな場面で高齢者や家族の健康上の**強み**に注目した看護が行われている．病気や障害をもつ高齢者も，またそうでない高齢者も，自身の過去の強みやよさを振り返り，現在の自分を改めてみつめ直すことで，健康的な行動とライフスタイルにつながり，それが病気や障害への積極的な対処につながる．**ウェルネスアプローチ**は，そのような高齢者の行為を支援する手段となる.

　看護学生が実習中に「受けもちの患者は順調に経過しているので，必要な看護が考えられません」と途方に暮れることがある．そんなときにもウェルネスアプローチを活用し，高齢者のよりよい回復や安寧を目指して看護を考えてほしい.

2 ● ウェルネスアプローチの概要

　ウェルネス（wellness）は，世界保健機関（WHO）の健康の定義にある「**ウェルビーイング（well-being）**」から発展した健康のとらえ方で，『大辞林（第2版）』には「健康を肉体面だけでとらえるのではなく，生活全体を積極的・創造的なものにして，健康を維持・増進させようとする生活活動」と説明されている．1959年に，ダン（Dunn HL）[1] がウェルネスを心身の幸福（well-being）をより高める生活習慣のためのアプローチとみなした．それ以来，ウェルネスについてさまざまな定義が行われ，ウェルネスの実践方法の開発，研究がなされてきた．看護師であるストルティ（Stolte KM）[2] は，ウェルネスを「より高いレベルの生活機能に向けた絶え間ない変革のプロセス」と定義し，クライアント（患者）を「ウェルネスを達成するために主体的にかかわる存在」とみなした.

　どの高齢者と家族も，より高いレベルの生活機能に到達できる可能性をもち，その生活

機能の獲得につながる行動パターンをもっている．ウェルネスアプローチはその可能性や行動パターンを明らかにし，その行動をさらに強めるように支援するものである．自己実現，課題の遂行，より高いレベルの健康などを目標に掲げると，高齢者に「自分の健康は自分で責任をもつ」という気持ちが高まる．看護師は，高齢者自身が目標をもち，その目標の達成に向けて知識を得たり行動をとったりできるよう，高齢者とともに道を探ることが求められる．

　ウェルネスアプローチは従来の問題志向型の看護を否定するものではない．**問題志向**と**ウェルネス志向**の看護アプローチを組み合わせることで，高齢者を全人的にとらえて看護を展開することができる[2]．

B. ウェルネスアプローチの活用事例

> **事例** 転倒恐怖から生活機能の再獲得が進まない高齢者
>
> 　Eさん（72歳，女性）はスーパーマーケットを走る子どもを避けて転倒し，左大腿骨頸部骨折のために人工骨頭置換術を受けた．20年前にEさんの母が同じ骨折をし，同じ手術を受けたときには「おしりに床ずれができたり，施設を転々として大変だった」が，Eさんはクリニカルパス通りの経過をたどり，退院して自宅に戻った．
>
> 　時計屋を営む夫（73歳）と二人暮らしで，息子一家は新幹線で1時間の距離に暮らしている．術後半年目の外来で「うちの周りは通学路で小学生が多いから，外に出ません」「杖をつかないと危ないからって，夫が洗濯物を干したりお皿を運んでくれるの．代わりに店番を手伝っています」と看護師に話した．
>
> 　骨折前のEさんの日常生活は自立し，家事はすべてEさんが行っていた．これといった趣味はなかったが，親戚がEさん宅に集まる機会が多く，Eさんの手料理はおいしいと喜ばれていた．

1 ● ウェルネスアプローチの視点によるとらえ方

　Eさんの状況を問題志向でとらえると，次のようなリスクがあげられる．

　Eさんと夫は，Eさんが再び転倒することへの恐怖を感じており，転倒のきっかけとなった外出などを自粛している．活動量の低下に伴ってさらに身体機能が低下するために転倒リスクが高まり，自粛する活動がさらに増えることで生活がいっそう縮小するという悪循環に陥る可能性がある．

　ウェルネスアプローチによるとらえ方では，まずは対象が置かれている状態をありのままにとらえ，記述する．ありのままにみつめる過程でEさんの強みに自然と目が向く．

　Eさんは大腿骨頸部骨折から徐々に身体機能を回復し，受傷前とは違ったライフスタイルを築き，夫の助けを得て日常生活に適応しつつある．Eさんの母が治療を受けたころと比べて人工骨頭置換術の術式や術後管理は進歩し，合併症のないEさんならば受傷前に近いレベルまで身体機能の回復が見込まれる．また，Eさんと夫はこれま

で再転倒を予防する意欲をもち，彼らなりに試行錯誤してきた．2人がより高い目標をもち，その目標に到達するために効果的な健康行動や資源について正しい知識を得られれば，Eさんはより主体的に努力し，より高い生活機能の再獲得が期待できる．

ストルティ[2]は，ウェルネスをアセスメントする視点として，動機，健康増進行動，栄養，ストレスの管理，運動，健康探求行動，成長・発達上の出来事，役割の遂行，ソーシャルサポート，精神性，心理的状態，病院などの環境への適合，コンプライアンス，コーピング，達成感をあげている．なかでも健康に対する知識や主体的な行動などを示す「健康探求行動」，ライフサイクルに伴う変化を含む「成長・発達上の出来事」などは，問題志向の看護アプローチでは見落とされやすいため，取り入れたい視点である．

2● ウェルネスアプローチを活用した看護実践

Eさんは大腿骨頸部骨折で寝たきりになった母を世話した経験があり，Eさんと夫は回復の目標とする生活機能のレベルを低めに見積もっていたため，まずはより高いレベルの生活機能をイメージできるように看護師がかかわった．1年前（受傷前）の生活を詳しく語ってもらうことで，Eさん自身が従来の生活を思い出すきっかけをつくった．またEさんに母の回復の経過を詳しく尋ねることで，Eさんは自分と母の予後は同じではないことを実感した．Eさんは「簡単な手料理しかつくれないけれども，子どもたちを招いて快気祝いを開きたい」と希望を口にするようになった．

地域包括支援センターが紹介され，いきいき健康教室（介護予防・日常生活支援総合事業）に参加することになった．「夫と買い物に出かける」という目標をもち，下肢の筋力アップトレーニングやバランストレーニングだけでなく，狭い通路で人とすれ違うことを想定した歩行や「とっさの一歩」を踏み出す運動指導を受けた．教室のスタッフは，両手で運ぶ家事を代行するという夫の支援は，Eさんが安全な生活を送るために効果的であることを認め，「危険だからやらない」という考え方から「危険に備えた安全な方法を選び，積極的に行動する」ことを強化した．具体的な健康行動を学んだEさんは，自宅でも簡単な体操から始め，「庭のバラの手入れもリハビリ，時計店の展示台を拭くのもリハビリ」と，さまざまなことに取り組むようになった．やがて転ばずに自信をもってできる行動が増え，夫と散歩や買い物に出かけられるようになった．

学習課題

1. ウェルネスアプローチについて，自分の言葉で説明してみよう．
2. これまでに看護過程を展開した事例について，ウェルネスアプローチを活用して，事例の高齢者が置かれている状態を記述してみよう．
3. 2で行った状態の記述から高齢者の強みを見出し，その強みを生かしてより高い目標に向けた健康行動をとるための支援方法を考えてみよう．

‖**引用文献**‖
1) Dunn HL：High-level wellness for man and society. American Journal of Public Health and the Nation's Health **49**（6）：786-792, 1959
2) Stolte KM：健康増進のためのウェルネス看護診断（小西恵美子, 太田勝正訳）, p.1-41, 南江堂, 1997

5 コンフォート

A. 老年看護に活用できるコンフォート理論

1 ● コンフォート理論を活用する意義

　コンフォート（comfort）は快適や安楽と訳されることが多いが, 認知症病棟の主任看護師だったコルカバ（Kolcaba K）が,「療養者に多くの時間そうあって欲しいと願う望ましい状態をとても的確に表現」[1] するとして思い浮かんだ言葉であり,「その環境の中で安心と満足を表現」[1] することとしている. それは, 健康や平和, 個別性に配慮した状態であり, 具体的には療養者が心を開いて他者と親しんだり笑ったり, 動いたり居眠りしたり, 自由気ままにしている状態である. コルカバは「コンフォートケアこそ患者が看護師に望んでいるものである」[2] と最重要ミッションとし,「その実践によって私たちは, 患者の『心に残る看護師』になりうる」[3] と述べている.

　認知症や加齢による進行性や慢性の疾病や障害をもちつつ, 自宅や施設で暮らす高齢者は, 活動が制限されるなどセルフケアや意思表示が困難な傾向にある. だからこそ, その人らしい豊かで尊厳ある日々, つまり, 苦痛が軽減され, 喜びや楽しみ, 感動を1つでも多く味わい, 家族や知人との絆を確かめ合いながら, 思い出深い時間を過ごせるような看護援助が求められる. それこそが**コンフォートケア**であり, 私たち看護師はコンフォートケアの提供者として機能を発揮していかなければならない.

　コンフォート理論は, 高齢者やその家族らのヘルスケアニードをとらえ, 看護計画を立案し, **コンフォートニード**を満たし, または増進し, あるいは平穏な死を迎え, 愛する人を看送る力を与えるために活用できる理論である.

2 ● コンフォート理論の概要

　コンフォートとは,「緩和（relief）, 安心（ease）, 超越（transcendence）という3つのタイプのコンフォートが, 経験の4つのコンテクスト（身体的, サイコスピリット的, 社会文化的, 環境的）において満たされることにより, 自分が強められていると感じる即時的な経験」[4] である. コンフォートニードとは, 検査や処置に対する恐怖, 痛みやかゆみ, 寒さ, 孤独や不眠, 自由に動けないつらさなどの不安であり, これらはまた, 相乗作用を

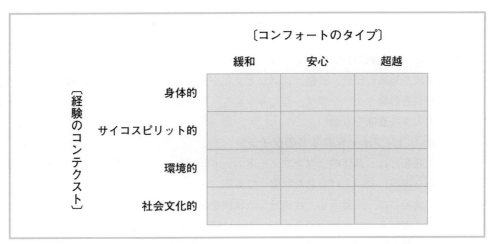

図Ⅲ-5-1　　コンフォートの分類的構造
[Kolcaba K：コンフォート理論―理論の開発過程と実践への適用(太田喜久子監訳)，p.17，医学書院，2008より引用]

起こしてさらに不安を増強させるものでもある．コンフォートケアを実践するためには，看護の対象（個人，家族，コミュニティなど）のコンフォートニードをアセスメントし，それを除去あるいは軽減する看護計画を立案し，その効果を評価することが必要である．

　コンフォートはケアの受け手が評価するものとコルカバは述べている．老年看護では，言語コミュニケーションが困難な認知症患者や終末期患者，さらに医療者らケアの提供者に遠慮がちな家族をも対象とするため，評価には配慮を要する．検査結果やバイタルサインなど客観的データのみならず，表情や身体の動き，体勢，声の強さ，皮膚の感触，排泄物の色やにおいなど，五感をフルに活用して対象の発するメッセージを読み解く力，思いを察する感性が鍵となる．

　分類的構造（**図Ⅲ-5-1**）は，コンフォートが生じる経験の4つのコンテクストと，3つのタイプのコンフォートからなり，ホリスティックなコンフォートの特性を説明している．ケアの受け手がすべてのセルを経験すれば完全なコンフォートの状態にあるといえるが，医療や介護といった高齢者のヘルスケアの場面では，それはまれなことといえる．ケア提供者はコンフォートの状態を，ケア提供前の状態よりも高めていくことを目指すこととなる．

a. 経験の4つのコンテクスト

　身体的コンフォートとは，身体的感覚とホメオスタシス機構に関係し，自覚の有無を問わず，休息，病状への対処，水分や栄養，排泄，血液や酸素飽和度のような生理学的メカニズムの異常も含む．身体的コンフォートを維持するためにはこれらの異常に対処（緩和）し，または回避（安心）しなければならない．

　サイコスピリット的コンフォートとは，心理的，情緒的，霊的要素を結びつけたものである．自尊心や自立していること，リラックスした感情，情報が与えられていることなど，個人の人生に意味を与えるものである．

　環境的コンフォートとは，色，音，光，におい，周囲の雰囲気，気温や湿度，窓からの景色，自然との触れ合いなど，外的な環境，条件，影響力に関係するものである．高齢者にとっては，もてる機能を最大に引き出せるような使い勝手のよい椅子やテーブル，食器，

便座の高さや大きさ，まぶしくない照明，着脱しやすく安楽・安全な衣類や靴，サポートする人なども大きく関与する．

　社会文化的コンフォートとは，家族など人とのつながり，公共サービスなど社会的関係，家族や地域の伝統，習慣，言語など文化が関係するものである．高齢者にとっては，ケア提供者の働きかけや態度，親しみやすさ，買い物などの外出やレクリエーション参加なども大きな意味をもつ．

b. コンフォートの 3 つのタイプ

　緩和とは，具体的なコンフォートニードが満たされた状態を示し，存在する急性の不快から即座に救い上げられた状態[5]である．

　安心とは，平静もしくは満足した状態を示し，充実感や平穏，安らぎのような長く持続するポジティブな状態であるが，不快に陥る可能性を潜在的に秘めている[5]．

　超越とは，困難な問題や強い苦痛を克服した状態を示す．副作用の強い化学療法や，激痛を伴うリハビリテーションのように，たとえ緩和や安心が達成されない状況であっても，ケアの受け手がそれを乗り越えてやりたいことができるような，励ましや動機づけなどの実践によってなされることもある．コルカバは「多くの人は安心から超越に移ることを望まないが，患者を超越に到達させる援助は，もっとも取り組みがいのある看護の機能となりうるだろう」[6]と述べている．

B. コンフォート理論の活用事例

事例 食事に対する満足感が得られていない高齢者へのコンフォートケア

　Fさんは言語障害と嚥下障害，認知症を患う80歳台の男性である．自歯はあるが誤嚥防止のためペースト食としていた．配膳すると身を乗り出し，手で食器に触れながら「おーう，いいねえー」と声を出して喜んでいた．しかし食べ始めると，焦ったように次々と食べ物を口に流し込み，むせて顔を真っ赤にして苦しそうに咳き込むことを繰り返す．食事開始から5分も経たないうちに疲れてしまい，上肢や体幹の筋力低下もあるため，スプーンから食べ物が落ち始め，そのうちにスプーンすら落としてしまう．食事の後半はスタッフの介助となるものの，疲労のせいかしっかり覚醒できず，嚥下困難になって十分食べられなかった．食べこぼしによって，口の周りや衣類，テーブルの汚染もひどく，衣類などの交換も頻繁だった．食後のFさんはぐったりしていた．体重も少しずつ減少していた．

　そこでスタッフは，食事前に温かいオシボリでFさんの顔と手を清拭を兼ねてマッサージしたり，関節を動かしたりし，できるだけ多く話しかけたり，笑わせたりして発語や大きな呼吸を促した．そうすることで，食事で使う筋肉の血行促進や関節の準備運動をした．さらに，食事形態をペースト食から軟菜食にレベルを上げて咀嚼を意図的に促し，軽くてもちやすいスプーンと大きめの食事用エプロンを用意し，クッションを使って上肢の動きや体幹をサポートするポジショニングを工夫した．そうしてスタッフの見守りや声かけのもと，安全で見た目も美しく，おいしくたくさん食べられる食事の場をFさんに提供した．

　その結果，Fさんは自力摂取できる量や時間が増え，声かけで咀嚼もするようになり，むせや食べこぼしが減って摂取量が増えた．衣類などの汚染もほとんどなくなり，食後にも

表Ⅲ-5-1　　コンフォートケアプラン

	コンフォートニード	看護実践	ケアの受け手の変化
身体的	・むせて苦しく疲れる ・姿勢を保てず，つらくて疲れる ・体重減少がある ・食事で汚染した衣類や掛け物などの交換で寒い思いをせざるをえない ・体力低下や栄養状態悪化のおそれがある ・自歯があるが咀嚼しないため，咀嚼機能低下のおそれがある	・食事前の温オシボリマッサージ，おしゃべりや笑いで発語や大きな呼吸を促し，食事で使う筋肉や関節の準備運動を行った ・クッションで上肢や体幹をサポートし，食事姿勢を安定させた ・食べこぼしを広範囲にキャッチする機能的な食事用エプロンに見直した ・軟菜食にレベルを上げ咀嚼を促した	・むせや疲れが減った（緩和） ・体重減少が落ち着いた（緩和） ・食べこぼし汚染による着替えをすることがなくなり，寒い思いをしなくなった（緩和） ・体力がつき離床時間や回数が増えた（安心） ・咀嚼機能を使うようになった（安心）
サイコスピリット的	・ペースト食を食べざるをえない ・スプーンをうまく操作できない ・自分では半分しか食べられず，残りは他人の世話になってしまう ・顔や衣類，テーブルを食べこぼしで汚してしまう ・食事を最後までしっかりとおいしく食べられない ・汚染した衣類の交換のために下着姿を人目にさらし，恥ずかしく情けない思いをしなければならない ・自分でうまく食べられないことから，自尊心低下や食欲低下のおそれがある ・きれいに食べられないことから，周囲のほかの療養者から「あの人の食べ方は汚い」などと言われ，尊厳を傷つけられるおそれがある	・軟菜食にレベルを上げ，普通食に近づけた ・使いやすいスプーンに見直した ・機能的なエプロンに見直した ・安楽で安定した食事姿勢を見直し，クッションを使用した ・食事中はスタッフがそばでずっと声かけや見守りをした	・姿勢を保持しスプーンを操作して，以前より食べこぼしが少なく，長い時間自力で食べられるようになった（緩和） ・食事汚染による着替えで嫌な思いをすることがなくなった（緩和） ・食欲の低下なく，食事を楽しめている（安心） ・他者からの中傷を浴びることなく，笑顔で食事を楽しめている（安心）
環境的	・操作しにくいスプーンで食べざるをえない ・食べこぼしで周囲が汚れ見苦しくなってしまう ・食事中，居心地のわるい姿勢をとらざるをえない	・使いやすいスプーンに見直した ・機能的なエプロンに見直した ・安楽で安定した食事姿勢を見直し，クッションを使用した ・食事中はスタッフがそばでずっと声かけや見守りをした	・スタッフに見守られながら，姿勢を保持しスプーンを操作して，以前より食べこぼしが少なく，長い時間自力で食べられるようになった（緩和）
社会文化的	・満足できる食事のためのサポートが得られていない ・食事の不満が生活のほかの場面にも波及し，生活の質（QOL）や日常生活動作（ADL）低下のおそれがある ・スタッフに対して不満や不信を抱き，家族も含め良好なコミュニケーションを保てなくなるおそれがある	・食事中はスタッフがそばでずっと声かけや見守りをした ・Fさんの食事満足のためにスタッフが改善に取り組んだ	・Fさんとスタッフとのかかわりが増えた（緩和） ・Fさんからもスタッフにコミュニケーションをとるようになった（安心） ・レクリエーションの参加機会が増えた（安心） ・家族もFさんの変化に喜び，スタッフとのコミュニケーションの機会をもつことができた（安心）

笑顔がみられるようになった．食事以外の時間でも，自らスタッフに話しかけたり手振りをするようになった．体重低下も落ち着き体力がついたことで，離床時間や回数も増え，レクリエーションに参加する機会も増えた．体操の会に笑顔で参加しているFさんの写真を見た家族は，スタッフに喜びと感謝の意を伝えていた．

　Fさんの事例を，コンフォートケアプランに分類整理してみた（**表Ⅲ-5-1**）．看護が提供するケアは複雑に影響し合っているため，どの枠組みに何を入れるか，分類整理に悩むかもしれない．現象のとらえ方や考え方，またケアの受け手の受け止め方はさまざまであるため，正解や1つの答えを求めることにあまりこだわらないでほしい．その高齢者にとってコンフォートは何かを考え，自ら進んで看護実践することにエネルギーを注いでほしい．それこそがコンフォートケアであり，コンフォート理論の活用といえるのである．

学習課題

あなたの身近にいる高齢者，あるいは実習などで出会った高齢者を思い浮かべてください．
1. その高齢者のコンフォートニードを，分類的構造を使って整理してみよう．
2. その高齢者のコンフォートな状態を思い描いてみよう．
3. その高齢者にコンフォートを与えるコンフォートケアプランを立案してみよう．

▌引用文献▌
1)　Kolcaba K：コンフォート理論—理論の開発過程と実践への適用（太田喜久子監訳），p.4-5，医学書院，2008
2)　前掲1)，p.39
3)　前掲1)，p.159
4)　前掲1)，p.15
5)　前掲1)，p.63-64
6)　前掲1)，p.112

6 ライフストーリー

この節で学ぶこと

1. 高齢者がこれまでの経験や人生を語る意義を理解する.
2. ライフストーリーの概要を学ぶ.
3. 老年看護にライフストーリーを活用する意義を理解する.

A. 老年看護に活用できるライフストーリー

1 ● ライフストーリーを活用する意義

　老年期は, 心身機能の低下, 社会活動の低下から衰退期とみなされることが多かったが, 人は誕生から死にいたるまで生涯にわたって発達し続ける存在であるととらえられるようになってきた. エリクソン (Erikson EH)[1] は, 老年期を個人のライフサイクルの最終段階としてとらえ, これまでの人生の道筋に沿って行ってきた過去の選択を承認し受け入れ統合していく"自我の統合"と, 恐怖や望みがないという感覚がもたらす"絶望"との間で生じる心理的危機を乗り越えて適応し, 自ら成長させていくという発達課題を提示している. また, バトラー (Butler RN)[2] は, 過去の未解決の課題を見直すことにつながる機会として, 高齢者がこれまでの人生で経験した事柄を思い出す行為 (回想) は自然に起こる心理過程であり, 積極的な意義をもっていることを指摘した.

　エリクソンのいう統合の意味は, 一貫性と全体性の感覚であり, 全体を1つにまとめようとする方向性[3] であるが, 高齢者はその感覚を喪失しやすいという状況を抱える. 高齢者が人生の最終段階において, 発達課題を達成する, すなわち自分の存在してきた意味を見出し人生を受け入れ統合することは, 大きな意味をもつ. その達成のためには, それまでの経験を振り返りながら, 自己を統合していくプロセスが必要であり, そのためには個人が歩んできた自分の人生について語ること, つまりライフストーリーが有用であり, その意義やアプローチの可能性が論じられている.

　老年看護の対象である高齢者は, 加齢や疾病による心身機能の低下に加え, 入院や施設という新しい環境によるストレスが加わる状況にあることも多い. そのような状況の中で, 自分自身の今までの生き方が問われ, 老いや疾病がもたらす心身の変化や社会とのかかわりを受け入れることを迫られる. ライフストーリーは, 疾病や障害を抱えながら老年期の発達課題である自我の統合に向かう高齢者を支える方法として老年看護に活用できる. 看護師は, 高齢者の発達を支援する存在として, ライフストーリーの聴き手としてかかわることができる.

　高齢者とかかわることの少ない看護学生にとって, 高齢者のこれまでの経験や人生を聴

くことは，高齢者に興味・関心をもち，受容的・肯定的姿勢になることにつながることから，対象理解や援助関係形成のための教育方法としても活用されている．また，ライフストーリーによって語られたことを冊子にすることで，高齢者が自分の人生を振り返る拠りどころとして用いたり，ライフストーリーの聴き手だけでなく，他のスタッフが高齢者の生活史を共有し，対象理解を深めることで，高齢者を中心としたケアの提供につながる可能性も示唆されている[4]．

2● ライフストーリーの概要

　ライフストーリーは，社会学において，個人の語りを研究者が社会的，文化的，歴史的文脈に位置づけて再構成し，個人の自己形成過程を社会変動に即して解釈的に描き出したライフヒストリーの前段階の「個人の語りそのもの」として扱われてきた[5]．しかし，語りは過去の出来事や語り手の経験したことというより，インタビューの場で語り手とインタビュアーの両方の関心から構築された対話的混合体[6]であり，そのストーリーを通して自己や現実が構築される点に焦点が当たるようになった．さらに，語り手とインタビュアーの**相互作用**により，語り手に考え方や行動の変容が起こることが明らかになってきた．現在では，社会学のほか文化人類学，心理学など多くの学際的領域においてライフストーリーが活用されている．

　ライフストーリーの効果として，語り手は，①過去の人生をまとまりのあるものとして意味づけ，記憶力を高め，生き生きとする，②生きる力を生み出し，人生の意味をポジティブに変える，③自分の経験を尊重して聴いてもらえることで**自尊感情**が高められる[7]ことが指摘されている．また，聴き手にとっても，対象理解が進むことでその人への関心が高まり，かかわることの楽しさや喜びを感じ，ケアの質の向上につながる[8]とされている．

　ライフストーリーを活用した介入方法として，レクリエーションを目的とした"一般的回想法"や自己統合に向ける療法としての"**ライフレビュー**[9]"，対象者と聴き手が共同で新しい自己物語を構成していく実践としての"ナラティブ・セラピー[10]"がある．

B. ライフストーリーの活用事例

> **事例** ライフストーリーを語ることでリハビリテーションに前向きになった高齢者
>
> 　Gさんは85歳の女性である．2週間前に脳梗塞を発症し，入院して内科的治療後，病状が安定したため，回復期リハビリテーション病棟に転棟した．左片麻痺があり，日常生活のほとんどに介助を要した．日常生活動作獲得のための指導が始まり，促されれば行動するが，次の動作を指示されるまで自分から動くことはほとんどなく，「もう自分の体じゃなくなりました」と話していた．
>
> 　看護師が就寝前にパジャマの着替えを介助していると，Gさんは「今度，孫が結婚するの」と話した．看護師が「Gさんのときはどうでしたか」と問いかけると，「家は農家で，親戚の人が紹介してくれて，農家に嫁ぎました．親がね，ちゃんとやってくれて，着物を着

てね，親戚やら近所の人に来てもらいましたよ．でも，結婚してから，しばらく子どもができなかったから，つらかった．やっと娘ができて，ほっとした．でもね，夫がね，体が弱かったから，畑やって，白菜や大根つくりましたよ．畑がないときはね，お金も必要でしょ，外で仕事して，毎日本気でした．一生懸命やってきたから孫にね，ドレスつくってあげられたの．孫に結婚式に来てほしいと言われているが，こんな体では迷惑になるからね．やめておきますよ．でもね，ドレス代は出してあげたの．入院しているけど，ちゃんとやってあげてね」と笑顔で語った．

　看護師は，ライフストーリーを通してGさんが家族のために一生懸命がんばってきた人・がんばれる人だと理解した．そこで，日常生活の援助場面では，Gさんが努力していること，できていることをGさんが認識できるように伝えるようにした．また，Gさんが楽しさや喜びを感じる話題のヒントを得られ，そのような話題を共有し，時間を過ごすようになった．

　後日，結婚式を終えた孫が花とビデオをもってきてくれて，とてもうれしかったことが話され，「行きたいところに行けるようになりたい．本気ですからね」と自ら食堂に車椅子で少しずつ向かった．

1● ライフストーリーの視点によるとらえ方

　脳梗塞で倒れたGさんは，障害によって自分の体ではない感覚をもち，自ら動くことのない毎日を送っていた．精神面においても，"過去の一生懸命家族のために働いていた自分"と"現在の迷惑をかける自分"がまったく違うものであるように感じられていたと考えられる．しかし，孫の結婚式の話題から，自分が一生懸命家族のために働いてきたこと，そして今も，入院して思うようにならないけど，自分が家族の中で役割を果たしていることを語った．Gさんは自分の経験を語ることによって，現在の問題への対処につながる自分の変わらないもの（家族のために一生懸命働いてきた自分）があることを感じることができたと考えられる．つまり，Gさんはライフストーリーを通して，現在の自分と過去の自分の一貫性を感じ，自己を統合していく方向に向かったと考えられる．

2● ライフストーリーを活用した看護実践

　この事例は，看護師がGさんから「孫が結婚する」という話を聞き，Gさんに関心を寄せ，Gさんの結婚式について問いかけたことから始まった．日常的なかかわりから患者の言葉をきっかけとして行ったものであるが，看護師がGさんに関心を寄せ，Gさんの経験を傾聴することは，常に介助を必要とし，自尊心が脅かされやすい状況にあるGさんの自尊感情を高めることにつながり，そのような環境の中ではじめてライフストーリーを語ることができたと考えられる．

　看護師は，ライフストーリーを通して，今も昔もGさんが家族のために一生懸命がんばって困難を乗り越えてきた人・乗り越えられる人であることをとらえることができ，Gさんの発達を支える看護援助につなげた．

　高齢者の理解には，現在の状態に関する情報だけでは不十分であり，その人が歩んできた人生の中で体験した出来事や経験を感情も含めて，その人のものの見方に沿ってそのまま理解することが重要である．高齢者の理解という点においてもライフストーリーを活用

する意義は大きい.

　さらに，看護師はライフストーリーを聴くことで，ケアをより個人のニーズに合ったものにするヒントを得ることができる．Gさんが楽しさや喜びを感じる話題を共有し，時間を過ごすことは，Gさんが自ら前に進む原動力になったと考えられる.

　看護実践でライフストーリーを活用するには時間の確保が必要であるが，日々のかかわりの中で断片的に語られるその人の人生に関心を寄せ，ライフストーリーの聴き手としてかかわることによって，高齢者の発達を支援する具体的な看護援助の展開につながると考える.

学習課題

1. 高齢者がこれまでの経験や人生を語る意義を説明してみよう.
2. 老年看護にライフストーリーを活用する意義を説明してみよう.
3. 身近な高齢者にこれまでの経験や人生を聞いてみよう.

■引用文献■

1) Erikson EH, Erikson JM, Kivnick HQ：老年期—生き生きしたかかわりあい（朝長正徳，朝長梨枝子訳），p.55-57，みすず書房，1990
2) Butler RN：The life review：an interpretation of reminiscence in the aged. Psychiatry 26：65-76，1963
3) Erikson EH, Erikson JM：ライフサイクル，その完結，増補版（村瀬孝雄，近藤邦夫訳），p.85，みすず書房，2001
4) 河合千恵子，新名正弥，高橋龍太郎：虚弱な高齢者を対象とした心理的QOL向上のためのライフレビューとライフストーリーブック作成プログラムの効果．老年社会科学 35（1）：39-48，2013
5) 桜井 厚：インタビューの社会学—ライフストーリーの聞き方，p.55-62，せりか書房，2002
6) 前掲5），p.28-31
7) やまだようこ：老年期にライフストーリーを語る意味．老年看護学 12（2）：10-15，2008
8) 原 祥子：老年看護実践におけるライフストーリー・アプローチの可能性．老年看護学 12（2）：23-27，2008
9) 野村豊子：回想法とライフレビュー——その理論と技法，p.7-16，中央法規出版，1998
10) 野口裕二：ナラティヴの臨床社会学，p.22-27，勁草書房，2005

7　レジリエンス

この節で学ぶこと

1. レジリエンスの意義を理解する.
2. レジリエンスの概要を学ぶ.
3. レジリエンスの考え方でとらえられる高齢者について, 事例から学ぶ.

A. 老年看護に活用できるレジリエンス

1 ● レジリエンスの意義

　人は運がわるかったとしか言いようがない危機的状況に陥っても立ち直ることができるのだろうか. また, 慢性疾患や病気の後遺症などの健康障害をもちながらの生活や人間関係におけるトラブルなど, 絶えず日常的なストレスが続く場合でも人はへこたれずに耐えることができるのだろうか.

a. レジリエンスとは

　レジリエンス (resilience) は「精神的回復力」「復元力」と訳され,「ショック, 負傷など不愉快で不運なできごとに遭遇した後, もとの精神的に健康な状態に戻ろうとする力」[1, 2]で, 困難な体験を「跳ね返す」ことを意味している. もともと物理用語として弾力性, 復元力という意味で用いられていた.

　危機状況や日常的なストレスから不適応になる人がいる一方で, 不適応な状態から立ち直っていく人もいる. ラター (Rutter M) は, 精神科領域で「人には本来不運なできごとに直面した際に精神医学的疾患に対する防御機能が備わっている」[3]と述べている. つまり, もともと人間には, 不運で逆境的な出来事に遭遇すると, うつ病や心的外傷後ストレス障害 (post traumatic stress disorder：PTSD) などの精神医学的疾患にならないよう防御するための機能が働くといわれている.

　レジリエンスの概念には, 1990年代に入ると「一般的に言われる跳ね返りだけでなく, 生活上のストレッサーや逆境にかかわらず反応できる能力」(Garmezy N, 1991) も含まれるようになった[4]. 米国心理学会 (American Psychological Association：APA) では, レジリエンスを「逆境, トラウマ, 悲劇, 恐怖, 家族や人間関係の問題などの特殊な原因のストレス, 重篤な健康問題, 仕事や経済的なストレスに直面したときにうまく適応するためのプロセスである」[2]と定義している. また, マステン (Masten AS) は「困難で脅威的な状況にもかかわらず, うまく適応する過程, 能力, および結果」[5]と述べている. いずれのレジリエンスの定義にも能力や結果だけでなく,「適応するプロセス」が含まれている.

b. 高齢者におけるレジリエンス

　高齢者においても，レジリエンスはうまく心理社会的に適応する要因として重要視されている[6,7]．

　多くの高齢者は，年齢を重ねるに従い困難と避けがたい喪失に直面する機会が増える[8]．高齢者が遭遇しやすくストレスがかかる出来事とは，自分自身の病気，家族（とくに配偶者）や友人の死，家族や友人の病気，医療的ではない出来事（災害，経済力の喪失など）である[9]．加齢に伴いさまざまな疾病にかかりやすく，罹患すると苦痛な症状の出現や心理社会的苦痛，日常生活動作（ADL）の低下を招きやすい．家庭での役割や社会生活での役割を変更せざるをえなくなり，連鎖的に喪失を体験することになる．さらに，高齢者の周囲の状況に目を向けると，配偶者あるいは友人など身近な人の死に触れる機会が多くなり，気分が落ち込むなどのネガティブな気持ちが増大する．

　さまざまな逆境の体験にもかかわらず，多くの高齢者はうまく適応し，ポジティブに反応し，新たなことに挑戦しているといわれている[8,9]．また，高齢者における長期的な悲嘆の経過をたどった調査研究結果では，レジリエンスを発揮している人（レジリエント）の存在を示している．配偶者の死を体験した高齢者の中には，4年経っても悲嘆のただ中にいた高齢者も存在していたが，対照的にほとんどの人が配偶者の死別を体験しているにもかかわらず，7年間の最初からレジリエンスを保ち，また半数に近い人が7年間健康状態を保っていた[10,11]．このように，老年期はさまざまな喪失を体験しやすいが，一方で喪失に対し立ち向かう力，つまりレジリエンスを高めている高齢者は多数存在する．

　看護の場面では，健康問題に関連し，高齢者が困難や避けがたい喪失に陥っている場面に多く遭遇する．そこで，高齢者が困難や喪失感に対し，どのようにレジリエンスを高め乗り越えているのかを知り，対象理解に役立ててほしい．そして，レジリエンスの概念を念頭に置いて高齢者およびその家族を看護の対象者として見直してみよう．喪失体験を支え，レジリエンスを高める働きかけへとつながるであろう．

2● レジリエンスの概要

　レジリエンスには，楽観性，個人の目標に対して努力すること，自分自身へ責任を委ねること，忍耐力，自己効力，自己評価という要素が含まれている[7,12]．また，レジリエンスは行動や考え，活動（振る舞い）を含み，「思考の習慣」に深く根ざしている[13]．

　APAは，レジリエンスに関連する因子として「現実的な計画を立て，それを実行する手段を講じる能力」「自分自身に対するポジティブな見方や，自分の強さや能力についての自信」「コミュニケーションと問題解決のスキル」「強い感情や衝動を取り扱う能力」の4つの因子をあげている[2,14]．レジリエンスは，生まれつき備わった性質である「**資質的レジリエンス要因**」および生活と関連して後に獲得されやすい「**獲得的レジリエンス要因**」の2側面からとらえられている[15]．

　レジリエンスの構成要因としてグロットバーグ（Grotberg EH）[16] は，「外部からのサポートと資源（external supports and resources）」「内的な自身の強さ（inner, personal strengths）」「ソーシャルスキルと対人関係スキル（social, interpersonal skills）」で説明している．さらに，レジリエンスの資源をわかりやすく，はっきり意味を分類して表すた

表Ⅲ-7-1　グロットバーグによるレジリエンスの構成要因

I HAVE（外部からのサポートと資源）

- 私が信じ，何があろうと私に愛情をもっている周囲の人
- 危険やトラブルが起こる前に，私がいつ止めるべきか境界を決めてくれる人
- 物事の正しいやり方を，自身で示すことによって，私に教えてくれる人
- 自身で物事を行う術を，私に学んでもらいたいと望んでいる人
- 私が病気になったり，危険な目にあったり，学ぶ必要があるときに私を手助けしてくれる人

I AM（内的な自身の強さ）

- 周囲が好意をもて，愛される人物である
- 他人がうれしいことを喜んで行い，自身の心配事を隠さない
- 自分自身と他人に対して尊敬で満ちている
- 自分自身がすることに対して進んで責任をもとうとする
- 物事がうまくいくと確信がもてる

I CAN（ソーシャルスキルと対人関係スキル）

- 私がぎょっとさせられたり，煩わされたりしたことをほかの人に話すことができる
- 自身が直面した問題に対する解決方法をみつけられる
- 正しくなかったり，危険なことをしている感じがするときは，自身を制御することができる
- 誰かに話したり，行動を起こしたりする頃合いがわかる
- 私が必要としているとき，助けてくれる誰かをみつけられる

[Grotberg EH : The international resilience project findings from the research and the effectiveness of interventions, 1996,〔http://files.eric.ed.gov/fulltext/ED419584.pdf〕（最終確認：2023年1月18日）より筆者が翻訳して引用]

表Ⅲ-7-2　ワグニルドとヤングによる高齢者特有のレジリエンスの構成要因

①運命の甘受（equanimity）：運命を仕方がないと思って受け入れること.
②忍耐力（perseverance）：不運な出来事や落胆にもかかわらず，辛抱強くいること. 人生を再構築し，現状に対してもがき続け，かかわり続ける意思.
③自分自身への信頼（self-reliance）：自分自身と自分の能力を信じること.
④意味を見出す（meaningfulness）：人生の目的と自身が人生の目的にどう関与しているか実感すること.
⑤孤独の存在（existential aloneness）：人の人生の通っていく道はそれぞれであると認識すること. 人と共有できる経験がある一方，どうしても一人で向き合わなくてはならない経験が存在している.

[Wagnild G, Young HM：Resilience among order women. Image : the Journal of Nursing Scholarship 22（4）：252-255, 1990を参考に作成]

めに，「私」を主語にして，「外部からのサポートと資源」に対して「私が備えているもの」（I HAVE），「内的な自身の強さ」に対して「私の中に存在していること」（I AM），「ソーシャルスキルと対人関係スキル」に対して「私がすることが可能であったり，できる状態にあること」（I CAN）として表現している（**表Ⅲ-7-1**）.

　また，ワグニルド（Wagnild G）とヤング（Young HM）[8]は，高齢者特有のレジリエンスを5つあげている（**表Ⅲ-7-2**）. これらのレジリエンスは，重大な人生の喪失を体験した後にうまく適応した24名の高齢者へのインタビュー結果から導き出された.

3●レジリエンスを高めるための支援

　レジリエンスを高めるための有効な支援はどこまで明らかにされているのだろう. 生活と関連して後に獲得されやすい「獲得的レジリエンス要因」への働きかけは，レジリエンスは発達の中で身につけられる能力であるという考えから，認知行動療法をベースにした適応的認知スキルを育む支援が中心となっている[17].

　　個人のスキルを向上してレジリエンスを高めようとする型の支援は，プログラム参加者にレジリエンスの概念を説明し，自分の強みをみつける方法を学ぶワークである[17, 18]．集団活動を通してレジリエンスを高めようとする経験重視型・環境重視型の支援は，レジリエンス獲得で重要な「気づき」「自己理解」についてグループで進めるプログラムが有効である[17]．

　　クイケン（Kuyken W）らによると，レジリエンス要因は人によって多様であり，その人にとっての「強み」によって導かれるため，事例ごとに個別性があり，概念化していく必要があると強調している[19]．高齢者においても個人のレジリエンス要因は多様であり[20]，その人の強みとともに個別的にレジリエンスを見出し，支援する必要がある．グロットバーグ，ワグニルドとヤングのレジリエンスの構成要因は，アセスメントと支援でのヒントとなる．

B.　レジリエンスの活用事例

事例　高齢になって病気で健康の喪失による逆境に陥ったが，レジリエンスを高め ADL を取り戻した高齢者

　　Hさんは75歳の女性である．Hさんは20歳台で夫と死別し，一人で息子を成人まで育て上げた．やがて3人の孫にも恵まれた．息子の家族と同居し，Hさんは嫁とともに家事を切り盛りし，健康に恵まれ安定した生活を送っていた．

　　ある朝，Hさんは39℃台の高熱と激しい頭痛のため起きることができなかった．入院することとなり，ウイルス性髄膜炎と診断された．治療を受けたが，Hさんにとって病気の侵襲は大きく一時寝たきりの状態となった．急性期を脱し，リハビリテーションの歩行訓練を受けることとなり，嫁は病院に通い，Hさんのリハビリテーションに付き添った．

　　病棟看護師は，Hさんが孫の話をするときは表情が和らぐことを気づいていた．

　　看護師は毎日病院に面会に来る嫁をねぎらい，嫁の体力が保てているか気遣った．ある日，Hさんは看護師に，思うようにリハビリテーションが進まないことと「ずっと寝たきりのままなのだろうか」と深刻な心配事を語った．また，自分のために一生懸命に世話をしてくれる家族に迷惑をかけたくないとも語った．看護師はHさんの身体の状態を，客観的データや病棟カンファレンスから，リハビリテーションで歩行訓練をどんどん進めていってよい回復期であるととらえていた．そのうえで看護師は，Hさんと同じ70歳台，同様の疾病の患者で，いったん寝たきり状態になったがリハビリテーションで歩行できるまでに回復した人の例を話し，「Hさんならきっと同じように歩けるようになりますよ」と話した．看護師は，Hさんが若いときに苦労をした人であると嫁との会話で把握していた．また病棟でもベッドに座りながら，規則的に腕を動かして自分なりのリハビリテーションをしているHさんの姿を何度も見ていたので，「Hさんはがんばり屋ですし，リハビリを続けていればきっとできるようになります．お孫さんも応援していますよ」と励ました．Hさんは，「それなら，できるかもしれないねぇ」と目を輝かせた．

　　Hさんはリハビリテーションに励み，5ヵ月後，自力で杖歩行できるまでになり，自宅療養となった．

1 ● レジリエンスの視点によるとらえ方

　Hさんは健康に恵まれ，家族とともに穏やかに安定した生活を過ごしていた．しかし，突然病気になり，ADLが低下し寝たきり状態となった．まさにHさんにとって不運な出来事であった．

　Hさんの場合，入院中は毎日嫁が病院に来て，重病で寝たきり状態であったHさんをサポートしていた．リハビリテーションが開始されると，嫁はHさんに付き添っていた．さらに，Hさんは孫の話になると表情がほころんでいたことより，家族から情緒的サポートを得ていると考えられる．レジリエンスの構成要因としての外部からのサポートと資源（external supports and resources）がHさんに備わっていた．また，Hさんは若いころに配偶者を亡くし，その後子どもを育て上げたという事実から，耐えてがんばってきた経験があり，内的な自身の強さ（inner, personal strengths）をもっていると考えられる．

　看護師はHさんのもてる力をアセスメントして，回復の意欲を高めようと働きかけた．Hさんが前向きな展望をもて，リハビリテーションに意欲をもって臨めるように説明し，声かけをした．その結果Hさんは，リハビリテーションで歩けるようになる見込みがあること，家族が自分を支えてくれていることを認識し，一人で歩いている自分をイメージできるようになり，リハビリテーションに励むことができた．自分自身への信頼を取り戻し，自分の能力を信じ，歩行訓練に臨むことができたのである．

2 ● レジリエンスを活用した看護実践

a. 生かすことができるレジリエンスの要因をアセスメントする

　逆境に陥っている人のレジリエンスの要因をその人の強みととらえ，生かすことのできるレジリエンスをアセスメントする．看護師は，身体の状態とともに心理社会面も合わせて対象者のウェルビーイング（well-being）を目指してアセスメントする．

　レジリエンスの構成要因とは，外部からのサポートと資源，内的な自身の強さ，ソーシャルスキルと対人関係スキルである（表Ⅲ-7-1）．また，対象者にとっての高齢者特有のレジリエンスの構成要因（表Ⅲ-7-2）を考えると，Hさんには忍耐力があり，「自分自身への信頼」さらに「意味を見出す」が看護支援で活用の可能性があると判断できる．

b. 対象者がウェルビーイングを目指し，変化しようとしているニーズを把握する

　Hさんが看護師に投げかけた「ずっと寝たきりのままなのだろうか」という疑問は，「自分のためと家族のために寝たきりのままではいたくない」というHさんの強い願望から湧き上がっていた．心身ともにウェルビーイングを目指し，変化しようとしているニーズがあり，看護師がそのニーズを把握することが大切である．

c. 対象者が先を見通し，前向きな展望をもち続けられるよう働きかける

　Hさんは高齢者になってから病気になり，一時寝たきり状態となり逆境に陥った．病気が発症し，衝撃の渦中にあるときは，危機への看護支援が必要である．Hさんの身体の状態は回復期で，本人がリハビリテーションに意欲的に取り組むことでADLの向上が期待できる段階であった．看護師はHさんの心配事を，リハビリテーションへの前向きな気持ちを後押しする，よいタイミングととらえた．Hさんの今後のリハビリテーションの取り組み方や日常の過ごし方で回復過程を促進できると判断し，Hさんに目指すべき姿を描い

てもらうよう働きかけた．先を見通し，前向きな展望をもち続けられるようにすることが，レジリエンスを高めるための1つの支援である．

学習課題

1. レジリエンスとは何か，定義を基に説明してみよう．
2. レジリエンスの構成要因を説明してみよう．
3. 高齢者で起こりやすい困難と避けがたい喪失を思い起こし，老年看護にレジリエンスを活用する意義を説明してみよう．

引用文献

1) 祐宗省三編著：レジーリエンス．ウェルビーイングの発達学，p.18-21，北大路書房，2003
2) APA American Psychological Association, The Road to Resilience, 〔http://www.apa.org/topics/resilience〕（最終確認：2023年1月18日）
3) Rutter M：Resilience in the face of adversity. Protective factors and resistance to psychiatric disorder. the British Journal of Psychiatry 147：598-611，1985
4) 河上智香，西村明子，新家一輝ほか：レジリエンス概念と今後の研究動向．大阪大学看護学雑誌 11（1）：5-10，2005
5) Masten AS, Best KM, Garmezy N：Resilience and development：Contributions from the study of children who overcome adversity. Development and Psychopathology 2（4）：425-444，1990
6) Wagnild GM, Young HM：Development and psychometric evaluation of the Resilience Scale. Journal of Nursing Measurement 1（2）：165-178，1993
7) Windle G, Markland DA, Woods RT：Examination of a theoretical model of psychological resilience in older age. Aging & Mental Health 12（3）：285-292，2008
8) Wagnild G, Young HM：Resilience among order women. Image：the Journal of Nursing Scholarship 22（4）：252-255，1990
9) Hardy SE, Concato J, Gill TM：Resilience of community-dwelling older persons. Journal of the American Geriatrics Society 52（2）：257-262，2004
10) Bonanno GA：リジリエンス—喪失と悲嘆についての新たな視点（高橋祥友監訳），p.251-252，金剛出版，2013
11) Zolli A, Healy AM：レジリエンス 復活力—あらゆるシステムの破綻と回復を分けるものは何か（須川綾子訳），p.20，ダイヤモンド社，2013
12) Huang MF：Resilience in chronic disease：the relationships among risk factors, protective factors, adaptive outcomes, and level of resilience in adults with diabetes, Queensland University of Technology, doctoral dissertation, 2009
13) 前掲11），p.20
14) 小塩真司：レジリエンスの構成要素—尺度の因子内容から．児童心理 70（1）：21-27，2016
15) 平野真理：レジリエンスの資質的要因・獲得的要因の分類の試み—二次元レジリエンス要因尺度（BRS）の作成．パーソナリティ研究 19（2）：94-106，2010
16) Grotberg EH：The international resilience project findings from the research and the effectiveness of interventions, 1996, 〔http://files.eric.ed.gov/fulltext/ED419584.pdf〕（最終確認：2023年1月18日）
17) 上野雄己，平野真理：個人と集団活動を通したレジリエンス・プログラムの効果検討．日本ヘルスサポート学会年報 4：17-24，2019
18) Sood A, Prasad K, Schroeder D et al：Stress management and resilience training among Department of Medicine faculty：a pilot randomized clinical trial. Journal of General Internal Medicine 26（8）：858-861，2011
19) 平野真理：生得性・後天性の観点からみたレジリエンスの展望．東京大学大学院教育学研究科紀要 52：411-417，2012
20) van Abbema R, Bielderman A, De Greef M et al：Building from a conceptual model of the resilience process during ageing, towards the Groningen Aging Resilience Inventory. Journal of Advanced Nursing 71（9）：2208-2219，2015

⑧ ストレングス

この節で学ぶこと

1. 老年看護学におけるストレングス活用の意義を理解する.
2. ストレングスの概要を理解する.
3. ストレングスを活用した高齢者の理解と看護実践について理解する.

A. 老年看護に活用できるストレングス

1 ● ストレングスを活用する意義

　ストレング理論は, 人々が弱み（ウィークネス）と強み（ストレングス）をもち合わせていることを前提としている. 高齢者の**ウィークネス**には, 加齢や疾病による身体的な機能低下のみならず, 精神心理面では意欲の低下や認知機能の低下, 家族との死別や子どもの自立, 定年や退職による今までの役割の喪失などがある. 一方, **ストレングス**には, 高齢者本人の身体的状況や顕在的・潜在的な能力, 精神的な意欲, 自分に対する自信に加えて, 支援してくれる人々との関係, 安心して生活できる環境, 経済的な基盤なども含まれる.

　高齢者ケアの現場では, 意思決定やアドバンスケアプランニング（advance care planning：APC）がクローズアップされており, 高齢者本人が主体性を発揮する場面が多くなってきている. それは, 高齢者はケアの受け手だけではなく, 自らが問題解決を目指した活動を行うことが求められているということである. 少子高齢化が進んでいる日本では, 高齢者の力は地域社会の有力な資源であり, ストレングスの観点から高齢者支援のあり方を考えていくことがますます重要になっている.

　しかし, ストレングスは元気な高齢者のみが有しているものではない. 寝たきりで他者の支援がないと生活できない要介護の状態であっても, その人なりのストレングスは必ずある. 老年期は, 老化と衰退の時期とみなされウィークネスが強調される一方, 豊富な知識や知恵を有し, 長い人生を生き抜いてきた経験というストレングスがある. ストレングスの視点を活用することで, 高齢者をただ単に弱い存在としてではなく, ウィークネスとストレングスが共存する存在として多角的に理解することができる. また, 高齢者にとってのストレングスを探ろうとかかわることで, よりいっそう高齢者の理解が深まるとともに, 今までウィークネスだと思っていたことがストレングスとして活用できることに気づけるかもしれない.

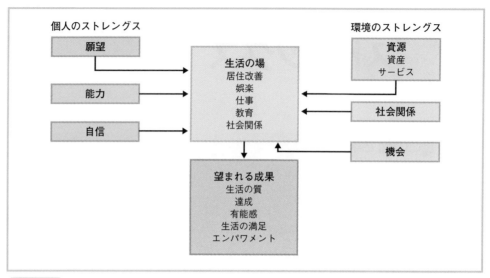

図Ⅲ-8-1　ストレングスの概念の枠組み

[Rapp CA, Goscha RJ：ストレングスモデル―リカバリー志向の精神保健福祉サービス，第3版（田中英樹監訳），p.62，金剛出版，2014を参考に作成]

2●ストレングスの概要

　ストレングスの考えは，1970年代の米国で精神障害者へのケアマネジメントに導入された[1]．日本では，1990年代に社会福祉分野を中心に広まり始め，現在では精神障害者支援や高齢者のケアにおいて，ストレングスの概念や考え方のみならずストレングスを活用した実践が普及してきている．

　それまでの保健・医療・福祉分野では，対象の身体的・精神心理的・社会的な問題や欠陥，依存などのウィークネスに着目し，それらを解決することを目的としてきた[2]．しかし，高齢者はウィークネスの背景となる問題状況を解決することが難しい場合が多い．たとえば，高齢者はいくつもの慢性疾患を抱えていることが多いが，看護師のかかわりによって慢性的な状態を解決することはできない．それより，慢性的な状態が悪化しないように内服を管理し，適切な生活を送るためのセルフケア能力（内的資源）はあるか，家族の支援（外的資源）を受けることはできるのかを検討することが重要である．このように，高齢者を看護するうえでは，ウィークネスに焦点を当てるだけではなく，ストレングスを探し出し活用していくことが必要である．また，このようなストレングスの視点を用いた高齢者ケアは，特別なものではなく，日常的な看護に根づいている部分もある．

　ストレングス理論は，人の生活に影響を及ぼしている要素を明らかにし，その要因を変えることで望まれる成果に向けて目標を達成すること，あるいは成長することを目指している．そして，望まれる成果は，その人が住む生活の場のタイプと質が反映される．この生活の場は，その人の**個人のストレングス**と**環境のストレングス**によって決定される．個人のストレングスの要素には**願望，能力，自信**があり，環境のストレングスの要素には**資源，社会関係，機会**がある[3]（**図Ⅲ-8-1**）．

　また，ストレングスは既存のストレングス，潜在的なストレングス，背景や周囲の状況，

環境によってストレングスに変換可能な弱さ[4] という側面や，時間性（過去，現在，未来）からも検討する必要がある[5].

B. ストレングスの活用事例

> **事例** 顕在化したストレングスにより自宅退院となった高齢者
>
> 　Iさん（80歳，男性）は，誤嚥性肺炎を繰り返しており胃ろう造設を行った．喀痰が多かったために頻回に吸引を行っている状態であった．もともとあまりしゃべることはなく，発語があっても痰がらみで聞き取りづらかった．表情は乏しかったが，検温で訪室するたびに看護師に関心を示し，目で追っている様子がうかがえた．また，アルツハイマー型認知症の周辺症状（behavioral and psychological symptoms of dementia：BPSD）による身体損傷のリスクがあり，車椅子に座る際には身体抑制をしていた．
>
> 　身体抑制されているにもかかわらず，Iさんは車椅子を自走してナースステーションまで来たり，車椅子から立ち上がろうとする動作がみられた．担当の看護師は，Iさんのこのような行動を，自由に行動したい意思の表れではないか，看護スタッフたちと交流したいのではないかと考えた．そこで看護師は，ナースステーション近くに病室を移動させ，常に看護師が見守りながらIさんが安全に生活できるような体制を整えた．治療のために，入院後はほとんどベッド上で過ごしていたIさんであったが，実際はふらつくことなく歩行できる状態であった．
>
> 　その後Iさんは，自分で動こうとする意欲がみられ表情も豊かになり，誘導すればトイレ排泄ができるようになった．身体抑制は中止され，自由に活動できるようになり日常生活動作が拡大し，自宅退院となった．

1●ストレングスの視点からのとらえ方

　従来のウィークネスに着目したアプローチでは，Iさんの行動は転倒・転落や身体損傷を招くおそれのある危険行動とみられがちである．しかし，ストレングスの視点からみると，自由に行動したい，看護スタッフたちと交流したいという，Iさんの個人のストレングスとしての「願望」に着目することができる．それは担当看護師がIさんの行動の背景にある思いや気持ちを理解しようとしたことで，はじめて顕在化したストレングスである．

2●ストレングスを活用した看護実践

　事例に示したIさんのストレングスを各要素に分類・整理すると**表Ⅲ-8-1**のようになる．ここから，ストレングスの要素が相互に関連していることに気づくだろうか．個人のストレングスの要素の自由に行動したい，看護スタッフと交流したいという「願望」をかなえるためには，活動できる身体「能力」とその願望を支える意思・意欲である「自信」が必要である．また，環境のストレングスの要素も同様に，看護師のケアや見守りの体制，病院の環境という「資源」が整い，その場にいる看護師や他の医療スタッフとかかわる「社会関係」があるからこそ，Iさんが自由に活動したり他者とかかわる「機会」がもたらされる．それがIさんの生活の場となり，Iさんにとっての望ましい成果につながった．さ

表Ⅲ-8-1　Iさんのストレングスの要素

	ストレングスの要素	Iさんのストレングス
個人のストレングス	願望	自由に行動したい 看護スタッフたちと交流したい
	能力	車椅子を自走できる ふらつきなく歩行できる
	自信	活動への意思・意欲 看護師への関心
環境のストレングス	資源	看護師のケア提供 看護師の見守り体制 入院している病室やその環境
	社会関係	病院スタッフとのかかわり 看護スタッフとのかかわり
	機会	活動することができる機会 人々とかかわる機会

らに，Iさんが「願望」「能力」「自信」を有していたとしても，それを発揮するための「資源」「社会関係」「機会」がなければ，Iさんの望ましい成果を達成することはできなかった．つまり，どちらか一方が欠けても望まれる成果を得ることは難しくなる．

　ストレングスの視点を高齢者ケアの実践に生かすためには，個人と環境のストレングスの要素についてていねいにアセスメントを行い，その人のもつストレングスを導くこと[6]，各ストレングスの要素の関連を考察することが必要である．そして，探し出したストレングスをチーム，行政や公共団体，住民組織などで共有し，周囲の人々と継続的に支え合う姿勢が重要である．

学習課題

1. ストレングスの概要を説明してみよう．
2. 看護過程を展開した事例について，個人のストレングス，環境のストレングスをそれぞれ書き出してみよう．
3. 2で書き出したストレングスの関連を考えてみよう．

引用文献

1) 白澤政和：ケアマネジメントの本質─生活支援のあり方と実践方法，p.295-296，中央法規出版，2018
2) 前掲1），p.293
3) Rapp CA, Goscha RJ：ストレングスモデル─リカバリー志向の精神保健福祉サービス，第3版（田中英樹監訳），p.45-66，金剛出版，2014
4) Gottlieb LN：ストレングスにもとづく看護ケア 第3巻 実践編（白石裕子監訳），p.48，看護の科学社，2020
5) 前掲3），p.138
6) 佐久川政吉，大湾明美，宮城重二：高齢者ケアにおけるストレングスの概念．沖縄県立看護大学紀要 11：65-69，2010

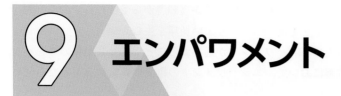

9　エンパワメント

この節で学ぶこと

1. 老年看護におけるエンパワメントの活用の意義を理解する.
2. エンパワメントの概念を理解する.
3. 老年看護の実践へのエンパワメントの生かし方を学ぶ.

A. 老年看護に活用できるエンパワメント

1 ● エンパワメントの意義

　老年看護の対象である「高齢者」は, 弱者であるか. もう少し広く考えてみると, 看護の対象である「患者」は弱者であろうか.

　ナイチンゲール (Nightingale F) は,「看護とは, 新鮮な空気, 明るさ, 温かさ, 清潔さ, 静けさを適切に保ち, 食事を適切に選んで管理すること——これらのことすべてを患者の生命力になるべく負担をかけないように行うこと」と述べている[1]. また, この生命力とは人間に備わった自然力と人間社会の中でつくり上げられた社会力の統合したものであると考えられている[2]. つまり, 看護とは, 対象者の生命力, すなわち個のもつ生きる力と周囲の人々や社会・環境からのよい影響力が, 最大限に発揮されるように, 生活や環境を整える支援の営みである. なんらかの原因によって, それらの「力」が十分に発揮されていない状態が,「看護が必要な状態」である. そして看護師は, 対象者の「力」がその人それぞれの発達段階や生活環境下において, 最大限に発揮できるよう援助する専門職なのである. この点において, エンパワメント (empowerment) は, 看護にとって非常に親和性の高い, 受け入れやすい考え方であるといえる. エンパワメントにおいては, 人々の「弱み」よりはむしろ,「強み (ストレングス)」に着目するからである.「弱み」は, 対象者本来の「強み」がなんらかの原因によって小さくなっている状態であるととらえる.

　これまで, 医療や福祉などの分野において高齢者は, 身体的な機能の衰えや認知能力の低下, 経済力の脆弱化, さまざまな役割からの引退による社会的地位の喪失などの「弱み」をもつ, 庇護すべき, 援助すべき対象としての認識がとかく優位になされてきた. たとえば, 近年の介護保険制度における介護予防の活動においても, 運動機能, 栄養摂取状況, 認知機能の低下のリスクなど, 高齢者の「弱み」を早く発見し, それ以上「弱み」が大きくならないよう, 筋力アップ教室や栄養教室などをもって予防しようとする. しかし, 高齢者を援助する者たちがしばしば遭遇するのは, 高齢者のもつ豊かな経験に裏打ちされた人生への信念や, 他者への影響力や包容力, 人間関係を上手に保つ工夫など, 高齢者のもつ人間力とでもいえるような「力」である. 時には援助者が高齢者からさまざまな影響

を受け，癒され，自己の成長を自覚させられる．援助者が高齢者から受けた肯定的な影響が，さらに高齢者のエンパワメントを進展するというよい循環を生む．

　超高齢社会を迎え，高齢者個人のエンパワメントが進展することは，社会全体のエンパワメントにも直結する．老年看護において，エンパワメントの概念は非常に有用となる時代を迎えている．

2 ● エンパワメントの概要

　エンパワメントは1960年ごろから提唱され始め，もともとは社会的弱者が本来の力を発揮できるよう社会のしくみや環境を変革していく運動に起用された考え方である[3]．その後，医療・看護の分野においても，医療従事者−患者間のパターナリズムからの脱却といった考え方の広がりに伴い，患者の潜在的な力を重視するエンパワメントへの関心が高まった．

　エンパワメントの概念はさまざまな学問領域で分析・検討されてきているが，その概念は非常に多次元的で定義もさまざまであり，理論的に発展途上であるといわれている[3]ことを前提に，概要を以下のように説明する．

　パワー（power）とは，個人や集団や地域社会が，自らと自らの生活に影響を与えるさまざまな要因をコントロールする能力である．このような能力は誰にでも潜在的に備わっており，尊重されるべきであることが前提とされている．そしてなんらかの原因でこのような能力が発揮されないでいる状態がパワーレス（powerless）の状態である．個人，集団，地域社会が，参加・対話・学習などの活動を通じ，健康や生活の質を自律的にコントロールする能力（パワー）を獲得すること，あるいは獲得するプロセスがエンパワメントである．そのプロセスでは，他者とのかかわりを通し，自分自身を客観的にとらえ直したり，自己の可能性や課題への気づきから，問題解決への動機づけや生活行動の変容などが起こる[4]．

　エンパワメントの主体は，個人，集団，地域社会など多元的であり，それらは互いに相互作用する．個人のエンパワメントは，その個人が属する集団や地域社会のエンパワメントに影響し，またその逆もありうる．

　エンパワメントは，その結果としてどのような効果をもたらすのか．個人に焦点を当てた場合，「満足感」「意欲」「自尊心」「自己統制感」「自己効力感」「ポジティブな意識」などが起こる[2]．総じて述べると，肯定的かつ多面的な自己概念が構築されるといえる．集団や個人間の関係に焦点を当てると，「コミュニケーションの促進」「相互扶助の促進」「組織間のネットワークの発展」「メンバーの強みを発揮できる役割構造」[5]などがあげられる．また，地域社会に焦点を当てると，「メンバーの地域への所属意識の向上」「地域内組織や施設間のつながりの形成」「地域資源の活用の促進」「ソーシャルサポートの進展」「地域の諸問題にかかわる施策化」などがある[5]．

B. エンパワメントの活用事例

> **事例**　介護予防教室の参加により自分らしさを取り戻し生活を再構築した高齢者
>
> 　Jさん（78歳，男性）は，妻（75歳）が脳卒中で倒れた後，自宅で介護を続けてきたが，妻に認知症の症状が現れ始めたため介護保険を申請して施設に入居させることとなった．ケアマネジャーは，妻の状態もさることながら，Jさんがいつ会っても表情が乏しく生気がないこと，生活が乱れ始めたことなどが気になっていた．そこで，役場の保健師に相談をし，Jさんの健康管理を依頼した．
>
> 　保健師はJさん宅を訪問し，身体的な健康管理や生活状況の把握を行いつつJさんの話に傾聴した．Jさんは徐々に保健師に心を開くようになり，自分の話もするようになった．保健師は，Jさんが若いころ落語や漫才を行う同好会に入っていたことを聞いたり，会話の端々から，Jさんにはユーモアがあって明るい社交的な一面があることに気づいた．そこで，役場で行っている「介護予防教室」にさりげなく誘ってみた．Jさんは最初は躊躇していたが，元来社交好きな性格で，通うようになって1年後には妻の入居する施設に足しげく通いつつ教室に毎回参加し，ムードメーカーとなり，教室の年間計画の中にはJさんの披露する小噺もプログラムされるようになっていった．また，身なりにも気を遣うようになり，教室の仲間と会話を楽しんだり，教室への新たな参加者が溶け込めるように声をかけたり気を配ったりする姿がみられるようになっていった．

1● エンパワメントの視点による高齢者の「強み」をとらえる大切さ

　高齢者を看護援助する際に，エンパワメントを基盤にして考えると，高齢者の「強み」をいかにしてとらえるか，そしていかにそれを発揮できる条件を整えるかが重要である．
　事例では，ケアマネジャーがかかわったころのJさんは，パワーレスの状態にあったと考えられる．Jさんは，妻の介護を精一杯行いたいとがんばってきた．介護のため家にいることが多くなり，満足に会話する相手もなく，会話の内容も介護関係に限られるようになり，知らず知らずに「自分らしい生活」を封印してきた．「妻の介護をする夫」である自分と，「社交的で明るい」本来の自分とのバランスが崩れ，自分らしい生活を営むことが難しい状態に陥ってしまっていたと解釈できる．Jさんの表情の乏しさ，生気のなさ，生活の乱れは，介護生活に起因し，Jさんが本来もっている自分らしい生活を営む力が発揮されにくい状況になってしまったことから表面化した「弱み」である．保健師は，その「弱み」のみでなく，会話の中からJさんの明るく社交的な面という「強み」をとらえ，介護予防教室に参加することによってその「強み」が発揮できると判断し支援している．

2● エンパワメントを活用した看護実践

　本事例では，ケアマネジャーの依頼により，保健師が「Jさん自身の健康管理」を目的にかかわり始めた．それまでのJさんにとって，外部の支援者は「妻の介護者」である自分にかかわってきたが，保健師はJさん自身に関心を向ける存在であった．Jさんは，最初は戸惑いつつも，保健師との会話の中で自分自身の問題を認識し始め，勧められた介護予防教室に参加し，仲間との相互作用によって本来の自分らしさを取り戻し，新たな価値

観を身につけ，生活を再構築し，抑え込んでいた自分自身を解放していくというエンパワメントの過程を踏んでいった．Jさんにとって保健師は，人生の伴走者のような立場に感じられ，その信頼感によって安心して介護予防教室に参加でき，参加後は本来の力を発揮するとともに，さらにほかの参加者のエンパワメントにもよい影響を与える存在となっていったのである．

　エンパワメントを活用した看護援助では，看護対象である高齢者には力が潜在していると信じてかかわること，また，エンパワメントするのは看護師ではなく当事者本人であり，看護師ができるのはあくまでも本人がエンパワメントするのを支援することであると認識してかかわることが重要である．対象者は，自分が認められる，他者と感情や考えを共有する，他者と目的を共有する，有用な情報を得るなどの体験を通して，満足感や安心感，意欲，自尊感情などを得ることにより，**潜在していた自分らしい力を取り戻し発揮してい**く．つまり，これらの体験が得られるような内的（身体・心理など）条件，外的（社会資源・家族らの支援など）条件を整えていく看護援助が求められる．

　また，エンパワメントにおいては**相互作用**が重要である．看護師は援助するという一方的な関係を対象ともつのではない．看護師は対象と相互作用し合う協働関係をもつのである．対象自身を尊重し，必要な情報を提示しながら，決して強制することなく，気持ちの変化に付き添いながらともに歩むという姿勢が重要となるのである．

C.　個人のエンパワメントを集団や地域社会のエンパワメントに生かす

　高齢者個々のエンパワメントの進展は，その高齢者の属する集団や地域社会のエンパワメントにもよい影響を与える．

　筆者は，エンパワメントの観点から，高齢者の「強み」の一側面として「心身の健康維持やその人らしい日々の生活の維持において発揮している力」を明らかにすることで介護予防に生かせないかと考え，2つの農山漁村で高齢者のみ世帯で生活する高齢者にインタビュー調査を行った．その結果，**表Ⅲ-9-1**に示す11項目の力が明らかになった[6]．高齢者のみで暮らすという状況下で，高齢者の多様な力が発揮されていることがわかる．自分自身をさらに成長させる力とともに，他者との関係をうまく保つ力，必要時に他者の力を借りる力，さらには，他者のために役立とうとする力までもがある．この調査結果から，高齢者は要援助者としてだけでなく，他者に助力できる助力者としてもとらえることができ，そうした力の発揮を地域全体のエンパワメントにも広げられる可能性がみえてくる．

　このように，介護予防活動などにおいて，エンパワメントの観点から高齢者個人の「強み」に着目し，集団や地域社会のエンパワメントに生かすことが考えられる．ここで留意したいこととして，エンパワメントは，非常に多次元的であるとともに文脈に依存した概念であるということがあげられる．その置かれた環境や社会のもつ文化の影響を受けやすいため，そのとらえ方も一様ではない．高齢者の「強み」をどうとらえるかは，その状況下の文化に合ったものでなくてはならない．

　今後は，高齢者の「強み」が生かせると考えられる状況下において，その地域や社会の文化に即して高齢者の「強み」をいかにとらえるかが検討課題であり，最適な方法を開発

表Ⅲ-9-1　高齢者のみ世帯で暮らす高齢者が心身の健康維持やその人らしい日々の生活の維持において発揮している力

発揮している力		力の内容	具体的な活動・行動
Ⅰ 自身を理解し成長させる力	(1)自己を理解する・振り返る	心身の健康状態，価値観，性格，傾向などを理解したり，自己をかえりみたりする力	持病の状態を把握する，心身の不調に気づく，自分に合った生活ペースを保つ，自尊心をもつ，自分の性格や傾向を理解する，自分の価値観を大切にする，自分の人生や経験を振り返るなど
	(2)自己を成長・向上させる	他者との交流，趣味，仕事，信仰などを通して自己を成長・向上させる力	目標をもち何かを学ぶ，やりたいことを描き実行する，信仰をもつ，好きな趣味を継続し上達を目指す，仕事をする，交流の相手を増やすなど
	(3)今の生活に満足する（を楽しむ）	自分の今の生活，健康に満足し，日々の生活を楽しむ力	利用しているサービスの内容に満足する／を楽しむ，外出や交流によって生き生きと過ごす，好きな趣味を楽しむ，健康に感謝する，子孫の成長を喜ぶ・楽しむ，気兼ねなく自分の嗜好に沿って生活を楽しむなど
Ⅱ 意思決定し行動する力	(4)情報収集し意思決定する	医療や介護のサービス情報，買い物先などの生活情報を得，自分にあったものを選択・利用・決定する力	医療機関を選択する，自分に必要な治療を理解し自己決定する，自分の生活行動を決定する，健康によい生活習慣を理解する，必要に応じて公共サービスの利用をする，必要に応じて買い物先を選択する，利用するサービスの内容を確認し選択するなど
	(5)負担の少ない生活を工夫して実行する	身体的，経済的負担の少ない方法で生活する工夫や意思決定したことを実行に移す行動力	体調を崩さないよう予防的に行動する，手間を省き負担を少なく生活する，経済的負担を減らす努力をする，自分の安全を守る，医療を受ける，自分のペースで生活するなど
Ⅲ 他者との関係を良好に保ちつつ自立した生活を営む力	(6)自立心をもつ	安易に周囲に頼らず心配や迷惑をかけずに自力で暮らすことへの自負，それを選択する力	別居家族の世話にならず独力で生活する，自宅で暮らすことを選択する，子どもに心配や迷惑をかけないことを信条とするなど
	(7)自分の状況を他者に伝達する	自分の行動や生活，健康状態を他者に知らせる力	近隣者に自分の生活行動を伝える，自分の体調を必要に応じて他者に伝える，離れて暮らす家族に自分の生活状況を知らせるなど
	(8)社会的責任や義務を果たす	属する組織における責務を全うし迷惑をかけないように行動する力	近隣や社会の迷惑にならないよう行動する，自治会会員としての義務を果たす，受けたサービスに対する対価をきちんと払うなど
	(9)他者の力を借りる・受け入れる	必要時に保健医療従事者や別居家族，友人などの手助けを求める力やそれを受け入れる力	必要に応じて別居家族や近隣者に助けを求める，他者の判断を仰ぐ，相談する，他者の援助を受け入れ助言を守る，必要に応じて公共サービスを利用するなど
	(10)他者との関係を良好に保つ	配偶者，別居家族，近隣者，医療従事者らとの関係を構築し良好に保つ力	医療従事者と対話するよう努める，親族とよい関係を保つ，地域内の交流を保つ，他者からの支援に感謝の気持ちを表す，子どもや孫の健康や生活を気遣う，交流の相手を増やす，配偶者を思いやるなど
Ⅳ 他者のために自分を役立てる力	(11)他者に役立つ・貢献する	自分の経験を生かし，若い世代を正していく役割を担う力やできる範囲で困難を抱える他者を支援する力	経験から得た知識や技術を教える，若者を気遣い助言する，できる範囲で近隣者の手助けをする，他者を尊重する姿勢をもつ，医療従事者に患者として意見し成長を促すなど

［井出成美：高齢者のみ世帯で暮らす高齢者の他者からのサポートとエンパワメント. 平成18年度千葉大学21世紀COEプログラム拠点報告書 日本文化型看護学の創出・国際発信拠点—実践知に基づく看護学の確立と展開，p.191-196, 2007 を参考に作成］

することが求められるであろう.

学習課題

あなたの身近にいる高齢者，あるいは実習などで出会った高齢者を思い浮かべてください.
1. 自分の生活や健康について，自分でコントロールできていると思えること，コントロールできていないと思えることをあげてみよう.
2. 高齢者が自分の生活や健康を自分でコントロールできない状態（パワーレス）になる要因について考えてみよう.

▌ **引用文献** ▌

1) Skretkowicz V：ナイティンゲール看護覚え書決定版（助川尚子訳），p.18，医学書院，1998
2) 薄井坦子：科学的看護論，第3版，p.28-32，日本看護協会出版会，1997
3) 野嶋佐由美：エンパワーメントに関する研究の動向と課題．看護研究 **29**（6）：453-464，1996
4) 三上友紀，井出成美，佐藤紀子：高齢者のエンパワメントに関する文献検討．高齢者のエンパワメントに着目した介護予防活動の評価に関する研究 平成20年度～平成22年度科学研究費補助金基盤研究（C）研究成果報告書，p.4-9，2011
5) 麻原きよみ：エンパワメントと保健活動—エンパワメント概念を用いて保健婦活動を読み解く．保健婦雑誌 **56**（13）：1120-1126，2000
6) 井出成美：高齢者のみ世帯で暮らす高齢者の他者からのサポートとエンパワメント．平成18年度千葉大学21世紀COEプログラム拠点報告書 日本文化型看護学の創出・国際発信拠点—実践知に基づく看護学の確立と展開，p.191-196，2007

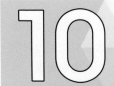

スピリチュアリティ

この節で学ぶこと

1. スピリチュアリティの機能や効力を理解する.
2. スピリチュアリティと高齢者の身体的, 精神的, 社会的健康およびヘルスプロモーションとの関係を理解する.
3. こころを支える看護「スピリチュアル・ケア」を理解する.

　スピリチュアリティ (spirituality) は, 国や文化, 個人によって, 神や仏, 祖先, 霊魂, 自然, 人, 動植物などさまざまな対象を意味し, 宗教的あるいは非宗教的に多様に解釈されている. しかしこのように多様に解釈される中, 多くの研究が, スピリチュアリティが高齢者の健康や健康行動によい影響や効果を与えることを報告している. 本節では, 多様な解釈や概念を包括した「こころを支えるスピリチュアリティ理論」と, それを基とした「スピリチュアル・ケア実践論」について紹介する. 本理論は, 看護や社会・保健科学の理論の歴史から比べればまだ若い理論である. 今後, 多くの実践事例が積み重ねられ, 看護の発展に寄与することを期待する.

A. 「こころを支えるスピリチュアリティ理論」ができた背景

　世界保健機関 (WHO) は1948年,「健康」を「完全な肉体的, 精神的及び社会的福祉の状態であり, 単に疾病または病弱の存在しないことではない」(昭和26年官報掲載の日本語訳[1]) と定義した. それから50年後の1998年, WHOは「スピリチュアリティ」を「身体 (肉体)」「精神」「社会」と同様に重要な「健康の要素」であるとし, この健康の定義にスピリチュアリティ (スピリチュアル) を加えようとした[2]. しかしそれは実現されず, 今日まで保留となっている. その主な理由は,「スピリチュアリティに対する解釈」が国や人によって異なり, 世界各国の間で統一した見解を得ることができなかったためである[1].

　ではスピリチュアリティは, 各国でどのように解釈されているのであろうか. スピリチュアリティ (spirituality) はラテン語のスピリトゥス (spiritus) を語源とし, 中世以来「神」や「聖職者」「教会」など宗教的性質や存在を表す語として認識されてきた[3]. 現代でもスピリチュアリティは, ことに北欧などキリスト教を主とする国々では, 神や宗教性と解釈されることが多い. 日本では, 英語のスピリチュアリティは「霊性[4]」と訳され, 神道や仏教, 儒教の影響から, 霊魂や仏, 祖先など, 宗教や信仰と関連して表現されている. しかしその一方, スピリチュアリティを自然や超自然 (予言や占いなど神秘的な

こと），人，芸術など，宗教外・非宗教のものとの関係に見出す人も少なくない．

　このようにスピリチュアリティは，国や文化によって，宗教的あるいは非宗教的に多様に解釈されている．しかし，欧米や日本など異なる文化や宗教，信仰様式をもつ国の科学者たちが，スピリチュアリティの「高齢者の健康とヘルスプロモーション（健康増進）へのよい影響や効果」に関して同様の研究結果を示している．そこで筆者は，主に日本や欧米で発表されているスピリチュアリティに関する文献や研究結果，種々の宗教を広範囲に探求し，スピリチュアリティに共通する機能と効力を分析した．そして，宗教という枠組みを超えて，宗教と非宗教の両方の概念を包括した「こころを支えるスピリチュアリティ理論[5]」とそれを基とした「スピリチュアル・ケア実践論[6]」を構築した．それらの一部を以下に記述する．

B. こころを支えるスピリチュアリティ理論

1 ● スピリチュアリティの対象と決定要因

　スピリチュアリティと認識されるものには，宗教的，非宗教的な事象を含めさまざまなものがある．たとえば神や仏，先祖，霊魂，宇宙，太陽，山や海，滝などの自然，超自然，花や植物，動物，（生きている）人，創造物や芸術，音楽，香り，色，食べ物，思い出などである．個人の「スピリチュアリティ」に対する認識は，その人がもつ文化や言語，宗教や信仰様式，経験，学習，社会・経済・政治的背景，その他の要因の影響を受けて育まれ，意志や信念，価値観，感情を基に決定される．これらの要因は人によって違うため，個人が「スピリチュアリティの機能や効力」を感じ，信じ，価値を置くものであるならば，どのようなものでも「その人にとってのスピリチュアリティ」になることができる．

2 ● スピリチュアリティの機能と効力：「自己超越」を助ける

　スピリチュアリティに共通する機能は，「人のこころを支え，安定させ，こころに力を与える」ことである．「こころ」とは「人間の精神作用のもとになるもの，知識・感情・意志の総体，気持」をいう[7]．すなわち，スピリチュアリティは

(1) 個人のありのままの存在や状態を受け入れ，尊重し，
(2) 考えや信念，信条，価値観，気持ちを理解し，
(3) 欠点や失敗，力がないことやできないことを許し，
(4) 癒し，いたわり，慈しみ，励まし，
(5) 経験や現象，事実に意味を見出すことを助け，
(6) 生き方を教え，道を示し，
(7) 不安や恐怖，喪失，孤独，失望，疑惑，不信，焦燥，嫌悪などの「陰・マイナス・ネガティブな感情」を緩和し，克服するのを助け，
(8) 気持ちを落ち着かせ，安定させ，
(9) 安心や帰属，愛情，信頼，満足，希望，自信，勇気，意欲など「陽・プラス・ポジティブな感情」を育む

などの作用と効力をもっている．スピリチュアリティには，個人の身体的，精神的，あるいは社会的能力を超えた「より大きな力」が備わっている．そのためスピリチュアリティは，個人に「力」を与え，その人が「自らの身体的，精神的，社会的能力の限界を乗り越えること」，すなわち「自己超越」を助けることができる．

　このような，より大きな力や超越した力，機能をもつものがスピリチュアリティであり，それを神仏に認める人もいれば，その他のものに感じる人もいるのである．超越した力の持ち主であるスピリチュアリティと「つながること（あるいは関係すること，感じること，信じること）」が自己の限界を乗り越えるために必要であり，このことは高齢者の健康の保持・増進においてはなお重要である．

3 ● スピリチュアリティと高齢者の健康およびヘルスプロモーションとの関係

　なぜ高齢者の健康の保持・増進にスピリチュアリティが重要なのか，もう少し詳しくみていこう．まず，健康とスピリチュアリティの関係を考えてみる．北米の看護学者たち[8,9]は総じて，人を身体，精神，社会，そしてスピリチュアリティの統合体として，全人的に理解する必要性を説いている．つまり，これらの要素は互いに関係し合い人の健康の完全性を補い合っており，スピリチュアリティは，身体的，精神的，社会的健康を補完する役割を担っている．高齢者は若年者に比べ身体的，精神的，社会的健康の側面が弱いため，スピリチュアリティの補完的役割がさらに強化・活性化されると考える．

　人は誰しも加齢とともに，若年時に比べて身体的，精神的，社会的健康状態が衰えてくる．年をとれば体が弱り，免疫力の低下などから病気にかかりやすくまた治りにくくなるため，多くの高齢者は複数の症状や疾病を抱えている[10]．そして，衰退していく自分の体の変化に戸惑いや焦りを感じ，病気への不安と死へのおそれを少なからず抱いている[11]．また社会的にも，若いころは社会の第一線で働き家庭においても中心的役割を担うが，定年退職や家族の成長・自立に伴い，高齢者は社会や家族における役割や生きがいを失いやすい[12]．そのほかにも，年をとった家族や配偶者，友人など大切な人々との死別などにより，多くの喪失と孤独を体験する[13]．さらに配偶者の定年退職や死により，収入減少と経済的困難にみまわれる高齢者は少なくない[14]．このような慢性的な体の痛みや病気のつらさ，体の衰え，死への恐怖，役割や生きがいの喪失，孤立，孤独感や寂しさ，生活への不安などの身体的，精神的，社会的ストレスは，抑うつ症状などを引き起こし，高齢者の精神的健康を脅かす要因にもなる[15,16]．

　こうした加齢によって引き起こされる健康状態の変化や衰え，困難な状況は，程度の差こそあれ高齢者の多くが体験するが，これらのほとんどが高齢者自身の意志や力だけでは解決できないことである．そのため高齢者は，自分のこころを支え，力を与え，苦痛や不安，ストレスなどネガティブな感情を緩和し，困難な状況を乗り越えることを助けてくれるスピリチュアリティとつながろうとするのである．高齢者が，自分の力だけではどうすることもできない身体的苦痛や精神的ストレス，社会的困難を克服し（自己超越し），どのような逆境や困難な中であっても幸福感や健康感をもち，自分らしく，尊厳ある人生を全うするためには，自己の身体的，精神的，社会的能力を超える力の持ち主であるスピリ

チュアリティを常に感じ，信じ，つながることが不可欠なのである．

4 ● スピリチュアリティの効力のエビデンスとその解釈

　では実際，「スピリチュアリティを常に感じ，信じ，つながること」が，高齢者の身体的，精神的，社会的健康やヘルスプロモーション（健康増進）にどのような影響を及ぼすのか，研究結果をいくつかみてみよう．スピリチュアリティは，高齢者の「身体的健康」については血圧を下げる[17]，血糖値をコントロールする[18]，死亡率の低下に関与する[19]ことが，「精神的健康」については孤独感を緩和する[20]，抑うつ症状を緩和する[21]，ストレスに対する精神力を高め，日常生活への満足感を高める[22]，智慧と希望を育み，健康に対する自己評価を高める[23]，認知機能低下の進行を遅くする[24]ことが，そして「社会的健康」については，他者との関係・絆を育み，帰属意識を強め[23]，他者への支援意識を高める[25]ことが統計的に検証されている．さらに「ヘルスプロモーション」に関しても，運動や身体的活動量の増加[26]，飲酒量や喫煙量の減少[27]に寄与することが報告されている．以上のような高齢者の健康状態や健康行動の改善には，先述したスピリチュアリティの効力が働いていると解釈できる．

　つまり，スピリチュアリティとつながる（感じる，信じる，関係する）ことによって，高齢者は，不安や恐怖，焦り，孤独などのネガティブな感情を緩和でき，こころが安定し，安心や帰属，満足，信頼，自信などのポジティブな感情を高めることができる．その結果，交感神経の緊張が和らぎ，血圧降下や血糖値の安定，不穏やうつなどの精神症状の緩和，ひいてはこれらの疾病による死亡の危険を下げることにつながると考えられる．他者との関係が深まり他者への支援意識が高まるのは，スピリチュアリティとのつながりによって自分のこころが安定し満たされるので，他者をいたわり支援する気持ちの余裕が生まれるためであろう．認知機能低下の予防に効果があるのは，たとえば宗教や芸術，人などのスピリチュアリティとの関係を深めることにより，学習や会話，思考活動が活発になり脳神経が活性化されるためかもしれない．また，これらのスピリチュアリティとの関係は，思考活動だけでなく，手指の運動や歩行などの全身運動を増やす動機づけにもなるであろう．さらに，宗教は生活上の規律を与える機能があるので，その教えに従って，飲酒や喫煙を控えるようになる高齢者もいるであろう．このように，スピリチュアリティは高齢者の健康状態や健康行動の改善に確かな効果を発揮しているのである．

　したがって，高齢者の身体的，精神的，社会的健康の保持・増進を助けるためには，高齢者とスピリチュアリティのつながりを促し，こころを支え，安定させ，こころに力を与えることが重要であり，それが「看護の鍵」となる．超高齢社会を迎え，身体的にも，精神的にも，社会的にも複雑な悩みを抱える高齢者が増えている今こそ，スピリチュアリティに焦点を当てた看護「スピリチュアル・ケア」を発展させていく必要がある．

C.　こころを支える看護：スピリチュアル・ケア

　上記の理論をふまえ，筆者はスピリチュアル・ケア（spiritual care）を「こころを支え，安定させ，こころに力を与える看護」と定義する．以下に，スピリチュアル・ケアに必要

な「スピリチュアル・アセスメント」と「スピリチュアリティとのつながりの促進」，そして「スピリチュアリティの体現」について簡略に述べる．

1 ● スピリチュアル・アセスメント

　スピリチュアル・ケアは，**スピリチュアル・アセスメント**（spiritual assessment）に始まる．スピリチュアル・アセスメントで看護師は，高齢者の「こころの状態」を観察し，感情や気持ちの安定度，意志や信念の強さ，信仰の有無，価値観（何に価値を置いているか，何を大切にしているか）などについて把握する．そして，その人のこころ（気持ちや意志，価値観など）を支え，癒し，力を与え，安定させることができる，「その人にとってのスピリチュアリティ」が何であるか（その人が，何によってこころを安定させることができるのか）を見出す．さらに，それらのスピリチュアリティと高齢者の「つながりの状態」（どのようなときに，どのような方法で，どれくらいの頻度や時間の長さ，程度，親密さで関係しているか）とそれに対するその人の「満足度」を把握する．また同時に「身体的，精神的，社会的健康状態」を観察・アセスメントし，高齢者の気持ちを陰・ネガティブな状態にし，こころの状態を不安定にさせる素因（たとえば体の痛み，病気への不安，経済的な困窮など）を多方面から分析する．

2 ● スピリチュアリティとの「つながり」の促進

　スピリチュアル・アセスメントによってその人にとってのスピリチュアリティを見出したら，看護師はそれらと高齢者とのつながりを促し，その人のこころを支援し，こころの安定を図る．たとえば，スピリチュアリティを「神仏や先祖」に認める高齢者に対しては，祈りや参拝などにより神仏・先祖とのつながりを促し，スピリチュアリティを「家族や友人」に見出す高齢者には，面会や談話，交流を促し，これらとより頻繁に密につながることができるよう助力する．また，「自然」によって癒されるという高齢者には，散歩に出かけ自然に触れる機会を増やし，生活環境に自然を多く取り入れるよう配慮する．さらに，「幸せな思い出」によってこころが励まされる高齢者ならば，懐かしい音楽をかけたり，傍らで回想や語りに傾聴する．このように，さまざまな方法と工夫をこらして高齢者とスピリチュアリティとのつながりを促進するのである．以上のようなこころのケアは，身体的，精神的，社会的ケアや治療と並行して行うことが，高齢者の健康を統合的に保持・増進するうえで効果的である．

3 ● スピリチュアリティの体現：スピリチュアル・ナース

　スピリチュアル・ケアを行うために，看護師にはスピリチュアリティを体現することを提言する[28]．既述の通り，スピリチュアリティには，神仏，先祖，自然などだけでなく「生きた人」でもなることができる．私たち看護師自身も高齢者にとってのスピリチュアリティの1つとなり，高齢者の方々とつながり，スピリチュアリティの機能（こころを支え，安定させ，こころに力を与える）を発揮するのである．つまり，看護師は，高齢者をいたわり尊敬し，これまでの人生や経験を尊重し，話に耳を傾け，その人の気持ちや大切にしている考えや信念，価値観を認め，受け入れ，痛みや苦しみを理解し，疲れを癒し，

不完全であることを許し，励まし，病気や死への不安やおそれ，孤独などのネガティブな感情を和らげ，気持ちを落ち着かせ，安心させ，生きる勇気と希望を与え，身体的・精神的・社会的な困難をともに乗り越えることができるよう支援するのである．

　看護師の仕事は，さまざまな健康の段階の人々に「元気を与えること」である．元気とは「活動のみなもととなる気力，万物生成の根本となる精気」[29]をいう．元気を与える，こころを支えるのがスピリチュアル・ケアであり，高齢者のそばにいるときにも，高齢者が思い出すときにも，看護師はその人のこころに安心や信頼，希望をもたらすことができるような存在，すなわち「スピリチュアル・ナース」になることを奨励する．そして，看護師が人々のこころを理解し支援することができるようになるために，以下のことが有効と考える．

- **自分自身が健康であるよう健康の保持・増進に努めること：**
  他者の健康を守るために，まず自分の健康状態を良好に保てるよう努めよう．
- **こころが安定していること：**
  他者のこころの安定を助けるために，「自分自身のこころを安定させる方法」を知り，自分のこころの安定を図ろう．
- **主観的な健康感や幸福感を高めること：**
  小さなことにも喜びや幸せを感じ，また，たとえ疾病や虚弱があっても「健康」と感じることができるような豊かな感受性を養おう．
- **他者の価値観や信念を受け入れる包容力や公平性，寛容性，中庸性（偏った考え方をしないこと）を身につけること：**
  他者にとってのスピリチュアリティは自分のそれと違うことがあるが，否定せず，尊重することができる包容力を育もう．
- **カウンセリングの能力を高めること：**
  よい聞き役・話し手になるために，カウンセリングの技術を磨こう．
- **森羅万象に関心をもち，研鑽を積み，幅広い知識と確かな技術を身につけること：**
  人の「身体面・精神面・社会面・こころ」全体をケアすることができるようになるために，看護の技術と知識を習得するとともに社会のさまざまな現象や情勢，文化，思想などへの理解を深めよう．

　人間は誰もが不完全であり，個性や経験，学習・発達段階もさまざまであるから，これらのことを一度に完全に行うことは難しいかもしれない．しかし，自分のできる範囲で楽しみながら日々少しずつこれらの力をつけていくことは，よりよいスピリチュアル・ケアの実践に役立つであろう．高齢者のこころに元気を与え，病気や不安や困難などさまざまな問題を乗り越える力を注ぐことができるような看護師になっていただきたい．

学習課題

1. スピリチュアリティにはどのような機能や効力が備わっているか説明してみよう.
2. 年齢や性別，家族構成，信仰の有無，健康状態などの背景を設定して，ある高齢者を想定し，その高齢者に対し，スピリチュアリティとのつながりを促進する具体的な方法を考えてみよう（例：地域在住の75歳の女性で，2年前に配偶者と死別した独居高齢者）.
3. よりよいスピリチュアル・ケアを提供できるようになるための「自分の課題」を考察してみよう.

■ 引用文献 ■

1) 臼田 寛，玉城英彦，河野公一：WHO憲章の健康定義が改正に至らなかった経緯. 日本公衆衛生雑誌 **47**（12）：1013-1017, 2000
2) World Health Organization：Amendments to the Constitution. Fifty-Second World Health Assembly, Provisional agenda item 16. ANNEX 1 of the Document A52/24, 1999
3) Simpson JA, Weiner ES：The Oxford English Dictionary, 2nd Ed, Vol.XVI（Soot-Styx）, p.295, Clarendon Press, 1989
4) Suzuki D：Japanese Spirituality. p.viii, Greenwood Press, 1972
5) Imamura E：A Theory of Spirituality. Unpublished manuscript, School of Nursing, University of Michigan, 2003
6) Imamura E：Spiritual Care in Nursing Practice. Unpublished manuscript, School of Nursing, University of Michigan, 2003
7) 新村 出編：広辞苑，第7版，p.1043-1044，岩波書店，2018
8) Burkhardt MA：Spirituality：an analysis of the concept. Holistic Nursing Practice **3**（3）：69-77, 1989
9) Neuman B, Fawcett J：The Neuman Systems Model. 4th Ed, p.12-32, Prentice Hall, 2002
10) 厚生労働統計協会：厚生の指標（増刊）国民衛生の動向2022/2023，p.394-457，厚生労働統計協会，2022
11) Maxfield M, Pyszczynski T, Kluck B et al：Age-related differences in responses to thoughts of one's own death: mortality salience and judgments of moral transgressions. Psychology and Aging **22**（2）：341-353, 2007
12) 井上勝也：老年期と生きがい. 高齢者のケアと行動科学 **1**：3-11, 1994
13) Rote S, Hill TD, Ellison CG：Religious attendance and loneliness in later life. The Gerontologist **53**（1）：39-50, 2013
14) 東京都老人総合研究所，東京大学，ミシガン大学：高齢者の健康と生活 No.3, p.4, 2008
15) Boccaccio DE, Cenzer I, Covinsky KE：Life satisfaction among older adults with impairment in activities of daily living. Age and Ageing **50**（6）：2047-2054, 2021
16) Freeman A, Tyrovolas S, Koyanagi A et al：The role of socio-economic status in depression: results from the COURAGE（aging survey in Europe）. BMC Public Health **16**（1）：1098, 2016
17) Stewart O, Yamarat K, Neeser KJ et al：Buddhist religious practices and blood pressure among elderly in rural Uttaradit Province, northern Thailand. Nursing & Health Sciences **16**（1）：119-125, 2014
18) Newlin K, Melkus GD, Tappen R et al：Relationships of religion and spirituality to glycemic control in Black women with type 2 diabetes. Nursing Research **57**（5）：331-339, 2008
19) Lucchetti G, Lucchetti AL, Koenig HG：Impact of spirituality/religiosity on mortality: comparison with other health interventions. Explore（NY）**7**（4）：234-238, 2011
20) Escher C, Gomez R, Paulraj S et al：Relations of religion with depression and loneliness in older sexual and gender minority adults. Clinical Gerontologist **42**（2）：150-161, 2019
21) Bamonti P, Lombardi S, Duberstein PR et al：Spirituality attenuates the association between depression symptom severity and meaning in life. Aging & Mental Health **20**（5）：494-499, 2016
22) Malone J, Dadswell A：The Role of Religion, Spirituality and/or Belief in Positive Ageing for Older Adults. Geriatrics（Basel, Switzerland）**3**（2）：28, 2018
23) Krause N, Hayward RD：Religious Involvement, Practical Wisdom, and Self-Rated Health. Journal of Aging and Health **26**（4）：540-558, 2014
24) Agli O, Bailly N, Ferrand C：Spirituality and religion in older adults with dementia: a systematic review. International Psychogeriatrics **27**（5）：715-725, 2015
25) Krause N, Ingersoll-Dayton B, Liang J et al：Religion, social support, and health among the Japanese elderly. Journal of Health and Social Behavior **40**（4）：405-421, 1999
26) DiGuiseppi CG, Thoreson SR, Clark L et al：Church-based social marketing to motivate older adults to take balance classes for fall prevention: cluster randomized controlled trial. Preventive Medicine **67**：75-81, 2014
27) Blay SL, Batista AD, Andreoli SB et al：The relationship between religiosity and tobacco, alcohol use, and de-

pression in an elderly community population. The American Journal of Geriatric Psychiatry **16**（11）：934-943,
2008
28）今村恵美子：晩年期にある人に対するスピリチュアル・ケア―看護実践での活用と看護学生への教育．臨床老年
看護 **27**（1）：43-51，2020
29）前掲7），p.936

第IV章

老年看護の対象理解

学習目標

1. 老年看護が対象とする高齢者の特性を知り，高齢者を理解する視点を学ぶ．
2. 高齢者の特徴を多面的にとらえることで，高齢者の多様性や複雑性を理解する．

1 対象特性

この節で学ぶこと

1. 人を，からだ，こころ，かかわり，暮らし，生きがいの5つの側面からとらえていくこと，高齢者はそれらの相互連関が相乗的に作用することを理解する．
2. 老いの個別性，多様性を知り，総合的かつ全人的に高齢者をとらえる必要性を理解する．
3. 高齢者がどのように他者との関係性の中にあるのかを学ぶ．
4. 老年期の心身の変化に伴い，高齢者は自分の再吟味・再方向づけを模索していることを理解する．
5. 老年看護において高齢者に内在化した文化を理解する意義を学ぶ．

　一般的に看護の対象を身体面・精神面・社会面の3側面からとらえることが多いが，本書では，横田[1] が示した，からだ（身体的領域），こころ（心理的領域），かかわり（人間関係的領域），暮らし（生活的領域），生きがい（価値的領域）の5側面からとらえる．人間存在はこの5層にわたる領域をもっており，個人のもつユニークな独自性に，人間存在の尊厳性がある．老年期を生きる人々を全人的に理解するうえで，これら5つの側面を1つ1つみていくことにより，看護の対象とする高齢者の"その人らしさ"を発見することができる．

A. 5つの側面 (からだ，こころ，かかわり，暮らし，生きがい) が相互に関連し合う

　人は，からだ，こころ，かかわり，暮らし，生きがいの5つの側面が関連し合いながら総体として一個の人格を形づくっている．そのため，当然それらの側面は相互に密接な関連があるが，とくに高齢者においては，その関連が相互に影響し合って，相乗的に変化していくのが特徴である．高齢者の「からだ」は，身体の機能障害が複合的に生じるため，生活全般にわたって困難が生じてくるという，「暮らし」に影響が出る．また，「からだ」の状態が低下すると，それが直接「こころ」に影響し，その「こころ」の影響は「暮らし」ぶりを変動させる．たとえば，外出した際のちょっとした転倒がきっかけとなり，家の中での閉じこもりの生活が始まり，それが身体活動能力を低下させ，さらに人との「かかわり」を減少させて，精神機能も低下させ，「生きがい」の喪失につながっていくというような悪循環をもたらす．このように，5つの側面が相まって高齢者の健康問題に影響していることをふまえておく必要がある．

　高齢者の場合，いったん健康問題が発生すると，それが慢性化ならびに重症化しやすく，

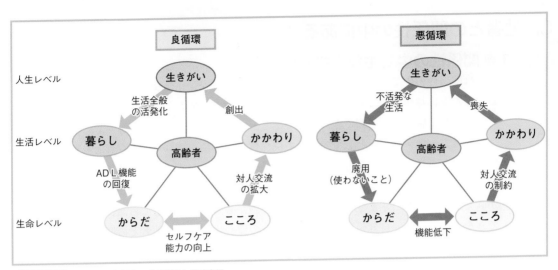

図Ⅳ-1-1　5つの側面の良循環と悪循環

生命の危機を招きやすい．床上安静による廃用症候群の防止，心身の機能の低下予防は，老年看護の主要な課題であり，生活機能の悪循環を予防し，良循環をつくり出すことによって可能になる（**図Ⅳ-1-1**）．からだ，こころ，かかわり，暮らし，生きがいの5つの要素とその相互の関連から包括的にアセスメントすることによって，健康問題を予測し，予防的に対応していくことが重要である．

B. 個別性があり，多様である

　老年看護の対象は，65歳から100歳を超える幅広い年齢層にわたる．さらに，生理的な老化は個体差・臓器間の格差が著しく，かつ生活習慣によってその起こり方は大きな影響を受けている．そのため，心身の機能レベルもさまざまであり，健康度や身体機能は個人差が年齢差を超えることも多い．

　また，高齢者は豊かな人生経験をもつとともに，その経験は個人によって大きく異なっている．70歳を超えてエベレスト登頂を成し遂げるなど，人によっては若者にも劣らない活動を続けている人もおり，健康面・経済面で恵まれないという旧来の画一的なとらえ方では高齢者を真に理解することはできない．画一的な高齢者像を見直し，老いの多様性，それぞれの人によって違った老いの現れ方があることをふまえておく必要がある．

　高齢者の言動を表層的に観察して画一的にとらえるのではなく，前述したように，からだ，こころ，かかわり，暮らし，生きがいの5側面からその人の全体像を把握し，個別性を把握していく．一方，高齢者の長い人生，過去の時間的蓄積が，現在のありように深く反映されており，またそれらが現在の健康問題と相互に関連し合っている．そのため，個人の生活史，家族史，そして時代背景の理解に努めることで，より全人的に理解していくことができる．このように，高齢者の全体像をとらえていくことが，個別ケアを可能とする．

C. 他者との関係性の中にある

1 ● 関係性の中で生かされている存在

　人は関係性の中でこそ生きられる存在であり，他者の存在はなくてはならないものである．どんなに身体機能は衰えても，日々の生活の中で，他者との交流の中で，生きていることに喜びを感じることができる存在である．

　高齢者を，社会的存在として，そして関係性の中で生かされている存在として理解していく必要がある．とくに身近な家族との関係やケアにあたる人々との関係は，高齢者の心身の健康度や安寧に大きな影響を与える．関係性の中で生かされる存在であるとは，心身が衰え，日常生活のさまざまな面に他者の介護が必要となっても，言語による自己表現ができなくなっても，自分の意思を伝え，自分の望む生き方を，他者との関係の中で全うしていくことであると考えられよう．

2 ● かかわりの変化

　老年期では，職業からの引退や子育ての終了による家族構成の変化などからそれまでの人付き合いがなくなったり，社会的な交流も減ったりと，かかわりは変化する．とくに，独居や高齢者のみの世帯，あるいは配偶者との死別など身近な人との関係を失うと，孤立感・孤独感が強まる．身内がまったくいない高齢者もいれば，何世帯もの大家族で暮らしている高齢者もおり，社会活動への参加度もさまざまとなる．また，ケア施設への入居や介護を継続的に受ける状態になると，同施設入居者やケア提供者などとの新たなかかわりが生まれる．このように，高齢者がどのようなかかわりの中で生活しているかは個々さまざまであり，身体状態や生活条件に応じてそのかかわりの性質も変化していく．もちろん新しい人とのかかわりは，古くからの友人に取って代わるものではないが，高齢者は新しくかかわる人たちともかかわりを楽しめるようになる．それは，長い人生を乗り越えてきた知恵から，その場その場で楽しむだけの弾力性と柔軟性を身につけているからにほかならない．

　このように，高齢者のかかわりの能力の柔軟性も念頭に置きつつ，どんな人とどのようなかかわりをもって生活しているかについて把握していくことが重要である．

3 ● 家族とのつながり

　家族の存在は，同居別居にかかわらず情緒的なつながりが重要な位置を占め，それが高齢者の日常的な満足感ならびに高齢者自身の意思決定に大きな影響を与える．日常生活が自立している高齢者にとっても生活面や精神面での家族の影響は大きいが，家族に介護されている高齢者は，すべての面にわたって相互に影響を及ぼす．その意味で，高齢者に直接ケアを提供するだけでなく，家族に対して行う教育や支援も重要となる．とくに高齢者の介護にあたっている家族を精神的に支えていくことは，家族の情緒の安定が高齢者との関係性に影響するという観点からもきわめて重要である．

　老いを生きることは，その行く末に死があることから，孤立していくことでもあり，そこには死期の受容観も含まれる（p.16参照）．その過程では，親や孫，祖先という家族や

神仏が意識されることが多い. 死期の受容観には, 死後も誰かの中に生き続けることと, 何かを残せることが大きいとすると, 高齢者にとって家族は, 生きている現世を超えた存在なのであり, そのつながりの感覚の中に自らの命もあるのである.

D. 自分の再吟味・再方向づけの模索

　　野口は, 生活における老年期の特徴を**図Ⅳ-1-2**のように表した. "老化"は, 個人差はあれど, それぞれの人に否応なしに自覚される. 心身の機能は加齢に伴って低下しても, それらの機能と上手に付き合いながら, 高齢者本人は, 自分のライフスタイルや身体に合うと思う方法を選び, それを長く続けている. 日々の暮らし方1つ1つがセルフケアであり, それが習慣となって, その人の身体のリズムをつくっている.

　　一方で, 疾病の罹患により新たなセルフケア行為も必要となる. たとえば, 老年期になってはじめて, 高血圧の内服薬の管理や糖尿病のインスリン自己注射, あるいはがん治療のために造設した人工肛門の管理が求められることもある. このように新たなセルフケアのための学習が必要となる場合, それまでの経験・知識を必要に応じて活用しそれまでのセルフケア行為を修正できる場合もあれば, 習慣化した行動を変更することに不安が生じ, 求められる行為を他者に依存する場合もある. ただ, この場合でも本人なりの意思と選択で, 自分のやるべきこと・課題を決めているといえる. すなわち, 他者の意見を聞き入れない高齢者の振る舞いもなんらかの意味があり, その行為を通してセルフケアを行っているととらえることができるのである.

　　高齢者は老年期の心身の変化に伴い, 習慣や生活の変更を迫られるたびに, 自分の再吟味・再方向づけを模索せざるをえない状況になると理解できる.

E. 文化を継承する存在である

　　和辻[2]は, 日常的な表現と了解を通じて人間存在の構造, したがって実践的行為的な連関の仕方を見出しうるとし, 一例として, 日常経験の一部, 朝起きて飯を食うということをあげている. 以下に引用する.

　　朝起きるのは通例「家」の内においてである. 「家」は単に材木や土の集積ではなくして「住居」であり, 住居としてすでに人間存在を表現している. 「家」という言葉が通例家族共同態を言い表わしているように, 家の構造は通例家族的なる人間存在を表現する. 居間, 寝間, 客間, 台所, 玄関等は, それぞれに家族的なる共同存在の仕方を示している. ……（中略）……食器や食卓や料理の仕方や食事の作法などがすべて一定の存在の仕方を表現する. 我々はその表現の了解においてのみ飯を食うことができる. さらにそこでは家族の間に言葉や身ぶりがかわされ, 食事そのものが共同的になされる. 我々は味覚をただ己れのみの感覚とするのではなく, 共同に食物を味わうのである. これらはすべて間柄の表現でありその了解であって, それなしには人は何物をも味わい得ぬであろう.

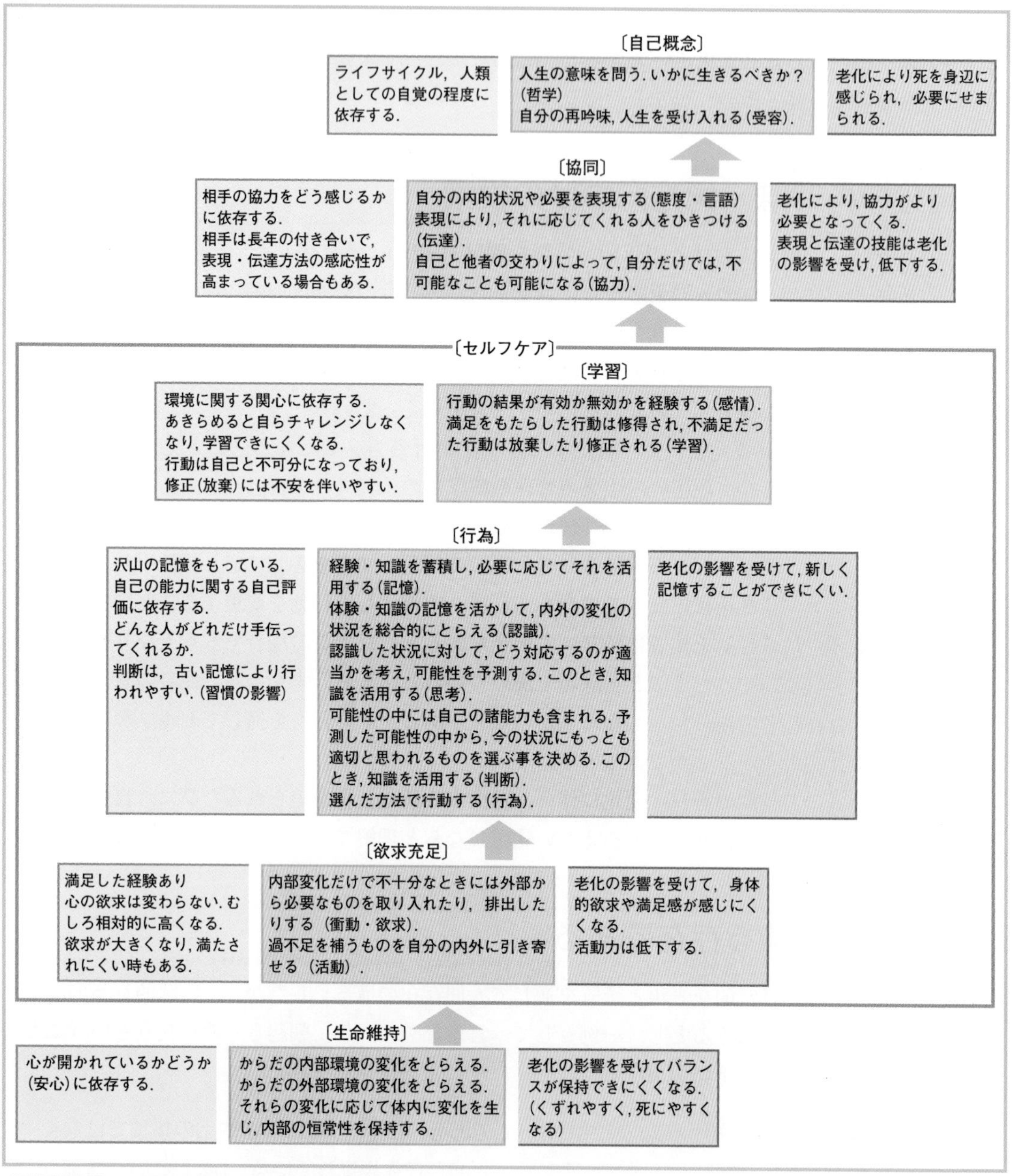

図Ⅳ-1-2　生活における老年期の特徴
[野口美和子:老人看護学概論授業資料,千葉大学看護学部,2001より引用]

　このような視点で高齢者の生活をみていってはどうであろうか.「家」での"間柄"をみていくことによって,そこに文化がみえてくるのではないだろうか.それはその高齢者と家族の文化であり,歴史であり,価値が反映されたものとしての表現と解釈することができる.

　外山[3]は,「入浴しても,横たわった状態で入る機械浴槽が施設にはよくあるが,あれは欧風の入浴習慣にもとづいて欧米で開発された機械をそのまま輸入して医療施設が使い,

それが福祉施設にも導入されたものである．日本の本来の入浴のかたちではない．かつて座位で入浴してきた高齢者にとっては，『人体洗浄』されているという感が否めないだろう」と述べている．衣類や生活空間しかりである．ケアするものがケアするという目的のもとに，いわゆる「文化」に無頓着になっていたのではないかと反省する．

　高齢者にとっては，日々の暮らしの中に「文化」があり，それが自己を支えるものとして存在している．さらに家族は日々の暮らしの中に継承されてきた，そして継承されていく「文化」をもつ．

　以上から，高齢者を支えている，その人に内在化した「文化」を十分に理解する必要があること，そしてそれがケアに生かされることが重要であるといえよう．

学習課題

1. なぜ全人的に高齢者をとらえる必要があるのか説明してみよう．
2. 老年期における他者との関係性の特徴について説明してみよう．
3. あなたの日々の暮らしの中に，あなたのどのような「文化」が存在しているのかを考えてみよう．

引用文献

1) 横田　碧：リハビリテーションアプローチを必要とする患者の看護．成人看護概論・成人保健（野口美和子編），p.182-194, メヂカルフレンド社，2002
2) 和辻哲郎：人間の学としての倫理学，p.229-231, 岩波書店，1934
3) 外山　義：自宅でない在宅—高齢者の生活空間論，医学書院，2003

コラム

老年的超越

　高齢化の進展の中で，長寿科学の対象として85歳以上の超高齢者の研究が進められている．これらの研究の一部は，超高齢期における適応的発達が可能であることを示唆している．下の図は，冨澤[i]が，奄美群島の超高齢者11名に対し，インタビューガイド（現在の生活スタイル，人生への振り返り，長生きの秘訣，何歳まで生きたいか，信仰や生かされている感など）に基づきデータ収集し，質的に分析した結果である．冨澤は「老年的超越」を，根源的に生きる意味を求める人間のエイジングをポジティブにとらえる過程で深まる超越的でスピリチュアルな思考と定義し，老年的超越形成全体図を描いた．すなわち，「老年的超越」を促進する要因は，日々の営みにおける「目標は100歳」という生を追求する超高齢者自身の能動的な生活姿勢にあり，それは子どもや近隣の支援環境と生死を体験した戦争から得た知から形成され，生活満足を感じる過程で「自我超越」「執着の超越」「宇宙的超越」の3つの要因からなる「老年的超越」が形成されることを示した．

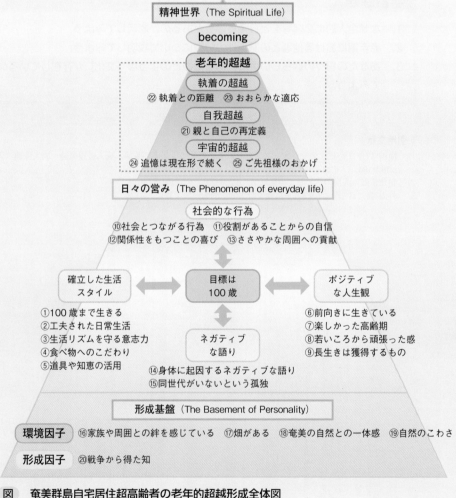

図　奄美群島自宅居住超高齢者の老年的超越形成全体図

引用文献

i) 冨澤公子：奄美群島超高齢者の日常からみる「老年的超越」形成意識―超高齢者のサクセスフル・エイジングの付加要因．老年社会科学 30（4）：477-488，2009

2　対象理解のための5つの側面

この節で学ぶこと

1. 高齢者のからだに生じる変化や，からだの特性について理解する.
2. 高齢者のこころとはどのようなものか理解し，こころの状態に影響する要因について理解する.
3. “かかわり–かかわられる”ことを高齢者の立場から理解する.
4. 高齢者の多様な暮らしのあり方を理解し，現在の暮らしぶりに影響を与える要因について学ぶ.
5. 高齢者の生きがいについて理解する.

A. からだ

1●老　化

　人のからだは，時間経過とともに加齢（aging）する. 加齢は，生から死までに生じる，よいことわるいことを問わないすべての過程である. 身体は加齢とともに成熟期を迎え，その後生存に不利となるような現象が生じてくる. それが老化（senescence）である.

　加齢とともに生じる変化にはどのようなものがあるだろうか. 皮膚のしわやたるみ，しみ，白髪の増加，頭髪の脱落，すり足・歩幅の減少（足が大きく上がらず歩行速度が遅くなる），円背（腰の曲がった姿勢），身長低下・体重減少などがある. こうした見た目の変化も老化の過程の1つの現れである. 老化の過程には，生理的老化と病的老化がある. **生理的老化**では，細胞が分裂を停止したり，脱落したりするために，生体全体では細胞の総数が減少していく. 生き残った老化細胞では，水分の減少や老廃物の蓄積などが生じる. 細胞のかたまりである臓器は，重量や容積が減ることがほとんどで，心臓は硬くなった血管を通して全身に血液を循環させようと負荷がかかるために，代償性に肥大する. 生理的老化は個人差があるものの，すべての人に不可逆的に生じる. 一方で，**病的老化**とは老化の過程が著しく加速され，病的状態を引き起こしているものをいう. 病的老化によって引き起こされる病態は**老年病**とよばれ，すべての人に起こるわけではなく，治療によりある程度は可逆的である.

　身体機能別にみた生理的老化のメカニズムと代表的な老年病については先述した（p.20, **表Ⅰ-4-1**参照）. これらの変化は，臓器によって始まる年齢や進む速度は異なり，さらに個人差も大きい. 暦年齢では同じ80歳の人でも，人によって聞こえにくさも違えば，病気からの回復の速さも異なり，食べたり歩いたりといった生活機能の違いも生まれる.

　一人の高齢者のからだには，生理的老化と病的老化のどちらも同時に生じていることが

少なくない．とくに，生理的老化と病的老化が重複し，高齢者に特有な病的状態を呈する場合は**老年症候群**ともよばれ，複数の症状や病気をもっていることも多い．また，老年病はある病態を呈する疾病の1つ1つを指す．これに対し，老年症候群は治療や介護を必要とする症状・徴候が複数まとまって現れている状態を指す．

コラム

マルチモビディティ

いくつかの慢性疾患各々が，病態生理的に関連する・しないにかかわらず併存している状態であり，診療の中心となる疾病を設定しがたい状態[i]を「**マルチモビディティ（multimorbidity）**」とよぶ．疾病だけではなく，慢性疼痛や視力低下，聴覚低下など感覚障害も含み，高齢者に高頻度でみられる状態である．このような場合は適切な診療アプローチの設定に苦慮していることが多い．そのため，多職種チームでの介入が肝要であり，その中でも高齢者の全体像を総合的にとらえ，高齢者本人の価値や期待を代弁することができる看護師の役割は大きい．

引用文献

i) 藤沼康樹：Q2マルチモビディティ―より複雑化するマルチモビディティへのアプローチ法は？　総合診療 28(8)：1102-1103，2018

2● 予備力の低下

細胞，そしてその集合体である臓器，臓器系の変化は，からだ全体にどのように表れるのだろうか．1つの臓器に病的変化が生じても，他の臓器が代わりに働くことによってからだ全体の生存機能を維持することができる．臓器どうしが相互に連携し（臓器相関），生体の**恒常性（ホメオスタシス）**が働くためである．臓器相関と恒常性のしくみは，病的，侵襲的な出来事が起こってもそれに耐えることのできる力（**予備力**）を生み出す．

たとえばインフルエンザウイルスが体内に侵入したときのことをイメージしてみよう．成熟期にある健康な身体では，上気道の機能と免疫系で病原体を排除しようとし，中枢神経系のコントロールで体温が上昇，免疫系が活性化し，循環器系が活性化した細胞に酸素や栄養を届けるというように，各臓器がもつ力を出し合うことができる．同じことが，老性変化が進む身体で起こるとどうなるだろうか．気道の線毛活動や咳嗽力が弱まっていれば，異物や痰が出しにくく病原体の排除がうまくいかないかもしれない．発熱し，体循環への需要が高まったところで，すでに心臓は肥大してポンプ機能が低下しており，拍出量が増やせず，ますます心臓への負荷が大きくなり二次的に心不全を引き起こす可能性がある．こうして，数日の発熱と1週間程度の静養で元気になるはずの感染症が，老化に伴い予備力が小さくなったからだにとっては，生命を脅かすこともある．さらに治癒しても障害が残ったり，慢性化したりしやすくなる．

3● 廃用症候群

高齢者のからだに変化をもたらすのは，老化だけではない．過度の安静や臥床の長期化，心身活動の減少によって引き起こされる心身機能の低下を，**廃用症候群**という．生活不活発病ともよばれる．高齢者では，不動が短期間であってもその間に低下した筋力を元に戻すためには長い時間がかかる．廃用症候群を引き起こすきっかけには，痛みや倦怠感，治療

に伴う安静など疾病や身体の変調はもちろん，転居や家族・友人との離別などで外出や社会的交流の機会が減少するといった暮らしの変化も含まれる．また，身体機能だけでなく老年期うつ病の発症や認知機能の低下など，精神機能も影響を受ける．

4 ● 検査・治療による高齢者のからだへの影響

　検査や治療は，身体疾患をよくするための手段でありながら，高齢者のからだでは副作用や合併症といった悪影響が問題になる場面も少なくない．

　手術に伴う身体侵襲は大きい．とくに予備力の低下している高齢者の術後では，呼吸器合併症，循環器系合併症，せん妄が問題になりやすい．なかでも**術後せん妄**は，原疾患の告知や手術への心理的動揺，原疾患や検査・手術に伴う身体的苦痛，不慣れな入院環境など強いストレスに短期間のうちに集中的にさらされ不適応にいたった状態といえる．術後せん妄を生じ意識や認知機能が障害されると，安静保持の困難や点滴・カテーテル類の自己抜去，転倒・転落などを起こしやすく，術後経過にさらなる悪影響をもたらしやすい．

　せっかく原疾患が治っても，治療に伴う安静や活動制限により，関節拘縮や筋力低下，精神機能の低下を招き，その後のライフスタイルに大きな影響を及ぼすことがある．そこで，高齢者のからだの特性をふまえ，慢性疾患や機能障害をもちながらも，自立した生活や高齢者本人の望む生活を維持することを目指すリハビリテーションが求められる．

　また，治療のために必要な検査や安静などに伴って生じる症状や病気を，**医原性疾患**とよぶ．高齢者に多い医原性疾患には，尿路感染症や褥瘡，誤嚥性肺炎などがある．なかでも，薬剤性の有害事象は頻度が高い．複数の症状や疾病それぞれに対して治療を受け，結果的に多くの薬剤を使っている状態（**多剤併用，ポリファーマシー**）になりやすい．さらに，皮膚の弾力性が低下し薄くなって脆弱化した高齢者の皮膚では，傷ができやすく，損傷すると治りにくい．医療器具類の接触や圧迫，カテーテル類の固定テープの剥離など，皮膚に外力が加わることで容易に皮膚損傷が生じる．このような皮膚裂傷を**スキンテア**とよぶ．生命にかかわらずとも，高齢者のスキンテアは日々の介助や診療補助の場面で起こる身近な有害事象であり，時に難治性にもなりうる．医療従事者の予防と管理によって発生を抑制できることを知っておきたい．

5 ● 高齢者自身にとってのからだ

　鏡で見た自分の姿や久々に会った同年代の人の，皮膚のしわや白髪など見た目の変化に気づき，はっとすることがある．老化に伴う外観の変化は高齢者が自分自身の老いを自覚するきっかけの1つである．見た目の変化の出現の仕方や時期も，からだの内部や機能の変化同様，個人差が大きい．さらに，見た目の変化への敏感さは個人のもつ外見や美醜への関心の大きさ・価値観，マスメディアや社会の論調や文化にも影響を受ける．

　からだの外に見える部分だけでなく，生理的老化に伴う慢性的な貧血や関節周囲の組織の変性など，からだの中でも少しずついろいろな変化が起こっている．ただし定型的な症状や疾病はなく，検査所見では明らかでないことも多い．そのため，一見すると身の回りで困りごとなく動き，生活しているようにみえるかもしれない．しかし実際には，慢性疼痛やしびれ，動きにくさ，聞こえにくさ，見えにくさなどを自覚していて，高齢者自身で

うまくごまかしたり，なんとかやり過ごしたりしながら生活していることがある．

　明らかな症状や病気があるかどうかだけでなく，高齢者自身が感じているからだの変化や状態，非定型で慢性的なちょっとした不具合も，高齢者のからだを理解するために重要な視点である．

B. こころ

1 ● こころとはどのようなものか

　人は，何を食べるか，誰と会うか，どのように暮らすか，周囲の人々とどのようにかかわるか（あるいはどのようにかかわられたいか），どのように生きるかなど，日々の日常生活における小さな1つ1つのことから人生を左右するような大きなことまで，あらゆることを感じたり，考えたり，選択したりしながら生きている．ここで取り扱う**こころ**とは，このような事柄を感じ，考え，選択し，行動する際の要になるものである．

　こころの状態は心身の健康に大きく影響を及ぼす．そして，心身の健康もまたこころの状態に影響する．老年看護において，高齢者のこころをどのようなものとしてとらえるかは重要である．

2 ● 高齢者のこころの状態に影響する要因

　これまで高齢者の心理に関する研究書の多くは，高齢者の「知能」「記憶」「人格」などについて，その一般的傾向を論じるものが多かった[1]．しかし，高齢者には一般に広く共通している心理状況と，長い人生経験によって培われた個性の2つがあり，互いにかかわり合いながら，それぞれの高齢者の心理や行動が形づくられる[2]．高齢者といってもそのこころの状態は，高齢者個々の人生経験や現在の身体状態，家族や周囲の人々との関係，生活の状況などによってさまざまであり，また，一人の高齢者の中でもその時々によって移りゆくものである．

　高齢者に共通している心理状況として，ここでは，黒川[1]の高齢者の心理に関する記述を参考に，**衰退・喪失を経験する年代**であること，**長い人生の歴史をもつこと**，**衰退の方向性と成熟の方向性を併せもつこと**，**死に近い存在である**ことという4点から整理して述べる．

a. 衰退・喪失を経験する年代

　老年期には，近親者や配偶者の死，心身の機能の衰退や健康状態の悪化，仕事や社会活動からの後退，家庭内における役割の変化や交代，経済的基盤の喪失など多くの衰退・喪失を体験する．また，人の手助けを借りずに生活することが困難になり，子どもと同居するために長年親しんできた地域を離れたり，生活の場所を自宅から施設に移転したりするなど，これまでに培ってきた自身の生活を変更することを余儀なくされることも多い．老年期におけるこれらの体験は，生きがいの喪失や生きる気力の減退，孤独感や不安を感じることにつながり，新しい状況への適応ができなければ不適応やうつ状態を引き起こすことにつながる．

　老年期の喪失体験や，加齢に伴う心身の機能低下を受容することは，決して容易ではな

い[3]．看護師は，衰退・喪失体験に適応することを高齢者に安易に求めるのではなく，高齢者がこれらの衰退・喪失に直面しつつ，それをどのように受け止め，どのような思いを抱いているかを理解する必要がある．

b. 長い人生の歴史をもつ

　高齢者は長い人生の歴史をもっていることが特徴である．冒頭で，"こころ"とは，日常的なことから人生にかかわることまで大小さまざまな事柄を感じ，考え，選択し，行動する際の要になるものであると説明した．人が感じ，考え，選択し，行動することには，当然のことながらその人の経験や経験によって培われた価値観，経験によりその人の中に強く残っている感情などが影響する．目の前の高齢者のこころの状態を知るためには，それまでその高齢者がどのような歳月を積み重ねてきたかを知る必要がある．

　たとえば，戦中・戦後の厳しい時代を生き抜いてきたある高齢者は，その経験から辛抱するということを学び，培われた価値観は現在のこころの強さやしなやかさとなっている．また，雨の日も風の日も朝日とともに起き農作業をして暮らしてきたある高齢者にとっては，衰えてくる足腰の許す範囲で同じような生活を送れることがこころや身体の健康の源となっている．そして，これらのような長い人生で培ってきたこころの状態は，たとえ認知症になったり，身体が不自由になり施設で生活するようになったとしても失われることはなく，自分自身の経験を若者に語って聞かせる，晴れの日は太陽に手を合わせ雨の日は雨の恵みに感謝するというように，形を変えた行動によりこころの状態を保っているのである．

　このように，高齢者の長い人生の歴史を通して培われた個性は，前述したような喪失や衰退を乗り越えるこころの強さとなり力となる．

c. 衰退の方向性と成熟の方向性を併せもつ

　黒川[1]は，老年期について「衰退や喪失」のような否定的な側面が強調されすぎるのも問題であるが，肯定的側面を強調しようとするあまりに，あたかも若者のような高齢者，何ごとかを達成した高齢者，現在もなお生産性の高い高齢者ばかりが尊ばれるのもどんなものかと警告し，忘れてならないのは，老年期が「衰退・喪失の方向性」と「成熟の方向性」を同時に併せもつ時期であることだと述べている．高齢者のこころの状態を理解する場合，この両方の側面を併せもっているということをふまえておくことが重要である．

d. 死に近い存在

　老い先が短く，近い将来に死が待ち受けていることも老人のこころの状態に影響してくる．友人や配偶者の死，自身の身体の衰えは，高齢者に死を身近なものと感じさせ，またそのような自らの死について考える機会が増えるのも老年期の特徴である．

　「死」は人間にとって避けられないものであり，それをどのように受け止めていくかが老年期の大きな課題となってくる．大切なことは，死を自分から遠いものとして客体化するのではなく，自分も遅かれ早かれ迎える身近なものとして自分の内に取り入れることである[1]．高齢者と接していると，「もう先は長くない」「もう十分に生きたからいつお迎えが来てもいい」などの死を意識した思いを聞く機会が多くある．このような高齢者の発言は「死について語る」というような重々しい雰囲気の中ではなく，日常的な生活のさまざまな場面で聞かれることも多い．

　　死を受け入れるということは，ほかの人に期待されたり促されたりするようなものではない．死を受け入れているかいないか，というよりも，日々の暮らしの中で死を身近に感じつつ，最期まで精一杯今を生きているかという視点から高齢者のこころを理解する必要があるだろう．

C. かかわり

1 ● 高齢者の"かかわり"

a. 発達段階の特徴やそれに伴う暮らしの変化に影響を受ける

　　人は，生まれてから死ぬまで周囲の人々とのかかわりの中で成長し，発達している．そして，その成長・発達の過程において"かかわり"や"かかわる人"は変化する．

　　たとえば，成人期では仕事や子育てが生活の中心であり，職場における役割や「夫」「妻」「親」のような家庭での役割を通したかかわりが中心となる．しかし，老年期になると，仕事からの引退や"子どもを育てる"ことから"子どもに看てもらう（介護を受ける）"ことへの役割の変化などに伴い，かかわりも変化する．また，配偶者や家族，友人など重要他者の死によってかかわる人も変化する．そして，病院や介護施設に生活の場を移すことになれば，日々の暮らしの中でかかわる人は，近所のなじみの人々や家族中心から，看護師や介護職者，ほかの入居者中心へと変化する．また，たとえば車が運転できなくなることによって生活範囲が縮小したり，心身の不調によって外出や移動が制限されてしまったりすることは，それまで維持してきた人とのかかわりが維持できなくなる，あるいは維持するために他者の手助けが必要になることを意味している．

　　このように，老年期におけるかかわりは，社会的な役割の喪失や重要他者との別れ，心身の状態の変化など，老年期という発達段階特有の事象やそれに伴う暮らしの変化の影響を受け，かかわりそのものやかかわる人が変化する．

b. 高齢者が新たに形成し，維持している豊かな"かかわり"

　　前述したように，老年期におけるかかわりは，老年期という発達段階特有の事象やそれに伴う暮らしの変化の影響を受け，かかわりそのものやかかわる人が変化する．しかし，高齢者のかかわりを理解する場合，かかわりが維持できなくなったり，変化したりするという視点だけではなく，豊かなかかわりを維持し，新たなかかわりを獲得することが可能であるという視点をもってとらえることが重要である．

　　たとえば，介護施設などで，話の内容はまったくかみ合っていないのに，認知症の高齢者どうしが楽しそうに会話をしている光景をみかけることがある．このような認知症の高齢者どうしのコミュニケーションは，言語による情報の交換という点では成立しているとはいえないかもしれないが，感情を交流させ，関係やつながりをもつ，すなわち"かかわる"という観点から考えると，豊かなかかわり合いであるといえる．高齢者はかかわりやかかわる人の変化に伴い，それまでの人生において培ってきた"人とかかわる力"を発揮しながら，新しい関係をつくり出しているのである．

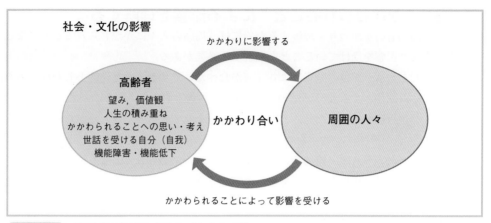

図Ⅳ-2-1　高齢者の視点からみた"かかわり"

2 ● 高齢者の立場から"かかわり"を理解する

　人間どうしのかかわりは，かかわる側とかかわられる側の双方向の"**かかわり合い**"である．高齢者は周囲に働きかけてかかわる存在であると同時に，周囲からかかわられる存在でもあり，高齢者にとってのかかわりを理解する場合には，この両方の視点から理解する必要がある．これをふまえたうえで，さらに高齢者が心地よく安心できるようなかかわりを考えるためには，かかわりを高齢者の立場から考える必要がある．具体的には，機能障害・機能低下などの身体的な状態，どのようなかかわりを望んでいるか，価値観，これまでの人生において地域や家庭の中でどのように人とかかわってきたか，かかわりに影響を与えるような環境の変化はないか，というようなかかわりに影響する高齢者側の要因を理解し，これらの情報をもとに高齢者のかかわりを考えることが重要となる．

　また，老いていくということは，人間として成熟に向かう反面，身体的には老化や疾病による機能障害・低下により，結果的に介護や援助などの世話を受けるというような"かかわられる"機会が増すということでもある．このように，多かれ少なかれ生活の中で人の世話になる機会が増えてくる高齢者にとっては，高齢者自身が他者に"かかわられること"をどのように感じ，考えているか，世話を受ける自分自身をどのようにとらえているかということもかかわりに影響を与えている．人の世話になってもなお自尊心を損なうことなく，自らの欲するところを述べ，自分が生かされてきたと自覚でき，感謝できること，すなわち「世話され上手」になることが高齢者社会では課題となる[4]．

　図Ⅳ-2-1は，高齢者の視点からかかわりを図式化したものである．高齢者と周囲の人々とのかかわりは，その人が所属する社会の中で，社会的・文化的影響を受けながら，相互に影響し合いつつ行われる双方向のかかわり合いである．この社会的・文化的とは，地域社会や，家庭，施設，あるいは施設の中のテーブルの配置，病室のメンバーなど高齢者をとりまく社会的・文化的環境のことである．したがって，高齢者の"かかわり"をとらえるためには，かかわりに影響する高齢者側の要因と社会的・文化的影響を理解し，なおかつ周囲の人々とのかかわりがこれらの要因や高齢者自身にどのような影響を与えているかを考えることが重要である．

3 ● "かかわられること" による影響を理解する

　高齢者のかかわりを理解するためには，周囲の人々にかかわられることによって高齢者もまた影響を受けていることを理解する必要がある．

　たとえば，記憶の障害により「何が食べたいですか？」と漠然とした内容の質問には答えられず困ってしまう高齢のAさんは，「お肉とお魚どちらが食べたいですか？」と具体的な選択肢を提供したり，実際のメニューを見てもらったりしながら選んでもらうことによって，「こちらが食べたい」という意思を示すことができる．しかし，このようなかかわりが試みられず，援助者によってメニューが決められてしまうとすれば，Aさんの意思決定の機会は援助者によって奪われてしまうことになる．Aさんが有する能力を発揮できるかどうかは，援助者のかかわり方によって決められてしまうのである．

　援助する側のかかわりは，高齢者の生活の質や健康の状態に関係し，かかわりの質自体がケアの質と直結しているともいえる．周囲からのかかわりがよくもわるくも高齢者に影響を与えるということを意識し，高齢者の反応を理解し，かかわり方がその高齢者の思いや状態に適していたかどうか，援助者自身のかかわりを振り返ることが重要である．

D.　暮らし

1 ● 高齢者の家族と世帯

　近年，高齢者世帯は全世帯の約半数を占めている．さらに高齢者世帯のうち，夫婦のみの世帯と単独世帯を合わせて6割近くとなっており，一人暮らし世帯は増加傾向にある．高齢者の多くが子や孫と一緒に暮らしていた時代から約40年が経過し，現在は高齢の夫婦や一人で暮らす人のほうが一般的になったといえる．さらに，親と未婚の子のみの世帯も増加している．こうした世帯でも，親が80～90歳台であれば，子も65歳を超え，高齢者のみの世帯となっていることも多い．

　高齢者のみの世帯では，高齢の夫婦や親子，きょうだいなどのどちらかが介護者であり，もう一方が介護される側となる例も少なくない．このような状況は**老老介護**とよばれている．また，認知症は加齢に伴って有病率が高くなる．そのため高齢化の進展と同時に認知症有病率も高まっており，高齢の認知症を有する人の介護を，高齢の認知症を有する家族が行っている例もある．これは**認認介護**とよばれる．4人に1人が高齢者という時代に突入している日本では，高齢者世帯の中でも要介護者が増加し，老老介護・認認介護も増加している．

2 ● 高齢者の生活環境

　年をとっても「自宅」で生活し続けたいと思う人は多い．しかし，身体機能が低下しても住み慣れた自宅で暮らし続けるためには，いくつかの条件が整っている必要がある．医療機関や介護サービスへのアクセスがよいことや，買い物や交通など生活利便性がよいこと，**バリアフリー**など住環境が整っていることなどである．とくに認知機能が低下した高齢者は，身の回りにあふれているさまざまな刺激や情報の知覚・処理・統合が難しくなり，生活環境から影響を受けやすく，自分らしく過ごせるかどうかにもかかわってくる．食事

や排泄，移動などの身の回りのことが安全にでき，室温や湿度，採光や換気などが快適に保たれ，家庭的でなじみのある設え（しつら）があることで，その場所がどのような場所で自分がどのように振る舞えばよいのかがわかりやすくなり安心した生活につながる．

　また，高齢者の増加や世帯構成の変化により，自宅以外の高齢者向け住まいの整備が進められている．「ときどき入院，ほぼ在宅」の在宅には，自宅以外の高齢者向け住まいも含まれている．高齢者は心身の健康障害や，家族や生計といった社会的要因など複合的な事情に合わせて，住まいの変更を迫られることも少なくない．高齢者自身が自分らしい生活を続けられるような暮らしの場には，活動や助け合いといった地域，建物や設えなどのハード面，介護サービスやケアといったソフト面など多領域がかかわっている．暮らし方の選択肢は広がっているが，長年の暮らしの継続性を保つことが困難になることもある．そのため，高齢者自身が希望している暮らしについて，家族や支援者も一緒に考えていく必要がある．

3 ● 高齢者の生活リズム

　生活リズムは，内分泌の日内変動などがつくり出す生体のリズムと，それに影響を及ぼす日照時間や生活環境，活動量などによって生み出される．人は約25時間の内因性周期（**サーカディアンリズム**）を，社会生活上24時間周期に同調させており，「睡眠・覚醒」「摂食行動」「体温」「副腎皮質ホルモンの分泌」などにこうした周期がみられる．

　高齢者では，入眠困難や夜間の浅眠・中途覚醒の増加といった睡眠障害が起こりやすい．また，膀胱容量の低下から夜間頻尿も生じやすい．さらに，体の動かしにくさや外出の頻度や娯楽が少ないといった環境因子も関係し，日中の活動量減少や長すぎる休息（午睡）が起こりやすい．そのため，夜間の休息が十分にとれておらず日中に眠気が続き，ぼーっとして思うように活動できないといった悪循環に陥りやすい．こうした活動の減少は，日常生活のほとんどの時間を家の中で過ごす「閉じこもり」を招くことも少なくない．高齢

コラム

高齢者のインターネット・情報通信機器の活用

　令和2年版の情報通信白書[i]によれば，2019年のインターネット利用率調査では，60歳台で90.5%，70歳台で74.2%，80歳以上でも57.5%とされている．前年と比しても60歳以上のインターネット利用率は大きく上昇し，世代間格差は縮小傾向であるとされる．また，2020年の通信機器の利活用に関する世論調査[ii]によれば，スマートフォンやタブレットといった情報通信機器の利活用については，60歳台で73.4%，70歳以上で40.8%とされる．高齢者にとってもインターネットは身近なものになってきているが，機器自体を自分で利活用しているかどうかは年代差・個人差が大きい状況と考えられる．10年後には高齢者でもほとんどの人が情報通信機器を使い，暮らしへの浸透が進むだろう．

引用文献
i)　総務省：令和2年版情報通信白書 第2部 第5章 ICT分野の基本データ，p.338，〔https://www.soumu.go.jp/johotsusintokei/whitepaper/ja/r02/pdf/n5200000.pdf〕（最終確認：2023年1月18日）
ii)　内閣府：「情報通信機器の利活用に関する世論調査」の概要，p.4，〔https://survey.gov-online.go.jp/hutai/r02/r02-it_kikig.pdf〕（最終確認：2023年1月18日）

者の生活リズムは，休息と活動のバランスだけでなく，長年続けてきた生活習慣や生活パターンも相まって，個々に独自のパターンを築いている．1日単位だけでなく，入浴は2〜3日に1回，地域の寄り合いが2〜3ヵ月に1回のような，週単位や年単位の生活パターンもある．

　さらに自宅ではない施設での生活では，1日のスケジュールや空間を他者と共有することになる．そのため，寝起き・食事・入浴のタイミングは自身でコントロールできる範囲が狭くなってしまう．一方で，高齢者施設では定期的にレクリエーションや生活リハビリテーション，季節の行事など，身体機能や認知機能が低下していても楽しめる活動が提供されていることもある．とくに認知機能の低下により1日のスケジュールの組み立てや管理に手助けが必要な高齢者にとっては，大まかに設定された1日のスケジュールや活動や睡眠などへのきっかけが準備されていることは，安心して暮らすことを助けることもある．

4 ● 高齢者の生活史と生活習慣・生活様式

　高齢者では，活動と休息のバランスや楽しみ，長年続けてきて欠かせない日課など自分なりの生活習慣や生活様式をもっていることが多い．自宅で生活する高齢者と施設で生活する高齢者の1日のスケジュール・生活パターンの例をあげる（**図Ⅳ-2-2**）．

　現在の暮らしぶりは，それまでの暮らしの延長線上にある．たとえば，食卓を囲む人の中で最後に食事に箸をつける，寝るときには小さくても何か音を流しながら入眠するなど，生きてきた時代背景や個人史に結びついた生活習慣がある．また，暮らしは長い時間の中でどんどん変化している側面ももつ．家族構成や居住地，仕事は移り変わり，とくに60〜70歳台では入院加療が必要な大病を患っていることが多い．すると，自宅外での長期療養や介護サービスなどの生活支援を受けながらの生活に変わる．高齢者の暮らしにその人の歩んできた暮らしの積み重ねをみることは，その人が大事にしようとしているこれからの暮らしのあり方を見出す手がかりになるかもしれない．

E.　生きがい

1 ● "生きがい" とは

a. 生きがいの辞書的意味

　『広辞苑』[5]によると，**生きがい**とは，「生きるはりあい．生きていてよかったと思えるようなこと」と定義されている．言葉の使い方としては「生きがいを感じる」というのが一般的であり，主観的な感情を表している用語といえる．ただ，生きがいは個人によっても世代によってもとらえ方はさまざまであり，生きている実感や喜び，充実感，生きる目標，安らぎ，自己実現，役立ち感といった用語を用いて説明されることが多い．また，生きがいは日本人の人生観を示す独自の概念といわれており，英語ではmeaning of life（人生の意味），self-actualization（自己実現），purpose in life（人生の目的）などと訳されているほか，近年では「IKIGAI」という日本語がそのまま海外で使用されるケースも多い．

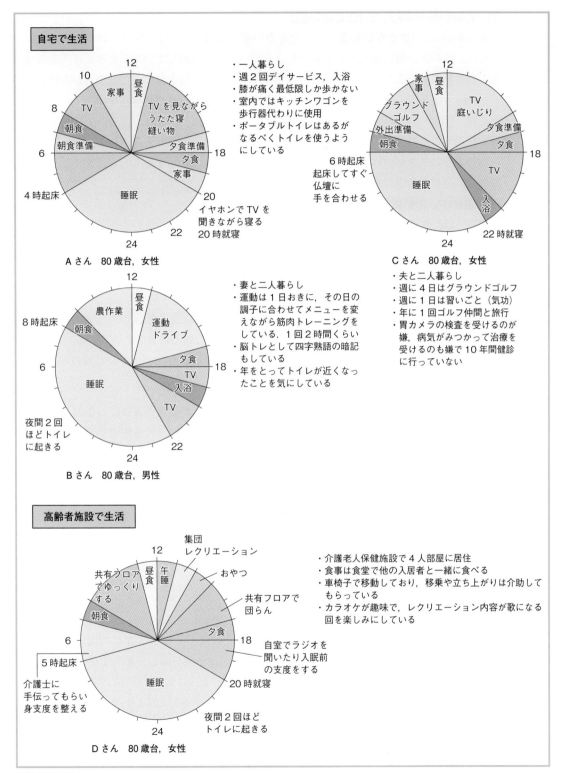

図Ⅳ-2-2　高齢者の 1 日のスケジュール・生活パターンの例

b.「生きがい対象」と「生きがい感」

　生きがいは,「生きがい対象」と「生きがい感」の大きく2つに分けられる. 生きがい対象は, その人が何に対して生きがいを感じているのかを指している. たとえば, 友人や気の合う仲間との会話, 長年続けている趣味, おいしいご飯を食べることなどがあげられる. 一方, 生きがい感とは, 生きがい対象からもたらされる感情や感覚を指している. たとえば,「よかったな」「うれしいな」「充実しているな」といった, 自らの生に意味や価値を見出すことに関連した, 充実感や達成感, 安らぎ感[6] などで表現される.

　このように生きがいは, 周囲から与えられたり判断されたりするものではなく, 主観的であり, その人の中に存在するものである.

c. 生きがいの特徴

　神谷[7] は, 生きがいの特徴について以下の6点を述べている.

①生きがいはひとに「生きがい感」を与える
②生きがいは生活を営んでいく上の実利実益とは必ずしも関係がない
③生きがい活動は「やりたいからやる」という自発性をもっている
④生きがいは個性的なものであり, 借り物やひとまねでは生きがいたりえない
⑤生きがいはそれを持つひとの心にひとつの価値体系を作る性質をもっている
⑥生きがいは, ひとがその中でのびのびと生きていけるような, そのひと独自の心の世界をつくる

　上述した特徴をふまえると, 自ら進んで何かをすることで生きる喜びにつながっているものが「生きがい」であり, 他者からの評価や利益, その場限りの達成感を得ることが目的になっているものは「やりがい」であって, 意味合いが多少異なる. たとえば,「彼は仕事を生きがいにしている」というときには, その人にとって, 仕事をすることが自らの生きる意欲や充実感, 張り合い, 自己実現といった, 生きていることの実感や将来への明るい希望につながっている状況を意味しており, 上司からの高い評価やよい報酬を得るために働いている状況とは異なる.

2● 高齢者にとっての“生きがい”とは

a. 統計調査からみた“生きがい”

　ここまで, 人間一般における生きがいについてみてきたが, 高齢者にとっての生きがいとは具体的にどのようなものだろうか. 60歳以上を対象として2021年に内閣府が行った全国調査[8] によると,「現在どの程度, 生きがい(喜びや楽しみ)を感じているか」に対して,「十分感じている」が23.1%,「多少感じている」が50.1%と, 全体の7割以上が「生きがいを感じている」と回答していた. また, 生きがいを感じる時としてもっとも多かった回答が「孫など家族との団らんの時」の55.3%であり, 次いで「おいしい物を食べている時」「趣味やスポーツに熱中している時」などと続いていた(図Ⅳ-2-3). 図Ⅳ-2-3の項目は, 余暇活動が大半を占めている. **余暇活動**とは, 食事や睡眠といった生きるうえで必要な活動(1次活動)と, 家事や仕事といった社会生活を送るうえで必要な活動(2次活動)を除く自由な時間を指す. 育児を終え定年退職することなどを背景に, 65歳以降は,

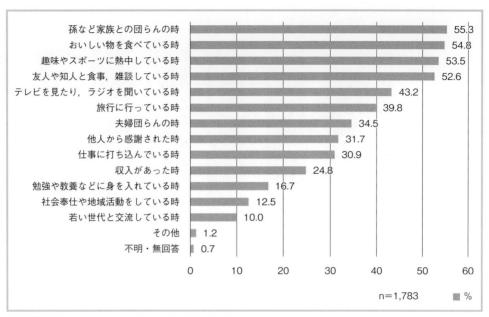

図IV-2-3　生きがいを感じる時（複数回答）
［内閣府：令和3年度 高齢者の日常生活・地域社会への参加に関する調査結果（全体版），p.118，〔https://www8.cao.
go.jp/kourei/ishiki/r03/zentai/pdf_index.html〕（最終確認：2023年1月18日）を参考に作成］

余暇活動が2次活動の時間を上回り，1日に占める割合も加齢に伴い増加している（**図IV-2-4**）．

　このように，高齢者にとっての生きがいには，余暇活動をどのように過ごすのか，そこに本人がどのような充実感や満足感を抱いているのかが深く関連している．

b. 社会福祉政策からみた"生きがい"

　日本では，1963年に制定された老人福祉法の中に教養講座やレクリエーション，老人クラブへの援助などの「生きがい対策」が規定され，それ以降，就労や生産・創造活動，老人クラブ，学習・趣味，スポーツ・健康づくりなどの多種多様な施策が，国および地方自治体によって展開されてきた[9]．2000年代に入ると，生きがい対策は，高齢者の社会進出を目的に，高齢者がもつ能力や知力を社会に還元するボランティア活動への支援などが行われるようになった．ただし，こうした生きがい対策は，行政が社会状況に合わせて考え出したもので，高齢者が望む生きがいと乖離している可能性が指摘[10]されている．高齢者の生きがいを支援するうえでは，高齢者の価値観の多様性を念頭に置いて検討することが重要である．

c. 高齢者個々の人生からみた"生きがい"

　加齢とともに，高齢者はさまざまな喪失を経験する．仕事を定年退職したり，社会的なつながりが希薄になったり，心身の健康の衰えを実感したり，身近な者の死を経験したりと，日々さまざまな変化や衰えと直面している．井上[11]は，高齢者はこうした喪失感にみまわれたとしても，ボランティア活動や孫を可愛がること，句作，舞踊や旅行，盆栽づくり，ゲートボールなどを行うことで，人から必要とされる有用な自分や新しい創造をな

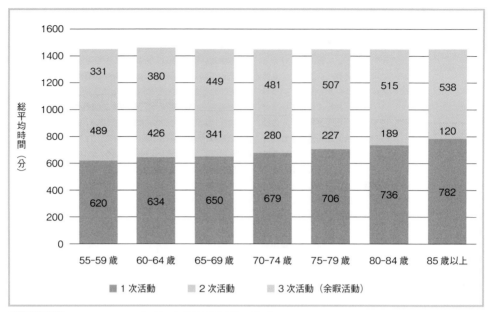

図Ⅳ-2-4　1日あたりの年齢・活動種類別総平均時間
〔総務省：令和3年社会生活基本調査　主要統計表―生活時間に関する集計（調査票A），第1-1表，〔https://www.stat.go.jp/data/shakai/2021/kekka.html〕（最終確認：2023年1月18日）を参考に作成〕

す自分，新たな感動を覚える自分を発見あるいは再発見し，喜び熱中し，生きていることの「意味」や「価値」を実感すると述べている．

また，生きがいは，新しく始めたことや目の前にある対象だけに向けられるのではない．たとえば，過去の経験が誇りになっていたり，孫の成長を楽しみにすることが今を生きるエネルギーになっている場合や，忘れられない思い出がその人にとっての生きる意味であり，価値を置いているという場合もある．高齢者の生きがいは，「経験をもとにして，自己実現に向かおうとする意思」であり，さまざまな過去の経験を基盤として，自己の現在から未来をどのようにしたいと考えるのか，その意思が生きがいである[12]ともいえる．

学習課題

1. 高齢者のからだにはどのような特性があるか，生理的・病的変化，検査・治療の影響，高齢者自身が感じる状態をふまえて説明してみよう．
2. 高齢者のこころの状態にはどのようなことが影響するか説明してみよう．
3. "かかわり-かかわられる"ことを高齢者の立場から説明してみよう．
4. 高齢者の現在の暮らしぶりに影響を与える要因について説明してみよう．
5. 高齢者における生きがいについて説明してみよう．

引用文献

1) 黒川由紀子：老いの臨床心理―高齢者のこころのケアのために，p.10-17，日本評論社，1998
2) 鎌田ケイ子：老人看護論，p.53，全国老人ケア研究会，1993
3) 松田 修：老年期の心理臨床．こころの科学 96：44-50，2001

4)　野口美和子：老年期の不安と家族の機能—世話され上手を育てる家族の機能. 生活指導研究8：102-110, 1991
5)　新村 出編：広辞苑, 第7版, p.140, 岩波書店, 2018
6)　野村千文：「高齢者の生きがい」の概念分析. 日本看護科学会誌25（3）：61-66, 2005
7)　神谷美恵子：生きがいについて, みすず書房, 2004
8)　内閣府：令和3年度 高齢者の日常生活・地域社会への参加に関する調査結果（全体版）, p.116-120, 〔https://www8.cao.go.jp/kourei/ishiki/r03/zentai/pdf_index.html〕（最終確認：2023年1月18日）
9)　中野いく子, 中島辰弥, 森久保俊満：高齢者の生きがいとその関連要因. 東海大学健康科学部紀要17：3-11, 2012
10)　粂川美紀, 堀田明裕：高齢者の生きがいデザインに関する研究—行政による生きがい対策の分析. デザイン学研究53（1）：29-36, 2006
11)　井上勝也：「老年期と生きがい」の考察. 生きがい研究13：4-15, 2007
12)　杉本加代：地域在住高齢者の生きがいに関する文献的考察, 高知女子大学紀要（社会福祉学部編）59：99-113, 2010

3　歳月の積み重ね

この節で学ぶこと

1. 高齢者の生活史・健康歴・文化・価値観について理解する.
2. 高齢者の生活史・健康歴・文化・価値観を把握する方法を理解する.

　高齢者はケアする側にいる誰よりも長い年月を過ごしさまざまな体験をしている. では, 私たちの知らない時代を生きてきたことで, どれだけ私たちと違いがあるのだろうか. それは対象理解やケアにどのように影響するだろうか. これらを考えるとき, その高齢者が過ごしてきた人生そのものを理解しようとする私たちの態度が必要であり, それがケアの出発点となる.

A. 生活史

1●生活史とは

　ある人の考え方や価値観, 行動の選択, 物事への理解, 人との関係づくりなどは, それまでの生活体験 (**生活史**) で培われてきたものである.

　高齢者の体験してきた生活の歴史は, 時代とともにある. 暮らしや生活ぶりは, 大正・昭和・平成・令和へと大きく変化してきた. 戦争を経験し, 家族・友人の死や貧困を味わった者もいる. また, 私たちよりもずっと長く生きてきた高齢者は, 親兄弟や隣近所などのさまざまな人間関係の中で育まれ, 自分の子どもを生み育て, 孫や曾孫ができて一家の繁栄を願い…といった, 人生のあらゆるものが幾重にも折り重なった豊かな感情をもち合わせている. このような高齢者を少しでも理解しようとするならば, 彼らの生活史 (生活歴) をよく知らなくてはいけない.

　高齢者にとっての現在の意味は, 孤立した現在においてではなく, 過去との関係を通じて明らかになるものである[1]. それゆえ, 高齢者から語られる生活史には, 現在に通ずる考えや価値が反映され, また未来をどう生きたいかにつながっている. 生活史と現在の生活をつなげて考えることはより深い対象の理解につながる.

2●生活史の把握方法

a. 生活の時代背景を知る

　生活史を把握するためには, 高齢者が生きてきた時代の生活を想像する必要があり, その時代背景の中で高齢者は何を体験してきたのかに着目しなくてはいけない. その時代の日常生活や家族形態, 価値観などを知ることは大変役立つ. **図Ⅳ-3-1**に生活の変遷の一例

年	主な出来事	生活	食	家族
1912	大正元年	大正時代，デモクラシーの風潮が高まる．都市では5階建ての高層建築が現れる．マスメディアの発達でラジオ放送・映画・流行歌が全国に広がる．	大正時代，都市部では電気・ガス・水道を備えるようになる．大正時代に三大洋食としてコロッケ，とんかつ，カレーが庶民の口にも入るようになる．	家父長を中心とする家制度*により伝統的に家が重んじられていた．一方で西洋文化が流入し起こった大正デモクラシーにより，政治や社会や文化など各方面における男女平等の気運が高まった．多産の時代であった．
1914	第一次世界大戦			
1923	関東大震災	関東大震災は戦後の恐慌と相まって経済に大打撃を与えた．		
1926	昭和元年	生活は戦争のために集約された．物資生産縮小，強制的な軍需産業への配置転換，男女・学生問わず労働にかり出された．生活必需品は切符制・配給制となった．戦意高揚のため映画・演劇などは戦争遂行一色となり，生活の愚痴も反戦ととられた．戦争末期，自力で生活を守るほかなく，家庭菜園，闇買い，疎開などが行われた．	和食が中心ハレ（晴れ）とケ（褻）で食事を区別ちゃぶ台が広まる．食事中の会話も許されるようになる．	三・四世代家族で暮らすことが一般的であった．結婚はお見合い結婚が主流で，お見合いは親の意思で決められた．
1937	日中戦争			*家制度とは，戸主から新戸主へ全財産が単一相続される家督相続を中心とした制度のことをいう．
1941	太平洋戦争（大東亜戦争）			
1945	原爆投下，終戦	戦争で夫や子，両親・兄弟を亡くした．	配給による食事（遅配・欠配も）学校給食にパンが普及	1947年に家制度が廃止され，家族の中心は夫婦となり，財産相続は平等となる．戸籍上，核家族化が始まる．
1950	朝鮮戦争			
1953	テレビ本放送開始	戦後10年経ってほぼ戦前の生活水準に達し，戦後の異様な生活状況から脱した．以後，高度経済成長政策の下にこれまでの生活とは異なる生活へ広がっていく．		
1959	皇太子結婚（平成天皇）	先祖伝来の農林水産業の継承が一般的ではなくなり，若者は職業を選択するようになった．卸業・小売業は縮小し，サービス業が拡大した．農家の兼業化・出稼ぎが始まった．洗濯機・冷蔵庫・掃除機・カラーテレビ・クーラーなどが普及する．主婦のパートタイム就労が目立つようになる．	嗜好の洋食化ハレとケの区別が崩れる．	
1964	東京オリンピック			好景気による驚異的な経済成長もあり，地方労働者が都会へと大量移動し，団地が建てられ核家族化が進行した．高齢者夫婦世帯や独居高齢者が出現してきた．
1965	いざなぎ景気			
1970	日本万国博覧会		米離れ食事時間の不規則化外食増大	
1972	沖縄返還			
1973	第一次オイルショック			
1979	第二次オイルショック	音楽・ファッションなどのサブカルチャーが盛んとなる．環境問題がクローズアップされる．	食のファッション化・スナック食品・健康食品への関心が強くなる．好みに応じて消費を楽しむようになる．食卓はテーブルとなる．	子どもを2人程度に抑える核家族化が進み，高等学校，大学への進学率が高まった．
1986	男女雇用機会均等法施行			85年の男女雇用機会均等法の公布で男女差別をなくす動きが前進した．
1989	平成元年ベルリンの壁崩壊東西冷戦終結	消費税3%スタート日経平均株価過去最高		大学進学率で女子が男子を上回る．
1991	バブル崩壊湾岸戦争ソビエト連邦消滅			
1995		育児・介護休業法施行		共働き世帯数が専業主婦世帯数を上回る．
1997		消費税5%へ		
2000				介護保険法施行．親の介護を公的サービスに任せる契機となる．
2001	世界同時多発テロ事件		国内BSE牛や残留農薬基準値を上回る輸入食品が問題となり食への安全性を重視する声が高まる．	
2007		高齢化率21.7%となり超高齢社会となる．		核家族化，単身世帯の増加，高齢者世帯の増加，晩婚化が進行．
2008	リーマンショック			
2009				
2011	東日本大震災		消費者庁発足	
2014		消費税8%へ		
2019	令和元年	消費税10%へ		
2020	新型コロナウイルス感染症（COVID-19）パンデミック			

図IV-3-1　生活の変遷の例（大正・昭和・平成・令和）

をあげる．高齢者一人ひとりにとって時代が与えた影響は異なる．しかし，時代背景を知って，手がかりとして高齢者の言葉・語りを聴くことは，彼らを理解することを助ける．

b. 生活史は単純に年代を追った歴史ではないことを前提に置く

高齢者の生活史はただ単にあった出来事を順に追った歴史ではない．その人の意識の中では，ある時期のことが昨日のようにありありと思い出され，またある時期のことはさほど思い返されないというものである．その人の中でそのころの記憶やイメージが，どう拡大・縮小しながら位置づいているか，どう人生を象徴しているのかは，一人ひとり異なるのである．そのことを前提にして高齢者の生活史をとらえる必要がある．

c. 語る環境・聴く環境を整える

高齢者の生活史を聴くには，その高齢者が語るに十分に落ち着いているときで，ゆったりとした場所である必要がある．なぜなら，過去の体験は決して華々しいものだけではなく，つらかったことや，誰にも言えなかった悲しいこともあり，それらがとうとうと語り出されることもあるからである．そのような話に及んでも，高齢者は十分に話せるように，聴く側はじっくりと受け止められるように，周囲から影響されないよう場の環境を整えておく必要がある．

d. 高齢者の話しやすいことから聴く

高齢者がいちばん話しやすいことから聴いていくようにする．その人は必ずしも歴史順に話をしないだろうから，自然と移ろっていくテーマで話を聴いていくのである．もちろんわからないことはしっかりと尋ねることも大切である．たとえば，「それは何ですか？」といった簡単な質問から「○○さんにとってそれはどういうものでしたか？」といったその人にとっての意味などを問うのもよい．わかったふりをして聴いては何も理解できない．

高齢者にとって孫のような若者が聴くのか，娘のような者が聴くのかによって，高齢者の話す内容や話し方，とくにどの時代のことを話すかが異なってくることがある．そのときは，高齢者が話しやすいように聴きつつ，ある程度聴けた段階で，どの時代のことを聴きたいのか伝えることで，こちらにとって驚くような話を聴けることがある．

e. 生活史の聴取法

生活史の聴き方にはライフヒストリー，ライフストーリー（p.123参照），回想法などがあり，それは高齢者のケアとして応用されている．

コラム

時代背景の違いを感じさせる高齢者の言葉

90歳台の女性：「私たちのころは好きで結婚できなかったのよ．家の者が決めていた．昔は親が絶対に逆らえなかったよう」

80歳台の女性：「もうがむしゃらに働いたよ．朝も昼も晩もなかったよ．ほーんとよく働いた」

高齢者にとって，過去をやり直したいと言っているわけではない．ただ，現代の私たちと違って，今とは異なる社会制度や慣習の中で，当時はそのようにするしかなかったということであろう．時代背景を尋ねたり，何が常識だったのか，どんな気持ちがそれから思い起こされるのかなどを聞くことで，さらに高齢者の生活史への理解は深まる．

B. 高齢者にとっての健康歴

1 ● 健康歴とは

　現在の高齢者の健康状態は，どのような生活を送ってきたのか，どのように体を使ってきたのか，その何十年分もの日々の生活の積み重ねがその人の細胞から内臓器官，脳神経から骨格まで身体のあらゆるところに影響し，つくられている．そして，時にはそれが一因となって疾病として現れる．たとえば，大型機械がなかったころから長年，朝から晩まで農作業を行ってきた人の足腰は強靱で，肌は日に焼け，手は厚く，腰が曲がっている．やがて腰痛が生じ，腰椎症と診断される．このように，健康状態というのは過去から現在までの生活の送り方の総体といえる．

　図Ⅳ-3-2は，ある高齢者の健康状態について，生活の積み重ねによってどういう影響が出ていてどういう強みをもっているのかを表したものである．このように一人ひとり生育過程が異なる高齢者の健康状態を理解するには**健康歴**の聴取が役立つ．健康歴とは，対象となる高齢者がこれまでの生活をどのような心身の健康状態で送ってきたのか，現在どのような健康状態であるかについて語ってもらうことを通して理解される，心身の健康に関する過去と現在の情報である[2]．

　健康歴では，罹患した疾病，その治療や高齢者自身の病の管理方法，他者からの支援内容，健康診断などで指摘されている事項といった，看護援助で解決すべき問題から生かすことができる高齢者の能力まで把握でき，現在必要なケアや将来起こりうる疾病・合併症の予測など，看護実践の手がかりを得ることができる．また，本人の疾病に対する受け止め方や，治療に対する満足感，身体に対する気がかりなどは貴重な情報であり，これらは継続してケアを行っていく際に重要な判断材料となる．

C. 高齢者のもつ文化と価値観

1 ● 文化・価値観とは

　ここまでに学んできたように，高齢者にはそれぞれの生活史・健康歴があり，その生きてきた社会や時代，特定の人々との関係を通して，その人の中には自然と身についた**文化**や**価値観**がある．文化や価値観は，親から受けた躾や教育，特定の地域集団の中で染みついていったものであり，自然と高齢者の物事の判断や選択に影響する．つまりこれからの生き方に影響するのである．

　文化とは，生活様式のあらゆる側面であり，広範囲にわたり，人間の諸活動すべてを包含する．その時代を生きた人に共通する考えといった，世代間で異なる文化をもつこともあれば，同世代の高齢者でも農村で育った者と都市で育った者で異なる文化もある．

　価値とは，個人あるいは集団が抱いている意思決定を行う際の基準であり，その価値判断の総体を価値観という．それは個人どうし，組織どうしの相互作用の中から生まれ形成される[3]．

　ゆえに，ひとくくりに高齢者といっても，どのような両親や家族の中で育ったのか，どのような地域で育まれたのか，どのような生活を送ってきたのかによって高齢者に内在し

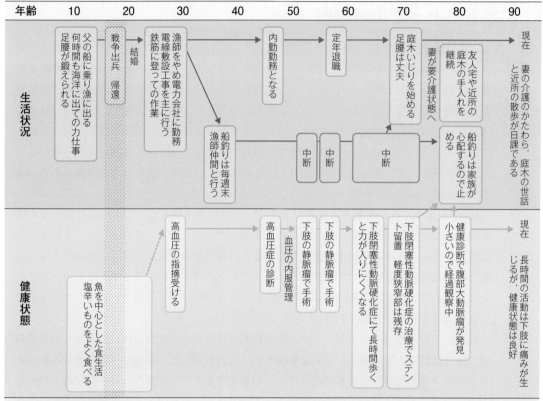

- Aさんの健康歴の解説

　Aさんは，父の影響で若くして漁師となった．そこでAさんのしっかりした体格はつくられた．そのころの塩辛い食事の影響でか高血圧を発症した．戦後に友人の勧めで電力会社へ転職したが，身体が頑丈だったことで，電線敷設の工事の勤務についた．数十年経ち，動脈硬化が進み，下肢静脈瘤や下肢閉塞性動脈硬化症を罹患するも，うまく管理されていた．治療によって一時中断せざるをえないこともあったが，仕事もしながら船小屋と船をもち，釣りをやめなかった．そのおかげか70歳を超えてもなお海に出られたし，庭木の手入れなども人よりこなせた．しかし，下肢閉塞性動脈硬化症で足にしびれが出てからは，一人で海に出ることを家族が心配し，船と船小屋は手放し釣りをやめた．しばらくして，加齢と高血圧によってか腹部大動脈瘤がみつかった．幸い大きくはならず経過観察されているが血圧値の注意が必要である．若いころに鍛えられた足腰は年をとってもAさんの自慢であった．そのおかげで，庭木の世話や散歩や妻の介護を一人で誰にも頼らず行っている．

　Aさんの健康歴から身体が丈夫で体格に恵まれていたことがわかる．現在もその丈夫さは保たれており自分のことも妻のことも一人で行っている．しかし腹部に大動脈瘤を抱えており管理は大変重要である．

図Ⅳ-3-2　Aさんの健康歴

ている文化・価値観は異なり，日本という同じ土壌で暮らしている共通の文化・価値観は存在するが，違うものも当然あるという姿勢をもって理解に臨まなければならないということである．

2●高齢者にとっての文化や価値観の重要性

　高齢者にとって，現在の生活が自身のもつ文化や価値観と一致していることは非常に重要なことである．そして，自身のもつ文化に接することは，高齢者が自身のルーツを実感でき，心癒されるものである．

高齢者の会話からわかる文化・価値観の違い

　高齢者どうしであっても，生活してきた地域によって生活文化や価値観が異なる場合がある．以下は，ある高齢者施設の中で聞かれた80歳台Bさんと90歳台Cさんの会話である．

Bさん：Dさんはどこに行ったんだろう．

Cさん：あの人（Dさん）はババしに行っているんだろ．

Bさん：まぁ，そんな汚いこと言って，私はそういう言い方嫌いよ．

Cさん：汚いって，でも本当のことだろうがよ．おかしなこと言うもんだよ．

Bさん：私はそういうことを言ったことがないよ．そんなこと言うものじゃないよ．

　このやり取りが毎日5分以上続けられ，その後は必ず両者とも不機嫌になる．

　Bさんは都会で生まれ，幼少期に農村に移り住んだものの，両親の仕事はサービス業であったので，ていねいな言葉遣いの環境で育ったものと推察される．身なりもおしゃれに気を遣っている．一方Cさんは農村出身で，代々受け継いだ農地をもっている．そこでは日常的にトイレで用を足すことを，ババと表現していたものと思われる．Bさんはこの施設のある地域の出身ではなく，介護をする家族によって連れてこられた方である．Cさんは，もともとこの地域の方である．両者はたびたび言葉遣いについて言い合いをし，互いに主張を譲らない．両者の表現をめぐる言い争いは，どちらが正しいことはないし，どちらも正しいのであろう．トラブルになりうるので，食事や交流をする席が離されることになった．

3 ● 文化や価値観の把握方法

　一般に，自身の文化や価値観をはっきりと述べることは難しい．これは高齢者にとっても同じことである．ゆえに，これらを直接聞くことはできない．よって，文化や価値観が反映されるような場面からそれらを汲み取ることが基本的な姿勢となる．

　たとえば，高齢者どうしで活動している中での対人関係づくりや何かを決める際などには，文化的規範や価値観が表れている可能性がある．また，昔話や思い出話の中にもそれらが垣間みえるときがある．高齢者の選択や判断の中で，なぜそうしたのかがわからなかったときは，その人の考えを聞いてみるとよい．

学習課題

1. 高齢者にインタビューをして，その高齢者の生活史または健康歴を記述してみよう．

2. 高齢者への参加観察やインタビューを通して，その高齢者の文化・価値観はどのようであり，それが現在の生活にどのように影響しているか説明してみよう．

引用文献

1) Carr EH：歴史とは何か（清水幾太郎訳），はしがきⅲ，岩波書店，1962

2) 正木治恵，高橋香代子：ヒストリー聴取の技術．老年看護実習ガイド（正木治恵編），p.2-10，照林社，2007

3) Kaufman SR：エイジレス・セルフ―老いの自己発見（幾島幸子訳），p.141，筑摩書房，1988

4 対象理解の深まりと広がり

この節で学ぶこと

1. 相互作用を通して高齢者を理解する方法を学ぶ.
2. 高齢者の理解を深めるプロセスを学ぶ.

A. 相互作用を通して高齢者を理解する方法

1 ● 相互作用を通した高齢者理解とは

看護は対象との相互作用を通して提供されるが,看護における対象理解もまた相互作用を通して行われることが重要である.記録に記載されている患者情報など,すでに収集されている情報だけを用いて対象の全体像を描くのではなく,それらの情報を活用して実際に対象者とかかわり,そのかかわりを通して理解することが必要である.

高齢者を理解する場合も同様であり,看護師は高齢者とかかわり合いながら相互作用を通して対象を理解する.積極的に高齢者に働きかけ,その反応を読み取り,さらに読み取った反応を次のかかわりに活用しながら相互作用を続ける.たとえば,食事介助の場面などを想像してみるとよい.食事介助の際,介助者は好みや味つけ,食べたいものなどを高齢者に問いかけ,高齢者の意向を取り入れながら介助をしようとする.あるいは,問いかけに返答することが難しい高齢者の場合には,目線や食べ物を口に入れたときの表情,嚥下のタイミングなど,さまざまな反応を高齢者から読み取り,目線を向けた食べ物を口に運んでみるなどして読み取った反応を生かしながら,高齢者がおいしく,安全に,楽しく食事をすることができるように食事介助を進めていくだろう.そして,そのやり取り,すなわち相互作用を通して高齢者の食事に関する能力や好み,習慣などについて理解していくのである.

2 ● 相互作用を通して高齢者を理解する意義

相互作用を通した対象理解はどの年代の対象者を理解する場合にも必要なことであるが,とくに高齢者の理解において相互作用が重視されるのは,"老い"の理解の難しさにある.高齢者の"老い"の経験は,臨床のほとんどの看護師にとって未知のものであり,高齢者がどのような思いを抱き,どのような体験をしているのか想像したり,理解したりすることは難しい.そして,この難しさは,個別性をみようとせず「高齢者とはこういうもの」というように年齢によって対象をひとくくりにしようとしたり,「どうせわからない(だからわかろうとしない)」と理解することを諦めてしまったりするなど,看護師の描く高齢者像を一方的でゆがんだものにしてしまう可能性がある.しかし,看護師が高齢者とか

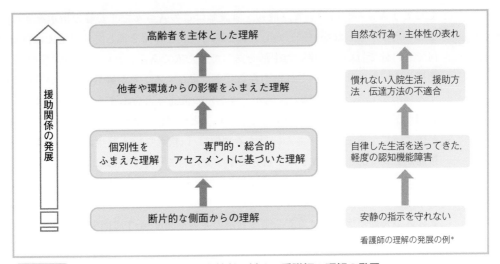

図Ⅳ-4-1　　相互作用に困難を感じる高齢者に対する看護師の理解の発展

*看護師の理解の発展の一例として，本文中の事例Aさんに対する看護師の理解を図中右側に対応して示している.
[鳥田美紀代, 清水安子, 正木治恵：意思をくみ取って援助することに困難を感じる高齢者に対する看護師のとらえ方の構造—対人援助関係の構築に焦点をあてた質的研究のメタ統合による分析. 千葉看護学会会誌 12(2)：67, 2006 より許諾を得て改変し転載]

かわり合いながら（すなわち相互作用しながら）対象を理解しようと努力することが，このような理解の不足やゆがみを解消することにつながり，さらなる相互作用が繰り返されることにより，看護師の高齢者に対する理解が真に高齢者の考えや思いを反映したものになっていくのである.

3 ● 相互作用を通して高齢者を理解する方法

　　看護師が高齢者を理解する場合，高齢者との相互作用を通してその全体像をつくり上げ，理解を深めていくことが重要であるが，認知症や失語症，難聴など，コミュニケーションに影響する機能障害がある場合や，かかわりに対する反応の乏しいような高齢者の場合には，相互作用を図ること自体が難しいと感じることも多いのではないだろうか. このような難しさをふまえ，相互作用を通して高齢者を理解するための具体的な方法について考えてみる.

　　先行研究[1] によると，相互作用が難しい高齢者に対する看護師の理解（とらえ方）は，"断片的な側面からの理解"から"高齢者を主体とした理解"に発展していくことが示されている. たとえば，言語的な意思表示のみられない高齢者に対して，かかわり始めでは「この方は自発的に話をすることはない人だ」と理解（限定的・断片的）していたものが，「言葉による反応はみられないが，激しい拒否はみられないので，嫌ではないということだろう」と理解（高齢者を主体）するようになったというように，対象者の反応を看護師側から表面的かつ一方的にとらえるのではなく，対象者の意思をふまえて理解するように変化していくのである. **図Ⅳ-4-1**は，このような相互作用に困難を感じる高齢者に対する看護師の理解の発展を図式化したものである.

　　たとえば，「看護師が何度説明しても床上安静の指示が守れず一人でトイレまで歩行し

てしまうＡさん」について，最初，看護師はこのＡさんを「安静の指示を守れない人」ととらえるかもしれない．しかし，Ａさんとの相互作用を通して「自宅では自分のことは何でも自分で行い，自律した生活を送ってきた人である」という生活背景や，「軽度の認知機能障害があり，指示された内容を覚えて実行することが難しい」という機能障害に対する理解ができ，「看護師の説明が，Ａさんの機能障害をふまえた方法ではなく，安静の意図が伝わっていなかったのかもしれない」と看護師側のかかわり方の影響を振り返ることによって，看護師のＡさんに対する理解は「（慣れない入院生活と身体的な状況により援助が必要であるが）Ａさんが自分でトイレに行こうとするのはＡさんにとって自然なことであり主体的な行動である」というＡさんを主体とした理解に発展するだろう．その結果，Ａさんの自律性を尊重しつつ安静を保持する援助方法を探究することが可能になる．このＡさんの事例における看護師の理解の発展を**図IV-4-1**の図中右側に示している．

B. 高齢者理解の発展

　以下に，高齢者ケア施設で認知症の高齢者をはじめて受けもった看護学生Ｂが，高齢者の"繰り返される話"の意味を探ることで高齢者理解を深めていった事例をあげて説明しよう．

> **事例** 認知症の高齢者をはじめて受けもった看護学生Ｂの高齢者理解の発展（1）
>
> **「高齢者のことがわからない」から「高齢者の姿や状況を具体的にとらえる」段階**
>
> 　学生Ｂ「Ｃさんは，87歳の女性，認知症があります．はじめて会ったときは，無表情で『あなたどちらからいらしたの』って言ったきり，何も話してくれなくて，どうしたらいいんだろうって悩みました．けれど，受けもち3日目あたりになって，朝の挨拶に行くと，にこっと笑顔を返してくれるようになったんです．にこって笑顔をみせてくれたとき，正直，とってもうれしいって思いました．なんか，私のことを覚えてくれたみたいで．まあ…今も同じように，毎朝『あなたはどちらからいらしたの？』とは聞かれはしますけど．でも，Ｃさん，笑顔をみせてくれるようになったころから，小さいころにお母さんの家から離されて，お金持ちの家で掃除や洗濯をして暮らしたこと，近所の子どもたちには，いつでも古い服とカバンでいじめられてつらかったことを繰り返し話すんです．Ｃさん，幼いころ，つらい経験をしてきたんだな，だから，つらい気持ちをわかってほしいんだなって思って，聴くようにしているんです」
>
> （ここで，学生Ｂの話を聴いていた教員が，「Ｃさんって，今のご家族はどうなんだろう？」と尋ねると）
>
> 　学生Ｂ「そう言われれば，Ｃさんの口からは，今の家族の話は全然出てこない…．私，Ｃさんは，昔，家族から離されたことがつらいんだから，聴かなきゃいけないって思って，繰り返される話を聴いているけれど，実は，ただ聴いているだけで，本当にこれでいいのかなって思ったりもしていたんです…．Ｃさんの繰り返される話で，私，（Ｃさんのそばから）離れることができなくなっちゃうときもあって，ちょっと困っていて…，でも，認知症だから仕方ないと思っていました…．でも，"認知症だから仕方ない"っていうのは，私のほうにある壁だったのかもしれない．ご主人はもう亡くなっているけれど，でも，今，実の息子や娘，嫁が交替で毎日来て，Ｃさんに声をかけては，洗濯物をもって行ったりしてくれているみたいです」

　実習当初，学生Bは，受けもち高齢者とどのようにかかわったらよいかわからずにいた．看護学生などの高齢者ケアの初心者は，高齢者が言っていることがわからない，認知症を伴う高齢者がいつも同じ話を何度も何度も繰り返すなどの反応に，「高齢者のことがわからない」と感じて混乱することがある．

　学生BがCさんに毎日かかわることで，Cさんは笑顔をみせるようになり，学生Bに昔の話を語るようになった．そして，学生Bは，Cさんの話に，これでよいのかと思いながらも，聴けばよいのだ，とその意味を深く考えることはなく，"Cさんの話が繰り返されるのは認知症だから仕方ない"と自分を納得させてかかわっていた．そこで，教員から高齢者の今の家族について問いかけられると，学生Bは，Cさんに対して"認知症だから"と画一的な見方をしていたことに気づきを得た．それにより，学生Bは，今のCさんをとりまく状況や事実に意識を向けるようになっていった．

　このように，看護する側が困惑してしまった体験から，高齢者のそのときの様子，自分のかかわりやそのときの思いなどを紐解いていくと，自分自身の高齢者の見方や先入観に気づかされることがある．そのような気づきが得られると，今までみえていなかった高齢者の姿や状況が具体的にみえてきて，1つ1つを具体的な"事実"として確認することができるのである．

　ほかにも，たとえば受けもち高齢者について，かかわってみても反応があまりない，と思っていることを他人に話してみたときに，「90歳ぐらいだったら，そういうことは当たり前だろう」とか「どのような認知症の症状が出ているの？」「あなたのこのようなかかわりに限ってそうなのね」などと相手が応じてくれると，今まで意識していなかった高齢者の発達段階や障害の程度，状況特性といった面に気づかされることがある．

事例　認知症の高齢者をはじめて受けもった看護学生Bの高齢者理解の発展（2）

「高齢者の姿や状況の断片がつながりをもち，全体像が描かれる」段階：事例の続き
（認知症だからって私のほうに壁があったのかもしれない，と言った学生Bに，教員が「どんなときにCさん，つらい話が出るんだろう？」と尋ねると）

　学生B「そう言われれば，朝の挨拶の後は，いつもその話が繰り返される…．その後のCさんのスケジュールはリハビリですね．みんなで広いホールに集まって，ボール遊びや競争や，体操とかやっています．もしかするとCさん，あんまりリハビリが好きじゃないのかな…．リハビリに行くとき，Cさんは，スタッフに誘われて仕方なく行くっていう感じです．…それから，私が1日の実習を終える挨拶をしに行くときは必ずいつも（その話）ですね．…ということは，今のCさんにとってつらいこと，それは，何か人前に出て行かなきゃいけないときと，人との別れの状況ってことなのかな…．そう考えてみると，確かにCさんの話って，昔のつらい体験そのものを思い出しているっていうよりも，そのときそのときの人とのかかわり方が，過去のCさんの体験に重なるような，そんなつらさを感じているっていうことなのかもしれない」

　ここで，学生Bは，教員からCさんがつらい話をするときの状況を尋ねられ，Cさんの繰り返される話は，どのような様子でどのようなときに話すのか，そのときCさんにかか

わる自分のあり方はどのようなものであったのかなどを，具体的に表現していった．それが，繰り返し語られるつらい話がCさんにとってどのような意味をもつのかと考えることにつながった．学生Bにとって，Cさんの話は，ただ"繰り返される話"ではなく，今のCさんにとって意味のある話となった．

　このように，高齢者についてのさまざまな姿や状況を自分の言葉でつないでいくと，断片的だった高齢者に関する情報の1つ1つがつながりをもってくる．また，高齢者について"この人はこんな人"と表現してみようとすることで，何から伝えたらよいだろう，何がこの人にとって大切で，どのようなことがなぜ重要なのかと考えることにつながる．さらに，高齢者の姿や状況の具体的な断片がつながりはじめると，ここは具体的にはどうだっただろうと新たな疑問が生まれたり，高齢者と面と向かってかかわっているときには気づかなかったことに気づくこともある．1対1のかかわりの場から一歩引いて，高齢者にかかわる自分も環境の1つとして高齢者の全体を眺め直してみることで，1対1でかかわっているときにはみえにくかった高齢者の反応の1つ1つがつながっていき，一人の人としての高齢者像が生まれてくるものである．

> **事例** 認知症の高齢者をはじめて受けもった看護学生Bの高齢者理解の発展（3）
>
> **「描いた高齢者の全体像が発展する」段階**
> （その後，学生Bは，Cさんの「つらかったときの話」が語られる状況とCさんのその時々に感じている気持ちに注意しながらかかわりを続けていった．以下は，学生Bの振り返りである）
> 　学生B「昔は丁稚奉公が一般的にも行われ，それは，口減らしが大きな理由にあったようです．一度丁稚奉公に出たら，奉公がつらいからといって簡単には実家へ帰ることはできなかったことなどを，本を読んで知りました．このような歴史的なことを知ることで，Cさんの話の内容が，なぜCさんのつらさに通じるのかがピンとくるように感じました．その高齢者をどれだけ理解できるかは，私のほうにもどれだけ受け皿があるかで違ってくるってわかりました．だからこそ，人によってもその人のとらえ方って異なってくるって思いましたし，けれど，そういうものだとも思いました．だから，ケアするにあたっては，その高齢者自身の意思をみつけ出していくことをやめないこと，高齢者のそのときの感情を大切にしないといけないんだなって思います」

　学生Bがそうであったように，高齢者にかかわるとき，その高齢者の生きてきた時代の背景や生活状況について具体的に知っていると，その高齢者の暮らし方や習慣などが具体的にイメージできることがある．高齢者の発する言葉を理解できるかどうかは，受け取り側の知識や背景によって異なってくる．

　高齢者の全体像は，描いた人によって異なることや，時や場などの状況によって異なることもわかってくると，より広い視野でその高齢者をよくみてとらえていこうとする姿勢につながり，高齢者の全体像がさらに発展していく．これはケアする人の成長そのものであり，個別性に沿ったよりよいケアの実践につながっていく．

学習課題

1. 相互作用を通して高齢者を理解する方法を説明してみよう．
2. 高齢者とのかかわりで自分がとらえた高齢者の具体的な事実とそのつながりを述べてみよう．
3. さらに，高齢者理解を深めるための自分の課題について考えてみよう．

▍引用文献▍

1)　鳥田美紀代，清水安子，正木治恵：意思をくみ取って援助することに困難を感じる高齢者に対する看護師のとらえ方の構造—対人援助関係の構築に焦点をあてた質的研究のメタ統合による分析．千葉看護学会会誌 12（2）：63-68，2006

対象把握のための
アセスメント

1 対象理解のための 5つの側面の把握

この節で学ぶこと

1. 高齢者のからだに関する知識を活用し，身体機能を把握する視点とアセスメントのプロセスを理解する.
2. 高齢者のこころを理解する方法を学ぶ.
3. 高齢者のかかわりをとらえるための方法を理解する.
4. 暮らしの継続性をふまえながら，高齢者の現在の暮らしを把握するポイントや方法を理解する.
5. 高齢者の生きがいを把握する方法や，とらえる視点を理解する.

A. からだの把握

　生理的老化はすべての人に起こるが，その程度や速さは人それぞれである. そのうえ，高齢者は複数の疾病を併せもつことが多く，典型的な症状や検査所見を示さないこともしばしばある. そして，長年のからだの状態やからだの使い方，こころや暮らしのあり方からも現在のからだは影響を受けている. そのため，現在の身体状況を老化の過程に照らして分析しつつ，健康歴やからだ以外の領域からの影響もふまえ，多面的に把握していくことでケアの手がかりを得ていきたい. このアセスメントのプロセスを図Ⅴ-1-1に示す.

1 ● 身体機能のアセスメント：老化の過程および生理学的観点

　まず，各臓器系に生じる一般的な生理的老化や代表的な病的老化の知識に照らしながら，目の前の高齢者の現在の各身体機能の低下や発揮の状態を把握していく.

　身体機能の1つとして運動器系機能を取り上げる. 運動器系機能を支持する主な臓器は筋骨格系である. まず，下肢筋肉量は男女ともに加齢に伴い減少し，全身の筋肉量では男性は40歳前後，女性は50歳前後を境に減少することが知られている. これは加齢に伴う性ホルモンの分泌量の変化に関係し，とくに骨密度は，女性で閉経後に低下速度が著しい. また，姿勢保持能力も個人差は大きいものの70歳台から低下する. こうした各臓器の生理的老化の特徴とメカニズムをふまえると，運動器系機能では，筋線維が硬化，筋が萎縮し，筋緊張の低下や筋力・持久力が低下する. また，内分泌系の機能低下に影響を受け，骨組織の変性や骨・筋量の減少が生じている.

　身体機能それぞれについてこのように老性変化の特徴を頭に描き，目の前の高齢者のからだにどの程度生じていて，それが日常生活にどのように支障をきたしているのかという観点でアセスメントを進めていく. このとき，生理学的観点から身体状況を把握するため

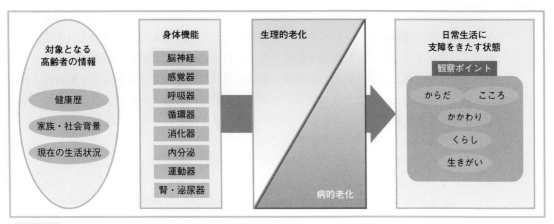

図Ⅴ-1-1　高齢者の身体機能のアセスメントプロセス

に，各種検査値や身体機能評価ツール（p.199参照）も活用できる．ただし，高齢者の検査値は一般成人の基準値をそのまま用いることができないものも多い．また身体機能評価もある時点での状態を反映しているもので，評価時の設定に影響を受けていることもあり，常に一定であるとは限らない．これらのことを念頭に置いて，高齢者の特徴をふまえて身体機能の情報を集めていく．

2●身体機能のアセスメント：こころや暮らし，かかわりによる影響

　高齢者のからだ，とくに普段の生活の中でのちょっとした身体の使い方や動作，身体機能の発揮のされ方には，身体の老性変化だけでなく，こころや暮らし，かかわりによる影響も表れている．各身体機能の老性変化の特徴や生理学的観点から得た情報の知識も活用し，日常生活場面における観察ポイントを特定していく．

　ここでも運動器系機能を例にとってみる．手すりにつかまって立ち上がる，介助者につかまって姿勢を保持しようとするといった場面を想定してみよう．そのとき，立ち上がりや立位保持が「できる」「できない」だけではなく，動きにくい（ゆっくりでないと動けない），力が入りにくい，しびれや痛みのある部位がある，左右の手足で力の入れ加減が違う，どのくらいの時間同一姿勢が保持できるのか，つかまる手にどのくらい力を入れているか，本人が意識的にしている動作あるいは無意識に避けている動作，工夫している動作，ここ数日の中でまたはその日1日の間での動きの変化はあるかといった点が観察できる．これらの観察ポイントの背景には，これまでの転びそうになったり膝が崩れ*そうになったりしてヒヤッとした経験や，それに伴う恐怖，介助者との信頼関係，手すりなど生活環境の適切性や高齢者自身の慣れなどが読み取れる．

　このように日常の些細な場面でも，高齢者のこころや暮らし，かかわりの影響をふまえ

---

*膝が崩れる：立ち上がりなど足に体重を乗せたときに，十分に力が入らず，膝でカクっと折れるように体を支えられなくなる状態．膝折れともいう．

た詳細な観察が可能になる．とくに，老化の過程や生理学的観点による客観的な観察ポイントと併せて，生活パターンや高齢者自身の体の変化の自覚にも目を向けると日常場面における観察ポイントがより具体化できるだろう．自分のからだが変わってきていることやそれをどう乗り越えようとしているかは，高齢者自身が獲得しているもっとも個別化されたからだのいたわり方でありセルフケアである．実際に高齢者とかかわりながら，こうした観察を繰り返し続けていくことで，定型的でなくまた顕在化しにくい身体状態のちょっとした変化を察知できるチャンスが増えていく．

　身体機能を生活の中でどのように発揮していくかという視点で，さらにアセスメントを進めていくとき，見た目の変化への自覚やそのとらえ方も手がかりになる．たとえば，顔のしわや腰の曲がった姿勢などが人目につくのではないか，もの忘れのせいで変なことを話してしまわないかなどの不安や心配，自信がもてないといった気持ちが暮らしの幅を狭め，もてる生活機能の発揮を妨げてしまうかもしれない．また，高齢者では誰かのためにやってあげようとするなど，役割や目的があることで自身や周囲が思っていたより身体機能が発揮できることもある．それだけに，一時点の評価だけでは，「できること」や「やれると思っていることに体がついてきていない」といった潜在的なリスクのアセスメントが十分でない可能性がある．高齢者自身の力の発揮を促しながら，悪化やリスクへ予防的にかかわるためのアセスメント，暮らしの幅をさらに広げていくためのアセスメントとして，総合的に把握することが重要である．

3 ● 健康歴

　高齢者の健康歴からは，その人がいかに自分の身体と長年付き合ってきたかがわかり，現在のその人が自分のからだや健康の状態を把握しよい状態に保つ力（セルフケア能力）を推し量る手がかりになる．健康歴は，病歴ではない．もちろん現病歴や既往歴も健康歴の一部にはなるが，いかに健康に過ごしてきたか，あるいは健康に過ごすことに価値を置き，そのために取り組んできたかなども含んでいる．また，けがや生活習慣に関連する症状や疾病では，それがどのような経緯で生じ顕在化したものだったのかも重要である．たとえば，転倒歴も自宅のどこで，どのような場面で起こったのかなどがわかれば，今後同じように転倒することを避ける対策ができるかもしれない．また高齢者では，しばしば長年続けてきた自分なりの養生法や身体の知識をもっている．自分のからだや生活を整え，心地よく過ごし，身体機能を最大限発揮することに寄与しているものとして把握していく．

4 ● 認知機能のアセスメント

　認知機能は，人の知的活動に関連した複合的な機能である（図V-1-2）．簡易的な分類でも，「注意」「遂行機能」「視覚認知」「記憶」に分けられ，これらが重層的に発揮されることで社会的な日常生活を円滑に営める．また，認知機能は他の身体機能と同じように生まれてから成長に伴って発達する．老年期前後から，断片的な短期記憶障害や新しい情報の記憶に困難さが生じるなどわずかに機能低下（もの忘れ）がみられるが，その場合は生理的変化である．一方，出来事自体を忘れる，季節や時間，場所といった見当識も含め顕著な認知機能低下がみられた場合は病的変化であり，認知症や老人性うつといった老年病

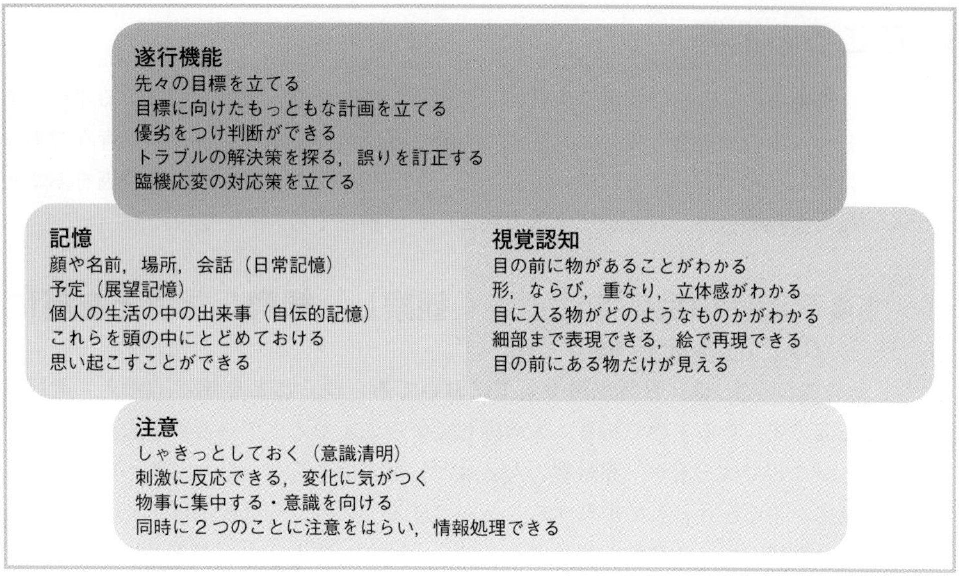

遂行機能
先々の目標を立てる
目標に向けたもっともな計画を立てる
優劣をつけ判断ができる
トラブルの解決策を探る，誤りを訂正する
臨機応変の対応策を立てる

記憶
顔や名前，場所，会話（日常記憶）
予定（展望記憶）
個人の生活の中の出来事（自伝的記憶）
これらを頭の中にとどめておける
思い起こすことができる

視覚認知
目の前に物があることがわかる
形，ならび，重なり，立体感がわかる
目に入る物がどのようなものかがわかる
細部まで表現できる，絵で表現できる
目の前にある物だけが見える

注意
しゃきっとしておく（意識清明）
刺激に反応できる，変化に気がつく
物事に集中する・意識を向ける
同時に 2 つのことに注意をはらい，情報処理できる

図V-1-2　**認知機能の構成要素**

の発症が考えられる.

　アセスメントではある出来事を覚えているかどうかという記憶の有無だけではなく，場所や時間の見当がつくか（見当識），物の形や奥行きが把握できるか（空間認知），ある目的を達成するまでの計画や急な変更に対応できるか（実行機能）なども把握するポイントになる. 認知機能の評価には，MMSE（Mini-Mental State Examination）や改訂長谷川式簡易知能評価スケール（Hasegawa's Dementia Scale for Revised：HDS-R）などが臨床でよく用いられるが, 1つのツールですべての認知機能に対応しているわけではないため，評価している範囲や内容をよく理解して活用する必要がある.

　さらにアセスメントを進めるためには，既存の評価指標も参考にしつつ，挨拶や簡単な会話などのコミュニケーション場面，日常に必要な生活行動をしている場面，家族や身近な人への聴取から，日常生活の中でどのように認知機能が発揮または障害されているかを把握する必要がある.

　このように多面的に現在の身体状況・認知機能を把握し，日常生活の些細な場面で情報を得るために，診療録や看護・介護記録をみたり，高齢者に直接かかわりながら見たり触ったり，本人に聞いたりといろいろな手段を活用することができる. 高齢者本人だけでなく，家族や身近な人からも情報を得ることができる. 予備力の小さい高齢者のからだでは，体調変化の見過ごしが生命の危機に直結することがある. 慢性的な痛みや不定愁訴が多いからと，看護師が高齢者の体調不良の訴えや活動の変化に鈍感になってはならない. なんとなくぼんやりしている，座った姿勢が少し傾いているといった情報が，脳梗塞のサインかもしれない.

B. こころの把握

　高齢者のこころの状態に影響する要因として，衰退・喪失を経験する年代であること，長い人生の歴史をもつこと，衰退の方向性と成熟の方向性を併せもつ存在であること，死に近い存在であることについて述べた（p.162参照）．これらの影響要因をふまえ，ここでは，高齢者のこころを理解する方法について整理する．

1 ● 高齢者の反応を注意深く観察し，観察したことを基に高齢者のこころを推察する

　“こころ”とは，日常生活や人生においてあらゆることを感じ，考え，選択し，行動する際の要になるものである．人の感じていることや考えていることを真に理解するのは難しいことではあるが，高齢者のちょっとした表情や言葉，話しぶり，動作，そぶりなどの反応を手がかりとして理解することができる．このような反応は，その高齢者の日ごろの様子を知っている家族や援助者からは，いつもと違う，なんだか元気がない，というような全体的な印象としてとらえられることもあるだろう．

　高齢者のこころを理解するには，まずは高齢者の反応を注意深く観察し，とらえた反応を基に，どのように感じているのだろう，どう思っているのだろう，どうしたいのだろう，どうしてそうしたいのだろうと，高齢者のこころの状態を考えてみるとよい．またその際には，とらえる側の一方的な推察にならないよう，高齢者とのかかわりを通して確認することも必要である．

2 ● 心身の機能をアセスメントし，高齢者のこころの状態に及ぼす影響を考える

　老年期にはさまざまな身体的不調と精神障害が結びつきやすいことや，身体疾患の悪化により精神変調をきたしやすいという特徴があり[1]，老年期のこころの状態は身体疾患との関係が深い．したがって，高齢者のこころを理解する場合，心身の機能や状態をアセスメントし，こころの状態が身体状態に影響を与えていないか，身体状態がこころの状態に影響を与えていないかという視点をもって考えていくとよい．

3 ● 高齢者のこころに関心を寄せ，理解しようと努力を続ける

　老年期を生きたことがない看護師が高齢者のこころを理解するためには，察する，思いをはせることでしかとらえることはできず，さらにとらえたことを高齢者との相互作用を通して1つ1つ本人に確かめながら進むしかないだろう．しかし，高齢者のこころを理解することの限界は，そのような難しさにあるのではなく，「理解できた」という思い込みや，あるいは「理解できない」という諦めにある．安易に理解したつもりにならず，高齢者のこころに関心を寄せながら高齢者とかかわったり，高齢者と時間を共有したりするなどして，高齢者のこころを理解する努力を続けることが必要である．

C.　かかわりの把握

　高齢者のかかわりを把握するには，自分が高齢者とかかわった場面を振り返ったり，実際に高齢者が家族や周囲の人々とかかわっている場面を観察したり，かかわる人やかかわりに関して高齢者に尋ねてみたりするとよい．また，高齢者が周囲の人とかかわっている場面やそのときの高齢者の様子を，以下の 3 つの視点から検討してみるとよい．

1 ● 高齢者側の要因が "かかわり" に与えている影響を考える

　かかわりに関連する高齢者側の要因が，高齢者と周囲の人々とのかかわりにどのように影響しているか考えてみるとよい．具体的には，以下のような事柄について情報を得て，それをふまえて高齢者のかかわりを振り返ってみる．

- （メッセージの送り手，受け手として）コミュニケーションに関連した機能障害や機能低下はないか
- どのようなかかわりを心地よいと感じたり望んだりしているか
- 家族の中でどのような存在であり，どのような役割を果たしているか
- 周囲の人々とどのようにかかわりたいと思っているか
- これまでどのように人とかかわってきたか
- かかわられることをどのように感じたり，考えたりしているか
- 人の世話を受ける自分自身についてどのように感じたり，考えたりしているか　など

2 ● "かかわり" が高齢者に与えている影響を考える

　かかわりに対する高齢者の反応を注意深く観察し，かかわり方の違いによって高齢者の反応がどのように違うかを考えてみるとよい．かかわり方の違いとは，かかわりの目的の違いや，声のトーンやスピード，タイミング，表情，態度，視線の違いなどが含まれる．かかわりの目的は同じであったとしても，かかわる側に余裕がない状態でかかわる場合と，ゆっくり腰を落ち着けてかかわる場合とでは，高齢者に与える影響はまったく異なったものになる．また，日ごろからケアを提供しているスタッフがかかわる場合と，臨地実習中の看護学生がかかわる場合，家族がかかわる場合とでは，高齢者にとってそのかかわりが与える影響は異なる．とくに，高齢者にとって家族の存在は大きく，家族とのかかわりが高齢者の励みになる場合もある．しかし一方で，家族が高齢者の介護役割を引き受けることができないために自宅で生活することができず，施設での生活が選択されるような場合もある．このように，"家族が高齢者にとってどのような機能を果たしているか？" という家族機能の観点から，高齢者と家族のかかわりをアセスメントすることも必要となる．

3 ● "かかわり" の行われている場や状況を考える

　どのような場や状況におけるかかわりかという視点から考えてみると，かかわりの理解が進むことがある．対面して落ち着いて話ができるような高齢者のプライベートスペース（高齢者自身の病室や居室など）で行われたかかわりなのか，周囲に人がいるような共有

スペースで行われたかかわりなのか，音や光の環境はどうか，家族が同席しているときのかかわりなのか，誰とのかかわりなのか（看護師なのか，医師なのか，家族なのか，友人なのか，他人なのか），高齢者どうしの集団におけるかかわりなのかなど，物理的環境や社会的環境，人的環境の観点から場や状況を考えてみるとよい．

　かかわりには目的が付随しているものであり，かかわりの目的によって場や状況も異なる．たとえば，病院の診察室で検査の説明を受けるというような状況と，レクリエーションを楽しむというような状況では，かかわりに対する高齢者の反応が異なることは容易に想像できるだろう．また，たとえ目的が同じ場面であっても，入院・入居して間もない時期と新しい住環境や職員に慣れた時期では，そのかかわりの様相は異なる．かかわりを把握するためには，このようなかかわりの目的や高齢者の置かれている状況をふまえて考えるとよい．

D.　暮らしの把握

　高齢者の健康維持には，疾病の回復だけでなく暮らし全体が整うことが重要である．現在の暮らしでは，基本的な生活動作が可能かどうかだけではなく，その習慣や好み，生活リズム，家族など暮らしをともにする人や支えてくれる人・しくみ，生活環境まで把握する範囲が広い．同時に，現在の暮らしはこれまでの暮らしの延長線上にある．そのため，高齢者の生きてきた暮らしの変遷にも目を向ける必要がある．また，今後も生活は続いていく．つまり，1日の生活という時間軸で，今の暮らしぶりをさまざまな場面やレベルでとらえながら，生まれてから現在，これからに向かう人生の時間軸で暮らしの継続性や変化も把握していく．

　ここでは，高齢者の暮らしの把握の手がかりとなるポイントをあげていく．なお，暮らしの情報は排泄や嗜好など，本人にとってプライベートな情報であると感じることも少なくない．それらの把握は，対象となる高齢者との信頼関係を最大限構築していきながら進めていくことを前提としたい．また，加齢性難聴や認知症など本人の言葉だけでは十分な把握が困難な場合もある．実際の暮らしぶりを観察したり，診療録や看護・介護記録を活用したり，家族や本人の暮らしをよく知る人からの情報収集など，いろいろな手段を組み合わせることが大切である．

1 ●生活リズムと生活習慣

　1日の**生活リズム**は，睡眠と覚醒のリズムや食事・排泄・入浴など基本的な日常生活行動のタイミング，余暇活動で概要をつかむ．これらは高齢者本人からの聞き取りで把握することはもちろん，観察技術を活用することも重要である．高齢者に限らず，日々の生活は自分にとっては当たり前で意識されることがなく，語られないことが多い．そのため，見て把握できる情報も活用するとよい．たとえば，手の届くところにテレビのリモコンが置いてあれば，普段からそこでテレビをよく見ているのかもしれない．壁にかけられたカレンダーには，大事な予定などをメモしていることもある．定期的に参加している地域活動などについて一緒に話すきっかけになるだろう．高齢者が生きてきた時代背景や生活文

化に関する知識は，生活習慣をより深く理解することを助けてくれるだろう．また，夜間頻尿や午睡，1〜2日おきの入浴などは，高齢者に特徴的な生活パターンである．高齢者のからだやこころの状態から，とくにポイントになりそうな暮らしの状況を類推し，焦点を当てながら情報収集することも有効である．さらに，生活リズムの変化を月日を追って把握し，外出や人との交流といった活動が減少，生活範囲が縮小していないか，閉じこもりの状況にいたっていないか確認していく．

2●日常生活機能

日常生活の構成要素には，身の回りの動作，生活の管理，生活関連動作，移動動作，コミュニケーションが具体的な動作として重複した形で含まれている．とくに身の回りの動作は**日常生活動作**（activities of daily living：ADL），生活関連動作は**手段的ADL**（instrumental ADL：IADL）ともよばれ，手段的ADLには交通機関の利用や電話，買い物，家事動作などが含まれる．

基本的なADLは，具体的には起居動作・移乗・移動・食事・更衣・排泄・入浴・整容を含む．広範な生活動作について網羅的に把握するために，バーセルインデックスやDASC-21（Dementia Assessment Sheet in Community-based Integrated Care System-21 items）といった評価ツールも適宜活用していくとよい．自宅での生活継続には手段的ADLも重要で，評価指標としてはIADLの尺度やDASC-21が活用できる．評価指標の詳細は次節を参照されたい（p.199参照）．

基本的ADLも手段的ADLも，1つ1つの動作が「できる」「できない」だけではなく，どのような・どのくらいの介助が必要か，「**できるADL**」と「**しているADL**」のギャップも重要な情報である．また，1つ1つの動作にも生活習慣や好みが反映されている．ADLに介助が必要な場合でも，食事や整容などの好みが大切にされることで，日々の暮らしのメリハリや，外出や来訪者との交流を楽しむ自信につながる．

3●生活環境

対象となる高齢者をとりまく**生活環境**は，物理的な環境から人的環境，社会文化的環境まで広がっている．援助者もその人をとりまく環境の一部といえる．これらの環境が，高齢者にとって安全で，適度な清潔や居住に耐えうる快適性が保たれていること，ADLの妨げになっていないこと，地域や社会とつながる場やツールがあることなどを把握していく．とくに高齢者施設の場合は，プライバシーが確保できるか，個人の居場所となるような空間・広さがあるか，家庭的でなじみのある設えであるかも重要である．高齢者は，居心地よく過ごせるように，またこれまでなじんできた生活習慣や文化が溶け込むように生活環境を整えているはずである．あるいは，それがうまくできずに居心地のわるさを感じている．対象となる高齢者の視点から，とりまく環境を一緒に確認していく．

さらに近年では，インターネットを始めとする情報通信技術（information and communication techonology：ICT）やさまざまなICT機器が身近になった．しかし，高齢者の利活用状況は個人差が大きい．高齢者本人のICT機器への理解やなじみを確認し，家族との連絡や交流，娯楽，危機管理といった生活でのICT利用状況について把握していく．

　　生活史を含め現在の暮らしの状況については，家族や介護者から提供される情報と本人から語られる内容が一致しないこともしばしばある．その場合，本人から語られる内容は，高齢者本人が暮らしをどのようにとらえているか，これまでの暮らしをどう意味づけているか，他者にどうみせたいと考えているかといった観点からの情報として，客観的な情報と合わせて高齢者の暮らしの把握に役立てていく．

E.　生きがいの把握

1●生きがいを直接尋ねる

　　自身にとって生きがいとは何かを認識している高齢者であれば，直接尋ねることによってその人の生きがいを把握できる．ただ，生きがいとは主観的なものであり，そのとらえ方は多種多様である．「あなたにとっての生きがいとは何ですか」と急に質問されても，その質問の意図がわからず戸惑ったり，生きがいという大きな概念をどう説明すべきか迷ったりする高齢者も多いだろう．その場合には，生きがい感を抱く場面や状況に焦点を当てながら会話を深めていくとよい．具体的には，以下の3つの観点からのアプローチがある．

2●日々の役割，就労状況や社会活動などへの参加状況を尋ねる

　　高齢者は，ある集団の中で果たす役割や，仕事，社会活動・余暇活動などに生きがいを見出すことが多い．こうした情報は，本人に直接尋ねてみる以外にも，家族の話や，入院・施設入居時の記録類を参考に把握することもできる．重要なことは，どんな活動をしているのかというよりも，その活動の「何」がその人の生きがい感につながっているかである．たとえば，ボランティア活動を毎週楽しみにしていると話す高齢者がいた場合，その活動を通して多くの人と交流できることに喜びを感じる，活動することで地域に貢献できることが充実感につながっている，自分にしかできない活動だと誇りをもっているなど，多くの思いがその人の中に存在しているはずである．前述したように，生きがいには，生きがい対象と生きがい感がある（p.170参照）．コミュニケーションを通して，双方を総合的に把握しようとする姿勢が求められる．

3●周辺概念から尋ねる

　　高齢者は生きがいをもっていても，それを自分で生きがいとは認識していないことがある．そのような場合でも，生きがい感に似たような感情は抱いていることが多い．たとえば，楽しみにしていること，安らぎを感じること，心に張り合いを感じること，向上したいと思っていること，誰かに頼りにされているなと感じることなどがあげられる．

　　「生きがいとは何か」と質問しても，「とくにないね」「毎日寝て起きて食べるだけだから」などと答える高齢者は多い．しかし，上述したような周辺概念をきっかけに会話を進めてみると，"毎朝太陽の光を浴びると，今日も元気にがんばろうとやる気が出る""今日のお昼は何を食べようかと考えるのが日々の楽しみ""次に孫と会える日が待ち遠しくて仕方ない"など，日常生活の営みの中で高齢者が心の拠りどころにしているさまざまな場面

や情景が語られることがある.

　生きがいと聞くと，多くの人は，仕事や社会活動を通して役割を遂行し他者に必要とされることや，趣味を充実させて日々にメリハリをつけることなどをイメージしやすい．しかし，日々の生活を着実に積み重ね，身近なことに感謝しながら，日常生活上の営みの中に楽しみや喜びを見出すこともまた，生きることの満足感につながっているといえる．まずは質問者がこうした多様な価値観を認識する必要がある．そのうえで，高齢者から語られた内容をありのまま受け止め，「それが○○さんの元気の源なんですね」「お話を聞いて，○○することが日々の励みになっているのだなと感じました」などとフィードバックしてもらいたい．語ることを通して，高齢者自身が自分なりの生きがいを認識できるよう援助していくことも，看護の大切な役割である.

4●その人が価値を置いているものを見出す

　ここまで述べてきた方法は，どれも高齢者本人または家族に"尋ねる"ことで生きがいを把握しようとする方法である．しかし，高齢者の中には，認知機能や体力の低下，疾病などの影響のために，自身の思いを言葉で表現することが困難な人もいる．そのような場合には，高齢者の表情や仕草，日々の過ごし方をていねいに観察したり，これまでの生活史を振り返ったりすることで，その人にとっての"生きがい"を推測することができる.

　たとえば，特別養護老人ホームに入居中のAさん（80歳台，女性）は，疾病の影響で1日の大半をベッド上で過ごしており，食事や排泄時のみ車椅子に移乗している．普段は口数が少なく無表情でいることが多いが，自室前の洗面台に車椅子がさしかかると，いつも鏡を見ながらゆっくりと髪型を整え，服の襟元を正して微笑み，少し背筋を伸ばしてから他利用者が集う食堂へと移動している.

　また，介護老人保健施設に入居中で認知症が疑われているBさん（90歳台，男性）は，実習で受けもつ看護学生がそばに来ると，決まって戦時中に家族皆で苦労した話や，今は食べ物がいっぱいあって恵まれている，昔は散々だったけど今は幸せだ，と毎日生き生きと語っている.

　このように，高齢者の普段の様子を"生きがい"の視点でみてみると，その人が何に価値を置き，何を大切にして日々を過ごしているのかを垣間見ることができる．Aさんの場合は身だしなみを整えることで生活のメリハリがつくこと，食堂という他者との交流の場へ向かうことへの意欲につながっていることが，Bさんの場合はつらい過去を乗り越え今を生きていることの自負や，若者に自身の経験を語り継いでいくことがそれに該当するのではないかと考えられる．ただし，こうした視点はあくまで観察者の推測にすぎない．それが本当にその人の生きがいといえるのか，どのような生きがい感をもたらしているのかは，高齢者の状況に合わせて適宜本人へ確認したり，家族や他の職種と認識をすり合わせるプロセスを通して把握することが重要である.

学習課題

1. 身体機能のアセスメントを進めるための具体的な観察ポイントをあげ，実際の高齢者を想定しながら，発揮・活用されている身体機能とこころや暮らし，かかわり，健康歴との関連を考えてみよう．
2. 高齢者のこころを理解するための方法について説明してみよう．
3. 高齢者のかかわりをとらえるための方法について説明してみよう．
4. 高齢者の暮らしについて把握するべき内容をあげ，実際の高齢者の状況を想定しながら，暮らしの情報をどのような配慮をしながらどう把握するとよいか，過去や今後の生活と現在の生活とがどうつながっているか考えてみよう．
5. 身近な高齢者の生きがいについて，インタビューや参加観察を通してとらえてみよう．

▌引用文献▌
1)　須貝佑一：老年期精神医療の状況．こころの科学 96：38-43, 2001

2 高齢者の機能評価と指標

この節で学ぶこと

1. ICF生活機能評価モデルの内容と，その活用や問題点を学ぶ．
2. 高齢者総合機能評価（CGA）の目的と，代表的な指標を知る．

A. 国際生活機能分類（ICF）

　国際生活機能分類（International Classification of Functioning, Disability and Health：**ICF**，生活機能・障害・健康の国際分類）とは，疾病・変調や加齢などを含む，あらゆる健康状態に関係した生活機能の状態から，その人をとりまく環境要因やその人固有の特徴までを統合した全体像をとらえるために整理された，新しい健康観・障害観に基づく分類・モデルである．ICFは，1980年に示された世界保健機関（WHO）**国際障害分類**（International Classification of Impairments, Disabilities and Handicaps：**ICIDH**，機能障害・能力障害・社会的不利の国際分類）の改訂版として作成され，2001年のWHOの総会で採択された．

　ICFの原案訳に中心的に携わった上田[1]は，ICFは，可能性（プラス）や複雑性・多様性に富む「人が生きること」を全体の中心に位置づけ，障害を失ったもの（マイナス）としてのみでなく「生きることの困難（障害）」として理解するという新しい視点に立った，人が生きることの全体像についての「共通言語」であり，その最大の目的はよりよい方向に導くことにあると説明している．

　図V-2-1に示す通り，ICFでは，生活機能に影響を及ぼす健康状態は，単に疾病や変調のみでなく，加齢や妊娠，ストレス状態なども含む包括的用語であり，**国際疾病分類**（International Classification of Diseases：**ICD**）を用いてコード化される．また人が生きることを全体的にとらえるために，生物レベル（生命），個人レベル（生活），社会レベル（人生）の3つのレベルを含む包括概念を生活機能としている．

　生物レベルに相当するのが**心身機能・身体構造**で，上下肢の動きや精神などの機能，形態的な身体の部分をさす．

　個人レベルの**活動**は，人が生きていくために基本的に必要となる日常生活動作（ADL）や，社会生活で必要となる行為や課題などの一連の動作を指している．ICFでは，実際に生活行為として行っている**している活動**（**実行状況**）と，実施する機会があれば可能である**できる活動**（**能力**）の2側面からとらえようとしているのが特徴である．とくに「できる活動」は，リハビリテーションなどの意図的・系統的な介入や，環境調整や補助具利用などの働きかけによって引き出せる潜在的な能力を意味しており，ある時点で達成

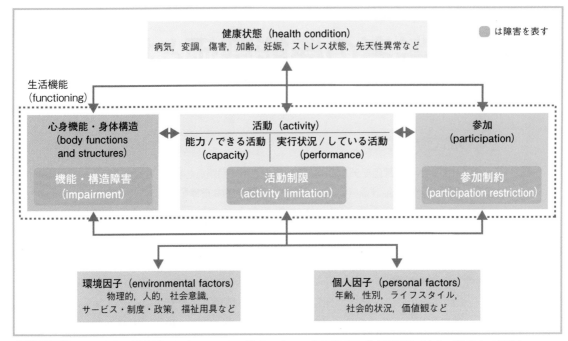

図Ⅴ-2-1　ICF 生活機能評価モデルにおける構成要素間の相互作用と生活機能に対する障害との関係
［World Health Organization: ICIDH-2：International Classification of Functioning, Disability and Health, FINAL DRAFT Full Version, 2001,〔https://unstats.un.org/unsd/disability/pdfs/ac.81-b4.pdf〕を参考に作成（最終確認：2023年1月18日）］

されるであろう最高の活動レベルの評価を視野に入れた概念といえる.

　参加は，その人が生活や人生のさまざまな場面にかかわったり役割を果たしたりする，生活機能における社会的な視点（社会レベル）を意味している. したがって，地域活動のほかに，食事をつくるなどの家庭内での役割遂行，第三者との交流，教育や仕事・雇用の機会，趣味の集まりへの参加などさまざまなものが含まれる.

　これら3つのレベルは，互いに影響し合っていると同時に（相互依存性），相互に規定されない独自の性質を有する存在であること（相対的独立性）が強調されている. すなわち，心身機能・身体構造レベルが低下している場合であっても，活動レベルの相対的独立性を高めることで参加レベルを向上させることが可能であるとの考え方であり，非常に重要な考え方といえる.

　このように，ICFでは3つのレベルの生活機能を"プラスの包括概念"としてとらえて，個人の健康状態や背景因子（環境因子と個人因子）との相互作用のうちの否定的な側面，すなわち生活機能に問題が生じた状態を**障害**（disability）としている. Disabilityは，生活機能に対応する"マイナスの包括概念"として位置づけられた. 各レベルでみると，心身機能・身体構造における喪失や異常が**機能・構造障害**（impairment），個人が活動を行うときに生じる困難さが**活動制限**（activity limitation），そして，その人の社会や文化において，障害を有さない人の参加状態と比較して，なんらかの生活・人生場面にかかわるときに経験する困難さが**参加制約**（participation restriction）で，障害を3つのレベルから理解する.

　現在ICFは，国際統計比較やデータ収集のための統計ツールとして，またアウトカムや環境因子測定のための研究ツール，対象者のニーズや介入上の評価などのための臨床ツール，カリキュラム立案や市民啓発などの教育ツールとして幅広く適用されている．

　しかし，ICF生活機能評価モデルは客観的世界の枠組みで評価されるため，「体験としての障害」[2]である主観的障害の評価は盛り込まれていない．このような課題に対して，WHO-DAS2.0が臨床などで適用されている．WHO-DAS2.0（WHO Disability Assessment Schedule2.0）とは，障害をもつ人が自身の「活動」と「参加」の状況を，内的（主観的）に評価するツールで，2015年に日本語版が開発された[3,4]．生活の6つの領域（認知，可動性，セルフケア，他者との交流，日常活動，社会への参加）から構成され，文化的影響を除いて評価することから国際比較が可能である．また臨床家などの外的（客観的）評価と併せて，障害の理解や支援効果などに活用されている．

B. 高齢者総合機能評価（CGA）

1 ● 高齢者総合機能評価（CGA）とは

　高齢者の生活機能を総合的にアセスメントする方法として**高齢者総合機能評価**（Comprehensive Geriatric Assessment：**CGA**）がある．CGAは，全人的な治療およびケアを提供することを目的に，高齢者の生活機能を医学的，身体的，心理社会的側面から総合的に評価するための方法で，具体的には，信頼性・再現性のある標準化された指標となるスケールやアセスメントツールを多角的に組み合わせて行う．

　CGAの前身となった実践的試みは，1930年代の英国の医師ウォーレン（Warren M）が，脳卒中などにより障害をもった高齢者に対して，医学的診断のみでなく，ADLや精神心理認知機能などの多角的・包括的評価に基づくリハビリテーションによって生活機能を改善し，画期的な成果を上げたことによる．その後，1980年代に米国の医師ルーベンスタイン（Rubenstein LZ）らによって，北米を中心にCGAが急速に普及した．日本においても，2000年4月から施行された介護保険制度の要介護認定のための認定調査項目に，CGAのかなりの評価項目が採用されている．

　現在CGAで活用されている主なスケールのうち（**表Ⅴ-2-1**），高齢者のケア現場で使用・実施率の高い指標は，**バーセルインデックス**，**IADL尺度**，障害高齢者の日常生活自立度（寝たきり度）判定基準，認知症高齢者の日常生活自立度判定基準など[5]である．

　CGAを活用することによって，ADLや生命予後の改善のみでなく，退院調整支援やチーム医療の形成における有用性も確認されている．一方で，CGAを実施するには時間がかかるなどの否定的な見解も聞かれる．近年は，5分程度で評価できる**CGA7**（**表Ⅴ-2-2**）が，外来診療や自治体健康診断などでスクリーニングを目的として活用されている．さらに，保健医療福祉機関・施設において，多職種の共通言語，共通評価ツールとして，施設間連携やケアの質評価などに幅広く活用され，保健医療経済面での長所も報告されている．

表Ⅴ-2-1　高齢者総合機能評価（CGA）で活用されている主なスケール

1. 生活機能面, 身体面の評価	
A. 日常生活動作（ADL）	①基本的ADL（BADL） ・バーセルインデックス（Barthel Index） ・カッツインデックス（Katz Index）など ②手段的ADL（IADL） ・IADL尺度（self-maintaining and instrumental ADL） ・老研式活動能力指標（TMIG Index of Competence）など ③総合的ADL, 自立度 ・FIM（Functional Independence Measure, 機能的自立度評価表） ・障害高齢者の日常生活自立度（寝たきり度）判定基準など
B. 行動機能	・UP & GO（Up and Go Test）（歩行, 身体バランスなど） ・ボタンテスト（巧緻運動）
C. コミュニケーション	・MCT（Mini Communication Test）
D. 嚥下機能	・改訂水飲みテスト
E. 栄養状態	・SGA（Subjective Global Assessment）
2. 精神心理面の評価	
A. 認知機能（質問紙, 行動評価, 周辺症状の評価）	・HDS-R（改訂長谷川式簡易知能評価スケール） ・MMSE（Mini-Mental State Examination, 簡易精神機能検査） ・FAST（Functional Assessment Staging）（p.306, 表Ⅷ-1-3参照） ・認知症高齢者の日常生活自立度判定基準など
B. 心理・情緒機能（気分, 抑うつ, 意欲など）	・GDS/簡易版GDS（Geriatric Depression Scale/ GDS-15） ・意欲の指標（Vitality Index など） ・PGCモラールスケール（Philadelphia Geriatric Center Morale Scale, 主観的幸福度尺度）
3. 社会環境面の評価	
A. 人的環境	・ZBI（Zarit Caregiver Burden Interview/ Inventory, ザリット介護負担尺度）など
B. 物的環境, 生活環境	・居住形態, 経済状況など

2 ● 代表的な CGA の評価スケール

a. 日常生活動作（ADL）

　日常生活動作（activities of daily living：**ADL**）とは，日常生活上の目的をもつ一連の動作からなる具体的な活動や行為である．ロートン（Lawton MP）は，1960年代に，100項目以上の内容を行動学的モデルに基づき階層化し配列した．すなわち，食事の準備，家事行為，洗濯，買い物，電話，服薬管理，交通機関の利用，お金の管理など，社会生活上必要となるより複雑な活動・行為を**手段的ADL**（instrumental ADL：**IADL**）とし，それに対して，人が生きるために基本的に必要とされる，食事をする，トイレに行く，衣服を着脱するなどのセルフケアに関する行為や，そうした行為を実施するまでのつなぎの動作として必要となる，座る，立つ，歩くなどの移動能力を**基本的ADL**（basic ADL：**BADL**）とした．さらに1980年代になると，余暇活動や職業活動などの主体的行動を上級生活活動（advanced ADL：AADL）[6] として評価しようとの試みも注目されるようになってきている．

　バーセルインデックス（Barthel Index, 機能的評価）（**表Ⅴ-2-3**）は，10項目のBADLからなり，各項目の自立度を2～4段階で評価する．10項目・100点で自立，20点以下で

表V-2-2 CGA7 の指標項目と評価, 内容

指標の項目	評　価	内　容
1　外来または診察時や訪問時に, 被検者の挨拶を待つ	○　自分から進んで挨拶する ×　返事はするまたは反応なし	意欲
2　「これから言う言葉を繰り返してください（桜, 猫, 電車）」「あとでまた聞きますから覚えておいてくださいね」	○　可能 ×　不可能ならば4番は省略	認知機能（復唱）
3　外来の場合：「ここへどうやって来ましたか?」 　　それ以外の場合：「ふだん, 一駅離れた町へどうやって行きますか?」	○　自分でバス, 電車, タクシー, 自家用車を使って旅行 ×　付き添いが必要	IADL（交通手段の利用）
4　「先ほど覚えていただいた言葉を言ってください」	○　ヒントなしで全部可能 ×　上記以外	認知機能 （遅延再生）
5　「お風呂は自分一人で入って, 洗うのも手助けは要りませんか?」	○　自立 ×　部分介助または全部介助	BADL（入浴）
6　「もらすことはありませんか?」「トイレに行けない時は, 尿瓶を自分で使えますか?」	○　失禁なし ○　集尿器自立 ×　上記以外	BADL（排尿）
7　「自分が無力だと思いますか?」	○　いいえ ×　はい	情緒・気分

(注)あくまでもスクリーニングなので, 異常（×）が検出された場合は, 標準的方法で評価することが必要.
［鳥羽研二：CGAのねらい. 高齢者総合的機能評価ガイドライン（鳥羽研二監）, p.15, 厚生科学研究所, 2003より許諾を得て改変し転載］

はほぼ全介助となる.

　IADL尺度（**表V-2-4**）は「ロートン尺度」ともよばれ, 1960年代にロートン（Lawton MP）とブロディ（Brody EM）により作成された. 家事や服薬管理などの8項目のIADLを3～5段階で評価するもので, 点数が高いほど, 自立度が高いことを意味する. 作成当時の性役割文化を反映して, 男女で異なる配点となっているが, 独居者の増加や家事分業のあり方の変化などから, 性による区別をする必要はないとの考え方もある.

　障害高齢者の日常生活自立度（寝たきり度）判定基準（**表V-2-5**）は, 施設や地域などにおいて, 障害を有する高齢者の日常生活の自立度を客観的かつ短時間に判定することを目的としている. 判定では, 能力（～ができる）ではなく, 状態（～する, ～している）で評価し, 4段階にランク分けする. 判定にあたっては, 1日の時間帯やその日の体調などによる影響を考慮し, おおむね過去1週間の状況において, より頻回にみられる状況で評価する. なお, 本基準では, 障害をもたないいわゆる健常高齢者は評価の対象としていない.

b. 認知機能

　認知機能とは, 知覚, 注意, 記憶, 見当識, 計算, 言語, 思考, 判断など人間の知的活動に欠かせない能力である. すなわち, 経験的に獲得した既存の情報に基づいて選択的に取り入れた外界に存在する情報を, さまざまな機能を関与させながら蓄積・分析し, それらを外部に伝達したり, 自分の行為の決定・判断を行ったりする, 知覚から判断にいたるまでの生体の能動的な情報収集・処理の包括的な活動の総称といえる. この情報処理の過

表Ⅴ-2-3　バーセルインデックス（Barthel Index）

項　目	点数	質問内容
1.　食事	10 5 0	自立，自助具などの装着可，標準的時間内に食べ終える 部分介助（たとえば，おかずを切って細かくしてもらう） 全介助
2.　車椅子からベッドへ 　　の移動	15 10 5 0	自立，ブレーキ，フットレストの操作も含む（歩行自立も含む） 軽度の部分介助または監視を要する 座ることは可能であるがほぼ全介助 全介助または不可能
3.　整容	5 0	自立（洗面，整髪，歯磨き，ひげ剃り） 部分介助または不可能
4.　トイレ動作	10 5 0	自立，衣服の操作，後始末を含む，ポータブル便器などを使用している場合はその 洗浄も含む 部分介助，体を支える，衣服，後始末に介助を要する 全介助または不可能
5.　入浴	5 0	自立 部分介助または不可能
6.　歩行	15 10 5 0	45ｍ以上の歩行，補装具（車椅子，歩行器は除く）の使用の有無は問わない 45ｍ以上の介助歩行，歩行器の使用を含む 歩行不能の場合，車椅子にて45ｍ以上の操作可能 上記以外
7.　階段昇降	10 5 0	自立，手すりなどの使用の有無は問わない 介助または監視を要する 不能
8.　着替え	10 5 0	自立，靴，ファスナー，装具の着脱を含む 部分介助，標準的な時間内，半分以上は自分で行える 上記以外
9.　排便コントロール	10 5 0	失禁なし，浣腸，坐薬の取り扱いも可能 時に失禁あり，浣腸，坐薬の取り扱いに介助を要する者も含む 上記以外
10.　排尿コントロール	10 5 0	失禁なし，収尿器の取り扱いも可能 時に失禁あり，収尿器の取り扱いに介助を要する者も含む 上記以外

10点：完全にできる，5点：部分的にできる，0点：できない
10項目（100点満点）より採点されて2〜4段階で評価．点数が高ければ基本的ADLは可能で，目安として60点以下で部分自立（多くは起居移動動作がやや困難），40点以下ではほぼ全項目で要介助となり，20点以下ではほぼ全介助となる．
[Mahoney FI, Barthel DW : Functional evaluation: the Barthel index. Maryland State Medical Journal 14 : 61-65, 1965より作成した日本老年医学会編：健康長寿診療ハンドブック―実地医家のための老年医学のエッセンス, p.139, メジカルビュー社, 2011より引用]

程においては，注意，記憶，比較，統合などを行うさまざまな**高次脳機能**が関与している．認知機能のアセスメントは，目的別に以下の5つがある．

①認知障害のスクリーニングや，記憶低下を主訴とする患者の臨床評価
②被検者への質問や課題遂行指示が困難な場合で，気分・意欲の変調や人格・行動の変化などから認知症を評価するための行動観察
③個別的な治療・ケア計画立案のための症状の特徴やレベルの把握（障害プロフィールの評価）
④認知機能の経時的評価や，治療・ケアの評価

表V-2-4　IADL 尺度

項　目	採点	
	男性	女性
A. 電話を使用する能力		
1. 自分から電話をかける（電話帳を調べたり，ダイアル番号を回すなど）	1	1
2. 2, 3のよく知っている番号をかける	1	1
3. 電話に出るが自分からかけることはない	1	1
4. 全く電話を使用しない	0	0
B. 買い物		
1. すべての買い物は自分で行う	1	1
2. 少額の買い物は自分で行える	0	0
3. 買い物に行くときはいつも付き添いが必要	0	0
4. 全く買い物はできない	0	0
C. 食事の準備		
1. 適切な食事を自分で計画し準備し給仕する		1
2. 材料が供与されれば適切な食事を準備する		0
3. 準備された食事を温めて給仕する，あるいは食事を準備するが適切な食事内容を維持しない		0
4. 食事の準備と給仕をしてもらう必要がある		0
D. 家事		
1. 家事を1人でこなす，あるいは時に手助けを要する（例：重労働など）		1
2. 皿洗いやベッドの支度などの日常的仕事はできる		1
3. 簡単な日常的仕事はできるが，妥当な清潔さの基準を保てない		1
4. すべての家事に手助けを必要とする		1
5. すべての家事にかかわらない		0
E. 洗濯		
1. 自分の洗濯は完全に行う		1
2. ソックス，靴下のすすぎなど簡単な洗濯をする		1
3. すべて他人にしてもらわなければならない		0
F. 移送の形式		
1. 自分で公的機関を利用して旅行したり自家用車を運転する	1	1
2. タクシーを利用して旅行するが，その他の公的輸送機関は利用しない	1	1
3. 付き添いがいたり皆と一緒なら公的輸送機関で旅行する	1	1
4. 付き添いか皆と一緒で，タクシーか自家用車に限り旅行する	0	0
5. 全く旅行しない	0	0
G. 自分の服薬管理		
1. 正しいときに正しい量の薬を飲むことに責任がもてる	1	1
2. あらかじめ薬が分けて準備されていれば飲むことができる	0	0
3. 自分の薬を管理できない	0	0
H. 財産取り扱い能力		
1. 経済的問題を自分で管理して（予算，小切手書き，掛金支払い，銀行へ行く）一連の収入を得て，維持する	1	1
2. 日々の小銭は管理するが，預金や大金などでは手助けを必要とする	1	1
3. 金銭の取り扱いができない	0	0

※採点法は各項目ごとに該当する右端の数値を合計する（男性0〜5点，女性0〜8点）．1：できる，0：できない

[Lawton MP, Brody EM: Assessment of older people: self-maintaining and instrumental activities of daily living. The Gerontologist 9(3): 179-186, 1969 より作成した日本老年医学会編：健康長寿診療ハンドブック—実地医家のための老年医学のエッセンス，p.139，メジカルビュー社，2011 より引用]

表Ⅴ-2-5　障害高齢者の日常生活自立度（寝たきり度）判定基準

生活自立	ランクJ	何らかの障害等を有するが，日常生活はほぼ自立しており独力で外出する 1　交通機関等を利用して外出する 2　隣近所へなら外出する
準寝たきり	ランクA	屋内での生活は概ね自立しているが，介助なしには外出しない 1　介助により外出し，日中はほとんどベッドから離れて生活する 2　外出の頻度が少なく，日中も寝たり起きたりの生活をしている
寝たきり	ランクB	屋内での生活は何らかの介助を要し，日中もベッド上での生活が主体であるが座位を保つ 1　車椅子に移乗し，食事，排泄はベッドから離れて行う 2　介助により車椅子に移乗する
	ランクC	1日中ベッド上で過ごし，排泄，食事，着替において介助を要する 1　自力で寝返りをうつ 2　自力では寝返りもうたない

※判定にあたっては補装具や自助具等の器具を使用した状態であっても差し支えない．
［「障害高齢者の日常生活自立度（寝たきり度）判定基準」作成検討会：「障害老人の日常生活自立度（寝たきり度）判定基準」作成検討会報告書, p.90, 〔https://www.ipss.go.jp/publication/j/shiryou/no.13/data/shiryou/syakaifukushi/429.pdf〕（最終確認：2023年1月18日）より引用］

⑤上記の①～④を統合して医療行為に関する判断能力（意思能力）や，法律行為を伴う介護保険施設入居契約や財産管理に関する判断能力（事理弁識能力）の評価

改訂長谷川式簡易知能評価スケール（Hasegawa's Dementia Scale for Revised：HDS-R）（**表Ⅴ-2-6**）は，1974年に日本人向けに開発された長谷川式簡易知能評価スケール（HDS）の改訂版で，**簡易精神機能検査**（Mini-Mental State Examination：**MMSE**）（**表Ⅴ-2-7**）は，1975年に米国のフォルスタイン（Folstein MF）らによって開発されたものである．記憶や見当識，計算，言語機能などを簡便に検査し，認知障害のスクリーニングとして用いられる．MMSEは国際的にも通用するもので，HDS-Rにない視空間認知，図形模写，運動構成能力などの広範な認知機能を評価する項目が含まれている．**FAST**（Functional Assessment Staging）はアルツハイマー（Alzheimer）型認知症の臨床病期を判定する（p.306，**表Ⅷ-1-3**参照）．認知症高齢者の日常生活自立度判定基準（**表Ⅴ-2-8**）は，高齢者の認知障害の程度をふまえた日常生活の自立度を評価する．この指標は，介護保険制度の要介護度の認定調査や主治医意見書で用いられており，一次判定や介護認定審査会における審査判定の際に利用される．認知症をまったく有さない者は「自立」とされ，それ以外の場合は「Ⅰ・Ⅱa・Ⅱb・Ⅲa・Ⅲb・Ⅳ・M」の7ランクで評価する．
　なお，認知機能のアセスメントを質問式で行う場合は，以下の点に注意する．

①事務的な進め方は高齢者を緊張させたり，十分に聞き取れない内容を医療者に質問できなかったりなど，個人の認知機能を適切に反映しない結果となる可能性がある．
②子ども扱いされている感覚を与えないよう，高齢者に対する敬意を忘れず，医療者側の声のトーンや態度に留意する．
③スクリーニング検査を深刻に受け止めている高齢者に対しては，ある一定の年齢になったら一般的に行う検査であることなど，安心して受けられるよう説明する．

表Ⅴ-2-6　改訂長谷川式簡易知能評価スケール（HDS-R）

質問内容	配点	意味
1. お歳はいくつですか？（2年までの誤差は正解）	0・1	長期・遠隔記憶
2. 今日は何年の何月何日ですか？何曜日ですか？ （年，月，日，曜日が正解でそれぞれ1点ずつ）	0・1・2・3・4	日時・場所の見当識（正確な病院名や住所などは言えなくてもよく，現在いる場所がどういう場所なのか本質的にとらえられていれば正答とする）
3. 私たちが今いるところはどこですか？ ・自発的に出れば2点→（駄目なら5秒おいて，再度下記を質問する） ・家ですか？病院ですか？施設ですか？の中から正しい選択をすれば1点	0・1・2	
4. これから言う3つの言葉を言ってみてください． あとでまた聞きますのでよく覚えておいてください． ・以下の系列のいずれか1つで，採用した系列に○印を付けておく． 　1：a）桜，b）猫，c）電車 　2：a）梅，b）犬，c）自動車	a：0・1 b：0・1 c：0・1	3単語の記銘 （短期記憶）
5. 100から7を順番に引いてください． ・100-7は？それからまた7を引くと？と質問をする．（93）， 　（86） ・最初の答えが不正解の場合はうち切る．	0・1 0・1	計算（注意集中，短期記憶，意味記憶）
6. 私がこれから言う数字を逆に言ってください． ・6-8-2，3-5-2-9を逆に言ってもらう． 　（2-8-6），（9-2-5-3） ・3桁の逆唱に失敗したらうち切る．	0・1 0・1	数字の逆唱 （短期記憶）
7. 先ほど覚えてもらった言葉をもう一度言ってみてください． ・自発的に回答があれば2点 ・もし回答がない場合，以下のヒントを与え正解であれば1点 　a）植物，b）動物，c）乗り物	a：0・1・2 b：0・1・2 c：0・1・2	3つの言葉の遅延再生（長期・近時記憶）
8. これから5つの品物を見せます．それを隠しますので何があったか言ってください． ・時計，鍵，タバコ，ペン，硬貨など必ず相互に無関係なもの	0・1・2・3・4・5	5つの記銘（長期・近時記憶，エピソード）
9. 知っている野菜の名前をできるだけ多く言ってください． ・答えた野菜の名前を右欄に記入する．途中でつまり，約10秒待っても出ない場合にはそこでうち切る． 　0〜5個＝0点，6個＝1点，7個＝2点，8個＝3点， 　9個＝4点，10個＝5点	0・1・2・3・4・5	野菜の名前（言語の流暢性，重複がないかの確認で短期記憶）
カットオフポイント：20/21（20点以下は認知症の疑いあり）　**合計得点**	／30点	

［加藤伸司，下垣 光，小野寺敦志ほか：改訂長谷川式簡易知能評価スケール（HDS-R）の作成．老年精神医学雑誌 2(11)：1339-1347, 1991 より引用］

表Ⅴ-2-7　簡易精神機能検査（MMSE）

質問内容		回答	得点	意味
1 (5点)	今年は何年ですか.	年	0・1	時間見当識
	今の季節は何ですか.	春・夏・秋・冬	0・1	
	今日は何曜日ですか.	曜日	0・1	
	今日は何月何日ですか.	月	0・1	
		日	0・1	
2 (5点)	ここは何県ですか.	県	0・1	場所見当識
	ここは何市ですか.	市	0・1	
	ここは何病院ですか.	病院	0・1	
	ここは何階ですか.	階	0・1	
	ここは何地方ですか.（例：関東地方）	地方	0・1	
3 (3点)	物品名3個（相互に無関係） 検者は物の名前を1秒間に1個ずつ言う．その後，被検者に繰り返させる．正答1個につき1点を与える．3例すべて言うまで繰り返す．（6回まで） 何回繰り返したかを記載する.	回	0・1・2・3	3単語の記銘（短期記憶）
4 (5点)	100から7を引く．（5回まで） あるいは「フジノヤマ」を逆唱させる.	93・86・79・72・65 マ・ヤ・ノ・ジ・フ	0・1・2・3・4・5	注意と計算・逆唱（注意集中，短期記憶，意味記憶）
5 (3点)	3で提示した物品名を再度復唱させる.		0・1・2・3	物品の再生（記憶・遅延再生）
6 (2点)	（時計を見せながら）これは何ですか. （鉛筆を見せながら）これは何ですか.		0・1・2	物品呼称（言語，意味記憶）
7 (1点)	次の文章を繰り返させる. 「みんなで，力をあわせて綱を引きます」		0・1	文章反復（言語，短期記憶）
8 (3点)	（3段階の命令） 「右手にこの紙をもってください」 「それを半分に折りたたんでください」 「机の上に置いてください」		0・1・2・3	行為・観念運動（聴覚的指示の言語理解，失行・失認の有無をみる）
9 (1点)	次の文章を読んで，その指示に従ってください. 「眼を閉じなさい」		0・1	行為・観念運動（読字の言語機能，失行の有無をみる）
10 (1点)	何か文章を書いてください.		0・1	書字の言語機能，失認の有無をみる
11 (1点)	次の図形を書いてください.		0・1	図形模写（空間認知機能，構成障害の有無をみる）
<注> 30点満点で23点未満は認知症の疑いがある. とくに3，4，5は重要でこの順で行う．4は集中力を，5は記憶の遅延再生をみる.		合計得点	／30点	

［Folstein MF, Folstein SE, McHugh PR : "Mini-mental state" : a practical method for grading the cognitive state of patients for the clinician. Journal of Psychiatric Research **12**（3）: 189-198, 1975 より作成した大塚俊男, 本間昭昭：高齢者のための知的機能検査の手引き. p.36, ワールドプランニング, 1991 を参考に作成］

表Ⅴ-2-8　認知症高齢者の日常生活自立度判定基準

ランク		判定基準	見られる症状・行動の例
Ⅰ		何らかの認知症を有するが，日常生活は家庭内及び社会的にほぼ自立している．	
Ⅱ		日常生活に支障を来すような症状・行動や意思疎通の困難さが多少見られても，誰かが注意していれば自立できる．	
	Ⅱa	家庭外で上記Ⅱの状態が見られる．	たびたび道に迷うとか，買い物や事務，金銭管理などそれまでできたことにミスが目立つ等
	Ⅱb	家庭内でも上記Ⅱの状態が見られる．	服薬管理などができない，電話の対応や訪問者との対応などひとりで留守番ができない等
Ⅲ		日常生活に支障を来すような症状・行動や意思疎通の困難さが見られ，介護を必要とする．	
	Ⅲa	日中を中心として上記Ⅲの状態が見られる．	着替え，食事，排便・排尿が上手にできない・時間がかかる．やたらに物を口に入れる，物を拾い集める，徘徊，失禁，大声・奇声を上げる，火の不始末，不潔行為，性的異常行為等
	Ⅲb	夜間を中心として上記Ⅲの状態が見られる．	ランクⅢaに同じ
Ⅳ		日常生活に支障を来すような症状・行動や意思疎通の困難さが頻繁に見られ，常に介護を必要とする．	ランクⅢに同じ
M		著しい精神症状や周辺症状あるいは重篤な身体疾患が見られ，専門医療を必要とする．	せん妄，妄想，興奮，自傷・他害等の精神症状や精神症状に起因する問題行動が継続する状態等

〔厚生労働省：老健第135号「認知症高齢者の日常生活自立度判定基準」の活用について，〔https://www.mhlw.go.jp/stf/shingi/2r9852000001hi4o-att/2r9852000001hi8n.pdf〕（最終確認：2023年1月18日）より引用〕

④実施プロセスにおいて観察される反応や，集中力，積極性，協力性なども把握する．とくに抑うつ状態の高齢者は，知的には理解していても「わかりません」という返答が多くなったり，すでに真性認知症を有する場合は当てずっぽうや作話などの反応もみられる．家族や介護者から，事前に普段の生活の様子や教育歴などの情報を得ておくことも結果の解釈に重要となる．

⑤安易な態度で開始したり，無理強いをしたりすることは高齢者の協力が得られないばかりでなく，信頼関係が築けないなどの弊害となるので，検査の主旨や方法を熟知し，検査実施への協力が得られるよう誠実で柔軟な態度で臨む必要がある．

⑥質問に対して怒りを示す，拒否するなどの場合は，何の項目のときにどのような反応を示したのかを情報として記録しておく．本人の自尊心を傷つけないよう，たとえ話している内容が矛盾していても，間違いを指摘したり非難したりしないで，温かく見守りながら実施する．

c. 心理・情緒機能

　人は五感からさまざまな情報を感受して，それをもとに判断し，意思決定を行って行動する．心理機能は，情報の受容と判断・意思決定における心理的傾向を指し，この志向の相違によって人の性格が特徴づけられる．

　本項では，「認知」に関する働き以外の個人の中で生じる主観的な心理的変化（感情・

表Ⅴ-2-9　GDS-15

以下の質問のそれぞれについて,「はい」か「いいえ」のどちらかに○をつけてください.

1. 今の生活に満足しているといえますか	0. はい	1. いいえ
2. 毎日の活動力や世間に対する関心が低下したと思いますか	1. はい	0. いいえ
3. 生活が虚しいように感じますか	1. はい	0. いいえ
4. 退屈に思うことがよくありますか	1. はい	0. いいえ
5. 普段は気分がよいですか	0. はい	1. いいえ
6. 将来の漠然とした不安に駆られることがよくありますか	1. はい	0. いいえ
7. 多くの場合は自分が幸せだと思いますか	0. はい	1. いいえ
8. 自分が無力だと思うことがよくありますか	1. はい	0. いいえ
9. 外に出かけるよりも家にいるほうが好きですか	1. はい	0. いいえ
10. 何よりもまず物忘れが気になりますか	1. はい	0. いいえ
11. 今,生きていることが素晴らしいと思いますか	0. はい	1. いいえ
12. 生きていても仕方ないという気持ちになることがありますか	1. はい	0. いいえ
13. 自分が活力に満ちていると感じますか	0. はい	1. いいえ
14. 今の暮らしでは希望がないと思いますか	1. はい	0. いいえ
15. 周りの人が自分より幸せそうに見えますか	1. はい	0. いいえ

GDS-15　　／15点

5点以上がうつ状態のカットオフ値とされる.

[松林公蔵,小澤利男:老年者の情緒に関する評価. Geriatric Medicine 32(5):541-546, 1994 より作成した日本老年医学会編:健康長寿診療ハンドブック―実地医家のための老年医学のエッセンス, p.137, メジカルビュー社, 2011 を参考に作成]

表Ⅴ-2-10　意欲の指標 (Vitality Index)

	点数	質問内容
1　起床 (Wake up)	2	・いつも定時に起床している
	1	・起こさないと起床しないことがある
	0	・自分から起床することはない
2　意思疎通 (Communication)	2	・自分から挨拶する,話しかける
	1	・挨拶,呼びかけに対して返答や笑顔がみられる
	0	・反応がない
3　食事 (Feeding)	2	・自分から進んで食べようとする
	1	・促されると食べようとする
	0	・食事に関心がない,全く食べようとしない
4　排泄 (On and Off Toilet)	2	・いつも自ら便意尿意を伝える,あるいは自分で排尿,排便を行う
	1	・時々,尿意,便意を伝える
	0	・排泄に全く関心がない
5　リハビリ・活動 (Rehabilitation, Activity)	2	・自らリハビリに向かう,活動を求める
	1	・促されて向かう
	0	・拒否,無関心

除外規定・意識障害,高度の臓器障害,急性疾患(肺炎などの発熱)

〈判定上の注意〉
1　薬剤などの影響(睡眠薬など)を除外.起座できない場合,開眼していれば2点
2　失語の合併がある場合,言語以外の表現でよい
3　器質的消化器疾患を除外.麻痺で食事の介護が必要な場合,介助により摂取意欲があれば2点(口まで運んでやった場合も積極的に食べようとすれば2点)
4　失禁の有無は問わない.尿意不明の場合,失禁後にいつも不快を伝えれば2点
5　リハビリでなくとも散歩やレクリエーション,テレビでいい.寝たきりの場合,受動的理学運動に対する反応で判定する

[神崎恒一:意欲の評価.老年医学系統講義テキスト(日本老年医学会編), p.85, 西村書店, 2013 を参考に作成]

情緒，物事への取り組みなど）に焦点を当てて，CGAで用いられるスケールを説明する．

　表V-2-1で示したように，心理・情緒のスケールには，気分，抑うつ，意欲などに関するものがある．**GDS**（Geriatric Depression Scale）は，高齢者の抑うつ状態をスクリーニングするための尺度である．GDS原版（30項目）の簡略版であるGDS-15（**表V-2-9**）では，15点中5点以上でうつ状態が疑われるとの判定で，早期の適切な診断・介入が必要となる．

　意欲の指標（Vitality Index）[6, 7]（**表V-2-10**）は，主に要介護高齢者の生活意欲を客観的に評価する尺度である．全5項目からなり，援助者の観察や，家族・介護者の想起による聞き取りで行う．点数が高いほど生活意欲が高い．介護を必要とするかしないかにかかわらず，高齢者は病気・障害や家族関係など，さまざまな要因により生活意欲が変化しやすい．意欲的にその人らしく生活が送れているかの視点は，幸福観や満足感，生活の質（quality of life：QOL）などにも影響する．そのような背景から，令和3年度介護報酬改定では，「科学的介護推進体制加算*」の科学的介護情報システム（Long-term care Information system For Evidence：LIFE）に提出する評価情報として採用された[8]．

学習課題

1. 臨地実習で経験した高齢者の全体像を，ICFの枠組みを用いて理解してみよう．
2. CGAの代表的なスケールを用いて，具体的な老年看護の臨床場面への適用を考えてみよう．また，そのメリットやデメリットを考えてみよう．

引用文献

1) 上田 敏：ICFモデル―その基本的特徴．国際生活機能分類ICFの理解と活用―人が「生きること」「生きることの困難（障害）」をどうとらえるか，p.15-31，萌文社，2005
2) 前掲1），ICF（国際生活機能分類）の今後の課題．p.60-69
3) 筒井孝子：WHO-DAS2.0日本語版の開発とその臨床的妥当性の検討．厚生の指標61（2）：37-46，2014
4) WHO：健康および障害の評価―WHO障害評価面接基準マニュアルWHODAS2.0（田崎美弥子，山口哲生，中根允文訳），日本評論社，2015
5) 鳥羽研二：高齢者総合的機能評価とは―歴史と展望．Geriatric Medicine 43（4）：549-552，2005
6) Toba K, Nakai R, Akishita M et al：Vitality Index as a useful tool to assess elderly with dementia. Geriatric & Gerontology International 2（1）：23-29，2002
7) 神崎恒一：意欲の評価．老年医学系統講義テキスト（日本老年医学会編），p.84-86，西村書店，2013
8) 田中 元：「科学的介護」を現場で実現する方法―2021年度改正介護保険のポイント早わかり（New Health Care Management），p.48-51，ぱる出版，2021

---

*科学的介護推進体制加算：2021（令和3）年度介護報酬改定で開始された加算．自立支援・重症化防止に向けて，科学的根拠（エビデンス）に基づいた介護を提供するために，エビデンス構築に必要となる国のデータベース「LIFE」へのデータ提供（居住介護支援を除いて「推奨する」），データベース（LIFE）を活用したPDCAサイクルでケアに生かす（努力義務）ことなどを要件としている．

3 高齢者の症状と検査・治療に伴う影響のアセスメント

この節で学ぶこと

1. 高齢者の症状の特徴とアセスメントの留意点を学ぶ.
2. 高齢者の薬物療法の課題とアセスメントの留意点を学ぶ.
3. 高齢者への侵襲的検査や手術による影響を学ぶ.

A. 高齢者の症状の特徴とアセスメント

1 ● 高齢者の症状の特徴

　高齢者に起こりやすい症状や徴候はあまりにも多いため，見過ごされることがある．患者や家族，医療者も症状の原因を「年のせい」と説明してしまいがちであるが，それでは実際にその症状に困っている高齢患者を落胆させるだけである．

　高齢者が疾病に罹患した際に，意欲の低下や食欲不振，睡眠障害など，**非典型的**な症状のみが出現し，その疾病の典型的な症状がみられないことがある．また自覚症状に乏しく，主訴をうまく伝えられないこともある．そのため適切な評価が行われず疾病の発見が遅れ，気がつくとより大きな問題となって重症化をもたらす，ということが起こっている．このように見過ごされてきた症状や徴候を「**老年症候群**」ととらえ，積極的に評価し介入することで，身体機能とQOLの向上に努める重要性や有効性が示されるようになった．代表的な老年症候群は第Ⅰ章4節（p.18参照）で解説されているため，ここでは高齢者に多い症状の特徴とアセスメントの注意点を示す．老年症候群の症状として，頭痛，腹痛，関節痛，腰痛，胸痛があげられるように，他の症状と合わせてさまざまな部位の疼痛が訴えられる．

　高齢者は複数の症状が同時に認められることが多いが，最初に原因疾患についてアセスメントすることは，他の年代と同じである．しかし，症状があっても特定の原因疾患が明らかでないとき，たとえば腰痛への対処が鎮痛薬だけでは，高齢者の個別的な症状をアセスメントして対応できているとはいえない．たとえ疼痛があっても，日常生活動作（ADL）障害，転倒，抑うつ，睡眠障害など，さらなる症状の連鎖を防ぐことが高齢者の生活を支えるためには重要である．高齢者の症状のアセスメントは，疾病の治療に直結することだけでなく，看護ケアによる症状緩和，薬物調整，リハビリテーション，住宅環境や介護体制の調整に役立てるために総合的に行う必要がある．

a. 症状が出にくい・典型的でない高齢者の症状の代表例

・発熱のない感染症
・痛みのない急性冠症候群

・自覚のない低血糖

・咳・痰のない肺炎

・食欲低下

・お腹が張るという胆囊炎・虫垂炎

b. 自覚症状に乏しい理由

・加齢に伴う身体的変化とさまざまな感覚機能の低下，疼痛閾値の上昇などにより自覚症状を感じにくい

・もともとの疾病・加齢による症状により新たな自覚症状を感じにくい

・難聴・視力低下・認知機能低下・言語障害・ADL低下などにより症状を訴えられない，訴えても曖昧な表現になる

・多くの内服薬がある場合，薬剤の副作用などにより自覚症状へ影響を及ぼすこともある

c. 症状が出にくい・典型的でない理由

・加齢による生理機能の低下から感染時に発熱しない

・内服薬の影響で脈拍に変化が現れないことがある

・脱水に伴い肺雑音がしない

・腹部では圧痛を感じにくい

・筋萎縮などにより筋性防御などの症状が出にくい

2 ● 症状のアセスメント

　高齢者は典型的な症状が出にくいことを考慮して，普段との違い，表情，態度，バイタルサイン，周囲からの情報，注意深い観察などから総合的にアセスメントすることが重要である．

　発熱・血圧・酸素飽和度は測定されることが多く，異常があると看護ケアも多くなるが，「みかけ上のバイタル正常」ということがあるため，数値の把握だけでは不十分である．普段との違いを観察した場合には注意して経過観察する必要がある．

　脈拍・呼吸数は軽視されたり測定されないことも多い．しかし，呼吸数増加は高齢者の肺炎で有用な情報であるなど，呼吸数の異常は重大な疾病が隠れている場合が多い．頻脈は感染症，脱水，失血などの発見につながり，徐脈は心筋梗塞，不整脈などをみつけるきっかけとなる．

　本人からの情報だけでは限界もあるため，家族などから普段の生活状態，介護度，普段との変化などを聴取し，小さな変化も正確に把握することが高齢者の症状アセスメントの基本である．

a. アセスメントの注意点

　具体的なアセスメントの注意点を以下に示す．

①日々の観察では小さな変化を見過ごさない．「普段との違い・表情・態度・バイタルサイン・歩き方・体位・話し方・発汗の有無」に注意して観察する．

②変化があるときは，検査で異常がなくても短時間で重症化することがあるので注意して経過観察する．

③変化があるときは，重大疾病の可能性を考慮してアセスメントする．

b. 疼痛のアセスメントの実際

　高齢者の疼痛のアセスメントで重要なことは，生活の中の小さな変化を見逃さないことである．生活の視点をもつ看護師だからこそ，痛みによる影響を言葉や動きの変化から総合的にアセスメントできる．疼痛コントロールをすみやかに行うことができれば，早期離床を促しADL低下の予防にもつながる．具体的な観察方法と注意点を次に示す．

①痛みのある部位を確認するとき，患者自身に示してもらうだけでなく，身体の部位を軽く触れながら確認していくと，触れ方による痛みの違いや熱感も触知できる．
②痛みを感じている部分が複数ある場合には，触れながら範囲や部位による違いを確認できる．
③しびれを伴う場合は痛みと認識されない場合があるので，痛み以外の症状も聞きながら身体に触れると表現を引き出しやすい．
④認知機能が低下している場合も，触れたときの身体反応や表情などから痛みを把握できる．

c. 慢性疼痛のアセスメント

　受傷や炎症，がんなどによる痛みだけが痛みではない．高齢者は，関節の変形や筋力低下に伴う痛みを生じたり，動かないこと（動かさないこと）により痛みを生じることもある．たとえば，同じ姿勢を続けていると痛みが出てくるときは，少し体を動かす，軽くストレッチをするなどして自分で痛みの緩和を図ることができるが，身体拘束していたり，安静の指示によりずっと同じ姿勢で臥床し，自ら動かすことができない状況もある．そこに筋力低下も加わると，次に動かすときにとても痛いという状態となる．これを**不動による痛み**という．不動による痛みがあると，さらに動かなくなり**廃用症候群**につながるという悪循環を引き起こす．このような痛みを自覚して訴えられるように質問することや，訴えなくても言葉や動きの変化をとらえてアセスメントすることが求められる．

B. 侵襲的検査の影響とアセスメント

　高齢者を対象として，内視鏡検査や生検，造影検査などを施行することが多くなってきている．機器の進歩や造影剤の改良がなされているが，消化管内視鏡関連の医療事故や尿道留置カテーテル挿入による尿道損傷の報告もあがっている．検査をきっかけとした原疾患の悪化など，脆弱化した高齢者にとって**侵襲的検査**の負担は大きい．高齢者の侵襲的治療や検査の適否を検討する際には，年齢で判断するのではなく，①患者のADLや全身状態，②侵襲の程度，③患者本人の意向を勘案することが求められる[1]．

　侵襲的検査の実施にあたっては，絶食や下剤投与などによる脱水など，前処置に伴い全身状態が急激に悪化するリスクが存在することを理解して，経過観察する必要がある．とくに前処置により排泄に影響がある場合は，普段よりも排泄行動に時間がかかると予測して，検査当日は余裕をもって準備できるような配慮が必要になる．検査前，検査後の身体

的な影響をアセスメントし，個人の苦痛に応じた支援が必要である．

C. 治療に伴う影響とアセスメント

1 ● 薬物療法に伴う影響とアセスメント

a. 高齢者の薬物療法の課題

　高齢者は，加齢変化に伴う腎機能や肝機能の低下，老年症候群による日常生活機能の低下から，めまい・転倒・不眠・便秘・抑うつ・せん妄などの症状が起こりやすい．これらの症状は加齢による症状だと見過ごされやすいが，**表V-3-1**に示すように，薬物有害事象によって出現する**副作用**の場合もある．高齢者に出現しやすい副作用を予測するためには，薬の作用機序の理解が助けとなる．安全面での問題を解決するために，老年症候群と副作用による症状の違いをアセスメントすることが重要である．

b. 薬の効果と副作用の実際

(1) ベンゾジアゼピン系

　『高齢者の安全な薬物療法ガイドライン2015』[2] では，とくに慎重な投与を要する薬物のリストにベンゾジアゼピン系作動薬があげられている．ベンゾジアゼピン系作動薬は睡眠薬だけでなく，抗不安薬としても使用される．ベンゾジアゼピン系睡眠薬は受容体に結合して「鎮痛・催眠作用」「抗不安・筋弛緩作用」を発現してこの両方に作用するため，

表V-3-1　薬剤起因性老年症候群と主な原因薬剤

症　候	薬　剤
ふらつき・転倒	降圧薬（特に中枢性降圧薬，α遮断薬，β遮断薬），睡眠薬，抗不安薬，抗うつ薬，てんかん治療薬，抗精神病薬（フェノチアジン系），パーキンソン病治療薬（抗コリン薬），抗ヒスタミン薬（H_2受容体拮抗薬含む），メマンチン
記憶障害	降圧薬（中枢性降圧薬，α遮断薬，β遮断薬），睡眠薬・抗不安薬（ベンゾジアゼピン），抗うつ薬（三環系），てんかん治療薬，抗精神病薬（フェノチアジン系），パーキンソン病治療薬，抗ヒスタミン薬（H_2受容体拮抗薬含む）
せん妄	パーキンソン病治療薬，睡眠薬，抗不安薬，抗うつ薬（三環系），抗ヒスタミン薬（H_2受容体拮抗薬含む），降圧薬（中枢性降圧薬，β遮断薬），ジギタリス，抗不整脈薬（リドカイン，メキシレチン），気管支拡張薬（テオフィリン，アミノフィリン），副腎皮質ステロイド
抑うつ	中枢性降圧薬，β遮断薬，抗ヒスタミン薬（H_2受容体拮抗薬含む），抗精神病薬，抗甲状腺薬，副腎皮質ステロイド
食欲低下	非ステロイド性抗炎症薬（NSAID），アスピリン，緩下剤，抗不安薬，抗精神病薬，パーキンソン病治療薬（抗コリン薬），選択的セロトニン再取り込み阻害薬（SSRI），コリンエステラーゼ阻害薬，ビスホスホネート，ビグアナイド
便秘	睡眠薬・抗不安薬（ベンゾジアゼピン），抗うつ薬（三環系），過活動膀胱治療薬（ムスカリン受容体拮抗薬），腸管鎮痙薬（アトロピン，ブチルスコポラミン），抗ヒスタミン薬（H_2受容体拮抗薬含む），αグルコシダーゼ阻害薬，抗精神病薬（フェノチアジン系），パーキンソン病治療薬（抗コリン薬）
排尿障害・尿失禁	抗うつ薬（三環系），過活動膀胱治療薬（ムスカリン受容体拮抗薬），腸管鎮痙薬（アトロピン，ブチルスコポラミン），抗ヒスタミン薬（H_2受容体拮抗薬含む），睡眠薬・抗不安薬（ベンゾジアゼピン），抗精神病薬（フェノチアジン系），トリヘキシフェニジル，α遮断薬，利尿薬

［秋下雅弘：高齢者のポリファーマシー―多剤併用を整理する「知恵」と「コツ」，南山堂，2016より改変引用した厚生労働省：高齢者の医薬品適正使用の指針 総論編, p.10,〔https://www.mhlw.go.jp/content/11121000/kourei-tekisei_web.pdf〕（最終確認：2023年1月18日）より引用］

高齢者はふらつきや転倒を起こしやすくなる.

　また,代謝機能が低下した高齢者にとって血中濃度が上昇しやすい薬剤であり,中枢神経の感受性を亢進するため依存症を合併しやすく,認知症リスクを上げるといわれていることから,患者が使用している場合は,依存や認知機能の状態をアセスメントする必要がある.

(2) 抗ヒスタミン薬

　皮膚の乾燥によって起こる高齢者の皮膚瘙痒症の治療薬として**抗ヒスタミン薬**が使用される.かゆみを引き起こすヒスタミンを抑える抗ヒスタミン薬は,長期間にわたって処方されることがあるが,ヒスタミンは脳の神経細胞にも存在するため,ヒスタミンを抑制することにより神経活動が低下し,眠気・倦怠感からふらつきや転倒を起こしやすくなる.

　したがって,かゆみの症状が改善したら,すみやかに抗ヒスタミン薬を中止できるような支援が必要になる.中止できることを高齢患者に説明し,乾燥予防・保湿のスキンケア,刺激の少ない下着の着用など,皮膚状態の観察だけでなく生活習慣改善に向けたアセスメントが必要になる.

(3) 緩下剤

　高齢者の便秘には,腸管内に水分を引き寄せて便を軟化・増大させて排便を促進する**酸化マグネシウム**(緩下剤)が多く使用されている.酸化マグネシウムは,消化管内で胃酸と膵液との2段階の化学反応を経て,最終的に腸管内で緩下作用を起こすため,胃酸がないと薬の反応が進まず効果が出ないという作用機序がある.酸化マグネシウムを服用しても便が硬いままなど効果がなければ,胃酸分泌抑制薬を併用していないか,または食後の服用により胃酸の量が少なくなっている可能性がないかなどをアセスメントする必要がある.酸化マグネシウムの服用時間を変更して,薬の効き方をアセスメントするという方法もある.

2 ● 手術に伴う影響とアセスメント

　高齢者は臓器予備能が低下し,併存疾患を有していることが多いため,**術後管理**の問題として,**脱水,肺水腫,易感染性,誤嚥,肺炎**などの術後合併症をきっかけに全身状態の悪化をきたすことがある.

　手術侵襲度は,麻酔方法,手術部位,術式,手術時間,出血量から評価できる.手術侵襲に対する生体反応として電解質バランスの変動が起こり,全身麻酔下術後には誤嚥や肺炎,無気肺発生のリスクが高まる.術後の長期臥床の影響として,**サルコペニア**や平衡感覚の鈍化などが急速に悪化し,全身状態やADLの低下につながりやすい.生活環境の変化により認知機能の低下がみられ,心的ストレスや身体への侵襲により,周術期にはせん妄が起こりやすい.

　高齢者は臓器予備力の低下から手術侵襲に対して影響を受けやすいことをふまえて,術前評価を慎重に行い,適切な周術期管理を行う必要がある.

学習課題

1. 疾病や障害のある高齢者の症状の確認方法を具体的に考えてみよう.
2. 経験した高齢者の事例を振り返り，薬物による影響のアセスメントが困難な要因について説明してみよう.
3. 侵襲的検査や手術による影響を予測するための全身状態の把握方法を考えてみよう.

引用文献

1) 日本老年医学会編：改訂版 健康長寿診療ハンドブック─実地医家のための老年医学のエッセンス，p.134，メジカルビュー社，2019
2) 日本老年医学会，日本医療研究開発機構研究費・高齢者の薬物治療の安全性に関する研究研究班編：高齢者の安全な薬物療法ガイドライン2015，〔https://jpn-geriat-soc.or.jp/info/topics/pdf/20170808_01.pdf〕（最終確認：2023年1月18日）

4 介護を必要とする高齢者の家族のアセスメント

A. 家族による高齢者介護の動向

　高齢者のいる家族形態とその変遷については第Ⅰ章6節（p.62参照）で述べた．ここでは，実際に家族による介護の動向について確認する.

1 ● 介護を受けたい場所と家族による介護の状況

　2018（平成30）年版高齢社会白書によれば，全国の40歳以上の男女に「自分の介護が必要になった場合にどこでどのような介護を受けたいですか」と尋ねたところ，自宅で介護を受けたい人の割合は73.5%で，そのうち家族の介護を受けて自宅で過ごしたいという人は3〜4割であった[1]（**図V-4-1**）.

　これに対し，要介護者等と実際に介護をする者の続柄や居住形態の実態は，同居している家族が主に介護する割合が5割強である[2]（p.66，**図Ⅰ-6-3**参照）.同居家族の続柄は，多い順に，配偶者，子，子の配偶者，その他の親族，父母という順である.別居の家族等による介護の割合も13.6%であり，同居，別居に限らず，主な介護者が家族である割合は約7割であった.介護保険等の介護サービス事業者が主介護者である割合は12.1%にとどまり，日本では要介護者を主に介護する者は家族であることがわかる.

　また，要介護者等と同居の主な介護者の年齢組み合わせ別の割合の年次推移（**図V-4-2**）[2] をみると，60歳以上同士の関係にある組み合わせが75%にのぼる.いわゆる，**老老介護**といわれる介護状況が増加していることがわかる.**図V-4-2**から，老老介護は，高齢の配偶者が介護する場合や，高齢の親を高齢の子が介護するなどが想定されるだろう.となると，介護する家族も高齢であるためなんらかの障害や疾病を抱えていたり，60歳台前半の子世代が介護者となる場合には，その家族は仕事と介護の両立を迫られているかもしれない.

　以上のことから，日本における高齢者の介護は，続柄や同居，別居によらず，家族による介護がいまだ主であり，介護を担う家族もまた高齢である割合が年々増加している.このことから，高齢者の療養生活継続のためには，介護を担う家族の健康状態や社会生活についても配慮していく必要がある.

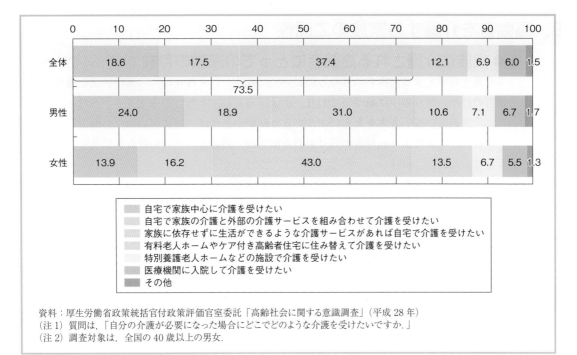

資料：厚生労働省政策統括官付政策評価官室委託「高齢社会に関する意識調査」（平成 28 年）
（注 1）質問は，「自分の介護が必要になった場合にどこでどのような介護を受けたいですか．」
（注 2）調査対象は，全国の 40 歳以上の男女．

図Ⅴ-4-1　介護を受けたい場所
自宅で介護を受けたい人の割合は 73.5％である．
［内閣府：平成 30 年版高齢社会白書（概要版），〔https://www8.cao.go.jp/kourei/whitepaper/w-2018/html/gaiyou/s1_2_2.html〕（最終確認：2023 年 1 月 18 日）より引用〕

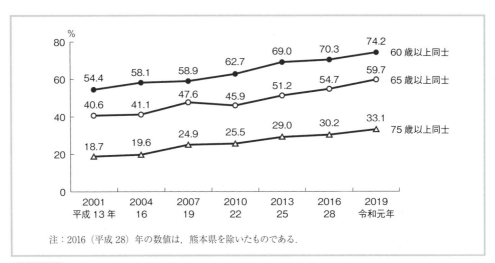

注：2016（平成 28）年の数値は，熊本県を除いたものである．

図Ⅴ-4-2　要介護者等と同居の主な介護者の年齢組み合せ別の割合の年次推移
［厚生労働省：2019年 国民生活基礎調査の概況，p.26，〔https://www.mhlw.go.jp/toukei/saikin/hw/k-tyosa/k-tyosa19/dl/14.pdf〕（最終確認：2023 年 1 月 18 日）より引用〕

B. 高齢者を介護する家族の二面性

1 ● 家族に介護される高齢者にとっての家族の存在

　介護を必要とする高齢者の暮らしにおいて，家族という存在は，日常の世話を通じて高齢者の日々の営みの中に息づいており，生活（暮らし）そのものを支える存在である．さらに，高齢者の長い人生をともに歩んできた経緯があれば，時に思い出や心地よい昔話に花が咲き，それにより高齢者の語りが引き出され，高齢者の自我の統合を促進する存在ともなる．

　一方，高齢者の介護について，不安や負担を感じている家族は，高齢者の望む生活の実現を阻害する存在にもなる．たとえば，急性期病院に入院し治療を受けた後，住み慣れた自宅への退院を希望する高齢者がいたとして，心身の回復が医療者らから順調と判断される状態であったとしても，家族が自宅での介護に不安を感じていれば，自宅退院は困難となるだろう．

　重要なのは，介護する家族を推進や阻害の要因としてタイプ別に分けてとらえるのではなく，同じ家族員が，時に高齢者の希望をかなえるための推進力になることもあれば，時には介護することを受け入れるためにはなんらかの支援が必要となることを理解することである．つまり，高齢者を介護する家族は**二面性**を有することを理解することが大切である．以下に，高齢者を介護する家族の二面性について，事例をもとに具体的に説明する．

> **事例　人工呼吸器を装着して自宅退院した高齢者**
>
> 　Aさんは60歳台後半の女性で，自宅で呼吸困難に陥り緊急入院した．急性期病院で神経難病と診断され，気管切開し，常時人工呼吸器を装着しなければならなくなった．本人は住み慣れた自宅への退院を希望し，自身でできることは自分で行いたいと，気管カニューレの交換を練習するなど，自宅退院に向けて意欲的であった．その様子をみた夫は，人工呼吸器や介護用ベッドを設置できるよう自宅を改修した．別居していた娘もまた，母親の世話をすることを決心し同居することを決めた．

　このように，家族が自宅退院に向けて積極的に準備を進めていることから，医療者も自宅退院は可能と判断していた．このような家族の状況は，高齢者の希望をかなえるための推進力となっていたといえよう．

　しかし娘は，退院するための準備として，痰の吸引や，気管に水が入らないように行う洗髪の仕方を看護師から教わり実施するうち，夜間の痰の吸引の回数が一時増加したこともあって，「自宅でずっと世話をするのは私には無理かもしれない」「やっぱり母親は専門的な看護や介護ができる施設や病院で過ごさせてあげたほうがよいのではないか」と看護師に語ることがあった．このとき，家族は自分が介護を担えるかどうか不安であったと推測できる．つまり，娘は一時は介護することを決心し受け入れ，高齢者の希望を推進する存在であったものの，具体的な退院準備が進行するにつれ介護することへの不安が高まり，介護負担軽減の方策を専門職者とともに検討するなどの支援が必要な状態であったと考えられる．

　このように，同じ家族であっても，高齢者の状態の変化や介護への負担感の増減によって，家族は高齢者の希望を推進する存在にもなれば，逆に希望する療養生活の実現を困難にする要因になるという，二面性を併せもつ存在である．

2●介護によって家族にもたらされる影響

　介護によって家族にもたらされる影響についても，介護する家族の二面性との関連で理解しておきたい．

a. 介護者自身の生き方を考える機会や介護体験による家族の絆の強化につながる

　高齢者の介護は，高齢者の命と人生の終生期に向き合うことになる．ゆえに，介護することを通じ，介護する家族も，自分のこれからの人生（生き方や過ごし方）を考える機会となるだろう．また，その時々の状況に応じ，介護の工夫や対策を家族で話し合う機会も生じる．高齢者の希望する生活をかなえるため，家族員それぞれが自分のできることを行い，一致団結して介護という状況に向かうことができれば，家族の絆は強化され，家族は大きく成長を遂げることになろう．

b. 介護する家族員の身体的・精神的・社会的変化をもたらす

　介護することは，家族にとって，身体的・精神的・社会的な変化をもたらす．介護動作による腰痛が生じたり，夜間も介護が必要な状態であれば睡眠の質は低下する．また，いつまで続くのだろうといった精神的な負担や，介護による離職など経済的な側面でも影響がある．介護は先のみえない不確かな道のりである．介護が継続する中で，家族の生活がどのように変化してきたのか，どのように変化しているのか，継続的に把握する必要がある．

C. 高齢者を介護する家族への支援の必要性のアセスメントの視点

　高齢者を介護する家族への支援が必要かどうかのアセスメント視点として，「高齢者の状態の理解」「家族の健康状態と対処能力」「介護負担状況」の3点をあげ説明する．

1●高齢者の状態の理解：高齢者による自己の状態の評価と家族による高齢者の状態の理解の双方をとらえる

　高齢者による自己の状態の理解の内容と，家族による高齢者の状態の理解の内容をそれぞれとらえることにより，支援の必要性をアセスメントできるだろう．図V-4-3は在宅で療養する高齢者の主体性維持のプロセスを示したものである．在宅で療養する高齢者は，介護にかかわる人との関係を保持しつつ，自己の状態に関する評価と家族介護者による療養者の状態に関する理解の内容が一致していれば，療養生活に対する前向きな気持ちをもちつつ療養生活を工夫し，それを実行し，高齢者自身が生活方針を決定することができるというプロセスである（図V-4-3）．

　家族介護者が，介護負担の増大や不安が強い場合には，高齢者の希望や目指すところを理解する余裕もなく，自身の負担感の軽減ばかりに注目してしまうことがある．

　以下に具体例を用いて説明する．

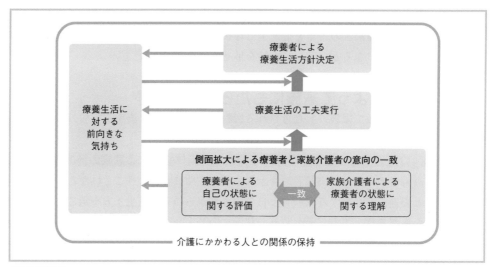

図Ⅴ-4-3　在宅で療養する高齢者が主体性を維持するプロセス
［石橋みゆき：在宅療養者の主体性を維持して行なう看護援助の構造.千葉看護学会会誌8(1)：22-29, 2002を参考に作成］

> **事例**　訪問看護師の問いかけにより，介護負担を訴えていた家族が高齢者のリハビリテーション継続の意味を理解した事例
>
> 　Bさんは80歳台後半の女性で，介護保険を利用して訪問看護と訪問介護を利用している．1年前に大腿骨顆上骨折で入院中に脳梗塞を発症し，軽度左片麻痺が残っている．最近自宅で転倒し，右橈骨を骨折した．手すりにつかまることができなくなり，楽しみにしていた歩行訓練ができず，ベッド上で過ごす時間が増えてしまった．Bさんは以前から「寝たきりにはなりたくない」とリハビリテーションに積極的に取り組んでいたが，骨折後は一時的に歩行訓練を中断し，床上でできる体操に変更していた．しかし最近，食事をとった後に「食べたかしら？」と発言するなど，認知機能の低下がみられていた．
>
> 　近所に住む娘（60歳台前半）は毎日自宅を訪ね，90歳台の父親（Bさんの夫）を介護しているが，介護負担感が強く，Bさんが歩けなくなったことについて「下手に歩いて転ばれるよりも，車椅子に乗ってくれていたほうが楽なんですけどね」という発言があった．そのタイミングで，訪問看護師がBさんの最近の認知機能について意図的に娘に尋ねたことにより，娘は歩かせないことによる認知機能の低下を認識し，「高齢者の状態に関する理解」が変化し，歩くことを再開できるようデイケアの利用にいたった．

　訪問看護師は，双方が同じ方向を向いているかどうか，娘の介護負担感とその理由とともに，Bさんの心身の状態や希望をアセスメントしていたといえる．

2●家族の健康状態と対処能力

　主介護者の健康状態はもとより，家族内での役割，家族内関係を俯瞰したうえで主介護者が置かれている状況についても把握することが重要である．先ほどのBさんの娘は，高血圧で内服治療中であり，介護負担増大により血圧が上昇するおそれがあった．訪問看護

師は，Bさんへの訪問ではあったが，娘が在宅していれば，必ず血圧を測定し測定値をともに確認し，必要に応じて健康相談にも乗っていた．また，娘はもともと父親の介護を担っていたところ，Bさんが骨折しBさんの世話も担うことになり一時的に介護負担が増大する状況であるとアセスメントし，Bさんの回復のみならず，娘の休息時間を確保する目的としてもBさんのデイケアの利用を提案していた．このように，介護を担う家族の健康状態や役割，介護負担状況や介護に対する思いなどを把握し，それらの情報を統合し家族の対処能力をアセスメントすることができるだろう．

3 ● 客観的負担状況と主観的負担状況

高齢者の介護度（介護保険の認定結果など）は，介護する家族の**負担状況**を推測する1つの指標である．要介護度が高ければ高いほど，**介護時間**は長くなることが示されている（p.68，図I-6-4参照）．介護や介護に費やす時間が1日のうちにどの程度かといった客観的情報から，家族の客観的負担状況をアセスメントすることが可能である．

しかし，1日のほとんどを家族の介護に費やしている場合であっても，もっと介護に集

表V-4-1　Zarit 介護負担尺度日本語版の質問項目

1. ○○さんは，必要以上に世話を求めてくると思いますか
2. 介護のために自分の時間が十分に取れないと思いますか
3. 介護のほかに，家事や仕事などもこなしていかねばならず，「ストレスだな」と思うことがありますか
4. ○○さんの行動に対し，困ってしまうと思うことがありますか
5. ○○さんのそばにいると腹が立ちますか
6. 介護があるので家族や友人と付き合いづらくなっていると思いますか
7. ○○さんが将来どうなるのか不安になることがありますか
8. ○○さんは，あなたに頼り切っていると思いますか
9. ○○さんのそばにいると気が休まらないと思いますか
10. 介護のために体調を崩したと思ったことがありますか
11. 介護があるので自分のプライバシーを保つことができないと思いますか
12. 介護があるので自分の社会参加の機会が減ったと思うことがありますか
13. ○○さんが家にいるので友だちを自宅に呼びたくても呼べないと思ったことがありますか
14. ○○さんは「あなただけが頼り」という風に見えますか
15. 今の暮らしを考えれば，介護にかける金銭的な余裕はないなあと思うことがありますか
16. 介護にこれ以上の時間をさけないと思うことがありますか
17. 介護が始まって以来，自分の思いどおりの生活ができなくなったと思うことがありますか
18. 介護を誰かにまかせてしまいたいと思うことがありますか
19. ○○さんに対して，どうしてよいか分からないと思うことがありますか
20. 自分は今以上にもっと頑張って介護するべきだと思うことがありますか
21. 自分はもっとうまく介護できるのになあと思うことがありますか
22. 全体を通してみると，介護することはどれくらい自分の負担になっていると思いますか

注1：質問22の答えの候補は，各選択肢「全く負担ではない」（0点），「多少負担に思う」（1点），「世間並みの負担だと思う」（2点），「かなり負担だと思う」（3点），「非常に大きな負担だと 思う」（4点）のように設定される．
［日米LTCI研究会東京・秋田調査Wave1の調査票（B票）より作成した陳 鳳明, 若林 緑：家族介護者の介護負担感は介護の種類によって変わるのか？ 認知症介護と身体介護を比較して. 社会保障研究4(3)：372-386, 2019より引用］

中する時間を確保したいという家族もいるかもしれない．反対に，週に2時間程度の介護を担う状況であっても，介護している当事者は負担を感じていることもあるかもしれない．

　大切なのは，単純に介護度や介護時間の長短のみで負担状況を判断するのではなく，介護している家族の思いや介護に向かう気持ちも把握し（**表Ⅴ-4-1**），客観的な負担状況とともに支援の必要性をアセスメントすることである．

学習課題

1.　高齢者を介護する家族の支援の必要性をどのようにアセスメントできるか考えてみよう．

引用文献

1)　内閣府：平成30年版高齢社会白書（概要版），〔https://www8.cao.go.jp/kourei/whitepaper/w-2018/html/gaiyou/s1_2_2.html〕（最終確認：2023年1月18日）
2)　厚生労働省：2019年 国民生活基礎調査の概況，p.25-26，〔https://www.mhlw.go.jp/toukei/saikin/hw/k-tyosa/k-tyosa19/dl/14.pdf〕（最終確認：2023年1月18日）

第VI章

高齢者の健康の維持・回復への支援

学習目標

1. 高齢者の「豊かな生」を理解し，健康生活の維持・回復への支援について学ぶ．
2. 高齢者のセルフケア能力に着目し，健康問題の予測と予防への支援について学ぶ．

1 豊かな生の創出・支援

この節で学ぶこと

1. 高齢者の「豊かな生」を多面的，包括的にとらえられるようになる．
2. 高齢者の「豊かな生」の創出を支援する方法を学ぶ．

A. 高齢者の「豊かな生」

1 ● 高齢者の「豊かな生」と看護

a. 高齢者の「豊かな生」とは

　老年看護の目標として，「豊かな生」の創出・支援を提示した（p.92参照）．人は老年期までの長い人生を生き抜く存在であり，老化により身体機能が衰え，種々の障害を有してもなお，人間的に豊かに生きることができる．

　老年期における豊かな生とは，日々の暮らしにある生き生きしたかかわり合いと穏やかな死への準備という2つの側面が重なり合うことで成り立つのではないかと考えられる．老人ケア施設に入居している90歳以上の超高齢者の調査結果[1]から，日常生活を通して感じる喜びや楽しみとして，"自分の存在を確認できる喜び" "特別である家族の存在を確認できる喜び・楽しみ" "好きなことを行う喜び・楽しみ" "自分を高めていく喜び・楽しみ" "若い人から若さをもらう喜び・楽しみ" "ここまで生きられた喜び"が見出された．ここからわかるように，高齢者にとって，特別な行事や目新しい体験よりも，日々の生活の何気ない会話やかかわりの中で自分の存在や家族の存在を確認できることが日々の暮らしを豊かにし，ここまで生きられた喜びと今ある生き生きしたかかわり合いを実感することで，最終的に死を穏やかに受け入れられることにつながるのではないだろうか．

　高齢者の「豊かな生」は多面的，包括的にとらえる必要があり，個々それぞれに独自に定義されるものでなければならない．高齢者の心身の状態，ニーズの多様性，老いていく中でのニーズの変化，さまざまな居住形態や近隣環境などの下での日常生活を思い浮かべるだけでも，一般的な高齢者像と健康問題の観点からだけの理解には限界がある．言い換えれば，援助を提供する側が「この人にとっての豊かな生とはなんだろうか？」を問うこと，それを考えながら支援していくプロセス自体に意味があるのである．

　老化による心身の衰えにいかに適応していくか，また変化するあるいは変更せざるをえない環境にいかに適応していくか，そこに高齢者の「豊かな生」の創出・支援のヒントを見出せるのではないだろうか．

b. 豊かな存在としての高齢者のありようが内包された看護

　近藤ら[2]は，豊かな存在としての高齢者のありようが内包された看護実践を，内科一般

病棟の看護師を対象にした研究から次のような6つのテーマで表した.

- 周囲とのかかわり合いの中にいる存在として見守る
- 自分なりの方法で意思表示する存在として応じる
- 自分の置かれた状況を認識している存在であると推し量る
- つらい状況の中を生き抜いている存在として寄り添う
- 個別の意味をもつ存在として受け入れる
- 発揮されるべき能力をもつ存在として関心を寄せる

これらは複雑な状況でとらえにくい高齢者のありようを理解し，その人らしく生きることを支援する手がかりとなろう.

2 ● 豊かな生の創出の支援方法

a. セルフケア力を保持すること

第Ⅰ章3節（p.12参照）で「うまく年をとること」は中年期に訪れる危機にどのように対処したかが影響することを述べた．これまで難なくできたことができなくなる，それまで価値があると思っていたものを失ってしまう，親を失う，子どもが離れていくなどは，中年期から始まる喪失体験でもある．それら1つ1つの体験を年を重ねる糧としていくためには，周囲のサポートが重要であるとともに，**セルフケア**（p.104参照），すなわち自分自身の身体を慈しみ，日常生活を整え，自分の生き方をみつめながら楽しみを見出し実践していくことが重要である.

看護師が提供するセルフケア教育は，老いを生きることへの支援にもつながることを念頭に置いておきたい.

b. 自尊心を傷つけないこと

自立して生活を送っている人から他者の介護を必要とする人など身体状態はさまざまであっても，高齢者の自分を高めようとする意思には違いはない．これは自我発達の観点から，すべての人間が備えている資質である．この資質を生かすうえでもっとも重要なことは，自尊心を傷つけないことである．人間が人格的なまとまりを保ちながら生きるために「自尊心」は重要で，自尊心が傷つくと，自分を否定的に感じてしまう傾向が助長され，生きる意欲を失う．そのような自我の危機的境遇に遭っても，高齢者自身は物言わぬ場合も多い.

自尊心を傷つける危険性は日々の何気ない会話の中にも潜んでいる．援助を行う際には，高齢者の自尊心に与える影響に敏感であらねばならない.

c. 高齢者との対話を大事にすること

「年齢を重ねるにしたがって，人生はいよいよ深く，面白くなる．困難はあっても，チャレンジに値する」．これは，黒川[3]が100歳の人々のインタビューを通して記した言葉である．高齢者の昔話には，自分が歩んできた人生を再評価し，過去と折り合いをつけ，未来へとよりよく生きるという意味があるとしている．高齢者の昔話を聞くこと，高齢者の語りを引き出していくことは，「今」を生き，「未来」に向かって生きている高齢者の，過去，現在，未来を結ぶ．それは高齢者が，敬意をもって話に耳を傾ける「**よき聞き手**」

に，安心して自己を語ることを通して可能になる．このことが，**人生の統合**に向けて自分自身について内省し，吟味することにつながる．

　人生の統合に向けた「よき聞き手」になるには，受容的，支持的な姿勢で接する態度が必要であり，訓練が必要な技術でもある．高齢者の体験している世界を想像し，その人への関心を深め，自分の中にある既成のイメージ枠を取り払い，見方を広げていくという，対象理解のプロセスでもある．若い世代の者が，高齢者からその経験を伝えてもらうことで，自身が体験していない時代や世界に思いをめぐらし，その時代を生き抜いてきた人々の理解が深まる．このように，老いを生きることの支援は，老いを生きる人々と交流し対話していくことから始まる．

d. 対人関係・社会交流をつくり出すこと

　人との関係性の中で高齢者が生かされるよう，他者との交流を新たにつくり出すことも重要である．四季折々の行事への参加，気の合う仲間との旅行や社会活動への参加，新たな学習機会の提供など，常に対人関係・社会交流を援助計画の中に盛り込むことなど，生き生きしたかかわり合いを意図していくことが大切である．

　高齢者を，社会的存在として，そして関係性の中で生かされている存在として理解していく必要がある．とくに身近な家族との関係やケアにあたる人々との関係は，高齢者の心身の健康度や安寧に大きな影響を与える．関係性の中で生かされる存在とは，心身が衰え，日常生活のさまざまな面で他者による介護が必要になっても，言語による自己表現ができなくなっても，自分の意思を伝え，自分の望む生き方を，他者との関係の中で全うしていくことであると考えられよう．

e. 高齢者と信頼関係を構築すること

　他者に依存しなければ日常生活を送ることができなかったり，認知症により認知機能が低下した状態にある高齢者に対して，自尊心への配慮が欠けた対応をみることがある．どのような心身の状態であっても，高齢者のもっている可能性を信じ，それを探し出す努力をしていくこと，そして可能性を発見することに喜びを感じ，高齢者と共有できることが，高齢者との信頼関係を構築していく．この信頼関係の構築状況が，ケアの効果に影響することをふまえておく必要がある．

B. 高齢者の健康の特質に着目した支援

1 ● 高齢者の「豊かな生」をとらえる視点

　高齢者の看護において，健康は重要な概念であり，看護師の高齢者の健康のとらえ方が看護実践に影響するため，高齢者の健康の特質を理解して実践することが求められる．高齢者の健康のとらえ方には，加齢に伴う心身の変化をとらえるとともに，高齢者一人ひとりの健康はそれまでの人生を背景にして成り立っており，そのため個別的で多様であり，かつ死を意識した生であることが考慮されなければならない．

　高齢者の健康の特質に関する文献検討[4]から，高齢者の「豊かな生」を創出・支援していくうえで健康をとらえる3つの視点が明らかになった．すなわち，安定性，実現性，全体性である．＜安定性＞は，生理的機構が正常であり，環境と適応し，生活機能が自立し，

表Ⅵ-1-1　高齢者の健康をとらえる視点

視　点	側　面	性　質
＜安定性＞	高齢者の健康の状態	・生理的な機構が正常で，環境に適応している状態 ・生活機能が自立している状態 ・個々の側面（身体的，心理・精神的，社会的，文化的，生活史的，霊的）がトータルに調和している状態
＜実現性＞	高齢者が目指す方向	・健康習慣と健康管理によってもたらされる，願いとしての健康 ・可能な限り良好で快適な状態と環境をつくる ・自己実現（できること，必要なこと，やりたいことが調和）
＜全体性＞	高齢者の全体的感覚	・自分自身の生きる意味と現実との適合の認識 ・精神的な安らぎと安寧の感覚 ・ウェルビーイング（well-being）の感覚 ・身体，心，霊の全体的感覚 ・他者を気遣う感覚 ・永続的な活力

[島田弘美, 谷本真理子, 黒田久美子ほか:高齢者の健康の特質に関する文献検討. 老年看護学 11(2):40-47, 2007 より抜粋して作成]

　個々の健康の側面がトータルに調和している状態を表し，＜実現性＞は，その人が目指す方向をもっており，自己の可能性を実現する性質を表し，＜全体性＞は，その人自身の価値や信念にかかわるありのままの全体的感覚を表し，人生の意味と現実が一致することなどを通してこの感覚を得ていた（**表Ⅵ-1-1**）．これらの3つの視点は，老年期が加齢に伴う全身的な衰退の影響を受ける一方，それに伴う発達上の危機を乗り越え，自我を統合する時期にあることが反映されていると考えられる．

2 ● 高齢者の健康の特質に着目した支援方法

　高齢者の健康をとらえる3つの視点を活用した支援方法を以下に示す．

a. ＜安定性＞に着目した支援

　ここでは，生理的機構が正常であるという視点を置いているが，いわゆる正常値がその高齢者にとって最適値であるとは断定できない．ただ，高齢者のもてる機能を障害する要因を早期にみつけ，取り除いたり補填したりするうえで，生理的機構が正常であることをみる視点は必要である．たとえば，高齢者の脱水を早期に発見し，重症化しないように予防していくことは，恒常性を維持する範囲が減少している高齢者にとって生命の維持に重要な要因となる．加えて生活機能では日常生活動作（ADL）を低下させないことや回復の可能性など，その高齢者の安定的状態を維持する支援内容を見定めることが重要となる．

b. ＜実現性＞に着目した支援

　高齢者はそれまでの経験から，「もうできない」「わかってもらえない」という諦めの気持ちや「他人の手を煩わすことは申し訳ない」という遠慮の気持ちを抱いている場合がある．喪失を経験した後，高齢者自身も周囲の者も落ち着きを取り戻すと，高齢者は「今をみる，今を感じる」ことができるようになる．できなかったことから，今できそうなこと，やってみたいことに気持ちが転じるのである．そうしてはじめて，目指す方向を高齢者と支援者が共有することが可能になる．日常生活の中で得られる小さな達成感が実現性としての健康を導く．

c. ＜全体性＞に着目した支援

　自分自身の生きる意味と現実の様態とが適合しているとき，人は自分自身のことを「健康」と認識する[5]．高齢者は心地よさや安らぎを得ることで，「今をみる，今を感じる」ことができる．言語表現を超えた共通感覚を高齢者とともに経験することも，この全体性に着目した支援につながる．

学習課題

1. 高齢者の「豊かな生」の創出を支援する方法を具体例とともに説明してみよう．

引用文献

1) 高場慎介：老人ケア施設に入所している超高齢者が，日常生活を通して感じる喜びや楽しみについて．平成16年度千葉大学看護学部卒業研究，2005
2) 近藤絵美，山﨑由利亜，正木治恵：内科一般病棟における豊かな存在としての高齢者のあり様が内包された看護実践．千葉看護学会会誌 25（1）：9-18，2019
3) 黒川由紀子：百歳回想法．木楽舎，2003
4) 島田弘美，谷本真理子，黒田久美子ほか：高齢者の健康の特質に関する文献検討．老年看護学 11（2）：40-47，2007
5) 辻 一郎：医療の中の新しい健康観―健康寿命の視点から．理学療法学 31（8）：464-467，2004

2 ADL機能の維持・回復への支援

この節で学ぶこと

1. ADL機能の考え方を理解する.
2. 高齢者のADL機能の維持・回復への支援の必要性を理解する.
3. 高齢者のADL機能の維持・回復への支援について学ぶ.

A. ADL機能の考え方

　ADLは, **基本的日常生活動作**（basic activities of daily living：**BADL**）と**手段的日常生活動作**（instrumental activities of daily living：**IADL**）とに分けられる（p.187, 第Ⅴ章参照）. 前者は人が生きるために基本的に必要とされる動作, 後者は社会生活において必要とされる動作である. BADLは基礎的能力である一方, IADLは生活環境や背景など現状の影響を受ける. 医療者は対象となる人が「**できる**」動作を生活の中で「**している**」わけではないことをふまえてアセスメントすることが重要になる. 医療施設内では「できる」ことであった動作であったとしても, 自宅や地域での生活となると必ず「している」わけでないからである. 世界保健機関（WHO）による国際生活機能分類（International Classification of Functioning, Disability and Health：ICF）は, 「ある特定の領域における個人の生活機能は健康状態と背景因子（すなわち, 環境因子と個人因子）との間の, 相互作用あるいは複合的な関係」[1]とみなされる. 生活機能は心身機能・身体構造だけでなく活動や参加も含めた包括概念であり, 総合的なアセスメントをする必要がある.

B. 高齢者のADL機能の維持・回復への支援の必要性

　内閣府[2]は, 2021年12月, 高齢者の心理的ウェルビーイングなどについて4,000名を対象に調査を行った. IADLに関する問7の5項目の1項目以上で「できない」項目がある, または問8において食事・入浴・着替え・移動（家の中）・排泄の基本的ADLのいずれかに「介助が必要なものがある」場合を「非自立」, これらすべてを自分でできる場合を「自立」として調査した結果, 「非自立」者は「自立」者に比べて心理的ウェルビーイングが低いことが明らかとなった. 「非自立」者の5割強は生きがいを感じておらず, 「非自立」者の主観的な生活の質の向上が課題であることが示された. 「非自立」者の約6割は, 新型コロナウイルス感染症禍の1年, 自主的活動に参加しておらず外出機会も乏しいことも明らかとなった. 高齢者が心理的ウェルビーイングが低いがゆえに外出機会も少なくなり生活機能も低下するといった悪循環を招かないためにも, ADL機能が低下している高齢

表Ⅵ-2-1 2020年改定日本版CHS基準（J-CHS基準）

項 目	評価基準
体重減少	6ヵ月で，2kg以上の（意図しない）体重減少 （基本チェックリスト＃11）
筋力低下	握力：男性＜28kg，女性＜18kg
疲労感	（ここ2週間）わけもなく疲れたような感じがする （基本チェックリスト＃25）
歩行速度	通常歩行速度＜1.0m/秒
身体活動	①軽い運動・体操をしていますか？ ②定期的な運動・スポーツをしていますか？ 上記の2つのいずれも「週に1回もしていない」と回答

［判定基準］3項目以上に該当：フレイル，1〜2項目に該当：プレフレイル，該当なし：ロバスト（健常）
［Satake S, Arai H: The revised Japanese version of the Cardiovascular Health Study criteria (revised J-CHS criteria). Geriatrics & Gerontology International 20(10): 992-993, 2020 より作成した長寿医療研究センター研究所フレイル研究部：日本版CHS基準（J-CHS基準），〔https://www.ncgg.go.jp/ri/lab/cgss/department/frailty/documents/J-CHS2020.pdf〕（最終確認：2023年1月18日）より引用］

者への支援がとくに必要である．

　高齢者はわずかな変化から負の連鎖が生じやすく，注意深い観察と包括的なアセスメントにより早期発見し適切な介入へとつなげることが期待されている．高齢者の**フレイル**（frail, 虚弱），**サルコペニア**（sarcopenia, 筋肉減弱）は，自立状態から要介護状態にいたるまでの移行期の概念であり可逆性がある．つまり，フレイルやサルコペニアを早期に発見し適切なかかわりがあれば，自立状態へと回復することができ介護予防にもつながる．

　2014年，日本老年医学会は，虚弱や老衰という言葉に対応する英語のfrailtyを「フレイル」と表し，「高齢期に生理的予備能が低下することでストレスに対する脆弱性が亢進し，生活機能障害，要介護状態，死亡などの転帰に陥りやすい状態で，筋力の低下により動作の俊敏性が失われて転倒しやすくなるような身体的問題のみならず，認知機能障害やうつなどの精神・心理的問題，独居や経済的困窮などの社会的問題を含む概念である」[3]と提唱した．フレイルの具体的なとらえ方は，フリード（Freid LP）ら[4]の表現型モデル（phenotype model），ロックウッド（Rockwood K）ら[5]の障害蓄積モデル（accumulated defict model）がある．表現型モデルに基づく基準がCHS（Cardiovascular Health Study）基準（**表Ⅵ-2-1**），障害蓄積モデルに基づく基準がフレイルティインデックス（Frailty Index）（**表Ⅵ-2-2**）である．CHS基準は，身体に表れている衰退の徴候に関する基準5項目をあげている．3項目以上に該当する場合をフレイル状態，1〜2項目の場合をプレフレイル状態とみなす．この基準は日本における現在のフレイルの診断基準である．

　サルコペニアは，1989年にローゼンバーグ（Rosenberg I）により提唱されて以降，「ADL制限や嚥下障害の一因でもあり，障害予防・治療において対策が重要」[6]となり，2016年，ICD-10（国際疾病分類）に骨格筋疾患として明記された．診断基準はEuropean Working Group on Sarcopenia in Older People（EWGSOP, ヨーロッパサルコペニアワーキンググループ）やAsian Working Group for Sarcopenia（AWGS, アジアサルコペニアワーキンググループ）による基準があり，AWGSによる診断基準は，「欧米人とは体格が異なる」[7]としてアジア人を対象とした基準（**図Ⅵ-2-1**）として定められている．

表Ⅵ-2-2　簡易フレイル・インデックス

質　問	1点	0点
6ヵ月で2〜3kgの体重減少がありましたか？	はい	いいえ
以前に比べて歩く速度が遅くなってきたと思いますか？	はい	いいえ
ウォーキングなどの運動を週に1回以上していますか？	いいえ	はい
5分前のことが思い出せますか？	いいえ	はい
（ここ2週間）訳もなく疲れたような感じがする	はい	いいえ

3つ以上該当：フレイル，1〜2つ該当：プレフレイル

［荒井秀典，長寿医療研究開発費事業(27-3)：要介護高齢者，フレイル高齢者，認知症高齢者に対する栄養療法，運動療養，薬物療法に関するガイドライン作成に向けた調査研究班編：フレイル診療ガイド2018年版，p.8，ライフ・サイエンス，2018より引用］

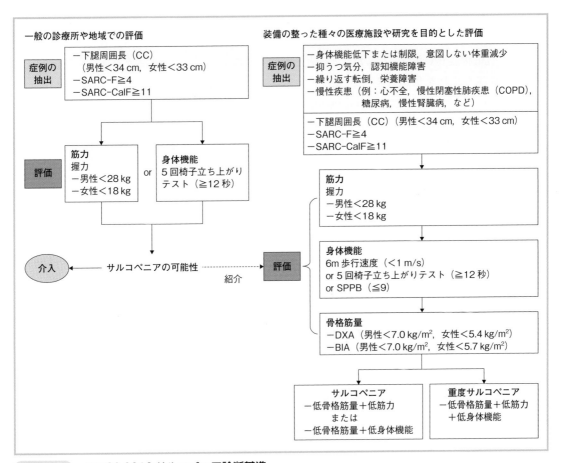

図Ⅵ-2-1　AWGS 2019 サルコペニア診断基準

DXA(dual-energy X-ray absorptiometry，二重エネルギーX線吸収測定法)は，X線を用いる高価な装置で正確に体組成を計測する方法である．BIA(bioelectrical impedance analysis，生体電気インピーダンス法)は，体重計でみられる簡易な装置で，脂肪は電気を通しにくく筋肉は電気を通しやすい原理で体組成を計測する方法である．

［Chen LK, Woo J, Assantachai P et al：Asian Working Group for Sarcopenia：2019 Consensus Update on Sarcopenia Diagnosis and Treatment. Journal of the American Medical Directors Association 21(3)：300-307, 2020より作成した荒井秀典：サルコペニアの定義と診断. The Japanese Journal of Rehabilitation Medicine 58(6)：600-604, 2021より引用］

C. 高齢者のADL機能の維持・回復への支援

　フレイルやサルコペニアの発症・進行を予防するためには，運動と栄養へのアプローチ（**表Ⅵ-2-3**）は重要とされている[8]．日本老年医学会作成の『後期高齢者の質問票対応マニュアル』[9]なども活用し，かかりつけ医を含めた保健医療チーム（医師・看護師・保健師・栄養士・薬剤師・理学療法士など）でアプローチすることが重要である．また，地域事業として実施される介護予防教室なども有用である．

　老いは，さまざまな機能の低下を徐々にもたらす．高齢者は日常においてこのような変化に気づき，だんだんと老いを自覚していく．あるいは，けがや病気など何かしらの破綻が生じて突然向き合う場合もある．それは，高齢者にとっては，今あるADLや生活の再調整を迫られることにもなる．この過程は，高齢者それぞれが自身の身体や行動のパターンをみつめる機会でもあり，老いを引き受ける機会にもなりうる．このようなとき，高齢者の生活全体を豊かにするケアの実践が必要となる．支援の際，高齢者のこれまでのADL機能やできなくなったことにとらわれるがあまり，今の高齢者が可能な新たなADL機能や生活を創出できなくなることは避けなければならない．看護理論家のベナー（Benner P）は，健康をwell-beingと表し，「人のwell-beingはその人が身を置く状況および取り組んでいる諸関係のなかでとらえられる．人が自分の置かれた状況の下で自分に可能なこと（状況づけられた可能性）を見いだして実行できるとき，その人は安らかである」[10]と述べている．高齢者が現状の衰えや喪失を感じながらも自分にできるADLを地域や生活の中で見出していく過程は，高齢者にとってのwell-beingになるといえよう．

表Ⅵ-2-3　栄養アプローチ

1. 1食に主食，主菜，副菜を揃えて1日3食バランスよく摂取する．
   （エネルギー比率　たんぱく質：脂肪：炭水化物＝15〜20％：20〜25％：50〜60％）
2. 肥満ややせにならないエネルギー摂取とする．
   （60歳代の基礎代謝1,400 kcal×活動係数1.3〜1.5＝1,800〜2,000 kcal）
3. 筋肉のもととなる良質なたんぱく質（肉や魚，卵，乳製品，大豆など）を十分に摂取する．
   （1.0〜1.3 g/kg/day）
4. 必須アミノ酸BCAA（特にロイシン）*を補充する．
   （18歳以上のロイシン摂取目標量：39 mg/kg/day）
5. 骨をつくるために必要なカルシウムを補充する．
   （50〜69歳の推奨量700 mg/day，耐容上限量2,500 mg/day）
6. カルシウムの吸収を助けるビタミンD，骨の形成や維持に働くビタミンKを補充する．
   （ビタミンD目安量：5.5μg/day，耐容上限量100μg/day，ビタミンK目安量：150μg/day）

*必須アミノ酸：体内で合成できないため食品で摂取する必要がある．必須アミノ酸は9種あり，そのうちBCAA（分岐鎖アミノ酸）のロイシン，イソロイシン，バリンの3種は，筋のたんぱく質を合成し運動時の筋たんぱく質の分解を防ぐ作用がある．
［橋本誠子，井上幸香，遠藤陽子ほか：ロコモティブシンドロームとフレイル，サルコペニア予防の食事．Pharma Medica 35（10）：90-93, 2017より引用］

学習課題

1. 高齢者のADL機能の維持・回復への支援の必要性について説明してみよう.
2. 高齢者のADL機能の維持・回復への支援について説明してみよう.

‖ 引用文献 ‖

1) 障害者福祉研究会編：ICF 国際生活機能分類—国際障害分類改定版，p.17，中央法規出版，2002
2) 内閣府：令和3年度 高齢者の日常生活・地域社会への参加に関する調査結果（全体版），p.143-155，〔https://www8.cao.go.jp/kourei/ishiki/r03/zentai/pdf_index.html〕（最終確認：2023年1月18日）
3) 日本老年医学会：フレイルに関する日本老年医学会からのステートメント，〔https://www.jpn-geriat-soc.or.jp/info/topics/pdf/20140513_01_01.pdf〕（最終確認：2023年1月18日）
4) Freid LP, Tangen CM, Walston J et al：Frailty in older adults：evidence for phenotype. The Journals of Gerontology. Series A, Biological Seiences and Medical Sciences 56（3）：M146-M156，2001
5) Mitnitski AB, Mogilner AJ, Rockwood K：Accumulation of deficits as a proxy measure of aging. Scientific World Journal 1：323-336，2001
6) 厚生労働省：2016年 WHO-FIC分類改正改訂委員会（URC）へのICD-10改正提案（案），p.5，〔https://www.mhlw.go.jp/file/05-Shingikai-12601000-Seisakutoukatsukan-Sanjikanshitsu_Shakaihoshoutantou/0000112544.pdf〕（最終確認：2023年1月18日）
7) 荒井秀典：サルコペニアの定義と診断. The Japanese Journal of Rehabilitation Medicine 58（6）：600-604，2021
8) 橋本誠子，井上幸香，遠藤陽子ほか：ロコモティブシンドロームとフレイル，サルコペニア予防の食事. Pharma Medica 35（10）：90-93，2017
9) 日本老年医学会：かかりつけ医用 後期高齢者の質問票対応マニュアル，〔https://www.jpn-geriat-soc.or.jp/tool/pdf/manual_01.pdf〕（最終確認：2023年1月18日）
10) Benner P, Wrubel J：現象学的人間論と看護（難波卓志訳），p.177，医学書院，1999

3 セルフケア能力の維持・向上への支援

この節で学ぶこと

1. 高齢者のセルフケア能力の特徴を理解する.
2. セルフケア能力の維持・向上への支援の要点を理解する.

A. 高齢者のセルフケア能力の維持・向上への支援とは

「セルフケア」は，人々が「個々の健康な生活やwell-being（安寧）の実現に向けて行う行為」である．セルフケアを生み出し実行するための能力（p.104参照）は，成長・発達，加齢，疾病，社会環境の変化などにより影響を受け，変化していく.

身体機能の老性変化，それに伴う日常生活に支障をきたす状態（p.18参照）は，社会的環境の変化や精神面への影響も伴って，生きるために必要な健康を脅かす力と守る力[1]（**表Ⅵ-3-1**）を低下させる．一方，さまざまな日常生活の問題に対処する知能のうち，新しい情報を獲得し，処理，操作する流動性知能が20歳以降低下することに比べ，長年にわたる経験や学習から獲得されている結晶性知能は，高齢になっても安定しているといわれている[2].

たとえば，毎日の服薬では，手で薬の袋から取り出すことが難しくなった場合，ハサミを使う，他者に依頼するなどが可能である．服薬を忘れないように，冷蔵庫に服薬時間と薬の名前を貼っておく高齢者も多い．高齢者のセルフケア能力の維持・向上への支援とは，それまでのセルフケア能力の発揮を支持・尊重しながらも，高齢者が必要な新たなセルフケアを生み出すことを目指すものである.

高齢者の望む自分らしい生活の実現を目指すために，健康を脅かす力と守る力が低下するなら，それを補い，備えるセルフケアが必要となる．素早く対応できないのであれば，ゆとりをもって対応することは新たなセルフケアであり，他者に依頼することも重要なセルフケア能力であると高齢者が認識でき，能力を発揮できるような環境を整えることも支援の1つである.

表Ⅵ-3-1　健康を脅かす力と守る力

恒常性の維持	生物が内部・外部環境の変動に合わせて自己調整し，身体の安定性を保とうとする状態
防衛力	ストレッサーに闘い勝つ力
予備力	ゆとりをもってストレッサーに対処する力
適応力	ストレッサーが，身体にとって適度なストレスにならないように順応する力
回復力	ストレスによるダメージを受けても，修復してもとに戻そうとする力

B. セルフケア能力の維持・向上への支援の要点

1 ● セルフケアが困難な時期の専門職や家族のケア

　高齢者が，健康の維持・回復に関してセルフケアの大きな変化に直面するのは，新たな診断を受けたときや，病状の変化，合併症や感染症の併発などによる心身状態の変化があるときである．とくに，診断時および心身状態の悪化時には，生命の危機につながるような状態なのか，心身の安定や安楽を脅かす症状はないかを見極め，治療や処置を進めながら，日常生活上のセルフケアが困難な時期には専門職や家族によるケアが行われる．

　専門職や家族から受ける日常生活上のケアは，その後の新たなセルフケアにとって重要である．自分にとってどのようなことが重要であるのかを学び，自分自身の身体を大事にしようと思える機会になるからである．ケアをする専門職に依頼し，気持ちよくケアしてもらった経験は，**他者に依頼する**ことも重要なセルフケア能力であると認識できることにもつながる．

2 ●「自分自身のために」という意図を育む・目標と結びつける

　「セルフケア」には，"**自分自身のために**"，また"**自分自身で行う**"ケアという二重の意味がある[3]．セルフケア能力の維持・向上には，高齢者が自分自身のために何かをしようとする，その意図が育まれることこそ重要である．意図があるとわかれば，看護師はこのようなことも可能であるとセルフケア行為を提案するもこともできる．

　意図を育むためには，まず，どのような生活を送りたいのか，何に困り，何をしたいと思っているのかを共有することが必要である．それらを表現することが，「自分自身のために」という意図を高齢者が自覚する一歩となる．

　回復過程にあり，リハビリテーションの目標を設定している高齢者では，リハビリテーションの目標とセルフケアの意図を結びつけて意味づけること，セルフケア能力を高めることが必要である[4]．

3 ● 身体的な安定・安心・安寧のアセスメント

　身体的な安定・安心・安寧が脅かされているときには，セルフケアに関心は向かない．体調不良の自覚，症状の出現がある場合には，医療的な緩和や，必要な支援が優先される．セルフケアへの関心，セルフケア能力の発揮の観点から，身体的な安定・安心・安寧の状態のアセスメントは重要である．その際，高齢者が能力の発揮しやすい時間帯や環境についても把握していく必要がある．

　在院日数の短縮化が進められる急性期病院では，入院時から退院に向けた退院支援が進められている．服薬，自己注射，ストーマケアのような治療的に必要な行為を含むセルフケアへの支援を進める場合，身体的な安定・安心・安寧を考慮しないと効果的に進められないだけでなく，その行為自体に対してマイナスな思いを抱く可能性もある．必要な治療やセルフケアのことを考えていけるのか，それに影響する身体的な安定・安心・安寧のアセスメントをふまえ，入院時に行う支援と，その後の継続看護に委ねる内容を判断する必要がある．

4●回復時の自己客観視への支援

　心身状態の回復時は，以前のセルフケアの実践とのギャップを感じやすい．もどかしさを自覚する場合も多く，その思いを把握し，配慮していく必要がある．そのうえで，**新たなセルフケア**に目を向け，**自己客観視**が進められるように支援を進めていく．

　たとえば，単に「歩く」だけでも，回復過程では筋力低下に加えて疲労による影響が大きく，麻痺などがある場合ではさらに，歩ける距離や継続の時間は以前とは異なる．普段は無自覚に行っていた行為ではなおさら，今，安全に歩くには何に気をつけて，どのように動くことが必要なのか，何を助けてもらうと可能なのかなどを考える必要がある．このようなことも，新たに必要なセルフケアになる．

　たとえば，部屋内のトイレまで歩くことは疲れないが，病棟の廊下を歩くと途中で疲れてしまう，左右の足の重さが違うなど，高齢者が感覚としてとらえていることがある．それらに注意を向けることも大切なセルフケア能力である．どのような活動を行ったときに，どのように感じられるかを問いかけ，高齢者が自己客観視を進められるようにかかわることは，セルフケア能力向上への支援となる．落ち着いて考えることのできるタイミング，環境で高齢者に問いかけ，今後の新たなセルフケアを一緒に考えていくことが回復時には必要である．

5●セルフケアの学びと自己効力感

　新たなセルフケアは，学習され育まれる．インスリン自己注射のような特定の手技がある一連の行為にも，多くのセルフケアが含まれる．高齢者Aさんは，インスリン注射器の単位調節のダイアルを回す際，「自分のほうに向けて回す」と覚えるコツをつかみ，実践していた．高齢者個々の学習のスタイルやコツがあることをふまえて，新たなセルフケアの学びを支援したい．

　また，入院してインスリン自己注射の導入がされた高齢者Bさんは，手技に自信がなく，長らく看護師の見守りのもとで自己注射をしていた．一人で注射をした初日，インスリンのカートリッジの残量を確認せずに注射を打ち，途中でインスリンが不足してしまう出来事に遭遇した．その際は対処がわからずナースステーションに駆け込んだが，その失敗を通して，足りなくても対処の方法があると学び，「自信がついたのは事件があったからじゃないかな」と退院前に話していた[5]．失敗体験こそ，うっかり忘れてしまうといった事態に備える新たなセルフケアの学びのチャンスである．

　また，「やってみよう」と思える行動の先行要因としてもっとも重視されるのが，**自己効力感**（self-efficacy，セルフエフィカシー）[6]である．自己効力感に影響するもっとも強い情報源は成功体験であり，専門家からの評価や推奨も自己効力感を高める．実践しているセルフケアを保証し，セルフケア能力の発揮を励ますことが，セルフケア能力の維持への支援になる．

6●セルフケアを手助けする道具の活用

　ふたが開けにくい，牛乳パックが解体しづらいことは，高齢者だけでなく他の世代でもよく経験する．今はこのようなことを解決する便利グッズがたくさんある．また，握力が

なくもちづらいものにはタオルを巻くと把持しやすくなる，片手しか使えない場合に物を押さえる代わりに下にマットや濡れ布きんを置いて滑らないようにするなど，セルフケア能力を補うちょっとした工夫も可能である．セルフケアを手助けする**道具の活用**を柔軟に考え工夫することは，セルフケア能力の維持・向上への支援となる．

学習課題

1. 高齢者のセルフケア能力の特徴を説明してみよう．
2. セルフケア能力の維持・向上への支援の要点を述べてみよう．
3. セルフケア能力の維持・向上への支援の具体例を考えてみよう．

■ 引用文献 ■

1) 田中久美：高齢にともなう変化を踏まえてセルフケアを捉える．看護判断のための気づきとアセスメント セルフケア支援（黒田久美子，清水安子，内海香子編），p.212-224，中央法規出版，2022
2) 健康長寿ネット：西田裕紀子：高齢期における知能の加齢変化，〔https://www.tyojyu.or.jp/net/topics/tokushu/koureisha-shinri/shinri-chinouhenka.html〕（最終確認：2023年1月18日）
3) Orem DE：オレムの理論の哲学的基盤．オレム看護論―看護実践における基本概念，第4版（小野寺杜紀訳），p.42，医学書院，2005
4) 黒田久美子：セルフケア．NiCEリハビリテーション看護―障害のある人の可能性とともに歩む，第3版（酒井郁子，金城利雄，深堀浩樹編），p.72-78，南江堂，2021
5) 麻生佳愛：高齢糖尿病患者のインスリン自己注射手技習得のプロセス，千葉大学大学院看護学研究科平成14年度修士論文，2001
6) 祐宗省三，原野広太郎，柏木恵子ほか編：新装版 社会的学習理論の新展開，p.35-45，金子書房，2019

4 健康問題の予測と予防への支援

この節で学ぶこと

1. 加齢とともに変化する環境と健康問題との関係を学ぶ.
2. 高齢者にとっての環境の変化の意味を理解し，環境適応を支援する方法を学ぶ.

　長寿の時代にあって元気な高齢者は増加し，不老不死を願う人も少なくない. しかし老年期は，年齢は違えど「加齢」がもたらすリスクに直面する時期である. 高齢者の日常生活を中心にした環境の変化に焦点を当て，健康問題の予測と予防への支援について述べる.

A. 加齢とともに変化する環境

　人間は環境との相互作用の中で生活し，環境と調和することで生存している. 老化に伴って起こるさまざまな変化は，高齢者が今まで生活してきた環境を，徐々に今までとは異なる空間へと変化させる. 加齢に伴い，その変化は大きくなり，生活しにくい状況をつくり出してしまう. たとえば，下肢の筋力の低下やバランス保持能力の低下は，移動できる空間の範囲を狭め，かつ一人で安全に行動できる可能性を低くしてしまう.

　加齢に伴う身体的・精神的機能の変化により，自宅で自立した生活が困難になっていくと，介護者がいる住居への転居や医療・福祉施設などといった，その人にとってはなじみのない環境への移動を強いられることになる. それは医療を受けるための一時的な入院であったり，リハビリテーションを目的とした短期入居であったり，終の棲家への転居でもある. そこに移動した高齢者は異なる生活リズムや習慣，文化をもつ人々と否応なしに接していくことが求められることになる.

B. 環境変化に伴うダメージ

　世界的に有名なホームズ（Holmes TH）とレイ（Rahe RH）のストレス度表（1967年）では，もっともストレス度が高い生活上の出来事として「配偶者の死」をあげている. 老年期になると，配偶者や親族の死，親しい友人の死に遭遇する. なかでも日常生活をともにしてきた配偶者や親密な家族の死は，生活リズムを始め生活環境を大きく変化させる要因になる. 千葉[1]は，人間と環境急変との不適応的交互作用から生じてくる心身の負のダメージをリロケーションダメージと述べている. 赤星ら[2]は，国内文献から高齢者のリロケーションに関する研究の現状と課題を明らかにし，図Ⅵ-4-1を表した.「身体的側面のダメージ」として，環境の変化による身体症状の悪化や身体症状の悪化からくる生活の

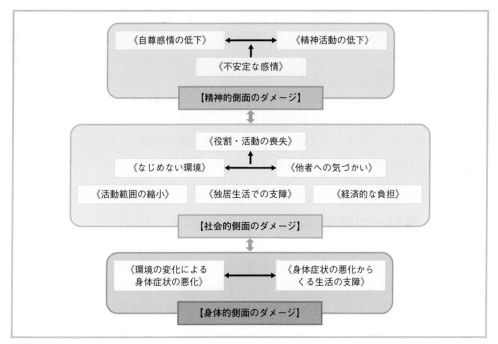

図Ⅵ-4-1　高齢者のリロケーションダメージの構造
〔赤星成子, 田場由紀, 山口初代ほか：国内文献にみる高齢者のリロケーションに関する研究の現状と課題―リロケーションの理由とリロケーションダメージに着目して. 沖縄県立看護大学紀要 19：47-54, 2018より引用〕

支障,「精神的側面のダメージ」として, 自尊感情の低下, 不安定な感情, 精神活動の低下,「社会的側面のダメージ」として, なじめない環境, 役割・活動の喪失, 活動範囲の縮小, 他者への気づかい, 独居生活での支障, 経済的な負担をあげている. このように, 高齢者にとって環境急変は心身の健康問題が発生する要因になるため, 環境適応への支援が重要となる.

C. 生活環境の変化と高齢者への影響

　高齢者の**環境適応**には, 高齢者の生活する住宅や道路, 設備などの物理的環境と, そこにかかわる人的資源としての人的環境との2つの側面が相互に影響する. 高齢者にとってはこれまでに経験したことのない新しい環境変化に対応しなければならない状況になることを想定し, 高齢者が生活する環境への適応を支援していく.

1 ● 在宅での生活環境の変化

　疾病や老化による身体的・精神的機能の変化は, それまでの生活環境の中で高齢者が自立した生活を維持していくことを阻害する要因となる. 在宅での生活を継続するためには, 高齢者の居住環境の改善が求められる. 2001年に制定された「高齢者の居住の安定確保に関する法律」では, 高齢者のための賃貸住宅の供給や, 高齢者に適した良好な居住環境を有する**住宅の整備**などが定められている. **バリアフリー**や**ユニバーサルな住環境**（p.353参照）の整備が期待されている.

　一方，日常生活において介助を要するようになると，そこに他者が介在してくる．他者とは家族や知人の場合もあるが，やがては保健・医療・福祉関係者など家族以外の人々へと広がっていく．長年生活をともにしてきた配偶者との死別は，人的環境を大きく変化させる．日常生活の営みをすべて自分の意思で行ってきたそれまでの生活と，他者を介さないと日々のさまざまな営みを行っていくことができない生活とでは，高齢者の意向や意思の反映という面でかなり様相が異なってくる．そのような他者の日常的な介在という生活環境の変化への適応も高齢者にとって大きな課題である．一方，自宅にはその人が慣れ親しんだ環境が，地域を含めて存在している．その中で維持できるものは何かを見極めることも，支援につなげるヒントになる．

2 ● 施設への環境移行に伴う苦悩

　老年期になっても，住み慣れた地域で，暮らし慣れた自宅で人生を全うしたいという思いは，多くの人の共通の願いである．しかし，現実には9割に近い人々が医療施設やその他の施設で人生を閉じている．なんらかの疾病を患い，身体的・精神的機能の低下によって住まいを移さざるをえなくなったとき，介護療養型医療施設，介護老人保健施設，介護老人福祉施設，サービス付き高齢者向け住宅などの高齢者用居住施設へと転院，入居することになる．

　住み慣れた地域から離れ，こうした施設に生活の場を移転した高齢者の生活はどのようなものだろうか．また，どのような体験をすることになるのだろうか．環境移行への不適応は当然，高齢者の生命力を低下させてしまう．外山[3]は，地域での暮らしから施設での生活への移行を経験させられる高齢者が直面する苦悩を，次のように述べている．

- **第1の苦悩**：施設に入る原因そのものによる苦しみ（施設に入ることになるきっかけに，転倒・骨折による移動機能の喪失があったり，介護者の喪失があったりする）
- **第2の苦悩**：自らがコントロールしてきた居住環境システムの喪失（長年暮らしている中で「住みこなし」ていけるよう築き上げた環境からまったく離れてしまう）
- **第3の苦悩**：施設という非日常空間に移ることにより味わうさまざまな「落差」（生活空間の落差，生活時間の落差，遵守すべき規則の落差，職員からかけられる言葉や会話内容の落差，役割の喪失）

　ケア施設への入居という環境移行に伴い，高齢者本人にこのような苦悩が生じてしまうことをまず理解しておく必要がある．

D. 環境適応の支援方法

　環境変化への適応状況は高齢者の健康状態に大きく影響する．たとえば，呼び寄せ老人にみられる廃用性変化*などは，新しい環境への不適応を表している．高齢者の「豊かな

---

*呼び寄せ老人にみられる廃用性変化：高齢による健康問題や配偶者が先立ったことなどにより，高齢の親が別の地域に住む子ども家族のところへ呼び寄せられることがあり，そのような高齢者を「呼び寄せ老人」という．子ども家族が日中仕事などで不在の中，新しい地域に友人・知人はおらず，また自宅周辺の地理にも不慣れであるため家に閉じこもりがちになり，刺激がない状態が続き，廃用性の障害をきたすことがある．

生」の創出・維持のためには，環境への適応が不可欠である．

　以下に，高齢者の環境適応を支援していくうえで考慮すべき視点について述べる．

1 ● 高齢者の自己決定が尊重されること

　もっとも適した環境とは，日々の生活の中に個人の特別な要件と好みとが反映され，安心できる環境である．環境と高齢者の行動は相互に作用し合う関係であることをふまえ，環境側と高齢者側の両者から評価していく必要がある．とくに人的環境においては，相互作用の影響が強く出現する．

　日々の更衣，食事，排泄，入浴，人との交流は，高齢者の日常生活を形づくる重要な要素であり，こうした日常生活の細々とした1つ1つにおいて，高齢者自身の意思や意向が反映される．たとえ介護に委ねる状況にあっても，それらの行為を自分の好みに応じて調整できたり，制御できることが求められる．また，次に何が起こるかあらかじめ予測ができることで，不確実な部分が少なくなり安心できる．このように環境の中で高齢者の意思や意向が反映されていくことは，高齢者の主体性を高める．

　施設入居や子ども家族の住まいへの転居などの環境移行の選択に，高齢者自身の自己決定がどのように関与したかということが，その後の環境適応に大きく影響するように思われる．環境移行について高齢者自身が主体的に決定できる場合よりも，家族の決定に忍従せざるをえなかったり，まったく決定に関与できない場合もみられる．環境移行の際の高齢者の自己決定の関与という観点から，環境適応について検討していくことが必要であろう．

2 ● 新しい環境での「居場所」づくり

　施設入居や転居などの環境移行への適応を助けるうえで，「その人にとっての身の置きどころの保障」という視点が重要である．身の置きどころとは，安心感を醸成してくれる居心地のよい空間であり，それは必ずしも自宅とは限らず，その人にふさわしい適切な場所であればよい．徐々にそこでの生活になじんでいく過程で，新しいその生活の場が自分の住まい，「身の置きどころ」であると感じられるようになる．

　使い慣れた家具や思い出のある絵や写真などの私的な持ち込み物は，「身の置きどころ」を形成していく過程において重要な役割を果たす．それらの私物は，個人的活動の道具といった意味合いにとどまらず，その人らしさの象徴であったり，他者との触れ合いのきっかけをつくることにもつながる．また「身の置きどころ」という個人空間の確保だけではなく，他者と交流する共有の場において自分の「居場所」を獲得していくことも，新しい生活環境に適応していくことにおいて重要である．

　このように，高齢者自身にとって心安らげる身の置きどころが形成され，他者と交流する共有空間の中に自分の居場所をみつけられることは，新たな社会的関係をつくり出し，環境にその人独自の意味を付与していく．

コラム

気遣い合い的日常交流

　居場所づくりに関する興味深い研究成果として，高齢女性の関係性の特徴として導かれた「気遣い合い的日常交流」がある[i]．65〜79歳の女性13名に半構造的インタビューを行った結果，「気遣い合い的日常交流」は，自分の老い先がわからない，あるいは家族の中で居場所を失い，生きる意欲が失せてしまう状況にあって，自身の人生の質を高めるための手段であることが示唆されている．高齢女性は，同年代の境遇を分かち合い，互いの日常に関心を寄せ合いながらも，互いの尊厳を侵さないよう適度な距離感を保ち合い，日常的な交流を継続させる相互行為を通じて，自分の居場所を見出し，今日を生きる意欲を得て，今の自分を確かめることができ，日々をつないで自分なりの人生を生きることができていた．この「気遣い合い的日常交流」は，老いを生きることへの支援につながると考えられる．

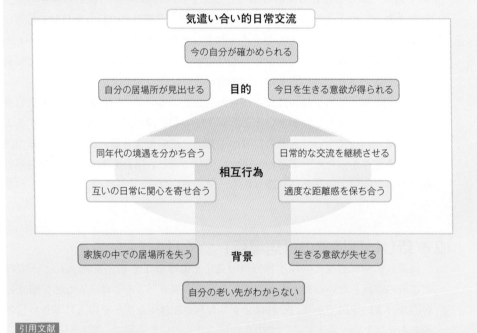

気遣い合い的日常交流

今の自分が確かめられる

自分の居場所が見出せる　　目的　　今日を生きる意欲が得られる

同年代の境遇を分かち合う　　　　日常的な交流を継続させる

相互行為

互いの日常に関心を寄せ合う　　　適度な距離感を保ち合う

家族の中での居場所を失う　　背景　　生きる意欲が失せる

自分の老い先がわからない

引用文献

i)　大森純子：前期高齢女性の家族以外の身近な他者との交流関係に関する質的記述的研究─関係性の特徴：『気遣い合い的日常交流』．老年社会科学 **27**（3）：303-313，2005

3●自然とのつながりを感受できる環境づくり

　高齢者を対象に健康感，生きがい，QOL，生きる意味，サクセスフルエイジング，スピリチュアリティなどを調査した文献[4]に，自然とのつながりに関する記述が示されている．たとえば，自然の美しさやつながりに気づいた，自然の厳しい島での生活，漁師として自然とともに生きてきたなど，高齢者は，自然を慈しみ自然との一体感を感受している．四季折々の行事や節句などを大切にする日本文化の中で，長年季節の移り変わりを肌で感じ，それが生きることと直接結びついていた高齢者は多い．老いて暮らすその居場所の中で自然とのつながりを感受できるよう環境調整することも，環境適応を支援するうえで重要である．

学習課題

1. 在宅において，自立した生活から介助を要する生活へと環境の変化があった高齢者にどのような苦悩や健康問題が生じうるか，具体的な場面を想定して考えてみよう．
2. 施設への環境移行にある高齢者に対して，どのような適応支援が考えられるか説明してみよう．

▍引用文献▍
1)　千葉和夫：リロケーションダメージからの回復過程とレクリエーション活動支援との連接に関する考察―被災された高齢者の方々の心の復興を願いながら…．日本社会事業大学研究紀要 58：95-107，2012
2)　赤星成子，田場由紀，山口初代ほか：国内文献にみる高齢者のリロケーションに関する研究の現状と課題―リロケーションの理由とリロケーションダメージに着目して．沖縄県立看護大学紀要 19：47-54，2018
3)　外山 義：自宅でない在宅―高齢者の生活空間論，医学書院，2003
4)　正木治恵，山本信子：高齢者の健康を捉える文化的視点に関する文献検討．老年看護学 13（1）：95-104，2008

第VII章

高齢者の
療養生活の支援

学習目標

1. 高齢者が受ける検査・治療やリハビリテーション，診療の各特徴を理解し，それぞれにおける看護の役割や配慮すべきことについて学ぶ.
2. 事例を通して，高齢者が療養生活を送るさまざまな場の特徴と場に応じた看護について学ぶ.

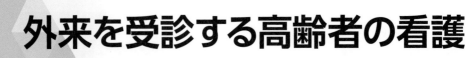

1 外来を受診する高齢者の看護

A. 外来を受診する高齢者の看護

1 ● 外来を受診する高齢者の特徴

　外来を受診する高齢者は，複数の慢性疾患を併存している[1]ことが特徴である．介護保険の居宅サービスを利用していたり，配偶者や家族からの介護を受けている高齢者もいる．実際，65歳以上の単独世帯と夫婦のみの世帯は全世帯の6割（2019年）[2]，介護者の状況をみても65歳以上同士が59.7％で半分以上を占め，介護が必要になった原因には「認知症」がもっとも多い[3]．このような状況から，治療を継続していく困難さ，また経済的理由や医療機関までの交通手段が受診行動に影響することもある．

　しかし，このような特徴や背景をもちながらも，自分の生活に応じた対処からセルフケアを確立し，自宅での療養生活を継続している高齢者は多い．たとえば，高齢者に多い心不全の場合，食事・活動・休息という生活全般に自己管理が求められる．その管理にセルフケアの確立が大きくかかわるが，高齢者においても，主体的に学習している人はセルフケア能力が高い[4]．したがって外来看護は，**生活**に視点を置きながら，対象者の**セルフケア能力**を高め，継続するという支援が必要になる．

2 ● 外来看護師の役割

　日本の平均寿命は2021年に男性81.47歳，女性87.57歳[5]となり，100歳以上の高齢者も8万人を超えている．また，65歳以上高齢者の通院者率（人口千人に対する通院者の割合）をみても，689.6[6]と非常に高い．2019年の通院者傷病別では高血圧症，糖尿病，脂質異常症[3]が高く，**生活習慣病**といわれる疾病で通院している高齢者が多いことがわかる．外来看護師は，診察前に医療面接（あるいは問診）とよばれる，診察に必要な情報である自覚症状の経過や既往歴，服用している薬剤やアレルギーについての聴取から始まり，処置や検査・手術の説明と介助などの業務がある．それに加えて疾病の状況に応じた生活習慣上の「栄養・食生活」「身体活動・運動」の助言や指導を多く行っている．

　外来では，療養上必要な指導を看護師が行った場合，医療費を請求するための診療報酬として評価され，注射療法，泌尿器系，呼吸器系と分野ごとに算定できる**指導料**がある．

この指導料に関連し，外来の看護師が配置されている**看護外来**がある．2021年時点で開設している看護外来の種類[7]では，ストーマ・スキンケア，失禁，がん看護相談，リンパ浮腫，緩和ケア，フットケア，慢性腎臓病，腹膜透析など，分野ごとの専門化が進み細分化している．細分化されたそれぞれの分野で，指導やケアを行うためにチームを編成している．チーム員は患者への指導やケアに必要な知識と技術をもつ職種で構成される．外来看護師は医師，管理栄養士，薬剤師，理学療法士など，多職種と協働しながら高齢者の暮らしを守っていかなければならない．日本は，団塊世代が75歳以上となる2025年に向けた施策の中で，**在宅医療**が推進されている．在院日数の短縮化により，療養の場は在宅へと移行し，外来看護師には高齢者の暮らしと医療をつなぐ重要な役割がある．

　さらに救急医療では，救急搬送される65歳以上の高齢者は全体の6割[8]を占める．その数は年々増加し，重症度が高く入院加療を必要とするケースが多い．一刻を争う救急医療では，本人の意思を誰がどのように推定するか，厳しい選択をしなくてはならない場面がある．外来通院する高齢者は，外来看護師とは顔なじみの期間を経て安心と信頼関係が構築されていることが多い．そのような関係性の中で，治療方針や治療継続の有無，人生の最期をどのように迎えたいのか，病気と生活を見据えた生き方を高齢者が決定できるよう，外来看護師が調整役となって日ごろからチームで支えていくことが求められる．

B. 外来における診察時の援助

　診察前の医療面接では，高齢者の視覚や聴覚，言語障害により聴取が困難な場合がある．障害の程度に合わせた方法で行い，付き添いの家族などからの情報も加えて病歴を確認する．医療面接では，病歴のほかに服薬管理の状況，手段的日常生活動作（instrumental ADL：IADL）といった社会生活上の活動についても把握する．退院後の外来受診の場合は，退院後の生活に関連して聴取すると，療養生活での問題点や課題を見出すことができる．聴取した情報によっては社会的サービスや経済的支援を開始するため，以下のような患者[9]には，必要時連携する専門部門へつなげられるよう準備する．

- 予約外受診で短期間に頻回受診している患者
- 外来受診時に容姿が乱れている患者
- 外来受診時に歩容状態が不安定な患者
- 外来受診時に院内で転倒したことのある患者
- 診察に訪問看護師やケアマネジャーの同席の依頼を受けた患者
- 救急外来への受診を繰り返している患者

　診察の介助では，患者から聴取した問診内容が担当医師へ的確に伝わっているか立ち合い，疾病の症状に関する対処行動や，症状がADLにどの程度影響しているのかを観察する．症状に合わせたサポートができるよう，心と身体の活動性から対象者の暮らしを把握する．

　病状説明の際は，患者と付き添いの家族（または介助者）がどのように理解したのか，本人と家族の語りを記録にする．診断時の本人と家族の思いは，その先の治療選択や療養

先の選定では重要な手がかりとなる．さらに，外来受診のときから継続して意向や価値観について話し合うことは，本人を中心とした医療ケアを決定していく意思決定支援となる．

C. 外来における疾病・治療の理解と通院継続（治療継続）への援助

1●外来における疾病・治療の理解と通院継続（治療継続）への援助

　高齢者の**通院継続（治療継続）**には，援助方法を対象者とともに見出すことが必要である．そのためには，高齢者自身がどのように工夫しながら生活のバランスを保っているのか，抱える疾病がどのように生活に影響しているのか，疾病と加齢による身体の変化に向き合うセルフケア方法，それらの実際を十分に理解することである．セルフケア能力の向上には，重症化を防ぐことを高齢者自身が理解できるよう，どのような症状の場合に外来受診すべきか，あらかじめ疾病と治療に応じたいくつかの症状をあげながら，どの症状で経過観察するのか・定期外受診をすべきか，医療機関の連絡先も含めて指導しておくことである．また，高齢者の通院への意識は通院継続に影響[10, 11]するため，援助の際は以下の点にも留意し配慮する．

- 通院の頻度，移動時間，方法（介護者付き添いの有無，送迎の有無）
- 外来受診までの待ち時間
- 天候の悪化
- 医療提供体制と医療スタッフへの安心感

　さらに外来では，家族や介護者，対象者を支える在宅支援チームとして入退院支援，医療費相談窓口，疾病ごとのサポートチームなど機能分化が進み，常に情報を共有し連携できる体制がある．高齢者特有の相談窓口として，"もの忘れ外来""認知症相談窓口"を設置している医療機関もある．そのような専用窓口では，専門的知識と実践技術を習得している認知症看護認定看護師や家族支援を専門とする看護師など，在宅での療養生活を支える医療職者が配置されている．その主な役割として，支援のニーズを把握したのち，専門医への受診の後押しや，多職種と連携し相談者自身が問題解決できるよう支援[12]を行っている．

2●事　例

事例 外来通院による抗がん薬治療を受けるＡさんへの援助：病棟看護師と外来看護師の連携

　Ａさんは70歳台の女性で，大腸がんにより外来通院による抗がん薬治療を行っている．外来には娘が送迎を行い，Ａさんは午前中から夕方まで化学療法室で治療を受けている．外来化学療法前，入院加療中に，Ａさんが治療日を間違えることや家事などにおいて認知機能低下が認められることを，娘からの情報で病棟看護師が確認していた．病棟看護師はこれらの情報を，外来で半日かけて行われる化学療法をＡさんが安全に安心して行える

よう，外来化学療法室の担当看護師（以下，外来看護師）へ伝えた．外来看護師は，娘に外来治療の送迎についての思いを確認すると，Aさんが自宅からの治療を希望していること，外来での化学療法終了後，娘と一緒に外食するのをAさんが楽しみにしていることを把握した．できる限り入院ではなく外来での治療が継続できるよう，また緊急入院に備え，外来看護師と病棟看護師は，毎週のカンファレンスを通じて情報の共有を行った．

　外来看護師は，治療中Aさんに落ち着いて過ごしてもらうため，治療室では毎回できる限り同じ座席になるよう他患者と調整し，娘へ普段使用している膝掛けやスリッパ，飲み物や昼食を用意するよう依頼し，Aさんの荷物は見えるところに置いている．抗がん薬の点滴を交換するときだけでなく，忙しい中でも身体状況の把握を徹底し，普段の自宅での過ごし方や困りごとについて，雑談をしながら情報収集できるよう心がけた．その際，Aさん自身が行った "吐き気が出たので早めに薬を飲んだ" "口内炎が出る前にうがい薬を徹底した" などの副作用への対処を支持し，共感や傾聴する姿勢を保った．さらに，Aさんの手を握って話を聞くなど緊張状態にならないよう心がけていた．水分補給は，声をかけないとAさん自らは行わないため，手のしびれでペットボトルのふたを開けにくいAさんのためにふたを開けることや，昼食の準備も行っている．

a. 事例のポイント

関係部署と外来看護師が意図して実践したことは，以下の通りである．

- 本人とその家族の意向や治療経過を共有し，統一した看護ケアを継続して提供する．
- Aさんがどのような方法で治療を継続していきたいか，また，Aさんの治療に対する家族の態度や思いを含めた生活についての情報収集を行う．
- できる限り自宅にいながら治療が継続できるようにAさんと家族を支える．
- Aさんの認知機能のアセスメントを行い，化学療法が安全に継続して行われるよう計画する．
- 治療を支える家族の介護力の査定を行う．
- 家族のAさんに対する支援行動をねぎらい，今後必要とされる支援について相談，協力依頼をする．
- Aさんが安全に治療を受けられることを目標に，微細な身体変化，薬剤の確認，ルートトラブルの事前回避，点滴刺入部の確認を怠らない．
- 心身の状況（自宅での様子，治療中，前回治療後の経過）を把握する．
- Aさん自身が行った対処行動を積極的に保障する．
- Aさんが外来治療での安心感を得られるようかかわる．
- 治療中の安全管理を徹底し，精神的安寧を保つケア（かかわり方，人的配置，環境整備）を提供する．

D. 安全・安楽な検査の実施

　　高齢者では**検査**により身体的機能の低下や精神的に不安定となり，安全に行うことが困難な状況が想定される．そのため高齢者では，安全かつ安楽に検査を行うことを目標に，どのように援助するべきか，細やかな援助が求められる．第一に，必要な検査について担当医師より十分に説明され納得しているのか確認する．検査の種類により，前日からの食事制限や中止薬，服用する薬剤など必要な前処置がある．前処置が確実に行われ，検査が予定時間に実施できるようにするためにも，検査の必要性，検査方法，前処置のリスクについてはていねいに説明されなければならない．検査のためのオリエンテーションは，必要に応じて落ち着いた場所を確保し，検査の流れを高齢者がイメージできるようフローチャートや図で示しながら行う．その際に，ADLの能力，認知機能や介護者の協力体制を考慮する．たとえば，内視鏡検査では当日の朝から下剤を大量に服用するが，その下剤が服用できる量であるか実際の下剤の量を見せるなど，誰がどこまで介助しながら処置をするか，介護者とも相談し決めておく．

　　また，検査室までの搬送方法について担当部署へ事前に連絡する，検査中に患者が混乱してしまう可能性がある場合の介助要員の確保と介助方法，検査リスクに対応する物品準備など，安全面への配慮を事前に各部署と調整し連携することも必要である．また，高齢者では腎機能の低下により，各種検査において治療中の薬であっても中止などの処置が必要な場合がある．**表Ⅶ-1-1**は，高齢者に多く投与される薬の種類の中でも検査において注意する必要があるものである．

表Ⅶ-1-1　検査にあたってとくに注意の必要な薬

薬の種類	検査における注意事項
抗血栓薬 抗凝固薬	内視鏡検査では検査前後の出血リスクのため，内服の種類により中止または継続したまま行われるため指示を確認する
経口糖尿病薬	禁食が必要な検査の場合，中止される ビグアナイド系の糖尿病薬[*1]はヨード造影剤（造影CT・心臓カテーテル検査）投与時，一過性に腎機能低下となり乳酸アシドーシスのおそれがある
ループ系利尿薬	ヨード造影剤投与時，造影剤腎症[*2]の発症リスクの高い患者では腎機能悪化のおそれがある
NSAIDs（非ステロイド抗炎症薬）	ヨード造影剤投与は，造影剤腎症のリスクとなる
インスリン	禁食が必要な検査の場合，中止される
経皮吸収型貼付剤	金属を含む貼付剤はMRI検査で貼付部位の火傷のおそれがある ・狭心症治療薬：ニトロダーム® ・パーキンソン病治療薬：ニュープロ®パッチ ・慢性疼痛治療薬：ノルスパン®テープ

[*1] 『腎障害患者におけるヨード造影剤使用に関するガイドライン2018』では，ビグアナイド系メトホルミン服用者で乳酸アシドーシスを発症した症例はなかったが，ヨード造影剤の併用による腎機能障害者の急性増悪があり一時休薬などの処置がとられている．

[*2] ヨード造影剤投与後，72時間以内に血清クレアチニン（SCr）値が前値より0.5 mg/dL以上または25%以上増加した場合に造影剤腎症と診断する．

［加藤元嗣，上堂文也，掃本誠治ほか：抗血栓薬服用者に対する消化器内視鏡診療ガイドライン―直接経口抗凝固薬（DOAC）を含めた抗凝固薬に関する追補2017. 日本消化器内視鏡学会雑誌59（7）：1547-1558, 2017および日本腎臓学会，日本医学放射線学会，日本循環器学会編：腎障害患者におけるヨード造影剤使用に関するガイドライン2018, p.934, 963,〔https://cdn.jsn.or.jp/data/guideline-201911.pdf〕（最終確認：2023年1月18日）を参考に作成］

E. 薬物治療を受ける高齢者の看護：高齢者の服薬行動の特徴

1 ● 多剤併用による問題

　年齢が上がるとともに平均傷病数が増加[13]し，処方される薬剤数が増加する．**多剤併用（ポリファーマシー）**の調査では，70歳で平均6種類以上服薬[14]している．そのため高齢者では複数の薬剤を自己管理していく必要があるが，処方ごとに異なる用法により，服薬間違いや服薬忘れを招いてしまうことがある．その結果，罹患している疾病の症状悪化を招き，急遽入院加療を要することもある．

2 ● 服薬行動へ影響する心理状況

　高齢者の薬剤に対する思いとして「薬への不信」「複雑な用法による自己管理への困難」「医療者への相談のしづらさ」「薬物治療への諦め」などの心理[15]がある．薬への不信は，自己中断や薬剤個々の副作用を治療するために転々と医療機関を変えて，さらに処方が追加されて重症化してしまうケースなど，患者自身が積極的にかかわるという**服薬アドヒアランス**を低下してしまう要因にもなりうる．

3 ● 身体機能・認知機能に応じた服薬管理支援のアセスメント

　高齢者の日常生活に問題がないようにみえても，手指のふるえ，嚥下機能の低下など，加齢性の身体的要因が**服薬行動**に影響し，薬物治療の継続が困難となる場合もある．このように高齢者には，服薬アドヒアランスを低下してしまう要因が多く生じる．高齢者のアドヒアランスを保つには，**表Ⅶ-1-2**に示すように「飲み忘れの防止」「服薬方法の検討」「服薬介護者の管理」について確認する．また，高齢者が**服薬管理**をどのように行っているか，その管理能力をアセスメントするには，認知機能，生活動作，自宅環境の視点から把握する（**表Ⅶ-1-3**）．

表Ⅶ-1-2　アドヒアランスに注目する服薬管理

飲み忘れの防止	・用法について説明を受け，理解と合意が得られているか ・服薬カレンダーの利用 ・日時ごとに分けられる薬ケースの利用
服薬方法の検討	・できるだけ少ない薬剤にできるよう検討する 　―最優先される薬剤は何か 　―合剤にできる薬剤はないか ・服薬方法が複雑でないか ・カプセルや顆粒など剤形による飲み込みにくさがないか 　―ゼリーやトロミ水，オブラートを利用できるか ・薬剤の一包化，日付をつける
服薬介護者の管理	・介護者は誰か 　―家族，介護者の在宅時間に合わせた服薬が可能であるか

表Ⅶ-1-3　服薬管理のためのアセスメント

認知機能面	・認知機能の低下がないか（日時間違いはないか，的確に症状などを表現しているか，途中で話題が変わることがないか，声のトーンはどうか，意欲低下がないか） ・処方されている薬剤の服用を指示通り行えているか ・食生活の偏りにより服用できていない薬はないか ・薬剤性（ベンゾジアゼピン系睡眠薬，三環系抗うつ薬）に影響した認知機能の低下がないか
生活動作	・視力低下による薬剤表示の見にくさなど服薬での支障はないか ・手のふるえや関節痛の有無，手指の巧緻性に問題はないか ・嚥下を困難にする口角炎や口内炎などの症状はないか ・円背など姿勢保持の障害に影響した嚥下困難はないか ・嚥下機能に問題はないか ・薬剤性（抗精神病薬，抗コリン薬など）の食欲不振・嚥下機能低下はないか ・薬剤性の傾眠（抗てんかん薬や睡眠薬の持ち越し効果により朝は傾眠があるなど）はないか
自宅環境	・薬剤の管理は誰が，どのように（服薬介助の時間・方法）行っているか ・独居であるか ・家族との関係性は良好であるか ・家族からの支援はどのようなものか ・自宅内は歩行に問題のない環境であるか ・生活習慣の中で健康に留意している事柄はどのようなものか ・治療費の延滞はないか

学習課題

1. 外来を受診する高齢者の特徴をふまえ，外来での援助方法を説明することができる．
2. 外来を受診する高齢者の治療継続について，多職種とどのように連携し援助するのか理解できる．

引用文献

1) Mitsutake S, Ishizaki T, Teramoto C et al：Patterns of Co-Occurrence of Chronic Disease Among Older Adults in Tokyo, Japan. Preventing Chronic Disease 16：E11, doi：10.5888/pcd16.180170, 2019
2) 内閣府：令和4年版高齢社会白書, p.9, 〔https://www8.cao.go.jp/kourei/whitepaper/w-2022/zenbun/04pdf_index.html〕（最終確認：2023年1月18日）
3) 厚生労働統計協会：国民衛生の動向2022/2023, p.241, 422, 厚生労働統計協会, 2022
4) 大林実菜, 百瀬由美子：高齢慢性心不全患者のセルフケア評価尺度の開発. 老年看護学21（1）：10-18, 2016
5) 厚生労働省：令和3年簡易生命表の概況, p.2, 〔https://www.mhlw.go.jp/toukei/saikin/hw/life/life21/dl/life18-15.pdf〕（最終確認：2023年1月18日）
6) 厚生労働統計協会：国民の福祉と介護の動向2022/2023, p.207-208, 厚生労働統計協会, 2022
7) 日本看護協会調査研究報告No.97 2021年病院看護実態調査 報告書, p.61, 〔https://www.nurse.or.jp/home/publication/research/97.pdf〕（最終確認：2023年1月18日）
8) 総務省消防庁：報道資料 令和3年中の救急出動件数等（速報値）の公表, p.4, 〔https://www.fdma.go.jp/press-release/houdou/items/86950fa7e48dd9fae080df4e31415e80473ef326.pdf〕（最終確認：2023年1月18日）
9) 森脇有希代, 津田磨美, 上田陽子：その人らしい生活につなげるための外来看護計画―受診継続困難な認知症患者に対する外来看護計画の実践. 継続看護時代の外来看護26（3）：18-24, 2021
10) 永江美千代, 佐藤弘美, 伊藤道子ほか：高齢者の外来通院継続について―外来受診者と受診中断者の実態調査を行って. 日本看護学会集録25：173-175, 1994
11) 石橋みゆき, 森本悦子, 小山裕子：地域の一般病院に通院する後期高齢がん患者の療養生活上の体験―複合的な外来看護支援モデルの構築に向けて. 老年看護学25（1）：113-122, 2020
12) 鈴木智子, 大塚眞理子：認知症看護認定看護師が行う病院のもの忘れ相談窓口における支援方法. 老年看護学22（1）：139-147, 2017
13) e-Stat：国民生活基礎調査 令和元年国民生活基礎調査 健康 全国編 総傷病数―平均傷病数（2019）, 〔https://www.e-stat.go.jp/dbview?sid=0003442378〕（最終確認：2023年1月18日）

14) 日本老年医学会, 日本医療研究開発機構研究費・高齢者の薬物治療の安全性に関する研究研究班編：高齢者の安全な薬物療法ガイドライン2015, p.14, メジカルビュー社, 2015
15) 中村友真, 岸本佳子, 山浦克典ほか：高齢者の薬物治療における残薬発生・長期化の要因に関する質的研究. 社会薬学35 (1)：2-9, 2016

2 医療施設に入院する高齢者の看護

この節で学ぶこと

1. 高齢者の療養は，医療制度や各医療施設の役割の中で行われることを理解する．
2. 入院する高齢者の特徴と，入院する高齢者を支援する看護の役割を理解する．
3. 手術を受ける高齢者や家族に対する看護師の役割について理解する．
4. 慢性期にある高齢者の特徴や援助，ならびに多職種連携の必要性について理解する．
5. 終末期にある高齢者の苦痛を理解し，その看護について理解する．

A. 医療施設の種類と特徴

　高齢者は体調変化をきたすとその回復には時間がかかることが多く，時に体調変化を機に日常生活動作（ADL）が大きく低下したり，人生の最終段階にいたることもある．高齢者が最期まで自分らしく生きることを支援するためには，高齢者や家族の意向を中心に医療制度を理解したうえで療養方法を検討したり，療養先を選定し，療養場所の移行を支援することが重要である．

　高齢者にかかわる医療制度においては，2003年より包括的診療報酬制度（diagnosis procedure combination：DPC）が段階的導入，2008年に後期高齢者医療制度が施行された．2014年には医療介護総合確保推進法が施行され，地域医療として一体的な地域包括ケアシステム提供に向け病床の機能の分化・連携が図られている．また，2018年には高齢者の慢性期の医療ニーズと現状を鑑み，介護保険法改正にて長期療養のための医療と介護を一体的に提供する「介護医療院」が創設された．このように高齢者の増加に対し医療施設の再編が繰り返されている．医療制度は国民のニーズや医療の現状をふまえ変遷していくため，医療制度に関心をもち，制度を理解する必要がある．

　医療施設は，医療法で医業を行うための場所を病院と診療所に限定しており，20床以上の病床を有するものを病院，19床以下の病床を有する有床診療所そして無床診療所とされている．病院の類型においては，対象患者の相違や一定の機能に応じた人員配置基準・構造設備基準などの面で要件を定め，一般病院・特定機能病院・地域医療支援病院・臨床研究中核病院・精神病院・結核病院がある．さらに，**病床機能の定義と診療報酬上の特定入院料**から，病床を「高度急性期」「急性期」「回復期」「慢性期」と分類されている（**表Ⅶ-2-1**）．

表Ⅶ-2-1　医療施設の種類と機能

病床の分類	機能	特定入院料等	病床数（2021年）
高度急性期	急性期の患者に対し，状態の早期安定化に向けて，診療密度がとくに高い医療を提供する機能	• 救命救急入院料 • 特定集中治療室管理料 • ハイケアユニット入院医療管理料 • 脳卒中ケアユニット入院医療管理料　　　　　　　　　など	15.5万床
急性期	急性期の患者に対し，状態の早期安定化に向けて，医療を提供する機能	• 地域包括ケア病棟入院料	54.9万床
回復期	急性期を経過した患者への在宅復帰に向けた医療やリハビリテーションを提供する機能 とくに，急性期を経過した脳血管疾患や大腿骨頸部骨折などの患者に対し，ADLの向上や在宅復帰を目的としたリハビリテーションを集中的に提供する機能（回復期リハビリテーション機能）	• 地域包括ケア病棟入院料 • 回復期リハビリテーション病棟入院料	19.3万床
慢性期	長期にわたり療養が必要な患者を入院させる機能 長期にわたり療養が必要な重度の障害者（重度の意識障害者を含む），筋ジストロフィー患者または難病患者などを入院させる機能	• 療養病棟入院基本料 • 特殊疾患入院医療管理料 • 特殊疾患病棟入院料 （• 地域包括ケア病棟入院料）	31.2万床

B. 入院する高齢者の生活の特徴と看護の役割

　高齢者が治療や検査の目的で入院する際，高齢者の意向に沿って適切かつ円滑に医療が提供されるためには，高齢者自身も今ある状況や実施されることを**理解**し**参加**する必要がある．そのためには，高齢者が治療・検査の目的を理解したうえで意思決定し，治療や検査に参加し，疾病や治療をふまえたセルフケアを行うことが重要である．このように，高齢者が理解と参加に基づいて主体的に治療を受けることが，疾病を抱えながらも高齢者が最期まで自分らしく生きることにつながる．

1 ● 入院する高齢者の生活の特徴

　入院により行われる治療や検査は手術や化学療法，カテーテル治療など，侵襲やリスクが大きい．高齢者は身体の脆弱性が高いことから，薬剤の副作用や侵襲による合併症のリスクも高く，疾病による疼痛や倦怠感，不眠などの苦痛を生じることもある．患者にとって医療は未知な部分も多く，治療・検査の目的とともにリスクも説明されるため，患者は緊張感を抱き，合併症や薬の副作用への不安を抱きながら治療・検査に臨んでいる．

　また，入院環境も高齢者にとってはストレスとなる．入院中は治療・検査に応じた食事や行動の制限があり，生活リズムやベッド周囲の環境は統一されている．高齢者は自宅では体を支える家具や心地よい生活リズムなどそれぞれの工夫の中で暮らしているため，入院による環境の変化は大きなストレスとなる．これらにより，便秘や筋力低下，不眠などの身体の不調につながることもある．

　このような中で入院する高齢者には**転倒**や**せん妄**が生じやすい．転倒は骨折などの二次的障害を引き起こし，せん妄により安静が保持できない，点滴投与ができないなど，治

療・検査が滞ることにもつながる.

2 ● 高齢者に対する入院時の看護

a. 高齢者のていねいなアセスメントと理解

　疾病・加齢, 双方による脆弱性を併せもつ高齢者は状態変化のリスクも高い. 治療・検査が安全に行われ, 高齢者が安心して治療を受けるためにも看護ケアを行ううえで看護師のていねいな観察とアセスメントが欠かせない.

　高齢者の生活は個別性が高く, それは高齢者が長い年月を生きてきた証でもあるため, 入院前の生活状況に関する情報収集（生活歴の聴取）が欠かせない. 入院時に問診を行い, 高齢者のADLや認知機能, 治療・検査への思いについて情報収集を行う. どのように生活し, どのようなものを好み, どのような環境の中で生きてきたかが高齢者の今につながっている. 入院前の生活状況を, 本人や家族への問診や, 介護保険サービスを受けていれば介護支援専門員（ケアマネジャー）や訪問看護師などからの情報収集により把握する. また体つきや体の動き, 衣服の適切さ, 皮膚の状態, 会話の様子などから, 栄養状態, 清潔保持の状況, 認知機能の程度などを少しずつ推測していくこともできる. それは1つの情報から決めつけるという断片的な見方ではなく, 高齢者を推し量りながらとらえていくということである. 高齢者に関心を向け, 状態をとらえて理解を深めることが生活上の支援や意思決定支援につながる. 高齢者の入院生活の安心・安楽を支えるためには, 生活歴と目の前の高齢者の生活状況から生活をていねいにとらえることが重要である.

b. 日常的な高齢者の意思や意思表明の尊重

　高齢者が治療や検査について理解し, 納得しているかがそれらに参加する姿勢にも影響する. 家族の意向でなされた意思決定は, 高齢者の理解が不十分なため治療への参加が困難になり, 治療時にせん妄につながることもある. 高齢者自身がどの程度理解しているのか, どのような意向を示しているのかをていねいに確認する必要がある.

　また, 治療だけでなく入院中の生活においても, 高齢者が自身で決めたり行動するという自律を尊重する姿勢は重要である. 日常の1つ1つの思いの尊重が高齢者の思いの変化や疑問の表出につながり, 時に揺らぐこともある思いを支援することにつながる.

c. 治療・検査への参加の促し

　治療や検査では患者の協力は欠かせない. 医療者が一方的に医療を提供するだけでなく, 患者が体調の異変を報告したり, 治療上の制限を守ることなどが治療の効果を最大限にする. 主体的な参加には目的の共有と実践可能な方法が必要不可欠である. 一方的に効果を主張するのではなく, 高齢者が望む生き方に沿った目的の共有と, 高齢者ができる方法をともに考え支援する姿勢や知識・技術が重要になる. 高齢者はADL低下や認知機能障害を抱えていることも多い. 看護師がそれぞれの状況に応じた方法で説明したり, 介助したりすることが, 高齢者の参加を支えることにつながる.

d. セルフケア支援

　治療・検査の結果, 内服や食事管理など患者に必要な療養事項が生じることもある. 退院後も患者が生活上の注意点を理解し, 実行できるよう支援することが重要である. 高齢者は加齢による変化を経験する中で, 独自のセルフケアを行っていることも多い. 看護師

はそのような高齢者のセルフケアを尊重しつつ，新たなセルフケア・デマンドをふまえた
セルフケア支援を行う必要がある．高齢者は本人だけでは管理が難しい場合もあるため，
必要に応じて内服薬の一包化などの工夫や，家族・サービス担当者の支援の活用が重要で
ある．

e. 療養場所移行における意思決定支援

　前述のように，医療は機能分化し各施設の特徴・役割が定められている．このため，入
院した高齢者は治療経過や身体症状に応じて療養場所を移動することになり，自宅・施
設・病院など，今後の療養場所について意思決定が求められる．高齢者は入院という転機
に加齢による変化や疾病と向き合い，これからの暮らし方を決める場面に直面する．

　意思決定のプロセスには「意向形成」「意向表明」「意向実現」が含まれる．高齢者がこ
れまでの生き方や人生観，高齢者をとりまく環境（家族関係や経済状況等）などをふまえ，
病状や生活状況も考慮したうえでこれからの生き方や療養場所に関する意向を決めること
が重要である．また，療養先の意思決定は，どのように生きたいかという希望だけではな
く，生活状況や支援の有無など現状とのすり合わせが必要であり，高齢者を中心に家族や
医師・看護師を含めた医療者とともに**高齢者中心の合意形成**（shared-decision-mak-
ing）が求められる．このような意思決定を支えるには，適切な情報提供や高齢者との信
頼関係の構築，意思決定の場の提供，多職種での支援が必要になる．

　高齢者は医師や家族との面談の場だけでは十分に意思を表明できないこともあるため，
看護師が入院生活の中で高齢者の意向や価値観をていねいにとらえる必要がある．認知症
や意識障害によって意思を十分に表明できない場合も，看護師は高齢者に問いかけ，小さ
な反応をとらえることを積み重ねていく．また，これまでの生き方や生活から高齢者自身
の意思と推定されること（**推定意思**）を家族や多職種と検討しながら，高齢者の生き方を
尊重した最善の決定に反映するよう働きかける．

　高齢者の意思決定においては，時に高齢者本人より家族の意向に基づいて決定が行われ
ることがある．看護師は，高齢者の生き方の決定であることを念頭に置き，意思決定は高
齢者中心であることを忘れてはならない．「高齢者と家族の意見が異なる」「患者の意思が
尊重されていない」「医療者と患者の病状や治療の見通しにずれがある」といった看護師
の気づきや違和感が，高齢者の意思や自律を守る砦になることもある．このため，看護師
の**倫理的感受性**も意思決定支援においては重要となる．

3 ● 医療施設の機能をふまえた看護の特徴

　高齢者が入院する医療施設については，前述のA項を参照されたい．高齢者は病状や
病期に応じて医療施設を移動しながら療養を続けることも多い．高度急性期・急性期病床
では，医療需要が大きいため治療の優先度は高くなる．回復期病床では，リハビリテー
ションが行われるため急性期病床に比べると生活を尊重した支援が行われる．慢性期病床
では，長期に療養が必要な患者が入院しており，患者それぞれが生きていくうえで欠かせ
ないケアを提供している．

　どの入院施設であっても前述の看護はいずれも重要であるが，入院する高齢者の特徴が
異なるため看護の役割にも違いが生じる．急性期病床では，治療・検査の介助，苦痛緩和，

急変時の対応や意思決定支援の役割が大きく，回復期病床では高齢者の退院後の生活を見据えた回復支援や在宅に向けたサービス調整の役割が大きい．慢性期病床では，生活支援，緊急時の対応や看取りが重要となる．

4 ● 事　例

> **事例** Bさんの療養場所移行の意思決定支援
>
> 　細菌性肺炎，慢性閉塞性肺疾患（chronic obstructive pulmonary disease：COPD）の急性増悪で入院したBさん（78歳，女性）は，発熱と体動困難を主訴に高度急性期病院に入院した．酸素投与や抗生物質治療により状態改善を認めたが，呼吸機能低下により低酸素とCO_2ナルコーシスのリスクが高い状態で臥床状態となった．誤嚥も認め，喀痰吸引も必要となった．看護師は状態をみながら酸素量を調整し，離床範囲を確認し，呼吸によるエネルギー消耗を補うよう栄養士とともに食事内容を検討した．退院先はBさんも家族も自宅を希望したため，介護保険サービスの導入・調整や看護師から家族への介護方法の指導が行われた．その中で，Bさんは「家族に迷惑をかけたくない」「娘たちを犠牲にしたくない」と吐露し，家族も「十分に介護できないかもしれない」「Bさんの具合がわるくなったら不安だ」と話すようになった．看護師はBさんと家族に再度意向を確認し，家族内で相談したうえでBさんは慢性期病床への転院を希望した．
>
> 　慢性期病床へ転院後，Bさんはベッド上で食事をとり，拘縮予防のリハビリテーションをするといった日常生活上の支援を受けつつ，必要時に喀痰吸引も受けていた．転院先の看護師はBさんのタイミングや方法に合わせた介助を行い，季節のイベントを通して楽しみを共有する時間をもつようにかかわった．看護師が思いを傾聴する中で，Bさんは意思決定を振り返り，迷いながらも家族を想った決断だったと話していた．Bさんの家族に迷惑をかけないで生きるという価値観と意思決定を尊重した療養支援が行われた．

5 ● 多職種との連携と協働

　入院する高齢者を支援するうえでは多職種の連携・協働が欠かせない．急性期病床では医療職間の連携が大きく，医師や薬剤師，検査技師や理学療法士，作業療法士，言語聴覚士，栄養士などと協働し，詳細なデータや各専門性をふまえて高齢者へのケアが検討される．慢性期病床では生活支援が中心となるため，ヘルパーなどの介護職，ケアマネジャーや生活相談員などと協働し，生活の個別性を尊重した支援が検討される．カンファレンスや日々のコミュニケーションでそれぞれの職種の視点を共有し，具体的な支援につなげることが大切である．いずれの施設においても，ヘルパーや介護職，看護補助者など医療職ではない職種との連携場面が増えている．効果的な連携には，互いに理解し合えるようコミュニケーションに工夫が必要である．

　多職種が連携するうえでは看護師の役割が明確であることも重要である．看護師は医療の知識をもちつつも生活者の視点に立ち，患者に寄り添った立場で意見を発信しなければならない．高齢者の生活や力を無視した一方的な方法になっていないかの確認や，高齢者の代弁者としての発信などを行う．また，ケアマネジメントの視点も重要である．医療はチームで提供されるため，高齢者個々の状態や意向に基づいた治療方針とケアの方向性で

支援が行われるようマネジメントを行う.

6 ● 入院する高齢者への看護の役割と意義

　加齢による変化を抱えながら, 疾病による症状や治療に立ち向かうことは容易なことではない. 高齢者は時に不安や絶望, 死への恐怖から, 抑うつになったり, 治療を放棄してしまうこともある. また, 高齢者自身の決断であっても, 治療が奏効しなかった場合には後悔が生じたり, 治療の拒否によって身体的な苦痛が生じることもある. 看護師は高齢者の1つ1つの変化に向き合いながら, 高齢者がよりよく生きていくことに向けて対象に寄り添い, ケアを通して体験をともに積み重ねていく姿勢が大切である. そのことにより, 高齢者が身体の変化を経験する中でも, 自分らしく, 最期まで生きていくことにつながる.

C. 急性期の高齢者の看護

1 ● 急性期入院医療の特徴と高齢者への影響

　「急性期」とは患者の生命の危機的状態や病態が不安定な状態から, 治療によりある程度安定した状態にいたるまでとすると考えられている. 医療者にとっての「急性期」とは, 病気のステージ（発症初期であること）や発症様式（急性に発症すること）, 救急医療という概念でとらえられることが多い. しかし, 急性期入院医療とは疾病や外傷など急性発症した疾病や慢性疾患の急性増悪の治療を目的とし, 一定程度の改善まで医師・看護師・リハビリテーション専門職などが中心となって行う医療である. 重度の急性疾患（心筋梗塞, 脳動脈瘤破裂など）はもちろんであるが, 悪性腫瘍, 高度な専門的手術・治療なども, 急性期病床の提供する入院医療である[1].

　急性期を経過し, 一般的に病気が軽快し入院した患者は最終的には「退院」する. 入院期間は年々短縮化の傾向にあり, 平均在院日数は14日前後である. そのため, 入院時より退院後の生活を見据えた看護を行うことは必須となる. とくに高齢者の場合, 病気が慢性化しやすく, 病気が治癒したとしても入院に伴いADLが低下し, 入院前と同じ生活が困難となる状況になること, 病気の後遺症が残ることで退院後の生活にはなんらかの支援が必要となることがある. また, 認知症患者が入院を機に認知症症状が悪化することもあるため, 治療を優先する中でも患者本人, 本人をとりまく人々と生活の視点の情報も共有し看護に生かすことが重要である（p.320参照）.

2 ● 急性期における高齢者の特徴と看護

　入院時は病気の影響もあり, 意識レベルが低下していることが多いことから, 実際には認知機能が低下してはいないが, 認知症があると勘違いをされることも多い. 高齢者が入院すると, 炎症反応が高い, 電解質のバランスが崩れているなど疾病の影響から**せん妄**を発症しやすい. せん妄の特徴は意識が混濁して周りの状況がよく理解できない状況である. せん妄の発症機序を考える際に「準備因子」「誘発因子」「直接因子」の3つの因子がある. 準備因子の高齢とはおおよそ75歳以上を指す. せん妄は, 身体的な苦痛, 心理的ストレス, 睡眠妨害, 環境の変化, 不動化（動けない状態）のほか, 感覚遮断, 過剰な刺激が続くと

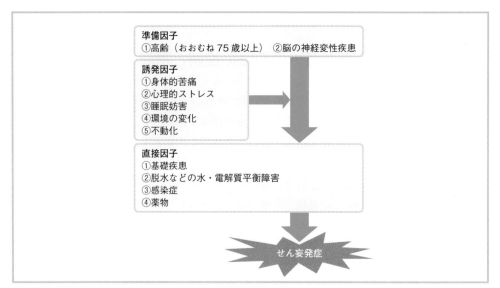

図Ⅶ-2-1　せん妄の発症機序

表Ⅶ-2-2　せん妄と認知症の違い

	せん妄	認知症
意識レベル	意識混濁	正常
発症	急激な発症 （発症時期を特定可能）	ゆるやかに発症 （発症時期の特定困難）
日内変動	夕方から夜間に悪化	中核症状は変動しない
症状の持続	多くは一過性・一時的 数日から数週間の持続	通常は永続的
身体疾患の合併・誘因	約50％は合併 薬剤が引き金になることがある 環境要因も大きい	身体疾患に起因することは時にある

促進されるといわれている．せん妄の予防は「誘発因子」や「直接因子」を可能な限り取り除くことである（**図Ⅶ-2-1**）．ここで注意をしたいのは，せん妄と認知症の違いを理解しておくことである．せん妄は，急激に発症する点が認知症とは大きく異なる（**表Ⅶ-2-2**）．せん妄症状を認知症の悪化として判断するとせん妄の対応が後回しとなり，せん妄の症状が遷延することもあるため注意が必要である．

D.　手術療法を受ける高齢者の看護

　　日本は2007年に超高齢社会に突入し，高度な医療技術や麻酔薬の進歩などによって，高齢者の手術件数が増加している．身体疾患に加えて老化による影響を考慮しながら治療，ケアを行う必要がある．老化による影響は個人差が大きいため，一人ひとりに合わせたケアを展開する必要がある．入院患者のベッドサイドで直接ケアを行う機会の多い看護師は，周手術期を通して一人ひとりを注意深く観察し，アセスメントを行い，看護を組み立てて

いく必要がある．また，認知症のある高齢者も増加していることから，手術に関する意思決定の支援，術前・術中・術後の看護のあり方は課題である．

1 ● 術前の看護

a. 既往疾患

高齢者は既往疾患が多い．既往疾患を術前に十分評価し，術前のケアを計画的に実施する必要がある．入院期間の短縮とともに近年では，術前の評価は入院前に外来で行われることも多くなってきている．既往疾患の治療のために必要な内服薬を，手術のために中止することもある．手術日程が決定したうえで入院することが多いため，確実に手術日に手術が実施できるよう，休薬すべき内服薬を服薬していた，栄養状態が極端に悪化しているなど，手術を行ううえで支障をきたすことがあれば，すぐに他部門と情報を共有し安全に手術が実施できるよう準備を進めていく．

b. 予備力の低下

予備力とは，外部からなんらかのストレッサーがかかった際でも回復するために必要な能力である．一般的に高齢者は予備力が成人に比較し低下している．高齢者の場合，手術を行うことで術後合併症を発症しやすく，発症した際には治療に時間を要するため入院期間が延長し，ADLや認知機能の低下を認めることがある．術前から術後の合併症予防を行うことが大切である．本人のできることや生活習慣を考慮し，禁煙，呼吸訓練を本人と一緒に進めていくことが重要である．

c. 感覚器の機能の低下

高齢者は老化により感覚器の機能が低下していることが多い．生理的老化に伴う症状には視力の低下や難聴があることから，高齢者に術前・術後の説明や指導を行う際には声の大きさや使用するパンフレットの文字の大きさや色彩に留意する必要がある．また，説明や指導のための時間を十分にとり，一度に与える情報量を本人に合わせるようにし，必要時には家族や直接かかわる介護スタッフなどの参加を計画することも考慮することが必要である．

d. 入院中の ADL や認知機能の低下

高齢者は入院中にADLや認知機能が低下することがある．術前のADLや認知機能を十分に評価することで，術後せん妄など合併症による低下かどうかを見極める手がかりとなる．

2 ● 術中の看護

a. 安全・安心

高齢者は老化や既往による感覚器や運動器の機能低下がある．患者は不安や緊張により，日常では行えることや理解できることであっても時間を要することもある．日ごろ，眼鏡や補聴器，義歯などを使用している場合でも手術室へ入室前に除去することもある．安心して手術に臨めるよう，言葉かけには十分に留意し，手術台への移動や麻酔導入の介助につく．

b. 体 位

　高齢者は皮膚が脆弱で，円背や拘縮など個人差がある．老化に加え疾病や内服薬によって皮膚が弱くなっている[2]．手術着は素材が薄く，術中は露出部が広範囲となること，同一体位が長時間続くことから，**スキンテア**（皮膚裂傷）や**褥瘡**など皮膚の損傷に十分留意する．すでに**拘縮**がある患者もいるため，体位変換クッションや徐圧マットレスなどを使用し患者本人にとっての安楽な良肢位となるよう援助する．

c. 麻 酔

　麻酔による影響には個人差がある．麻酔には，吸入麻酔，静脈麻酔などによる全身麻酔のほか，脊椎麻酔，腰椎麻酔，硬膜外麻酔などの部分麻酔がある．全身麻酔を施行すると一時的に神経活動や呼吸活動を止めることになるため，低体温症，血圧の変動や呼吸状態の観察が不可欠である．全身麻酔の状態では，気管内挿管が行われる．高齢者の場合，う歯（虫歯）の治療がされていなかったり，歯茎が痩せていたり，歯槽膿漏があったりと，ぐらぐらして抜けやすい動揺歯がある場合が多い．動揺歯の有無を確認し，挿管時には歯が誤って脱落し気管内に誤嚥をしないように留意し麻酔科医の介助を行う．

d. 家 族

　手術を受ける高齢患者の家族へも配慮する．手術を受ける高齢患者の家族も高齢者であることも多い．手術時間が数時間に及ぶこともあり，待合室の空調やトイレの場所，食事をする場所など，患者の手術中に家族が待機する環境への配慮も不可欠である．

3 ● 術後の看護

a. 術直後の管理

　呼吸，循環器系の観察をする．嚥下反射機能が低下している高齢者は，口腔内分泌物や血液，嘔吐物などの誤嚥により**誤嚥性肺炎**を発症しやすい．麻酔薬の使用により呼吸抑制となることで，痰の自己による喀出が妨げられると術後合併症である**無気肺**や**肺炎**を起こしやすいため，積極的に深呼吸を促し，呼吸困難や低酸素血症を防止する必要がある．また，既往疾患により腎機能や心機能が低下していたり，老化とともに動脈硬化が進行し，血管の弾力性の低下や血管内腔の狭小化が起こっていたりすることで，術前より高血圧症である患者が多い．血圧は，術後の疼痛や呼吸不全によって上昇し，出血では低下する．循環動態の変化は，血圧値やSpO_2値でみることも多いが，手術室から観察室や病室への移動時には一時的に測定器をはずす時間もあるため，患者の顔色，呼吸数など変化がないか十分に留意しつつ移送し，移送後は早期にバイタルサインを測定して異常がないことを確認する必要がある．

b. 術後合併症の看護

　術後合併症としてあげられる主な症状と看護は以下の通りである．

（1）術後出血

　手術の侵襲度にもよるが，術後2日以内に発生することが多い合併症である．術後，出血が持続する場合は，あらかじめドレーンが挿入されることがある．ドレーンからの排液量と性状を観察することが重要である．

(2) 深部静脈血栓症，肺血栓塞栓症

深部の静脈内で形成された血栓（深部静脈血栓症）が遊離し，肺動脈に流れ込んで閉塞すると肺血栓塞栓症を引き起こす．発症後の死亡率は高く，術後の重篤な合併症の1つである．深部静脈血栓症の予防としては，弾性ストッキングの着用や間欠的空気圧迫法があるが，血液データ上，Dダイマー（血栓の程度を反映する）の数値が上昇している場合は，抗凝固薬を使用する．深部静脈血栓症の観察は，足背・後脛骨・膝下動脈の触知の確認，下肢の疼痛・腫脹・熱感の有無，ホーマンズ（Homans）徴候の有無がある．肺血栓塞栓症は，安静な状態から体を動かした際に発症することが多いため，体位変換，歩行，食事，清拭などの際は，バイタルサインの変化に注意して観察をする必要がある．また，抗凝固薬を使用中は，出血傾向であることを忘れてはならない．

(3) 無気肺

肺の一部に空気が入らなくなり，その領域の肺胞が虚脱した状態である．気道内分泌の喀出が困難で気管支が閉塞することにより発症することが多い．術後3日以内に発症することが多い．呼吸状態の悪化やSpO$_2$値の低下，X線像により発見できる．気管支や肺の呼吸音を聴取し，必要時には体位の工夫や吸引を行うことで痰や異物の除去を行うことが大切である．

(4) 腸閉塞（イレウス）

腸管の内容物通過が停滞した状態である．とくに開腹術後患者の場合，直後は癒着によるものが多い．イレウスは腸管が麻痺した状態を示すが，術後は麻酔の影響で麻痺性イレウスとなることがある．術後，腸蠕動が再開されることで，腸蠕動音，排ガス，排便がみられるため，腸蠕動音の聴取は腸閉塞の早期発見をするうえで重要である．腸閉塞の場合は，排ガスや排便の停止，腹部膨満，間欠的な腹痛，嘔吐がみられる．バイタルサインに異常がなければ，術後早期より床上で膝の屈伸運動を行うなど，身体を動かし腸蠕動を促進することで予防になる．また，腸は副交感神経が優位な状況で活動するため，術後の疼痛や安静によるストレスなど交感神経が優位な状況を取り除くケアも重要である．

(5) 急性腎不全

手術の侵襲，脱水，循環不全による腎血流量の低下，薬剤の影響により腎障害が生じる．高齢者は動脈硬化を有している場合があり，さらに降圧薬としてレニン・アンギオテンシン系阻害薬を内服していると，発熱などに伴う脱水で容易に急性腎不全となる．浮腫の有無や尿量と輸液量のバランスを観察し，早期に発見することが重要である．

(6) 縫合不全

手術創の縫合部が，なんらかの理由で縫合せずに離開した状態となる．術後1週間以内に発生することが多い合併症である．高齢者は，低栄養，既往に糖尿病がある，ステロイドを長期内服中であるなど，縫合不全の合併症を併発しやすい．消化管系の術式では，消化液の影響で縫合不全となることもある．創部に発赤，腫脹，熱感，離開はないかの観察，創やドレーンからの滲出液の性状，量の観察のほか，バイタルサイン，検査データの変化に留意することが大切である．

(7) 創感染

術後の創部に感染が起こっている状態で，術後2〜3日で発症することが多い．感染し

ている創は縫合不全になりやすく，高齢者はとくに免疫機能が低下しているため，予防が重要である．術前に術野の清潔を整え，術後，発汗や失禁などによる創の汚染時には清拭，更衣を行い，創周囲を常に清潔に保つケアが必要である．創周囲の発赤，腫脹，熱感，排膿はないかの観察，疼痛の有無，熱型に留意することが大切である．

c. 早期離床

高齢者は，もともと日常の活動量が少ないことが多い．身体を動かすと腸蠕動が促進され，術後の腸閉塞，イレウス予防にもつながる．身体の状態にもよるが，バイタルサインに異常がなければ，術後1日目より安静は最低限とするとよい．

術後に疼痛を感じていても，高齢者の場合我慢や遠慮をしたり，また疼痛時の薬の使用を渋ったりと，積極的に疼痛の軽減を試みようとしないこともある．術後の疼痛は，精神面や呼吸，循環器にも影響するため，本人と相談しながら疼痛コントロールを行い，**早期離床**を試みることが重要である．離床は，術前のADLや患者の体力に合わせて，段階的に進める．まずは，ベッドの背上げを行いバイタルサインを測定し変化はないか，起立性低血圧を起こしていないかを確認しながら進めていく．

4 ● 事　例

事例　ストーマ造設術を受けるCさん

Cさんは80歳台後半の女性で，一人暮らしである．キーパーソンは甥である．
下血のため検査を行ったところ下部直腸がんと診断され，ストーマ造設術を予定している．Cさんは5年前に右卵巣腫瘍の手術をしており，術後に化学療法，放射線療法を受けている．高血圧の既往がある．ADL，IADLはともに自立している．

a. 術　前

婦人科外来定期受診時の採血の結果，ヘモグロビン値が5.2 g/dLと貧血の診断のために入院した．Cさんは5年前に右卵巣腫瘍の診断を受け手術，化学療法，放射線療法を行った．時々，下血があることを本人も気にしていた．入院後経口摂取を中止し，補液管理し輸血療法を施行，内視鏡検査を行った結果，下部直腸がんと診断された．外科医師がCさんにストーマ造設術の説明を行ったところ，Cさんはストーマ造設術をしないと答え，自宅退院を希望した．

改めて日程を設定しカンファレンスを行い，病棟看護師，外科医師，婦人科医師と情報を共有した．Cさんが手術を拒否するのは5年前の手術時に麻酔後昏睡となり，死を意識したという手術に対するマイナスなイメージをもっていること，Cさんが早く自宅への退院を希望している理由には，自宅の仏壇と知人に依頼しているペットの猫が気になること，経済的な心配があること，生涯独身でなんでも自分で決めて自分で身の回りのことは行ってきたので，人の手を借りるのは最低限とし，最期のときは自宅で過ごしたいと考えているなどCさんの思いを共有した．そのため，一度外出できるようにし，本人が気にかけている現状を解消したうえで，改めて病状説明を行う機会を設けた．看護相談室の看護師，ソーシャルワーカーも加わり，キーパーソンの甥とCさんに婦人科医師が病状説明を行っ

た．なるべく自宅で長く生活をしたいという本人の意向を再度確認し，麻酔の量を調整しながら安全に手術を施行することを説明した．また看護師はストーマ管理についてもパンフレットを用いて数回に分けて具体的に説明した．その結果，本人は手術をするという気持ちへ変化が生まれ，術前には手術室の看護師が訪問して手術室での流れについて説明を行い，本人も納得し手術を施行することができた．

b. 術　後

もともと高血圧の既往はあったが，術後，循環動態は安定しており早期より離床も進み術後合併症が発症することなく経過した．術前より点滴が漏れたり下血があった際はすぐに看護師に報告できていたことなどから，病棟看護師は一人暮らしだがストーマ管理は本人が行えると考えていたが，担当医より難しいだろうから施設を探すのはどうかといった提案があった．ストーマを造設したCさんの一人暮らしには経済的，身体的に負担が多いと考えた病棟看護師は，退院支援の看護師とともに介護保険利用によるサービス導入と身体障害者手帳の申請を勧めた．術後ストーマ管理のセルフケアを習得し自宅へ退院した．

5● 手術療法における多職種連携

医師，看護師，看護補助者，薬剤師，栄養士，リハビリテーションスタッフ，ソーシャルワーカー，医療事務スタッフなどと，高齢患者の入院生活を支援する職種は多岐にわたる．事例のように，一人の患者の手術を行う際に，術前に婦人科医師，外科医師，麻酔科医師，看護師，ソーシャルワーカー，手術室の看護師など多くの職種がかかわっていることがわかる．医師もそれぞれ専門分野の医師が連携し，必要時には看護師も病棟の看護師のみでなく退院支援の看護師，手術室の看護師と他部署の看護師がかかわることで，患者本人の周手術期を支えている．病棟看護師は，医療行為の補助とともに患者のそばで日常生活援助を行う機会が他の職種に比べ多いといえる．だからこそ，日常会話の中から本人や家族の本音や揺れ動く心情を察知し，代弁し多職種へ伝えていくことができる職種であるといえる．

事例のCさんの術後では，医師と看護師で患者の退院後のストーマ管理に対するアセスメントに差異があったが，ベッドサイドで直接介助を行う看護師が直接患者を見て聞いて得た情報を医師に伝えながら，本人の意思を尊重した退院支援へ進めることができたと考える．

E.　化学療法を受ける高齢がん患者の看護

化学療法とは，血液やリンパ管を通して，抗がん薬を用いてがん細胞を死滅，増殖を抑制する治療方法を指す．がんに対する標準化学療法は，分子標的治療薬の登場により，組織型や遺伝子変異型に基づいた薬剤の選択が行われるようになり，治療の個別化が進んでいる[3]．手術の補助療法として術前や術後に化学療法を受ける機会もある．通常は医師が，化学療法を行う際に本人や家族に治療の目的も含めて化学療法について説明を行い，治療に対する意思を確認する．高齢者の場合，老化の影響やほかに疾病を併せもつこともあり，治療を行うことで生活の質（QOL）やパフォーマンスステータス（performance status：

PS）が低下する可能性があることや，重篤な症状に陥る可能性があることなど，医療者が予測できる可能性を具体的に説明する必要がある．医師からの説明後の患者や家族の反応を確認し，必要時には看護師から補足の説明や，医師から繰り返し説明を行う場合もある．高齢者は，長年の生活習慣や本人なりの対処行動が確立していることが多く，自宅で療養している際に出現する副作用とその対処方法について，本人や家族に日常生活の様子を確認しながら説明を行う必要がある．

　抗がん薬の分類と副作用，主な看護は以下の通りである．

(1) 細胞障害性抗がん薬（殺細胞薬）

　DNA代謝に働きかけ，がん細胞の増殖抑制効果や殺細胞効果を発揮する．副作用として便秘，悪心・嘔吐，口内炎，倦怠感，骨髄抑制（白血球・好中球数低下，血小板数低下），肝障害，腎障害，脱毛などがみられる．高齢者の場合，老化により肝機能，腎機能が低下していることから副作用症状の出現が遅延することもあるため，外来や入院での投与後のセルフチェックの指導も重要となる．必要時には，本人のみでなく家族に対しても指導を行う．

(2) 分子標的治療薬

　腫瘍細胞の増殖や生存にかかわる分子を標的としてその働きを阻害する．免疫チェックポイント阻害薬は，がん細胞のもつ「T細胞の活性を抑制する機能」を阻害し，T細胞ががん細胞を攻撃・排除できるようにする．副作用としては，下痢などの消化器症状や肺障害は比較的早期に出現するが，肝障害，腎障害などは薬剤によりタイミングも異なる．皮膚障害は，投与の終了後もしばらく持続することがあるためセルフケアの指導が重要である．

(3) ホルモン療法薬

　ホルモンの受容体拮抗作用やホルモン分泌の抑制作用で，抗腫瘍効果を発揮する．副作用症状の出現は低いといわれるが，ホルモンバランスの乱れによる症状出現には留意が必要である．

F. 慢性期の高齢者の看護

1 ● 慢性期の高齢者の特徴

　高齢者は高血圧，糖尿病など複数の慢性的な疾病を抱え，長期的な治療や疾病の管理が必要となり，疾病や症状と付き合いながら生活していることが多い．**生涯にわたる病状の管理**と病状に合わせた**生活調整**が必要である．慢性疾患の経過では，病状の**急性増悪**を繰り返しながら経過していくが，一時的な悪化時には入院加療が必要となる場合がある．高齢者は成人期と比較すると，身体的な予備力の低下や運動機能障害，低栄養，認知機能低下などの老年症候群，コントロール不足や合併症の併発などにより病状が容易に悪化，重症化するため**再入院率**が高い．入院後は，病状により回復の時間を要す場合があるため長期的な加療が必要になることが多い．

2 ● 慢性期の看護

　寛解期と増悪期を繰り返しながら少しずつ進行していくのが慢性期の特徴であるが，高齢者は複数の疾病を抱えているため，症状や経過は個人差が大きい．自覚症状が少なく，疾病特有な症状が出現しにくいため，発見が遅れ，急変や重症化をきたしやすい．疾病の特徴や高齢者の個別性，普段の様子を把握しながら急性増悪の初期症状を早期に発見し，予測的・予防的な観点からの援助が必要となる．

a. 急性増悪期

　生命の危機的状態あるいは苦痛症状が出現している時期でもあるため，症状緩和や身体状態が回復できるように援助していく必要がある．急性期では治療が優先となり，安静臥床時間が長く，筋力の低下など**廃用症候群**が進行する可能性が高い．たとえば食事は自力で摂取できる，オムツ交換時に腰を上げることができるなど，高齢者のもてる力，残された機能に目を向け，維持できるようにかかわることが重要である．

b. 回復期・安定期

　生命の危機状態から回復し，治療がうまく軌道に乗ったり，症状が安定し，病状がコントロールされ安定している時期である．身体の回復機能を図る時期でもあるが，**合併症**のリスクはまだ残っているため，注意が必要である．回復期・安定期では，リハビリテーションの強化，生活の調整やセルフケアが継続できるように援助することが重要となる．日中はベッドから離れる時間を多くつくる，排泄はトイレで行うなど活動・休息のリズムを整えることで，入院生活が少しでも活性化できる．安定期に入ると，具体的な**退院指導・支援**が始まる．退院後の食事・睡眠・活動・排泄・服薬管理について，退院後の生活がイメージできるよう，高齢者や家族の意向も確認しながら一緒に考えていく必要がある．高齢者は，感染（肺炎，気管支炎など），環境変化（寒冷や炎暑など），服薬の中止や飲み忘れ，不眠・過労などが増悪因子となるため，日常生活の中で，その増悪因子をできる限り取り除くことが重要となる．

c. 慢性疾患の長期的な入院時の看護

　慢性疾患では，治療の経過や症状のコントロール，新たな合併症の出現などにより，入院が長期化する可能性がある．長引くベッド上での生活により，せん妄や筋力低下による転倒や骨折，ストレスによる認知機能の低下などを起こしやすい．疼痛や呼吸困難感などによる身体的な苦痛緩和を行いながら，生活者としての視点をもち，**生活機能の維持**に向けて，食事，排泄，活動，睡眠など入院前の生活情報を生かしてケアしていく必要がある．また，長期の入院により治療や今後の生活にストレスや不安が生じやすい．高齢者の抱える心配や不安に耳を傾け，思いを表出できるようにかかわり，必要時には多職種と連携して支援を行う．

d. 慢性疾患の再入院時の看護

　再入院時では，身体状態が安定してきたら，患者自身と日常生活を振り返り，急性増悪した要因を一緒に考えていく必要がある．一から疾病や必要な療養行動を理解してもらうよりも，今までの高齢者の日常生活を維持しながら，その中に療養行動を組み込めるかを探していく．高齢者が納得し，生活パターンに合わせて習慣化して行動できるような支援を行っていく．

3 ● 多職種との協働

　高齢者は加齢に伴う身体機能の低下や機能障害などがあるため，慢性疾患をコントロールするうえでは，疾病の管理だけではなく，痛みや呼吸苦，麻痺など苦痛症状への緩和を図り，生活機能やQOLの重視，価値観・信念の尊重，**多職種**での**チームアプローチ**が重要となる．生活様式の変更が必要な場合もあるため，その際には高齢者のこれまでの生きてきた過程，家族や友人，生きがい，地域性を考慮しながら，ともに考えていく必要がある．また，高齢者は身体的な変化だけではなく，家族や友人との死別体験や家庭や職場，地域での役割変更，閉じこもり，うつなどにより社会との孤立が生じやすい．そのため，精神面や社会的側面からも安心して生活ができるよう，院内の多職種だけではなく，**地域**の医療機関，訪問看護，訪問介護，ケアマネジャーなどと協働していく必要がある．入院中から退院後の生活を見据えて，早期に退院支援を開始することが重要となる．

4 ● 事　例

> **事例　慢性心不全で再入院したDさん**
>
> 　Dさんは80歳台の女性である．慢性心不全での入院は，今回2回目であった．一人暮らしであり，娘が県外に住んでいる．入院時は頻脈，呼吸苦，下肢浮腫が著明であり，酸素投与，利尿薬・昇圧薬による治療が開始された．7日後には症状も安定し，病棟の廊下を歩行できるまで回復した．
>
> 　今回の心不全の悪化要因は，薬の飲み忘れと風邪による感染が考えられた．症状が出現してから1週間ほど我慢していたため，服薬，日常生活指導を重点的に行った．服薬管理は，症状が安定してから自己管理となった．飲み忘れ防止に入院中から服薬カレンダーを使用し，薬がバラバラであるとわかりにくいため，Dさんと相談をし，一包化とした．今回は風邪が悪化要因ともなったため，心不全手帳（症状と体重）を日々記載し，症状出現時や体重増加時は，早めに受診するように伝えた．Dさんは地域のサークル活動に参加することも多く，友人に会えると楽しみにしていた．退院後もサークル活動に参加できるよう，感染予防方法などについて，具体的にDさんへ伝えていった．
>
> 　Dさんは一人暮らしであり，今回の入院時の症状が重かったため，退院後の生活に不安を抱えていた．そのため，退院後から週1回，訪問看護を導入し，服薬や症状を観察することとなった．退院前には，Dさん，医師，病棟看護師，外来看護師，ソーシャルワーカー，リハビリテーションスタッフ，栄養士，薬剤師，心理士，訪問看護師と退院後の生活についてカンファレンスが行われた．Dさんは入院3週間後に退院となり，現在でも自宅での生活を続けている．

a. 事例のポイント

　Dさんにとって今回の入院の要因は何だったのかを考え，症状が安定してきた早期から退院支援を開始した．薬の飲み忘れは，その背景や理由を本人からていねいに聞いていく必要がある．Dさんは，個々の薬が別々であり，1つ1つ袋から取り出さないといけないため，わかりにくかったと話していた．高齢者は，慢性疾患のコントロールのために，内服薬の管理が重要となる．高齢者は複数の疾病を抱えていることもあるため，服用数も多い．薬物動態は，肝機能・腎機能により影響されるため，服薬による作用・副作用に注意

していく必要がある．薬剤師・医師と相談しながら，生活状況に合わせて服薬・管理方法などを検討していくことが重要である．Dさんの具体的な生活状況を確認し，これまで一人暮らしを継続できたDさんの力を信じ，習慣化できるように，入院中から服薬カレンダーを使用し，体重測定はDさんが普段起床する時間に合わせて行った．心不全症状について絵や図を用いながら繰り返し伝えていった．高齢者は，長年培ってきた生活パターンがあり，大切にしている習慣もある．日常生活パターンや習慣を崩さないようにすることが，生活意欲や安寧感へとつながることも多い．療養指導は，Dさんの生活パターンを崩さずに，日々の生活で負担のないように組み込んでいけるよう一緒に考えていった．とくにサークル活動は，Dさんにとって楽しみの1つであり，重要であると考えた．

G. 終末期の高齢者の看護

1 ● 終末期の看護

　急性期病院での終末期は，事故や発病により突然訪れる場合や，慢性疾患のように，増悪を繰り返し徐々に悪化の経過をたどる場合，比較的短い期間の中で進行する場合などさまざまである．急性期病院では治療が主体となるため，最期まで治療が継続されることが多い．高齢者は，さまざまな疾病を抱え，身体的な予備力も低下しているため，回復が困難になることも少なくない．**身体的・精神的苦痛**の軽減を図り，安らかな最期を迎えられるよう援助することが看護師の大きな役割となる．

a. 苦痛の緩和

　終末期にある高齢者は，さまざまな身体的変化が起こる．多くの人が，死が差し迫ったときには，苦痛を取り除いてほしいと望んでいるであろう．高齢者は，自らの苦痛を的確に訴えることが難しい場合もあるため，いつもと違う感覚や言葉だけではなく，表情や身体の動きなど小さな変化を注意深く観察していく必要がある．終末期には，関節痛，呼吸苦，全身浮腫，口腔内乾燥など数多くの苦痛が生じる．多職種と連携し，積極的に苦痛軽減のための対応をし，安楽な体位の工夫や寝具の工夫，マッサージやタッチングの工夫を行う．苦痛緩和の目的として薬剤を使用する場合には，作用や副作用を高齢者や家族にていねいに説明し，効果や副作用について医師や薬剤師とともに観察・評価をしていく必要がある．日々看護師が行うケアが，高齢者にとって苦痛を増強する場合もあるため，常に高齢者の立場に立ち，「今のこの方にはどうであろうか」と想像しながら行うことが大切である．

b. 身体の清潔の保持

　終末期にある高齢者は，他者の力が必要となる全介助状態になることも多い．その中でも，口腔内が乾燥していないこと，衣類や寝具などが常に**清潔**であることは，高齢者や家族にとっても気持ちがよいと感じるであろう．清潔を保つことは，「その人らしく生活する」という人としての尊厳を保持することができる．そのため，口腔ケア，清潔，体位変換，整容など日常生活への援助が重要となる．1つ1つのケアによって苦痛や負担が生じていないかを振り返り，看護技術の向上に努めていく必要がある．

c. 生活環境の整備

　急性期病院では，モニターや点滴のポンプなど機器類が多くあるため，騒音なども高齢者にとっては大きな苦痛となる．スタッフが忙しく歩く音や人の声，室温・湿度，においなどにも注意し，寝具の汚れ，ベッド周囲や使用しているものも清潔に保ち，気持ちよく過ごせる環境を提供できるように配慮していく必要がある．

d. 精神的苦痛へのケア

　終末期になると，全身状態が悪化し，言葉数が少なくなり，意識がなくなってしまうことが多い．聴覚は最後まで残っているといわれているため，高齢者からの返答がなくても，ケアの説明や挨拶など，ていねいな言葉かけを行い，反応を確認していくことが重要となる．どのような状態であっても，意思のある一人の人格であることを忘れず，苦痛を想像し，尊敬の念をもって，真摯な態度で接する必要がある．

　終末期における精神的苦痛では，不安，怒り，恐怖，孤独感などを感じることが多い．終末期では，身体的な要因でせん妄になることも多く，コミュニケーションが難しくなることもある．常に高齢者の訴えに耳を傾け，温かい声かけとともに手を握る，タッチングをするなど，少しの時間でも誰かがそばにいることを感じてもらうことで，安心し不安や恐怖が軽減される．また，本人の好きな音楽やラジオを流す，ベッドサイドに家族の写真を飾るなど，高齢者が大切にしてきたことや習慣を取り入れることが，安心につながることもある．

2 ● 事　例

> **事例**　終末期で苦痛の強いEさんへの援助
>
> 　Eさんは80歳台の女性である．肺炎・心不全にて入院した．娘夫婦，孫4人の7人で暮らしていた．入院後から，酸素投与，利尿薬による治療が開始されたが，徐々に全身状態が低下していった．入院7日目には意識レベルの低下もみられ，全身の浮腫が著明で，呼吸苦や背部痛を訴えていた．常に苦痛表情で，看護師がケアを行うと，「痛い」と叫ぶこともあった．Eさんは心機能の低下があり，薬剤の効果も乏しく，終末期の状態であった．
>
> 　看護師はカンファレンスを行い，Eさんへのケアの見直しを行った．ケア時には，ていねいにゆっくりと行い，苦痛の少ない関節の動かし方についてリハビリテーションスタッフと相談しながら，ケアの方法を検討した．皮膚の損傷に注意しながら，口腔ケアや清拭，整容を整え，清潔保持に努め，呼吸苦や背部痛が軽減できるように，タッチングや体位の工夫を行った．日中はEさんが好きだった演歌を流した．家族と過ごす時間を大事にしていたEさんであったため，面会時間以外にも家族と一緒に過ごすことができるよう調整を行った．Eさんの苦痛表情は少なくなり，入院4週間後に，家族に見守られながら穏やかに亡くなった．

学習課題

1. 医療施設の特徴をふまえ，高齢者の療養をとりまく状況を説明してみよう．
2. 入院する高齢者の暮らしの特徴と看護の役割を説明してみよう．
3. 高齢者に対する周手術期看護の特徴を説明してみよう．
4. 慢性期の高齢者の特徴と看護師の役割について説明してみよう．
5. 終末期には，どんな苦痛があるのか説明してみよう．
6. 苦痛緩和への看護について説明してみよう．

▌引用文献▌

1) 厚生労働省：病床区分の見直しについて，〔https://www.mhlw.go.jp/stf/shingi/2r9852000001wrcw-att/2r-9852000001wrhr.pdf〕（最終確認：2023年1月18日）
2) 戸島郁子編：今はこうする！高齢患者ケア，照林社，2021
3) 工藤綾子，湯浅美千代編：エビデンスに基づく老年看護ケア関連図，中央法規出版，2019

③ 医療施設から退院する高齢者の看護

この節で学ぶこと

1. 医療施設退院時の高齢者の心身の特徴について理解する.
2. 退院時の家族との協働について理解する.
3. 医療施設退院時の情報共有および目標の共有と評価について理解する.
4. 退院支援における多職種の連携の必要性について理解する.

A. 医療施設の入退院の現状

　超高齢社会となった日本における医療施設の入院患者数は，65歳以上の入院患者が70％を超えている[1]．それと同時に，一般病床の在院日数は平均16.5日となっており[2]，早期退院に向けて入院期間短縮化の傾向にあり，患者が安心・納得して退院し，早期に住み慣れた地域で療養や生活を継続できるように，**地域包括ケアシステム**の構築が急務とされている．それに伴い厚生労働省は，保険医療機関における退院支援の積極的な取り組みや医療機関間の連携などを推進し，入院前からの支援の強化や退院時の地域の関係者との連携を推進するなど，切れ目のない支援の取り組みをしている医療施設への評価をしている[3]（**図Ⅶ-3-1**）．具体的には，入院前から医療施設の入退院支援者によって，患者の介護ができる環境が十分にないことや生活困窮など，退院困難となる要因を早期からとらえ，入院後早期に家族や福祉などの関係機関と連絡を取り合い，退院前カンファレンスの実施などにより退院の調整を行っている．

　以上のように，医療・介護福祉専門職は，医療施設の機能分化によって入院期間が短縮していることで，患者の心身機能が入院前の状態までに回復する前に医療施設から退院せざるをえなくなることを考慮し，さまざまな形で連携し，高齢者が医療施設を退院した後に安定した生活が送れるように支援を行っている．

1 ● 医療施設から退院する高齢者の特徴

a. 身体的・精神的機能の低下

　入院時よりも身体的・精神的機能が低下していることがある．入院の契機となった疾病の治療のために，検査や治療に伴う活動制限を余儀なくされるため，**日常生活動作**（activities of daily living：**ADL**）に必要な機能の低下を招くことがある[4]．高齢者の要介護等について，介護が必要になった主な原因についてみると「認知症」が18.1％ともっとも多く，次いで「脳血管疾患（脳卒中）」15.0％，「高齢による衰弱」13.3％，「骨折・転倒」13.0％となっている[5]．とくに，年齢と入院によるADLの低下には関連があるとされる[6]．高齢

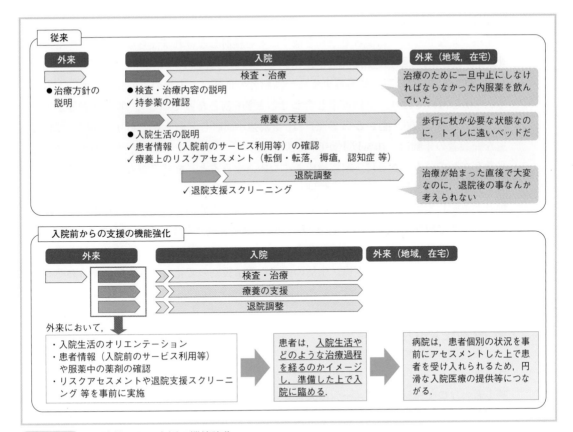

図Ⅶ-3-1　入院前からの支援の機能強化
［厚生労働省：平成30年度診療報酬改定の概要（医科Ⅰ），p.63，〔https://www.mhlw.go.jp/file/06-Seisakujouhou-12400000-Hokenkyoku/0000198532.pdf〕（最終確認：2023年1月18日）より引用］

期は，生理的予備力が低下することでストレスに対する脆弱性が亢進し，生活機能障害などに陥りやすい状態となっていることがある[7]．「身体の不動・無動状態により引き起こされる二次的障害」と定義される**廃用症候群**[8]は，入院の契機となった疾病自体の影響や治療のための安静の期間が，とくに**フレイル**の高齢患者の心身機能低下を進めさせ，身体的な侵襲により要介護状態となるおそれが高くなる．そのため，入院前には自宅で身の回りのことを自分で行っていた高齢患者が，退院時には排泄や入浴などに介助が必要となることがよくみられる．

b. 医療処置など生活様式の変更

　高齢者が退院をするとき，入院によるADL低下に加え，医療処置（内服薬の服用を含む）の実施など生活様式の変更が必要になる場合が多い．その場合，生活の自立度の評価を行い，どの程度の介助があれば日常生活が送れるのかを見極める必要がある．介助が必要な場合には，その介助を日常的に誰が行うのかについて，家族や地域の介護福祉サービス担当者と相談を行う．医療処置が必要な場合には，セルフケア能力について見極め，医療処置の指導や介助が必要な場合には，訪問看護を導入する必要性も考慮する．とくに，時間で決められた内服薬の服用やインスリンの自己注射など，セルフケアが不十分になる

可能性がある場合には，家族の誰かがそれを担当できるのか，もしできないとしたら，フォーマルなサービスによってそれを補うことを検討しなければならない．

c.「老老世帯」「単独世帯」「親子世帯」での家族の課題

　第Ⅰ章6節（p.62参照）にあるように，高齢者の世帯は，夫婦のみの世帯がもっとも多く約3割を占めており，単独世帯と合わせると約6割となっている[9]．要介護者等からみた主な介護者（p.66，図Ⅰ-6-3参照）は，5割強が同居している人であり，同居している主な介護者の年齢は，70％以上が60歳以上であり，いわゆる「老老介護」のケースも相当数存在している．さらに，家族構成の主な内訳をみると，配偶者がもっとも多く，次いで子，子の配偶者となっている．性別については，男性よりも女性が多くなっている．高齢者が退院して何かしらの支援が必要となったとき，家族の介護や看護を理由とした**離職者数**は年間で約10万人であり，とりわけ女性の離職者数は全体の70％以上を占めている[5]．親と未婚の子世代の同居において，双方が自立した生活を送っていた世帯で高齢者である親の介護が必要となったときに，生活の困窮や親子役割の変化に伴う危機に陥るおそれがある．

2● 療養生活の再構築

　医療施設への入院は一時的なもので，住み慣れた自宅へ退院するのだからとくに問題はないようにとらえられるかもしれない．しかし，入院という非日常的な環境に置かれた高齢患者の**リロケーションダメージ**は大きく，やっと適応し始めた入院生活から自宅へ退院することもまた，適応過程が必要となることもある．さらに，入院により心身の機能低下がみられるだけでなく，家族の関係性に入院前よりも大幅な変更が必要になることがある．とくに，医療処置や介護が必要となった高齢者が退院するときには，医療手技を習得することなどの支援だけでなく，その住宅環境，介護負担，家族・介護者との関係性をも含めた**療養生活**の**再構築**への支援が必要となる．

B. 医療施設退院時の看護の実際

1● 入院前からの情報収集

　退院時の支援は，入院前からのその患者の生活状況，発症前のADLや手段的ADL（instrumentel ADL：IADL），介護サービスの利用状況，家族状況とその関係性，住宅環境などの暮らしぶりについての情報を十分に集めておく必要がある．それだけではなく，治療後の状態像を予測し，入院に対する説明の内容を患者本人と家族がどのように理解し，受け止めているのかを確認しなければならない[10]．それによって，退院後の療養生活について，患者本人がどうありたいかの意思を尊重し，家族の意向をふまえた療養生活の再構築への支援についてタイミングを逃すことなく検討できるようになる．

2● 家族との協働

　入院前よりもセルフケア能力が低下したり，医療的支援が必要になったりしている高齢患者は，程度の差はあるにしても家族の協力が必要となる．しかしながら，石橋ら[11]が

明らかにした退院支援にかかわる看護技術のうち，家族への支援と家族との協働として示されている通り，家族もまた，その人の人生を生き，ライフステージに応じた課題を解決しようとしている存在でもある．家族関係の機微をとらえながら，高齢者本人がこれからどの程度の介護が必要となるのかの適切な理解を促し，高齢者の家族のうち，誰がどの程度のケアを，どれくらいの時間可能なのかを家族と話し合う時間をもつことが必要になってくる．入院前とは家族の役割が一変することもあり，家族関係の再構築をも見据えた支援も必要となってくる．その結果，時にはそれまでよりも家族の絆が強くなるということもある．

3 ● 退院時における多職種協働

a. 入退院支援チームとの協働

医療施設に配置されている**入退院支援チーム**には，看護師や社会福祉士などの専従者と専任者が配置され，施設外部の医療・福祉事業者などと連絡調整をし，早期に退院ができる体制を整える役割を担っている．高齢者が入院している病棟の看護師は，入院当初から入退院支援チームと情報共有を密にし，日ごろから患者本人の意思や意向をとらえ，退院後の生活に必要な情報をキャッチし，病棟看護師間でも共有しておく必要がある．

退院に際して必要となる医療処置などの手技の獲得の支援や，患者自身がそれを獲得するのが難しいと判断した場合には，家族の誰が担うのか，もしくは地域の医療介護福祉サービスを依頼する必要があるのかを見極め，入退院支援チームと協働して退院後の療養生活を見据えたケアを実施しなければならない．

b. 支援の目標共有とその評価

高齢者本人と家族にとって，医療施設退院時がゴールではない．むしろ，新たな生活の再構築をこれから始めなくてはならない過程である．入退院支援の過程は段階的であり，そこには判断と行動のプロセスがあり[12]，実施されるべき支援とかかわるべき人がつながっていく．

退院時には入院当初とは患者本人の意思や意向の変化がみられることもあるため，改めて支援目標を確認し，退院後の療養生活を支える居宅サービス事業者や地域医療を担う医師や看護師と共有し，高齢者とその家族の療養生活のあり方について共通理解することで，退院後も安定した療養生活を継続することが可能となる．そして，医療施設から地域へ「つなぐ」支援をていねいに行ったとき，その後の療養生活が安定したのか，それとも改善すべき課題があったのか，地域からのフィードバックを受けて，医療施設でのケアに改善すべき課題があったのかどうかを評価する．それによって地域との関係構築を促進し，循環型のしくみの一部を担う医療施設としての役割を果たしていくことができる．

4●事　例

> **事例** 認知機能低下のあるＦさんの退院支援
>
> 　Ｆさん（70歳台，女性）は，20年前に1型糖尿病と診断されインスリン療法を行っていたが，血糖コントロール不良のため，薬物調整と糖尿病教育目的で入院となった．自宅では夫と30歳台の次男と三人暮らしで，車で15分程度のところに長女，長男が住んでいる．次男は先天性の右片麻痺があり，福祉施設に通っている．Ｆさんはインスリンの自己注射を長年行っていたが，入院してからインスリンを打ったことを忘れるなどの記憶障害がみられ，入院前の血糖コントロールの不良は，食事量やインスリンの打ち忘れ，インスリン単位の間違いが原因であると考えられた．1型糖尿病であり，自己注射ができなければ施設など自宅以外の場所が安全であるとの主治医の判断があった．しかし，家族の意向と介護力の確認を行い，家族で協力してＦさんのインスリン注射と生活の支援を分担することや，訪問看護を導入しての自宅退院となった．

a. 事例のポイント

(1) 情報収集

　入院前の暮らしぶりを知り，退院後の生活について包括的にアセスメントするための情報収集を行う．医療者間で，Ｆさんの記憶障害から，今後自宅でインスリンの自己注射ができるかという問題を共有した．それと同時に長女からは，Ｆさんのもの忘れは気になっていたものの，今まで主婦として，昔からつらい顔ひとつみせず，穏やかで優しく，家事も完璧に行っていた母親で，これからもきっと自宅で主婦として夫と次男と暮らしたいと思っているだろうと語られた．Ｆさんも入院中，夫や次男のことを気にかけており，早く帰りたいと話していた．それらの情報とアセスメントの内容をふまえて，退院に向けて心身機能を維持し，安定させるための日々のケアを看護計画に取り入れ実施した．

(2) 家族の介護力の評価と病態理解への支援

　入退院看護師は，医師とＦさん，同居する夫と次男，そして長女，長男を含めて面談する場を設けた．医師からＦさんの病状と治療経過が話された後，入退院看護師は，Ｆさんの退院後の生活について必要なことを順序立てて家族の反応をみながら説明し，今後は家族の支援が不可欠であることを説明した．すると，次男は右片麻痺があるものの理解力には問題がないため，インスリン注射の確認を申し出た．それまで次男は，母親であるＦさんに日常生活を頼った生活をしていたが，これを機に母親を支えていく要の存在となった．

(3) 院内，院外チームが有機的に機能することによる本人と家族の望む暮らしの実現

　Ｆさんの認知症の進行に応じてケアが追加されることが予想されたため，外部からの支援を受けることに慣れていく必要があると話すと家族は納得した．入退院支援看護師は関係する院外の医療・福祉サービス担当者との連絡・調整を行い，退院前カンファレンスを実施し，Ｆさんと家族の望む暮らしについて具体的に共有し，まずは訪問看護師による糖尿病の指導を中心とした介入から始めることとした．自宅退院後は，家族メンバーそれぞれが母親であるＦさんを役割分担して支援しながら，訪問看護を受けて生活することとなった．

b. 支援のまとめ

　Fさんの事例は，入院前のFさんの認知機能低下に関して，家族も医療者も不安を感じていた．しかし，そこから退院後のFさんと家族の望む暮らしへの具体的な課題を顕在化させ，Fさんと家族それぞれの生活の再構築につながった．高齢者への支援は，本人だけでなく，家族への支援もまた重要となる．タイミングを逃すことで新たな有害事象を生じる可能性があり，望む暮らしができなくなるおそれをはらんでいる．入院前の患者の生活や暮らしが把握できる情報を早急に得て，包括的なアセスメントをし，関係者が有機的につながることによって患者が望む生活や暮らしが実現可能となる．

学習課題

1. 医療施設から退院する高齢者の特徴について説明してみよう．
2. 退院支援において看護が果たす役割について説明してみよう．
3. 医療施設から退院する高齢者になぜ多職種協働が必要なのか説明してみよう．

‖引用文献‖

1) 厚生労働省：令和2年（2020）患者調査の概況，p.4，〔https://www.mhlw.go.jp/toukei/saikin/hw/kanja/20/dl/suikeikanjya.pdf〕（最終確認：2023年1月18日）
2) 厚生労働省：令和2（2020）年医療施設（静態・動態）調査（確定数）・病院報告の概況，病院報告，p.34，〔https://www.mhlw.go.jp/toukei/saikin/hw/iryosd/20/dl/03byouin02.pdf〕（最終確認：2023年1月18日）
3) 厚生労働省：令和2年度診療報酬改定の概要，〔https://www.mhlw.go.jp/content/12400000/000691038.pdf〕（最終確認：2023年1月18日）
4) Sager MA, Rudberg MA, Jalaluddin M et al : Hospital admission risk profile（HARP）: identifying older patients at risk for functional decline following acute medical illness and hospitalization. Journal of the American Geriatrics Society 44（3）: 251-257, 1996
5) 内閣府：令和4年版高齢社会白書（全体版），p.29, 31，〔https://www8.cao.go.jp/kourei/whitepaper/w-2022/zenbun/pdf/1s2s_02.pdf〕（最終確認：2023年1月18日）
6) Halar EM, Bell KR : Physical Medicine and Rehabilitation : Principles and Practice, 4th Ed, p.1447-1467, Lippincott Williams & Wilkins, 2005
7) 日本老年医学会：フレイルに関する日本老年医学会からのステートメント，〔https://www.jpn-geriat-soc.or.jp/info/topics/pdf/20140513_01_01.pdf〕（最終確認：2023年1月18日）
8) Hoenig HM, Rubenstein LZ : Hospital-associated deconditioning and dysfunction. Journal of the American Geriatrics Society 39（2）: 220-222, 1991
9) 前掲5），p.9，〔https://www8.cao.go.jp/kourei/whitepaper/w-2022/zenbun/pdf/1s1s_03.pdf〕（最終確認：2023年1月18日）
10) 宇都宮宏子：これからの入退院支援・在宅移行支援—「ケアプロセスマネジメント」と「意思決定支援」の視点から．看護管理 28（11）: 960-964, 2018
11) 石橋みゆき，雨宮有子，伊藤隆子ほか：療養の場の移行支援方法論構築に向けた退院支援に係る看護技術の体系化．千葉看護学会誌 26（2）: 83-94, 2021
12) 石橋みゆき，吉田千文，木暮みどりほか：退院支援過程における退院調整看護師とソーシャルワーカーの判断プロセスの特徴．千葉看護学会誌 17（2）: 1-9, 2011

4　高齢者のリハビリテーション看護

この節で学ぶこと

1. 高齢者のリハビリテーション看護について学ぶ.
2. 高齢者のリハビリテーションを進めるために留意することについて学ぶ.
3. さまざまな場における高齢者のリハビリテーションについて学ぶ.

A. リハビリテーションの概念の変遷とリハビリテーション看護

　リハビリテーション（rehabilitation）の語源はラテン語で, re（再び）habilis（適する・ふさわしい）という意味がある.「再び適した状態になる」「本来あるべき姿に回復する」「その人らしい暮らしを再び構築する」などの広い意味がある. 世界保健機関（WHO）は, リハビリテーションとは,「能力障害あるいは社会的不利を起こす諸条件の悪影響を減少させ, 障害者の社会統合を実現することを目指すあらゆる手段を含むものである. リハビリテーションは障害者を訓練してその環境に適応させるだけでなく, 障害者の直接的環境および社会全体に介入して社会統合を容易にすることを目的とする. 障害者自身, その家族, そして彼らが住む地域社会は, リハビリテーションに関係する諸種のサービスの計画と実施に関与しなければならない」と定めている.

　また, 1982年「国連・障害者に関する世界行動計画」では, リハビリテーションとは,「身体的, 精神的, かつまた社会的にもっとも適した機能水準の達成を可能とすることによって, 各個人が自らの人生を変革していくための手段を提供していくことを目指し, かつ, 時間を限定したプロセスである」とされている.

　リハビリテーション看護は, 障害をもち, 生活の再構築に直面した人々の健康を生活者の観点から全体的にとらえ, 人間の尊厳と可能性に焦点を合わせて患者中心のケアを提供することで, 患者の自立を支援する. また酒井[1]は, リハビリテーションにおいて看護独自のもっとも重要な役割は, 当事者の意欲を引き出し, 自己肯定感を損なうことなく, 日常生活の遂行をより安楽に介助し, 方法をアドバイスしながら, その人なりの方法をつくり出していくことを支援するという, 主体性に働きかけることであるとし, リハビリテーションチームにおける看護学の知識と技術とアプローチの必要性を説いている.

　これらのことから, 障害を負った人々がその人らしい暮らしを主体的に再構築するために, リハビリテーションの場において看護師が担う役割は大きいと考える.

B. 高齢者へのリハビリテーション看護

　全人的な理解やその人らしさの尊重，できることを大切にするなど高齢者ケアで大切なことの共有はもちろん，高齢者のリハビリテーション看護の理論的根拠として国際生活機能分類（ICF）の活用が重要である[2]（p.200，図V-2-1参照）．上田[3]は，ICFは障害を人が「生きる」こと全体の中に位置づけて，「生きることの困難」として理解するという根本的に新しい見方に立っており，21世紀にふさわしい新しい障害観，健康観を提起している．ICFモデルでは，3つのレベルの生活機能（心身機能・身体構造，活動，参加）と健康状態との相互の関係性を重視し，健康状態を加齢やストレス状態などを含む広い概念として位置づけ，促進因子と阻害因子を環境因子と個人因子の両面から幅広く理解することの重要性を提言している．またICFにおける具体的な参加には，主婦としての役割や，仕事の役割，地域での係，交友関係の中での役割などの社会参加や人生の過程での立場や存在価値，コミュニティへの参加などが含まれる．ICFの活用は，高齢者への包括的なリハビリテーションについて考える材料となる．

1 ● リハビリテーションができる体を整える

　高齢者の疾病をめぐる特徴として，症状，経過が典型的ではない，合併症を起こしやすく複数の疾病をもつなどがあり，疾病の罹患や症状の悪化について，成人と比べてサインがみえにくいという特徴がある．治療が遅れ，その結果リハビリテーションが進まなかったり，入院が長期化する例も少なくない．リハビリテーションの場においても，いつもと違うなどわずかな変化を見逃さないことが重要である[4]．

　もともと老いによる全体的な機能低下が起こっており，たとえば生理機能をみても，肺機能は70歳以上で30歳台の半分以下に低下している（図VII-4-1）．そこに脳卒中や骨折などのイベントが起こる．脳卒中・骨折に関するモデルをみても，発症・受傷による影響も若年者に比べて大きく，また集中的なリハビリテーションを行っても，若年者のように機能回復ができるとはいいがたい．また，リハビリテーションによって向上した機能を維持することも，大きな課題となる（図VII-4-2）[5]．高齢者のリハビリテーションにおいては，発症直後の急性期からリハビリテーションを開始し，その後，自宅復帰を目指して短期的に集中的なリハビリテーションを実施する．そして自宅復帰後は，日常的に適切な自己訓練や訪問やデイケアなどでリハビリテーションを行い，機能維持に努めていく必要がある．

　また，高齢者の場合は主疾病や受傷以外で，既往歴や感染症などが影響し，本人が思うようにリハビリテーションが進まないことがある．変形性膝関節症など整形外科疾患をもともともっており，集中的なリハビリテーションを行うことによって，脳卒中による麻痺や日常生活動作（ADL）障害の向上を目指しても，膝痛が悪化してなかなかリハビリテーションが進まないなど，長年生活の中で抱えてきた既往，疾病にも留意してリハビリテーションを行っていく必要がある．

　栄養面についても大きな課題がある．リハビリテーション施設では，「低栄養のおそれあり」の割合も41.2％で，「栄養状態良好」の割合はわずか8.5％であったという結果もあ

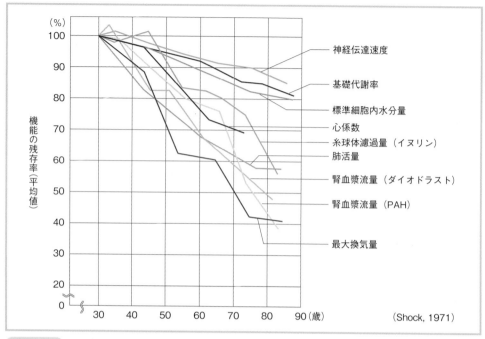

図Ⅶ-4-1　加齢に伴う生理機能の変化
［福武 直, 原沢道美編：21世紀高齢社会への対応 第3巻 高齢社会の保健と医療, p.52, 東京大学出版会, 1985より引用］

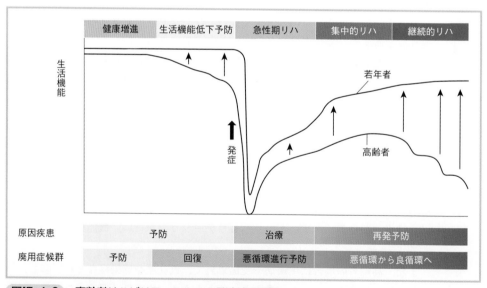

図Ⅶ-4-2　高齢者リハビリテーションの脳卒中モデル
脳卒中モデル：急性に生活機能が低下する脳卒中, 骨折などのタイプ.
［厚生労働省：全国高齢者保健福祉・介護保険担当課長会議資料, 高齢者リハビリテーション研究会の経緯,〔https://www.mhlw.go.jp/topics/kaigo/kaigi/040219/sankou28.html〕（最終確認：2023年1月18日）より引用］

る[6]. 若林[7]は, **リハビリテーション栄養**とは, 栄養状態も含めてICFで評価を行ったうえで, 障害者や高齢者の機能, 活動, 参加を最大限発揮できるような栄養管理を行うことであり,「リハにとって栄養はバイタルサインである」と述べている. 高齢者のリハビリ

テーションを行ううえで，適切な栄養評価と栄養管理が重要である．高齢者の栄養状態不良が嚥下障害などの障害を悪化させ，リハビリテーションが進まず廃用症候群を進行させ，さらなる栄養状態の低下や危機的状態に陥ることも少なくない．

　高齢者の場合，若年者と同じようにリハビリテーションを進めるのではなく，年齢やその人それぞれに応じたリハビリテーションプログラムが必要となる．「リハビリテーションができる体づくり」は高齢者のリハビリテーション看護における重要な課題であるといえる．

　理学療法士などが集中してリハビリテーションを行う時間は，現状では1日数時間である．それ以外の時間に，本人のもてる力を発揮できるようどのようにリハビリテーションのプログラムを組んでいくかが，リハビリテーション看護における重要なポイントである．

　また，リハビリテーションにおけるリスクをコントロールすることも必要である．リハビリテーションを必要とする高齢者にとって，特に**転倒・転落**は骨折や頭部外傷などにつながる可能性があり，そういった外傷がさらなる機能低下を引き起こすことにつながるため，大きなリスクとなる．「高齢になればなるほど，何かを行おうとする思いと実行能力は分離・拡大する」といわれており[8]，転倒・転落の予防への対策をとっていく必要がある．身体的要因（内的要因：身体的疾患，薬物，加齢変化など），環境要因（外的要因：物理環境，段差，スリッパ，電気コード，明かりなど），心理的要因（他人に迷惑をかけたくない，自分でできる思い），認知機能などをアセスメントし，ナースコール指導や**環境調整**をしていく必要がある．

2 ● 事　例

事例 リハビリテーションを目的に回復期リハビリテーション病棟へ入院したが，なかなか体調が整わず難渋したGさん

　Gさんは80歳台後半の女性で，左大腿骨頸部骨折後である．

　もともと自宅で一人暮らしで，娘が週に1回入浴介助のため訪問しており，喘息や心不全などの既往はあるが，調理動作も含めてADLは自立していた．近くのクリニックを定期受診した際，転倒して左大腿骨頸部を骨折した．急性期病院に搬送され手術後，回復期リハビリテーション病棟へ転院した．転院当初は順調にリハビリテーションが進み，2週間ほどで歩行器を使って数十メートル歩行できるようになった．

　しかし既往の喘息発作によりSpO$_2$がベースで89〜91％，起床時には70％台まで低下することがあった．誤嚥性肺炎も発症したことから，著明にADLが低下した．日付や時間がわからなくなるなど認知機能の低下や，被害妄想，体調不良に伴うせん妄症状もあった．肺炎治療後大幅なSpO$_2$の低下はなくなったが，ベースのSpO$_2$は変わらず，酸素吸入が常時必要となった．また著しくADLの低下と栄養状態の低下があり，一時寝たきり状態となり，嚥下障害も残存していることから，全介助での食事介助が必要となった．

　まずはGさんの嚥下機能と栄養状態が改善できるよう，嚥下状態に応じて食事の介助内容を変更したり，毎食前の口腔・嚥下体操，吹き戻しを利用した呼吸機能へのアプローチを実施した．口腔・嚥下体操は本人が習慣づくまで根気強く指導した．認知機能に対しては，本人のベッドサイドに日めくりカレンダーを置き，毎日本人と日付を確認するなど

チームで統一した対応をした．嚥下状況に応じて安全に自己摂取ができる方法を検討し，本人へ指導した．

　その結果，酸素は手放せない状態ではあったが，誤嚥なく食事が自己摂取できるようになり，リハビリテーションで歩行ができるまで改善した．また，認知機能も入院前と同等に回復し，退院することができた．

C.　さまざまなリハビリテーションの場と多職種協働

1 ● さまざまなリハビリテーションの場と多職種協働

　「回復期リハビリテーション病棟」では，命の危険を脱するための急性期の治療を終え，自宅や社会に戻ってからの生活を少しでも元に近い状態に近づけるためのリハビリテーションを専門に行う．疾病・状態により異なるが，厚生労働省による規定に定められている入院期間は最大180日とされ，リハビリテーションは1日最大3時間を行い，社会・在宅復帰を目指す．入院型施設の利点として，最大3時間のリハビリテーション訓練だけでなく，起床時から就寝時までの間，食事や着替え，歯磨きや整容，排泄など日常的な動作も含めた生活そのものをリハビリテーションととらえたサポートが受けられることがある．回復期リハビリテーション病棟では，医師，看護師，薬剤師，理学療法士（PT），作業療法士（OT），言語聴覚士（ST），看護補助者，医療ソーシャルワーカー，栄養士，薬剤師といった，各職種がチームとなり，運動障害，麻痺，高次脳機能障害など後遺症の回復や，日常動作の改善・向上を目指す．ほかにも，安心して自宅に帰れるよう，状況に応じて退院前に患者と一緒に患者宅へ行き（家屋調査・訪問），家屋内外の改修（**住環境整備**）の提案を行ったり，自宅の段差などに合わせて，強化したい訓練の見極めを行う．その際，患者の身体機能や生活様式に合わせた車椅子やシャワーチェア，歩行器などの**福祉用具**を選定し（**図Ⅶ-4-3**），導入の提案を行う．また，退院後の介護保険を利用した**デイケア**などの各種サービスの調整など，在宅復帰に向けて多職種で協働した支援が行われる．**図Ⅶ-4-2**に表されるような高齢者の退院後の機能低下を見据えて，訪問リハビリテーション導入を提案する場合もある．

　デイケア（通所リハビリテーション）においては，自宅退院後の要介護高齢者を対象とし，回復期リハビリテーション病棟入院中で向上したADLを維持するため，機能低下を防止するために，医師の指示のもと国家資格をもったリハビリテーション専門職によるリハビリテーションを継続することができる．デイケアとは，医療機関や介護老人保健施設（老健），介護医療院で行っている，通いでリハビリテーションを受けられる介護保険サービスである．近しい名称の「デイサービス」と比べると，デイケアはリハビリテーションに特化し，医師や看護師，国家資格をもったリハビリテーションスタッフなどの医療従事者が多数配置されているという点も特徴である．

　高齢者のリハビリテーションの場では，訓練時間だけがリハビリテーションではなく，生活リズムを整え，リズムのある日常を過ごすこと，できる動作を行うことも高齢者のリハビリテーションにつながる．セルフケア能力のアップ，ADL向上を目指すことはもち

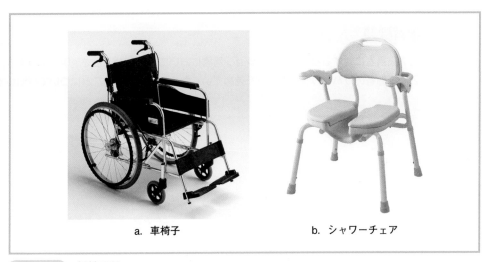

　　　　a. 車椅子　　　　　　　　　　　　b. シャワーチェア

図Ⅶ-4-3　福祉用具
[写真提供：a：株式会社ミキ，b：アロン化成株式会社]

ろんであるが，これまでの長い人生やこれからどのように過ごしていきたいのか，死生観などさまざまな点から全体像を把握し，QOLの視点も組み入れながら看護展開していく必要がある．さらに，高齢者のリハビリテーションにおいては，長期に入院することにより認知機能の低下が予測されるため，退院時期の見極めが必要である．

2●事　例

事例　Hさん本人の希望を尊重した多職種による介入

　　Hさんは80歳台後半の男性で脳梗塞後である．

　　入院前はADL自立し，80歳台の妻と二人暮らしをしていた．脳梗塞により歩行障害，嚥下障害が残ったが，麻痺は軽度，ADLは軽介助から見守りレベルで，失禁はなく経過した．MMSE 25点，妻はHさんについて認知機能の面では脳梗塞前と比べて「変わらない」と話しており，もともと年相応のもの忘れがあったとのことである．

　　入院して2ヵ月が経過し，家屋調査・訪問を多職種で実施した．その後多職種で本人の機能維持と妻の介護負担軽減のため，デイケアでのリハビリテーション，ヘルパーの介助による入浴などを勧めた．また，自宅内は段差が軽度であったが，外出を想定した歩行機能アップのために，歩行訓練強化に向けてのプログラムを本人と妻に提示した．

　　Hさんの表情が硬かったため，看護師が本人の思いを聞くと，「僕はね，もうすぐ90歳だよ．あと10年は生きないと思う．あと数年，家でゆっくり過ごしたいんだよ．家で過ごせるだけの体があればいいと思っている」と話した．再度多職種で本人の思いを共有して，提案するプログラムを組み直した．自宅で安全に過ごせることを目標に，機能維持のためのリハビリテーションが継続できるよう訪問リハビリテーション，また嚥下障害が残っており誤嚥性肺炎歴もあることから，訪問看護を導入するなどを提案した．家にこもりっきり（閉じこもり）になる可能性を医療者は心配したが，訪問リハビリテーションのスタッフと家の外を散歩するなど，本人の希望に応じたリハビリテーションの継続ができていた．

学習課題

1. 高齢者に対するリハビリテーション看護において，大切なことを説明してみよう.
2. 高齢者のリハビリテーションを進めていくために，留意することについて説明してみよう.

引用文献

1) 酒井郁子：リハビリテーションと看護の幸福な関係. 超リハ学―看護援助論からのアプローチ, p.431-437, 文光堂, 2005
2) 諏訪さゆり, 大瀧清作：ケアプランに活かすICFの視点, p.12-17, 日総研出版, 2005
3) 上田 敏：ICFの理解と活用―人が「生きること」「生きることの困難（障害）」をどうとらえるか, p.5, 萌文社, 2005
4) 西山みどり：高齢者の特徴. 高齢者看護すぐに実践トータルナビ―成人看護とはここがちがう！おさえておきたい身体機能の変化と慢性疾患（岡本充子, 西山みどり編）, p.15-19, メディカ出版, 2013
5) 厚生労働省：全国高齢者保健福祉・介護保険担当課長会議資料, 高齢者リハビリテーション研究会の経緯, 〔https://www.mhlw.go.jp/topics/kaigo/kaigi/040219/sankou28.html〕（最終確認：2023年1月18日）
6) 横山絵里子, 中野明子：血管性認知障害のリハビリテーション―慢性期脳卒中の栄養状態と認知機能, 運動機能の検討. 脳卒中 32（6）：634-640, 2010
7) 若林秀隆：低栄養状態が摂食・嚥下リハビリテーションの帰結に与える影響. プライマリ・ケア 30（3）：238-241, 2007
8) 中島紀惠子：高齢者が生活機能を再獲得することを支援するために. 高齢者の生活機能再獲得のためのケアプロトコール―連携と協働のために（中島紀惠子, 石垣和子監, 酒井郁子, 北川公子, 佐藤和佳子ほか編）, p.5, 日本看護協会出版, 2010

5 介護保険施設に入居している高齢者の看護

この節で学ぶこと

1. 介護保険施設の種類と特徴について学ぶ.
2. 介護保険施設における高齢者の生活と提供されるケアについて学ぶ.
3. 施設に入居している高齢者のアセスメントや生活援助の視点について学ぶ.

A. 介護保険施設の種類と特徴

　　ここでは,介護保険法に基づき設置されており,介護保険制度の**施設サービス**として利用可能な3つの**介護保険施設**とその特徴,看護の役割について述べる.

1 ● 指定介護老人福祉施設(特別養護老人ホーム)

　　略して「**特養**」ともよばれる.2020年時点で,全国に8,306の施設がある[1].1963年に制定された老人福祉法に基づき,**特別養護老人ホーム**の名称で設立された.特別養護老人ホームのうち,その後制定された介護保険法に基づき,都道府県知事の指定を受けた施設(入居定員30人以上)を**指定介護老人福祉施設**という.

　　入居対象者は,原則**要介護3**以上の認定を受けた者である.入居順番は申込制ではなく,介護度と家庭状況などの緊急性に応じて判断される.一度入居すれば最期まで利用することが可能であるため終の棲家とよばれることもあり,費用も比較的安価であることから待機者が非常に多く,入居まで数ヵ月から数年かかることもある.

　　従来は,入居者の居室は個室または多床室であったが,現在は新規開設する場合はユニット型個室であることが原則であり,他の介護保険施設への導入も進んでいる.ユニット型個室とは,居室をすべて個室にし,入居者10人前後を1つのユニットとしたうえで,各ユニットにリビングスペース(共用空間)を設け,ユニットごとに専属の職員を配置するものである(p.82, **図Ⅰ-8-1**参照).こうした**ユニットケア**は,少人数のなじみの関係性の中で,入居者一人ひとりの個性や生活リズムを尊重しながら,在宅に近い居住空間でケアを提供することができる[2].

a. 人員配置基準

　　入居者100人当たり,医師必要数(非常勤可),看護職員3人以上,介護職員31人以上,介護支援専門員1人以上,栄養士または管理栄養士1人以上,機能訓練指導員1人以上,生活相談員1人以上などが配置されている.入居者は常に身体介護や日常生活援助を要する高齢者であるため,生活の基盤を支える介護職員が他施設に比べて多く配置されている点が特徴である.

b. 施設におけるケア

主に，食事や排泄，更衣，入浴などの身体介護や日常生活上の世話，健康管理，機能訓練，療養上の世話などのケアが提供されている．特別養護老人ホームを含む高齢者向け施設は，高齢者にとって**生活の場**であり，病院のように検査や治療を中心に過ごしているのではない．したがって，看護師は高齢者の日々の暮らしに寄り添いケアを提供する中で，バイタルサインや食事・水分摂取量，排泄パターン，睡眠状況，入居からの経過や既往歴といった全身状態をふまえながら，健康の維持増進と異常の早期発見といった健康管理を行っている．また，特別養護老人ホームで暮らす高齢者は，多くが施設の中で年を重ね，最期を迎えることが多い．そのため，本人・家族が望む最期を支えるための終末期のケアも求められている．さらに，中長期的に利用する生活施設であるという特徴から，少しでも高齢者が生活に楽しみや喜びを見出し，日々を生き生きと過ごせるように，レクリエーションや季節のイベントなどが数多く実施されている点も特徴である．

2 ● 介護老人保健施設（老健）

介護老人保健施設は，略して「老健」ともよばれる．2020年時点で，全国に4,304の施設がある[1]．在宅復帰や在宅療養支援のための地域拠点となる施設であり，リハビリテーションを提供し機能維持・改善の役割を担う施設でもある[3]．

入居対象者の要介護認定の制限はないが，病院での入院治療を終えて全身状態が安定していることが前提となる．入居期間は原則3〜6ヵ月であり，特別養護老人ホームのように長期入居を目的とはしていない．退院はしたがすぐに自宅に帰ることは難しく，医学的管理の下で在宅復帰に向けたリハビリテーションや介護などが必要な要介護者を対象とした，病院と自宅との間の中間的施設として位置づけられている．

a. 人員配置基準

入居者100人当たり，医師1人以上，看護職員9〜10人以上，介護職員24〜25人以上，リハビリテーション専門職1人以上，介護支援専門員1人以上，栄養士または管理栄養士1人以上，支援相談員1人以上などが配置されている．医師およびリハビリテーション専門職が常駐している点が特徴であり，入居者は医学的管理の下で専門的なリハビリテーションを受けながら在宅への生活復帰を目指している．

b. 施設におけるケア

本来は在宅復帰を目指す高齢者のための中間施設だが，実際には在宅生活が難しい高齢者が特別養護老人ホームへの入居を待つために一時的に利用しているケースや，認知症を有する人の利用も増加している．そのため，健康管理をしつつ在宅復帰に向けて積極的にリハビリテーションをする者，日常生活全般に介助が必要で栄養管理や褥瘡処置などを要する者，認知症ケアが必要な者など，個々の利用者の状態に応じて幅広いケアが提供されている．

また，在宅復帰を目指すうえでは家族支援も重要である．家族の介護体制や健康状態，心情や思いに配慮しつつ，介護指導や社会資源などの情報提供を行う必要がある．こうしたケアは医師，介護職，リハビリテーション専門職，栄養士などとの多職種連携が重要であり，定期的に在宅復帰の可否についてケアプランの見直しを行っている．

3 ● 介護医療院

介護医療院は，2018年に新たに創設された介護保険施設である．2020年時点で全国に536の施設がある[1]．Ⅰ型は重篤な身体疾患を有する者および身体合併症を有する認知症高齢者等を，Ⅱ型は容体が比較的安定した者を対象としている．介護医療院の創設前は，在宅では難しい日常的な医療管理（気管切開下での痰の吸引やインスリン注射，経管栄養，酸素吸入など）を要する要介護高齢者向けの長期療養施設として，「介護療養型医療施設（療養病床）」が選択されていた．しかし，今後はこうした医療ニーズを併せもつ要介護高齢者の急速な増加が見込まれるため，生活と医療の両側面から長期的な療養生活を支える介護保険サービスの検討が進められた．その結果，介護療養型医療施設は2024年3月末を期限に廃止され，順次介護医療院への転換が進んでいる．

介護医療院は，経管栄養や喀痰吸引といった「日常的な医学管理」「看取りやターミナルケア」などの医療機能と，「生活施設」としての機能を兼ね備えた施設[4]である．「生活施設」としての機能の一例としては，従来の介護療養型医療施設の居室面積（1人当たり）が$6.4\,m^2$だったのが$8\,m^2$に拡大されたこと，多床室であっても家具やパーテーション，カーテンなどの組み合わせによって入居者のプライバシー確保に配慮した療養床が備えられていること，談話室や食堂，レクリエーションルームの設置が必須であることといった，高齢者の生活様式に配慮した環境整備などがある．

a. 人員配置基準

Ⅰ型とⅡ型とで異なる（p.81，表Ⅰ-8-2参照）．Ⅰ型は，従来の介護療養型医療施設と同様に医療依存度が高い高齢者が多いため，医師が複数人配置されているほか，看護職員の配置数も他の介護保険施設と比べて多い点が特徴である．Ⅱ型は，比較的容体が安定している高齢者が対象であるため，人員配置は医師や介護職員の配置数が異なるが，看護職員の配置数はどちらも同じである．

b. 施設におけるケア

介護医療院は，当面の間は介護療養型医療施設などからの移転が見込まれるが，単なる転換先としてではなく，「住まいと生活を医療が支える新たなモデル」として創設された経緯がある[4]．したがって，日常的な医学管理と充実した終末期のケアといった医療的側面に加えて，地域や家庭との結びつきを重視し，明るく家庭的な雰囲気の中で居住者の健康と生活を見守る生活施設としての体制づくりとケアのあり方が求められている．

B. 介護職員と看護師の協働

施設では，看護師が主に健康管理，医療処置，与薬，有症状者への対応といった医療的役割を，介護職員が食事・排泄・移動介助，入浴介助，環境整備といった生活援助の役割を担っている．ただ，生活と医療が一体化して提供される施設ケアでは，単なる業務分担でなく双方の連携が不可欠である．たとえば，利用者の身近な存在である介護職員は「なんだか今日はぼんやりしている」「最近横になる時間が増えた」など，高齢者の些細な変化に気づくことが多い．こうした情報をすみやかに共有し，看護師は全身状態や既往歴，使用薬剤などをふまえてアセスメントを行い，必要な対応は何か，今後予測される経過や

注意すべき観察点は何かなどを介護職員へフィードバックし，適切なケアが継続されるよう協働している．

　2012年の法改正[5]では，介護福祉士および一定の教育を受けた介護職員などによる「喀痰吸引」「経管栄養」の実施が可能になるなど，介護職の役割拡大が進んでいる．日々のケアが安全・安楽に実施されるためにも，介護職員と看護師の協働は重要である．

C. 介護保険施設における看護の役割

　以下，事例を交えながら施設におけるケアとその中での看護の役割について概説する．

> **事例** 介護老人保健施設へ入居するⅠさんへの援助
>
> 　Ⅰさんは80歳台前半の女性で，夫と二人暮らしである．短期記憶障害があり，2型糖尿病の既往がある．
> 　約5ヵ月前に右大腿部頸部骨折のため急性期病院に入院した．術後のリハビリテーション目的で約3ヵ月前に回復期リハビリテーション病院へ転院し，今回在宅復帰支援のため介護老人保健施設へ入居となった．車椅子移乗時と立位歩行時に介助が必要だが，車椅子の自走は可能である．入院および転院時にせん妄を発症した経緯がある．

1● 入居時のアセスメントと援助

　これまでの経緯から，施設内ではⅠさんに入居後リロケーションダメージ（これまで住み慣れた環境から新たな場所へと生活を移すことによって引き起こされる心身の負のダメージ）が生じる可能性が高いとアセスメントされた．そのため，事前に施設見学日を複数回設けることで，Ⅰさんが新たな環境へ徐々になじめるよう配慮した．入居後，介護職員はⅠさんが不安や混乱を招かぬよう，ケアのたびに今からどんな目的で何を援助するのかをていねいに説明したり，居室に使い慣れた家具や道具を持参することを夫に勧めたりして，Ⅰさんが安心できる療養環境を整備した．看護師は，医療的ケアの側面から，疼痛管理や排便コントロールが適切になされているかを日々の健康観察と併せてアセスメントし，入居後Ⅰさんの全身状態に変調をきたしていないこと，新たな苦痛やストレスが増大していないことを確認した．

　入居時の看護の役割として，高齢者が新たな環境に適応できるよう援助する点があげられる．また，高齢者は複数の疾病や健康障害を抱えていることが多く，現れる症状が非定型的で個人差が大きいという特徴がある．そのため，バイタルサインや食事摂取量，排泄パターン，活動と休息のバランスなどを注意深く観察し，まずはその人にとっての「いつもの状態」「最適な状態」が何なのかを早期に把握する必要がある．

2● 入居高齢者の健康管理とアセスメント

　入居して数週間後，Ⅰさんは他入居者と談笑するなどして日々のリハビリテーションに取り組んでいた．ある日，介護職員から看護師へ「Ⅰさんがいつもと比べて元気がなく，

食事摂取量も少ない」と報告があった．看護師がバイタルサインを測定してもとくに異常はないが，やはりいつもより活気がなく，立位時にはふらつきが認められた．低血糖症状を疑い血糖測定すると低値であり，ブドウ糖を含むジュースを摂取してもらって対処し，医師の診察へつなげた．

　高齢者は，疾病の影響や認知機能の低下などにより，他者へ体調不良をうまく伝えられないことも多い．そのため看護師には，日々のケアを通してとらえたその人の「いつもの状態」からの変化やバイタルサインなどの変調を早期にとらえ，専門的知識に基づく健康状態の把握と医療的ケアの必要性や緊急性の有無の判断が求められている．

　また，施設は感染症に対する抵抗力が弱い高齢者が集団生活を送る場である．したがって，インフルエンザやノロウイルス感染症などによる体調不良者の早期発見と対応，および普段からの感染予防・感染拡大対策の徹底もまた重要である．

3● 入居高齢者のもてる力を引き出す援助

　Iさんは順調にリハビリテーションが進み，「もう一人で大丈夫」と前向きな発言が聞かれるようになった．理学療法士からは，まだ単独で移動するのは危険であり，車椅子移乗時は他者の介助が必要と申し送られていた．ここ数日，Iさんは車椅子で食堂内を自走し他利用者のおしぼりをとるという行為を繰り返しており，介護職員がIさんへ止めるよう説明しても少し時間が経つと同じ行為を再開していた．看護師は，Iさんがリハビリテーション時以外も車椅子を自走することは体力の維持向上につながること，かつてIさんが大衆食堂の店員として働いていたという生活史から，その行為を止めさせるのではなく，安全に配慮しつつ，食事前後のおしぼりの配布をIさんの役割として介護職員と一緒に行ってみてはどうかと提案した．すると，翌日から介護職員の声かけを合図に生き生きと作業を手伝うようになり，それを機にIさんと他利用者の交流も深まった．

　看護師は，高齢者がもっている潜在的な力やその行動の背景を見極め，その力が生活の中で発揮されるよう支援する必要がある．そのうえで，高齢者の習慣や生活史，価値観を含めて全体像をとらえ，それらを本人や家族，介護職員やその他医療・福祉の専門職者とともに深め，各々の専門的視点から模索し，ケアプランにつなげることが重要である．高齢者一人ひとりの生活の流れに最大限寄り添い，その人なりのペースや生活空間を極力乱すことなく，介護と医療が一体となってケアを提供できる体制づくりを進めることも看護師の重要な役割である．

4● 入居高齢者の安全を守るための援助

　Iさんは短期記憶障害があり，トイレ時にナースコールを押すよう説明してもすぐに忘れてしまい，一人で移動しようとする場面がたびたびみられた．看護師は，Iさんの転倒リスクが高いと判断し，ベッドに離床センサーを設置してIさんの移動を早期発見できるようにしたほか，Iさんの排泄パターンに合わせてトイレの声かけをしてもらうよう介護職員へ依頼した．その後転倒事故は起こらず，Iさんは数ヵ月後に無事自宅へと戻った．

　入居者の安全を確保するうえで**転倒・転落**リスクに適切に対処することは重要である．看護師は，高齢者の行動を制限するのではなく，転倒・転落リスクが生じている原因が何

なのか，どのような環境整備や予防策が必要なのかを多職種の視点を交えながら検討し，必要な対策を講じる役割がある．なお，介護保険指定基準により，介護保険施設での**身体拘束**は「身体的拘束その他入所者（利用者）の行動を制限する行為」として禁止されており[6]，事故防止対策を理由に高齢者の自由や自立を制限することがあってはならない．

学習課題

1. 介護保険施設の種類と特徴，そこで生活する高齢者の暮らしについて説明してみよう．
2. 介護保険施設に入居している高齢者への看護について，多職種との連携という視点を交えながら説明してみよう．

▮ 引用文献 ▮

1) 厚生労働省：令和2年介護サービス施設・事業所調査，結果の概要，p.3，〔https://www.mhlw.go.jp/toukei/saikin/hw/kaigo/service20/dl/kekka-gaiyou_1.pdf〕（最終確認：2023年1月18日）
2) 厚生労働省：社会保障審議会，第183回介護給付費分科会資料1，介護老人福祉施設（特別養護老人ホーム），p.1，〔https://www.mhlw.go.jp/content/12300000/000663498.pdf〕（最終確認：2023年1月18日）
3) 厚生労働省：社会保障審議会，第183回介護給付費分科会資料2，介護老人保健施設，p.2，〔https://www.mhlw.go.jp/content/12300000/000672494.pdf〕（最終確認：2023年1月18日）
4) 厚生労働省：介護医療院開設に向けたハンドブック，p.1-2，〔https://www.mhlw.go.jp/kaigoiryouin/assets/docs/kaigoiryouin_3.pdf〕（最終確認：2023年1月18日）
5) 厚生労働省：社会福祉士及び介護福祉士法施行規則の一部を改正する省令（厚生労働省第126号），省令の概要，〔https://www.mhlw.go.jp/seisakunitsuite/bunya/hukushi_kaigo/seikatsuhogo/tannokyuuin/dl/2-4-2.pdf〕（最終確認：2023年1月18日）
6) 厚生労働省「身体拘束ゼロ作戦推進会議」：身体拘束ゼロへの手引き，p.7，〔https://www.fukushihoken.metro.tokyo.lg.jp/zaishien/gyakutai/torikumi/doc/zero_tebiki.pdf〕（最終確認：2023年1月18日）

6 居宅サービスを利用している高齢者と家族の暮らしと看護

この節で学ぶこと

1. 高齢者と家族の暮らし方の多様性が理解できる.
2. 在宅で療養する高齢者を支えるための多職種連携の必要性と, その中での看護師の役割が理解できる.
3. 福祉用具活用の目的と活用状況に関するアセスメントの視点がわかる.

A. 居宅サービスを利用している高齢者と家族の暮らしの特徴と看護の役割

1 ● 居宅サービスとは

高齢者が, 病や認知症により介護が必要になっても, 住み慣れた地域や住まいで尊厳ある自立した生活を送ることができるよう, さまざまな居宅サービスがある. 居宅サービスには都道府県・政令市・中核市が指定・監督を行う居宅サービスと, 市町村が指定・監督を行う地域密着型サービスがある.

2 ● 居宅サービスの利用状況

2000年の介護保険創設年には218万人だった要介護（要支援）認定者は, 2020年には3倍以上の682万人になった. 要介護1の者がもっとも多く, 要介護2までの者が約65％を占める. 居宅サービス受給者数は, 2000年の97万人から2020年には約4倍の393万人に増え, 地域密着型サービスの居宅系・居住系と合わせると480万人となる. いずれも要介護2までの者が半数以上を占める[1]. 近年では, 新型コロナウイルス感染症の影響で通所サービス（デイサービス）の利用が減ったものの[2], 通所介護の介護費用額は居宅サービスの中でもっとも多い[3]. 温泉旅館のような浴室を特長とする施設, 囲碁や将棋, パソコンなどを習える施設など, 従来の歌や塗り絵, 体操だけでない多様な楽しみ方ができる施設が増えている. 通所介護は, 要介護高齢者の社会参加の機会でもあり, また, 高齢者が利用している間に介護家族に休んでもらう（レスパイト）という目的もある.

サービス種類別にみると, 訪問看護は, 要介護度が高くなるに従い利用割合が増える（図Ⅶ-6-1）. 訪問介護は, 要介護度が高くなるに従い「身体介護」の割合が増え「生活支援」が減る. 通所介護と通所リハビリテーションの利用は, 要介護1〜3の者が8割以上を占める. 福祉用具の貸与では,「特殊寝台」と「車椅子」が, それらの付属品を含めて全体の6割を占める[4].

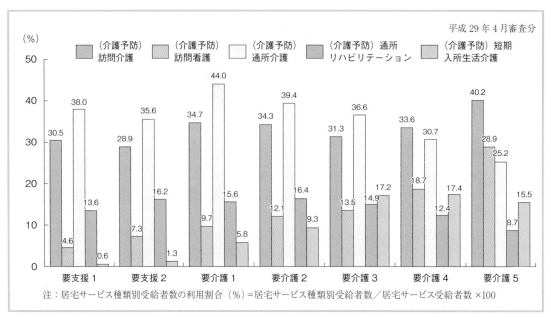

図Ⅶ-6-1　要介護（要支援）状態区分別にみた居宅サービス種類別受給者数の利用割合
〔厚生労働省：令和元年度介護給付費等実態統計の概況，居宅サービスの状況，p.9,〔https://www.mhlw.go.jp/toukei/saikin/hw/
kaigo/kyufu/16/dl/04.pdf〕（最終確認：2023年1月18日）より引用〕

3●在宅で過ごす要介護高齢者と家族の暮らしの特徴

　自宅は生活の場であり，療養の場でもある．なんらかの医療処置が必要となっても，それらを暮らしになじませて，**「時々入院ほぼ在宅」**で過ごせることが，多くの高齢者の願いであろう．「時々入院ほぼ在宅」とは，超高齢・多死社会に向けて掲げられた「病院完結型」から「地域完結型」への転換を目指す高齢者医療の姿である．

　しかし，加齢や疾病により，これまで通りに暮らしを整えることは難しくなる．日常的によく使用するものは目につくところに置くほうが楽なので，テーブルの上やベッド周りは使用頻度の高いものや服が置いたままになりやすい．2階を居室にしていたが，階段昇降が大変になり，1階にすべての生活用品を置いて狭い空間で過ごしている高齢者もいる．それらは一見，片づいていない家，生活用品があふれた家にみえるが，高齢者が日々をつつがなく送るためにたどり着いた環境かもしれない．

　高齢者単独世帯，高齢者夫婦のみの世帯が増えている．別世帯の親の家をモニターで見守り，必要時に訪ねて介護をする子，介護はしないが，公的サービスに加え十分な有料サービスが利用できるお金を負担する子など，介護のあり方もさまざまである．一方では，要介護4〜5の者の介護者は，ほとんど終日介護をしている[5]．介護のための離職，経済的問題，社会からの孤立，**ヤングケアラー**[*1]，**ダブルケア**[*2]など，介護にあたる家族の負担もさまざまである．

[*1]ヤングケアラー：本来は大人が担うような家事や，家族の世話などを日常的に行っている18歳未満の子供．
[*2]ダブルケア：育児と，親や親族の介護を同時に行う状態．

4 ● 看護の役割

　介護保険のサービスは，介護支援専門員（ケアマネジャー）のケアプラン（居宅サービス計画）に基づいて実施される（高齢者本人や家族がケアプランを立てることも可能だが，制度やサービスに対する豊富な知識が必要である）．ケアマネジャーは，高齢者および家族の意向をふまえ，総合的な援助の方針を示す．各サービス提供者はこのケアプランに基づき，それぞれの援助計画を立案する．

　介護福祉士や社会福祉士などが保有資格であるケアマネジャーは，医療依存度の高い利用者のケアマネジメントや，医師・看護師との連携に困難を感じている[6]．看護師は，医療と生活にかかわる職種として，訪問・通所・短期入居と，あらゆる場でサービス提供者をつないでいく役割がある．それが，高齢者が人生の最期まで住み慣れた地域で自分らしい生活を送るための支援につながる．

　また，介護者も看護の対象ととらえ，体調や疲労に留意する．言葉で表されなくとも，高齢者の身体や室内の様子から，介護者の疲労がうかがえることがある．その場合，サービスの調整，たとえば短期入居の利用で家族の休息を提案することもある．

　訪問系のサービス提供者は，利用者宅の室内環境や持ち物，家族の会話などから，その家の，あるいは個人の歴史や好み，経済状況，家族関係などを垣間みることになる．プライバシーをさらすことにもなる利用者・家族には，これまで行ってきた生活行為や介護方法を評価されてしまうという思いも生じるだろう．サービス提供者は，それらをまずは否定せずに受け入れることが必要である．繰り返し行われる中でたどり着いた方法，そうとしかできなかった方法，さまざまな理由で行われている方法だからである．そこから学ぶ姿勢をもち，支援する者として信頼を得られてから，専門家としてよりよいと思う方法を伝えていくようにする．

B. 居宅サービス利用開始時の援助

　サービスの利用について，高齢者の意向を抜きに，家族とサービス提供者とで決めてしまうことがある．高齢であるほど，認知症が重度であるほど，その傾向が強いという現実がある．家族には家族の都合があり，サービス提供者は専門的な立場でよかれと考えてのことではあるが，サービスを利用するのはあくまでも高齢者本人であることを忘れてはならない．

　サービス利用開始時は，訪問・通所・短期入居など，居宅サービスが提供されるすべての場で，高齢者の療養に関する意向を確認する必要がある．杖で歩けるようになりたい，入院せずにずっと家族と暮らしたい，最期を自分で建てた家で迎えたいなど，日常の中にさまざまな願いがある．疾病や認知機能レベルの低下などで言葉での確認が難しい場合は，家族や当人をよく知る人から，高齢者の人柄やこれまでの出来事を聞き取り，意向を推察する．それらの意向をかなえるために，フォーマル（公的制度），インフォーマルを問わず地域にどのようなサービスがあり，どのような制度が使えるのかを把握し，地域で働く多職種がそれぞれの得意を生かし連携しながら，高齢者の望む生活を支援していきたい．

C. 福祉用具・介護用品の活用の支援

1 ● 介護保険での福祉用具

　介護保険法で**福祉用具**は「心身の機能が低下し日常生活を営むのに支障がある要介護者等の日常生活上の便宜を図るための用具及び要介護者等の機能訓練のための用具であって，要介護者等の日常生活の自立を助けるためのもの」と説明されている．これらは「補助器具」や「介護用品」とよばれることもある．同様の目的で，手すりの設置などの**住宅改修**も介護保険での給付を受けることができ，7項目（手すりの取りつけや段差・傾斜の解消など）で，年間20万円までの限度額が設定されている．

　福祉用具は，利用者の身体状況や要介護度の変化，その機能向上に応じて，適時・適切なものを提供できるよう，貸与を原則としている．ただし，ポータブルトイレやシャワーチェアなど，貸与になじまない性質のものは，年間10万円を限度に購入費が給付の対象となる[7]（**図Ⅶ-6-2**）．

　貸与も購入も，2名以上の**福祉用具専門相談員**が所属している指定事業者を通しての利用が必要である．福祉用具専門相談員は，利用者の希望や身体状況，環境などを考慮しながら，福祉用具の選定や使用方法について助言する．

2 ● 福祉用具の導入にあたり必要な視点

a. 適応・活用状況に関するアセスメント

　福祉用具は，その品目ごとに貸与の対象となる使用者の介護度や状態像が示されている．たとえば特殊寝台は，原則として要介護2以上の者でなければ保険給付の対象とならない．また，2018年には貸与価格の上限が設定された．これらは，制度が適正に利用され，持続していけるように定められている．

　伊藤[8]は，福祉用具の支援を「生活や人生のひろがり」につなげるためには，心身機能や日常生活動作（ADL）の視点に偏らない本人の「求め」と，支援者が判断する「必要」と，その両者の「合意」に基づく自立支援方針の決定が重要だと述べている．つまり，したいことや補いたい行為を明確にして福祉用具を活用することで，その人らしい生活が支援できるということである．

　福祉用具導入後は，それが十分に活用されているか，利用者の目標は達成できているかをみる．できていない場合はその理由をアセスメントし，変更を考慮する．

b. 安全で有効な活用の支援と多職種連携

　福祉用具の誤った使用や不注意から，思わぬ**事故**が発生することがある．アームバーをしっかり固定していなかったことでの車椅子からの**転落**や，フットボードから足が落ちてしまい，進行する車椅子に足がついていかずに受傷する事故もある．また，首が挟まったままベッドをギャッジアップし，窒息死した事例もある[9]．

　サービスに入るそれぞれの職種が，導入した福祉用具は利用者の身体状況や環境に適しているか，使用方法に問題はないか，福祉用具が本人のできることを奪いADLが低下することがないかなどの情報を共有していくことが必要である．職種の違いによってかかわる場面や利用者のニーズのとらえ方に違いが生じることがあるが，それは利用者の全体像

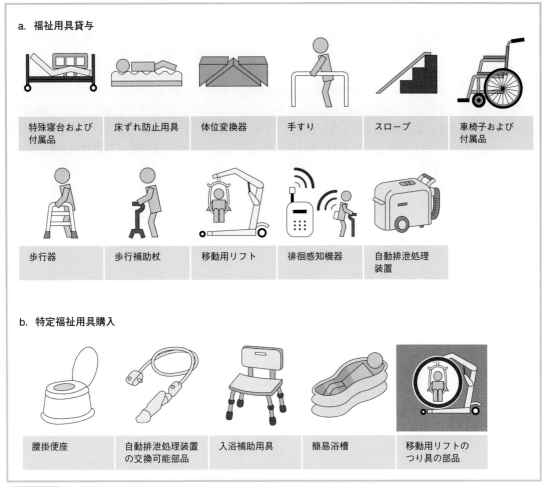

図VII-6-2　介護保険で貸与または購入できる福祉用具の例

〔a：厚生労働省：福祉用具貸与,〔https://www.kaigokensaku.mhlw.go.jp/publish/group21.html〕（最終確認：2023年1月18日）, b：厚生労働省：特定福祉用具販売,〔https://www.kaigokensaku.mhlw.go.jp/publish/group22.html〕（最終確認：2023年1月18日）より引用〕

を把握するうえでのメリットとなりうる．それぞれの専門性を生かした視点での繰り返しのアセスメントが必要である．

3● 事　例

事例　在宅看取りを希望する独居高齢の J さん

　Jさんはがん末期の70歳台の男性で独居である．トイレに行けなくなったらホスピスに入るということで，訪問診療と訪問看護，訪問介護と介護用ベッドの貸与が開始となった．

　1ヵ月ほどは安定した体調で，Jさんは漬物を食べながらお酒を飲んだり，スポーツ番組を見たりと，自由気ままに過ごせることが幸せと言っていた．

　2ヵ月目に入ると，食事はほとんどとれなくなった．看護師はJさんに「トイレに行くことが難しくなってきたようですね．一人で過ごす時間に不自由もあると思います．入院を考え

る時期かと思いますが，Jさんはどうしたいですか？」と尋ねた．しばらく考えてからJさんは「ここがいいな．看護師さんもヘルパーさんも来てくれるから」と答えた．看護師はJさんの希望をケアマネジャーに伝え，早速サービス担当者会議が開かれた．Jさんは，自分はもう長くはないと感じている，誰もいないときに死ぬことになっても最期まで自分の家で過ごしたい，という意思を表明した．医師は身体的苦痛の除去，ヘルパーは保清や環境整備による心地よさの提供，看護師はその双方にかかわった．一人で心細くはないか尋ねると，Jさんは「明日も来てくれるでしょ．だから大丈夫」と言っていた．

　Jさんは終日寝て過ごすようになった．看護師は，今晩か明日の朝にお別れのときが来ることを予測し，ヘルパーには，訪問したときにJさんが亡くなっているかもしれないことを伝えた．翌朝訪問したヘルパーから，Jさんが呼吸をしていないと電話があった．看護師はすぐに訪問し，医師の到着まで，ともに過ごした日々のことをJさんに語りかけ続けた．

学習課題

1. 自分と同年代の他者，自分と高齢者の生活習慣の違いをあげてみよう．
2. なぜ多職種連携が必要なのかを考えてみよう．
3. 福祉用具の利用で生活がどのように変化するかを考えてみよう．また，有効に活用できているかどうかを，どのような視点でみていくかあげてみよう．

引用文献

1) 厚生労働省：令和2年度介護保険事業状況報告（年報），概要，p.7,10-11，〔https://www.mhlw.go.jp/topics/kaigo/osirase/jigyo/20/dl/r02_gaiyou.pdf〕（最終確認：2023年1月18日）
2) 厚生労働省：令和3年版厚生労働白書—新型コロナウイルス感染症と社会保障（概要），p.11，〔https://www.mhlw.go.jp/content/000810603.pdf〕（最終確認：2023年1月18日）
3) 厚生労働省：令和3年度 介護給付費等実態統計の概況，p.6，〔https://www.mhlw.go.jp/toukei/saikin/hw/kaigo/kyufu/21/dl/11.pdf〕（最終確認：2023年1月18日）
4) 厚生労働省：令和元年度 介護給付費等実態統計の概況，居宅サービスの状況，p.9-11，〔https://www.mhlw.go.jp/toukei/saikin/hw/kaigo/kyufu/16/dl/04.pdf〕（最終確認：2023年1月18日）
5) 内閣府：令和4年版高齢社会白書（全体版），健康・福祉，p.29-30，〔https://www8.cao.go.jp/kourei/whitepaper/w-2022/zenbun/pdf/1s2s_02.pdf〕（最終確認：2023年1月18日）
6) 楠永敏惠，柊崎京子，吉賀成子ほか：「福祉系」介護支援専門員によるケアマネジメントの課題についての文献検討．社会医学研究 35（1）：11-17，2018
7) 厚生労働省：介護保険における福祉用具，〔https://www.mhlw.go.jp/file/06-Seisakujouhou-12300000-Roukenkyoku/07.pdf〕（最終確認：2023年1月18日）
8) 伊藤勝規：「求めと必要と合意」に基づく自立支援方針の決定．ICFの視点に基づく自立生活支援の福祉用具—その人らしい生活のための利活用（公益財団法人テクノエイド協会編），p.40，中央法規出版，2021
9) 厚生労働省：福祉用具ヒヤリハット事例集2019，p.3, 8, 45，〔https://www.mhlw.go.jp/content/12300000/000620595.pdf〕（最終確認：2023年1月18日）

第VIII章

認知症の高齢者の支援

学習目標

1. 認知症の病態像を知り，配慮事項について学ぶ.
2. 認知症の予防に関するさまざまな知見や考え方を学ぶ.
3. 認知症の症状や特有な心理状態，生活上の困難を知り，認知症の高齢者の理解や支援の
   方法について学ぶ.

1 認知症の高齢者の理解と看護の基本

この節で学ぶこと

1. 認知症の原因疾患と経過に応じた看護を理解する.
2. 認知症の高齢者の認知機能と心理に応じた看護を理解する.

A. 認知症とは

　認知症は「いったんは正常に発達した知的機能が後天的な脳の障害により持続的に低下し，日常生活や社会生活が営めなくなっている状態」と定義されてきた. 2013年に米国精神医学会から出された『精神疾患の診断・統計マニュアル第5版』（DSM-5)[1] では，この知的機能について認知領域が明示されている. 認知症というと「記憶をなくす」というイメージが強いが，記憶は比較的保持されるタイプの認知症も明らかになっており，DSM-5では記憶以外の認知機能の障害も重視されている. 認知症の症状を**表Ⅷ-1-1**に示す.

　認知症をもつ人では，周囲が理解できない行動や周囲に迷惑がかかるような行動をとるというイメージがもたれるが，そのような行動があれば認知症というわけではない. 逆に，認知症のために物事をうまく進められない状況になり，本人は困っていたとしても周囲の

表Ⅷ-1-1　認知症の症状

中核症状（認知機能障害）	・記憶障害 ・見当識障害 ・言語障害（失語） ・失行 ・失認 ・視空間認知障害 ・遂行機能障害（実行機能障害） ・注意障害 ・社会的認知の障害
認知症の行動・心理症状（BPSD）	行動症状 ・多動，興奮 ・暴言，暴力 ・ひとり歩き（徘徊） ・脱抑制　　など 心理症状 ・幻覚，妄想 ・不安，焦燥 ・アパシー，うつ ・睡眠障害　　など

人が気づいていないことがある.

> ### コラム
> ### 認知症の症状に関する用語
>
> 　認知症の症状として共通してみられる,記憶や学習など認知機能にかかわる障害を中核症状という.中核症状は身体的・心理的・社会的要因に影響を受け,本人の苦痛や生活上の支障をもたらすさまざまな症状を引き起こす.これを,中核症状に対して周辺症状という.周辺症状に類する用語として,問題行動,異常行動,行動障害など,周囲の者が対応に困る諸症状を総括したさまざまな用語が用いられていた.そこで,1996年国際老年精神医学会により認知症の行動・心理症状 (behavioral and psychological symptoms of dementia:BPSD) と統一された.
> 　しかし,認知症にはさまざまな原因疾患があり,中核症状と周辺症状,BPSDを明確に区別しづらいこと,BPSDを問題行動と同じ内容としてとらえる傾向があることなどの問題が指摘されている.典型的な中核症状以外の症状が主要な症状になる原因疾患もあることから,中核症状という用語ではなく認知機能障害と表現されるようになってきた.

B. 認知症の一般的な経過と看護

1 ● 一般的な経過をふまえた対応

　一般的に,認知症が軽度の時期では,なんらかの認知機能の障害があるものの本人または家族がそれを補って生活している.周囲の人たちが認知症と気づかないこともあるが,多くの場合本人は,それまでできていたことができない,うまくできないなど悩みや不安を抱いている.

　症状が進行すると,日常生活が困難になり家族介護者の負担が大きくなる.独居の人では近隣が迷惑に思ったり心配になったりする状況もみられる.なんらかの介護サービスを受ける必要性を周囲が感じる時期である.高齢者の場合,認知症以外の疾病や事故により急死にいたる例もあるが,認知症が徐々に進む過程で寝たきりの状態や経口摂取が困難な状態となり,終末期を迎える.

　徐々に本人の希望や意思を把握しづらくなる.どのような医療やケアを望むか,どこで生活したいかといった重要な事項は,認知症が軽度のうちに家族と話し合ったり,書き留めておいたりすることが望まれる.

2 ● 診断時の対応

　認知症の診断では,神経心理学的検査などで認知機能を評価するほか,せん妄など認知症以外の疾病の影響ではないことを明らかにする必要がある.診断技術の進歩により,認知症の症状が軽度のうちに診断されるようになった.軽度のうちに原因疾患が特定されると,進行を抑制する薬をタイミングよく使用できる.原因疾患によっては治療によって症状を軽減できる.認知症と思い込んでいたが,実は一時的なせん妄やうつ病といった別の疾病だったということもある.

　診断はその後の準備を始めるよい機会となる.たとえば,症状の悪化に備えて,財産管理などを任せる人を本人が選んでおくこともできる.受けたい医療や介護の準備もできる.

　一方，認知症の診断を受けたときの医療者の対応によっては，絶望し，自殺を図る人や症状が急激に悪化する人もいる．診断時，症状が軽度のうちから本人と家族の心理と今後の準備を含めた支援が必要である[2]．認知症が初期のうちから本人および家族に対する包括的な援助を行うため，多職種による**認知症初期集中支援チーム**を全市町村に設置するよう求められている[3]．

コラム

認知症という思い込み

　高齢者に質問しても的確な返答がこない，高齢者が訴えている内容が医療者や家族に理解できないと，「認知症では」と思うかもしれない．しかし，医療者や家族がその人の状況や言動にいたった経過・理由を理解できていないだけという場合がある．

　たとえば，コミュニケーションができない原因が補聴器の電池切れだったという例がある．老化現象である難聴や視力障害は長い経過の中で徐々に進行することから，本人も周囲の者も気づいていなかったり，軽視していたりすることから誤解を生じやすい．「認知症ではないか」と疑う場合に，まず加齢に伴う変化，とくに感覚機能の変化についてアセスメントする必要がある．

　また，高齢者は受け答えにその人のもつ経験や常識が反映される．たとえば，看護師が手術後「手術のこと覚えていますか」と聞いたとき，高齢のAさんが「知らないよ．そんなはずない」と答えたとする．看護師はAさんが手術したことを認識していないと認知症を疑うかもしれない．しかし，Aさんは看護師からそんな当たり前のことを聞かれるとは思ってもおらず，手術中のことを看護師が尋ねたのだと思って「知らない」と答えたのであった．高齢者に対応する際，医療者に「認知症」という思い込みがあると誤解が生じやすい．なぜそのように返答するのかを考えてみる必要がある．

3 ● 認知症の進行に伴う身体合併症の予防

　認知症が進行していく過程で，誤嚥性肺炎，窒息，転倒・骨折事故が起こりやすい．これらを予防することが重要になる．認知症の高齢者では自分で自分の身を守る行動をとることが難しい．しかし，危険と思われることすべてを禁止しようとしても，本人はなぜそのようにされるのかがわからず，規制されていることを怒り，かえって危険な場合もある．規制されている感じをできるだけ少なくしながら，危険を回避する方策をとる．たとえば，危険性を話し，心配していることを十分伝えることで，安全な行動をとってくれることがある．それもすぐに忘れてしまうが，そのたびにていねいに対応し続ける．

　危険があったとしても，その人の生活の質（QOL）を維持するために本人の望むようにする場合もある．QOLを維持しつつも安全を守るには，その人の障害の程度や性格，日常生活活動作（ADL）レベルに合わせて個別の方策を考える必要がある．

　また，病状が進行していく過程にあるため，毎日の観察と変化への対応が重要である．よりよい対応が継続されるように，職員間あるいは家族との情報交換を密に行う．

C. 認知機能の評価と看護

　その高齢者の認知機能のどこにどのような障害があるかを評価し，認知機能に合わせた対応を行う．

1 ● 記憶障害

　もっとも生じやすいのが**記憶障害**である．とくに，近時記憶とエピソード記憶の障害が生じやすい．たとえば，昨日家族の面会があったことをまったく覚えていない，1時間前に食事をしたことを忘れているといったことである．また，これから先の予定や数値や名称を新たに記憶することも難しくなる．一方，遠隔記憶や手続き記憶は比較的維持されている．子どもの世話をしたことや仕事のことなど，若いころの話を繰り返し話すことがある．また，自転車の運転や長年担ってきた家事は，認知症が重度になっても行えることが多い．世間話のように会話をしながら，記憶できていること，記憶できないことは何かを評価する．

2 ● 見当識障害

　見当識障害とは，時間（今はどのような季節か，何曜日か，昼か夜か，何時ごろかなど），場所（自分が今どこにいるか），人物（目の前にいる人は誰か）の見当をつけることができない状態である．直接，時間や場所を問いかけることで評価するが，入院中の高齢者では時計やカレンダーなど情報がないためわからない，関心がもてないため知らないという場合もある．季節や自分の状態がわかるかを尋ね，あらかじめ情報を伝えておく必要がある．

3 ● 失認，失行，失語

　目は見えていても目の前にあるものが何かがわからない（**失認**），運動機能には問題がなく，ものが何かはわかるがそれをどのように扱うものかがわからない（**失行**），発声機

コラム

言葉や行動に込められた意味を考えた対応

　認知症の高齢者の訴えようとしていることをよく理解できない場面では，話す言葉そのものよりも，言葉に込められた意味や行動のサインをとらえるようにする．その言動にいたったプロセスから，その人の心理状況を想像し，何を求めているのか，何を困っているのか，何を怒っているのかを想定して対応する．

　たとえば，食後に「ごはん，ごはん」と言われて，「ごはんはもう食べ終わりましたよ」と答えたとする．それでも同様の訴えが続く場面では，「ごはん」は食事の要求ではなく，食事の準備は大丈夫かと心配していることかもしれない．「今，○○が準備しています」と答えると安心できるかもしれない．あるいは，ほかの人が食べ残したものを気にして「ごはん」と言っているのかもしれない．失語の症状が出やすいことも念頭に置く．

　ゴミを拾っているので「ゴミは私たちが片づけます」とその行動を止めると，怒り出したという場面は，その人にとってゴミはゴミではなく大切な何かであったり，まったく違う意味の行動（たとえば草取り）だったりする．自分に必要と思っている行動を制止されたために怒り出すのである．健康上に害がなければ見守り，時間をみて「お疲れでしょう」とお茶に誘うなど，次の行動に誘導することが効果的かもしれない．

　どのような言葉を用い，どのような反応をするのかは個別性が高いので，よい表情がみられた場面やうまく誘導できた場面でどのように対応していたかなど，職員間で情報交換をして，その人に合ったかかわりをみつけ出すようにする．

表Ⅷ-1-2 支障の内容と支障を少なくする対応の例

a. IADL 上の支障と支障を少なくする対応の例

IADL の支障	可能性のある認知機能障害	生活の支障を少なくする対応（例）
ものを紛失する いつも何かを探している	記憶障害	置く場所を決めておく しまう場所にラベルをつける 鍵など大切なものに発信器をつける
得意だった料理がつくれない	記憶障害，遂行機能障害，注意障害	手順が少ない調理法のメニューを曜日ごとに決める タイマーや警報器を活用する
ものをいつも出し入れしている（片づけられない）	記憶障害，遂行機能障害	中に何が入っているかラベルをつける 扉をはずしたり，透明なケースにして，入っているものが常に見えるようにする
金銭管理ができない	記憶障害，遂行機能障害	高額な買い物は家族とともに行う 口座は複数にせずまとめておく 銀行印は家族がわかるようにしておく 水道光熱費は自動引き落としにする
電化製品が使えない	記憶障害，遂行機能障害	テレビやエアコンのリモコンは必要なところ以外をシールなどで隠す 洗濯機の操作ボタンに，操作する順に番号を貼る よくかける相手先の電話番号を登録し，ワンプッシュでかけられるようにする

b. 食事場面での支障（食事の開始・継続・終了の支障）と対応の例

食事の開始・継続・終了の支障（原因）	可能性のある認知機能障害	対応（例）
食事を始めない （食べるものとわからない）	失認	これを食べてください，と具体的に指示する 最初の数口を介助して食べてもらう
食事を始めない （どのようにして食べたらよいかわからない）	失行	箸など食具とお椀をもってもらう 箸など食具をもってもらった状態で最初の数口を介助して食べてもらう 箸をもった手を支えて口まで運ぶ動作をする
食事が中断する （気になることがある）	注意障害	食事の場を静かな環境にする 食事中の声かけや接触は必要最小限にする
食事が中断する （複数の皿があり，どうすればよいかわからない）	注意障害，遂行機能障害	どんぶりやプレートなど，1つに食べるものを盛りつける
食べるものがなくなっても食べようとする （食べ終わるとどうすればよいかがわからない） （まだ食べ物があると思う）	遂行機能障害 失認，錯視	食べ終わったことを伝えて，箸など食具を預かる 食器と食べ物を明確に異なる色にする（ごはん茶碗は黒や赤にするなど） 食器に柄物は用いない（絵柄を食べ物と間違うため）

（次頁へつづく）

能や運動機能に問題はないが，言語的な理解や表現ができない（**失語**）といった症状が現れる．たとえば，食事が出されても食べようとしない場合，それが食べ物と認識できないことや，どのようにしたら食べることができるのかがわからないことが原因かもしれない．日常生活上必要な動作について1つ1つみていきながら，どの動作がなぜできないのかを評価する．失語については，まずは聴覚や視覚に問題はないかを把握したうえで，言葉の理解や表現をとらえて，言語上の障害を評価する．

表Ⅷ-1-2　（つづき）

c. 排尿場面での支障（失禁・放尿）の原因と対応の例

失禁・放尿の原因	可能性のある認知機能障害	対　応　（例）
トイレの場所がどこかがわからない	遂行機能障害，視空間認知障害	入口を出るとトイレが見える位置の部屋にする トイレまでの道順を矢印で示す トイレの前に大きくトイレと書いておく いつも排尿する時間の少し前に誘い，トイレまで案内する
尿意を伝えられない	遂行機能障害，失語	尿意があることを示す動作（サイン）をみつける 排尿しやすい時間にトイレに誘う
排泄動作に移ることができない	遂行機能障害 失行，失認	次の動作，動作の仕方を説明する 手を添えて，動き方や方向を示す，具体的に伝える
便座に座ろうとしない	視空間認知障害，記憶障害	便座を見てもらう，便座を触ってもらう 体幹や殿部を支え，動作を誘導する

d. 入浴場面での支障と対応の例

入浴場面での支障	可能性のある認知機能障害	対　応　（例）
入浴の誘いを断り続ける	見当識障害，記憶障害，遂行機能障害，失語	浴室まで行き，どのような場所かを見てもらう 入浴に必要な物品を準備し，見てもらいながら誘う 浴室前に銭湯の暖簾（のれん）をかける
うまく身体を洗うことができない	失行，遂行機能障害	最初の動作を介助する 次の動作を指示する できない部分をさりげなく介助する
うまく服を着ることができない	失行（着衣失行，観念運動失行）	着る順番に服を渡す．次の動作を指示する 声をかけすぎない

4 ● 注意障害

　注意を集中して行動し続ける，いくつかのことに注意をはらいながら行動するといったことが難しくなる（**注意障害**）．たとえば，食事の時間に周囲が気になって途中で何度も手が止まることがある．食事や会話中に気がそれる，行動の途中でぼんやりする様子などから評価する．

5 ● 日常生活への影響

　認知機能障害が進行すると日常生活に支障が出てくる．生活上どのようなことができないか，心配な状況かを本人や家族から聞き取り，対応策を考える（**表Ⅷ-1-2**）．手段的日常生活動作（IADL）への支障では，遂行機能障害や記憶障害を補う物品を活用するなどの対応を行う．基本的日常生活動作（BADL）への支障では，その動作のどの部分がどのようにできないのかを評価し援助する．

6 ● 評価ツールの活用

　認知症のスクリーニングとして，改訂長谷川式簡易知能評価スケール（HDS-R）や簡易精神機能検査（MMSE）が広く用いられているが，これらは会話での応答が可能な場合に限られる．行動を観察して判断するツールとしては，臨床的認知症尺度（Clinical Dementia Rating：CDR）やアルツハイマー型認知症に用いられるFunctional Assess-

表Ⅷ-1-3　FAST（Functional Assessment Staging）

FAST stage	臨床診断	FASTにおける特徴	臨床的特徴
1. 認知機能の障害なし	正常	主観的および客観的機能低下は認められない.	5-10年前と比較して職業あるいは社会生活上，主観的および客観的にも変化は全く認められず支障を来すこともない.
2. 非常に軽度の認知機能の低下	年齢相応	物の置き忘れを訴える.喚語困難	名前や物の場所，約束を忘れたりすることがあるが年齢相応の変化であり，親しい友人や同僚にも通常は気がつかれない.複雑な仕事を遂行したり，込み入った社会生活に適応していくうえで支障はない.多くの場合正常な老化以外の状態は認められない.
3. 軽度の認知機能低下	境界状態	熟練を要する仕事の場面では機能低下が同僚によって認められる.新しい場所に旅行することは困難	初めて，重要な約束を忘れてしまうことがある.初めての土地への旅行のような複雑な作業を遂行する場合には機能低下が明らかになる.買い物や家計の管理あるいはよく知っている場所への旅行など日常行っている作業をするうえでは支障はない.熟練を要する職業や社会的活動から退職してしまうこともあるが，その後の日常生活の中では障害は明らかとはならず，臨床的には軽微である.
4. 中等度の認知機能低下	軽度のアルツハイマー型	夕食に客を招く段取りをつけたり，家計を管理したり，買い物をしたりする程度の仕事でも支障を来す.	買い物で必要なものを必要な量だけ買うことができない.誰かがついていないと買い物の勘定を正しく払うことができない.自分で洋服を選んで着たり，入浴したり，行き慣れている所へ行ったりすることには支障はないために日常生活では介助を要しないが，社会生活では支障を来すことがある.単身でアパート生活している老人の場合，家賃の額で大家とトラブルを起こすようなことがある.
5. やや高度の認知機能低下	中等度のアルツハイマー型	介助なしでは適切な洋服を選んで着ることができない，入浴させるときにもなんとかなだめすかして説得することが必要なこともある.	家庭での日常生活でも自立できない.買い物をひとりですることはできない.季節にあった洋服を選んだりすることができないために介助が必要となる.明らかに釣り合いがとれていない組合せで服を着たりし，適切に洋服を選べない.毎日の入浴を忘れることもある.なだめすかして入浴させなければならないにしても，自分で体をきちんと洗うことはできるし，お湯の調節もできる.自動車を適切かつ安全に運転できなくなり，不適切にスピードを上げたり下げたり，また信号を無視したりする.無事故だった人が初めて事故を起こすこともある.きちんと服が揃えてあれば適切に着ることはできる.大声をあげたりするような感情障害や多動，睡眠障害によって家庭で不適応を起こし医師による治療的かかわりがしばしば必要になる.
6. 高度の認知機能低下	やや高度のアルツハイマー型	(a) 不適切な着衣	寝巻の上に普段着を重ねて着てしまう.靴紐が結べなかったり，ボタンを掛けられなかったり，ネクタイをきちんと結べなかったり，左右間違えずに靴をはけなかったりする.着衣も介助が必要になる.
		(b) 入浴に介助を要す.入浴を嫌がる.	お湯の温度や量を調節できなくなり，体もうまく洗えなくなる.浴槽に入ったり出たりすることもできにくくなり，風呂から出た後もきちんと体を拭くことができない.このような障害に先行して風呂に入りたがらない，嫌がるという行動がみられることもある.
		(c) トイレの水を流せなくなる.	用を済ませた後水を流すのを忘れたり，きちんと拭くのを忘れる.あるいは済ませた後服をきちんと直せなかったりする.

（次頁へつづく）

表Ⅷ-1-3　（つづき）

FAST stage	臨床診断	FASTにおける特徴	臨床的特徴
		(d) 尿失禁	時に (c) の段階と同時に起こるが, これらの段階の間には数ヵ月間の間隔があることが多い. この時期に起こる尿失禁は尿路感染やほかの生殖泌尿器系の障害がよく起こる. この時期の尿失禁は適切な排泄行動を行ううえでの認知機能の低下によって起こる.
		(e) 便失禁	この時期の障害は (c) や (d) の段階でみられることもあるが, 通常は一時的にしろ別々にみられることが多い. 焦燥や明らかな精神病様症状のために医療施設を受診することも多い. 攻撃的行為や失禁のために施設入所が考慮されることが多い.
7. 非常に高度の認知機能低下	高度のアルツハイマー型	(a) 最大限約6語に限定された言語機能の低下	語彙と言語能力の貧困化はAlzheimer型認知症の特徴であるが, 発語量の減少と話し言葉のとぎれがしばしば認められる. 更に進行すると完全な文章を話す能力は次第に失われる. 失禁がみられるようになると, 話し言葉は幾つかの単語あるいは短い文節に限られ, 語彙は2, 3の単語のみに限られてしまう.
		(b) 理解し得る語彙はただ1つの単語となる.	最後に残される単語には個人差があり, ある患者では“はい”という言葉が肯定と否定の両方の意志を示すときもあり, 逆に“いいえ”という返事が両方の意味をもつこともある. 病期が進行するに従ってこのようなただ1つの言葉も失われてしまう. 一見, 言葉が完全に失われてしまったと思われてから数ヵ月後に突然最後に残されていた単語を一時的に発語することがあるが, 理解し得る話し言葉が失われた後は叫び声や意味不明のぶつぶつ言う声のみとなる.
		(c) 歩行能力の喪失	歩行障害が出現する. ゆっくりとした小刻みの歩行となり階段の上り下りに介助を要するようになる. 歩行できなくなる時期は個人差はあるが, 次第に歩行がゆっくりとなり, 歩幅が小さくなっていく場合もあり, 歩くときに前方あるいは後方や側方に傾いたりする. 寝たきりとなって数ヵ月すると拘縮が出現する.
		(d) 着座能力の喪失	寝たきり状態であってもはじめのうち介助なしで椅子に座っていることは可能である. しかし, 次第に介助なしで椅子に座っていることもできなくなる. この時期ではまだ笑ったり, 噛んだり, 握ることはできる.
		(e) 笑う能力の喪失	この時期では刺激に対して眼球をゆっくり動かすことは可能である. 多くの患者では把握反射は嚥下運動とともに保たれる.
		(f) 昏迷および昏睡	Alzheimer型認知症の末期ともいえるこの時期は本疾患に付随する代謝機能の低下と関連する.

［本間 昭, 臼井樹子：病期（ステージ）分類―Functional Assessment Staging（FAST）. 日本臨床61（増刊9）：125-128, 2003 より引用］

ment Staging（FAST, **表Ⅷ-1-3**）などがある. また, BADL, IADLを評価するスケールも活用されている. 認知機能と生活機能を総合的に評価するツールとして, DASC-21（Dementia Assessment Sheet in Community-based Integrated Care System-21 items）がある.

ⓒⓞⓛⓤⓜ

意思決定場面での支援：認知症の高齢者の権利擁護に向けて

　　認知症があるというだけで，その人にとって重大な決定場面で本人の意思が確認されず，家族
や関係する専門職が決めてしまっていることがある．とくに高齢者に対してはその傾向がある．認
知機能が低下している状態であっても，本人が「こうしたい」「それはしたくない」という思いがな
いとは限らない．表現したくてもうまく表現できないだけの場合や，そもそも必要な情報が伝えら
れていないこともある．

　　看護師は，認知症の高齢者の意思決定能力を把握し，要望や選択の傾向をつかむ努力をする
必要がある．そして，関係者に声をかけて決定場面に本人も参加できるようにする．本人に意思
決定能力がないと判断された場合は，本人にとって最善の決定になるよう，本人の立場に立つこ
とを関係者に伝え，認知症の高齢者の権利を守る．

D. 認知症の原因疾患と看護

1 ● 認知症の原因疾患と治療

　　認知症はさまざまな症状を総合したものを指す．その症状はなんらかの疾病（原因疾
患）から引き起こされる．原因疾患では，**アルツハイマー（alzheimer）型認知症，レビー
（Lewy）小体型認知症，血管性認知症，前頭側頭葉変性症**が多い（**表Ⅷ-1-4**）．これらに
ついては根治的治療法がなく，病状は徐々に進行する．アルツハイマー型認知症について
は症状の進行を遅らせる目的の治療薬として，アセチルコリンエステラーゼ阻害薬である
ドネペジル塩酸塩，ガランタミン臭化水素酸塩，リバスチグミンおよびグルタミン酸
NMDA受容体阻害薬であるメマンチン塩酸塩がある．ドネペジル塩酸塩はレビー小体型
認知症にも適応される．また，認知症の症状があっても治療により症状が改善する疾病も
ある（**表Ⅷ-1-5**）．欠乏性疾患には不足しているものを補充する治療，頭蓋内病変には手
術療法の効果が期待できる．認知機能の低下などがみられたとしても，せん妄など意識の

表Ⅷ-1-4　認知症の主な原因疾患

1. 中枢神経系の変性	アルツハイマー型認知症，レビー小体型認知症，前頭側頭葉変性症，進行性核上性麻痺，大脳皮質基底核変性症，嗜銀顆粒性認知症，神経原線維変化型老年期認知症，ハンチントン（Huntington）病など
2. 血管障害	脳梗塞，脳出血，ビンスワンガー（Binswanger）病など
3. 感染症	プリオン病，ヘルペス脳炎，HIV脳症
4. その他	頭部外傷，毒性物質による中毒など

表Ⅷ-1-5　認知症症状を生じる主な原因疾患（治療の可能性があるもの）

1. 欠乏性疾患	ビタミン類の欠乏：ペラグラ（ナイアシン欠乏），ビタミンB_{12}欠乏症，ウェルニッケ（Wernicke）脳症（ビタミンB_1欠乏）など ホルモンの欠乏：甲状腺機能低下症
2. 代謝性疾患	肝疾患，腎疾患など
3. 頭蓋内病変	脳腫瘍，硬膜下血腫，正常圧水頭症など
4. 薬物の影響	向精神薬，降圧薬，風邪薬など

> **表Ⅷ-1-6　記憶の障害，認知の障害を補完する工夫の例**
>
> ・本人の行動の1つ1つをその場で指示する
> ・必要な動作をイメージするもの（記憶を引き出す刺激となるもの）を見せる
> 　例）浴室に行く場合に桶に石けんとタオルを入れて渡すなど
> ・見やすいところにその人が理解できる目印を置く
> 　例）漢字または平仮名などその人が理解できる文字や絵を書いた紙を貼る，その人個人のものをベッド周りに置く，好きなものを飾る，日めくりカレンダーなど
> ・必要なものだけ認知できる工夫をする
> 　例）夜はトイレに行く通路だけを明るくする，開けてほしくないドアに壁かけを飾るなど

障害やうつ病などの精神疾患，加齢変化といった認知症以外の原因の可能性もあるため，それを見極める必要がある．

　BPSDを抑制するために，認知症の進行を抑制する認知症治療薬のほか，抗精神病薬，抗うつ薬，抗不安薬，睡眠薬，漢方薬なども用いられる場合がある．しかし，高齢者では薬の量の調整が難しく，副作用の眠気，ふらつき，脱力などに伴い転倒や誤嚥のリスクが高まる．とくにレビー小体型認知症では薬に過敏であることが知られており，量の調整が慎重に行われる必要がある．BPSDに対して薬物療法を行う前に重要なのが，援助や非薬物療法である．環境を整え，その人の心理・行動の状況を理解し，適切な援助を行ったうえで薬物療法を行う．

2 ● 認知症の原因疾患による症状の特徴に基づく対応

　原因疾患の特徴から，起こりうる症状を予測して観察し，適切な対応をとる．

　アルツハイマー型認知症では，一般的に記憶障害が顕著になる．その結果，判断力や問題解決能力，物事を遂行していく力が低下してしまい日常生活の自立が困難になる．生活に支障をもたらす直接的な症状とともに，それがどのような機能の障害から生じているかを把握し，それを補う援助を行う（**表Ⅷ-1-6**）．

　前頭側頭葉変性症の1つである**前頭側頭型認知症**は，人格や行動の変化が顕著となり，生活への支障が大きい．毎日同じ時間に同じ行動をとるなど常同行動がみられる場合は，行動を止めずに見守る，その行動に集中する時間を確保するなどの援助を行う．

　レビー小体型認知症では，症状が1日の中で変動することやパーキンソニズムによる身体面の影響があり，転倒や誤嚥のリスクが高い．まずは症状の現れ方を把握し，安全に生活できるよう対応する．

　脳梗塞や脳出血などの後に生じる**血管性認知症**では，脳の損傷部位によりできることとできないことの差が生じることが特徴である．また，麻痺や嚥下障害など身体面の障害を併せもつことが多い．それまでできていたことができない，周囲の人の対応が変化したということを自覚し，気分が落ち込んだり，怒ったりと感情面の動揺もみられる．ラクナ梗塞の場合は，梗塞部位が徐々に拡大することにより症状も多様になっていく．発症した時期からの身体面の世話や機能訓練のほか，血圧・血糖コントロールや脱水予防など脳血管障害の悪化予防が重要になる．

E. 認知症の高齢者の心理を理解した看護

1 ● 心理と対応

　朝目を覚ましたとき，自分がどこにいるのかわからない，朝なのか夕方なのかわからないという体験をしたことはないだろうか．皆さんなら少し考えて，「昨日このホテルに泊まったな」と思い出したり，「ずいぶん深酒をしたな」と自分を振り返ったり，テレビをつけて時間を確認したりするだろう．記憶し思い出す力があり，自分自身の行動を振り返り，現実を確かめる力があるため，自分がどこで何をしているのかに不安を抱くことはない．

　認知機能に障害があると，自分の行動のつながりが不確かになる．それはたとえば，自分が覚えていない事柄について「昨日，楽しかったね」と明らかに一緒に楽しんだように言われたり，自分がどこにいるかわからないまま「そこにいてください」と言われたり，いつのまにか見知らぬ人から世話を受けていたりする体験になる．長年築いてきた生活上の役割意識や自尊心をもったままこのような状況下に置かれるため，理不尽だと感じたり，自信を失ったり，不安が続いたりする．不安定な心理に対処するため，怒ったり，安心できる誰かを探したり，無気力になったりする．周囲の人たちがこのような心理状況を理解できないと，「怒りっぽくなった」「何もできなくなった」などと誤解され，適切なサポートを受けることができない．

　認知機能に障害がある人がどのような心理状況になるか，その結果どのような行動をとるのかを想像し，それに応じた対応を試みる．認知症の高齢者の言動や症状は複雑で，変動もある．すぐに適切な対応ができるとは限らない．いろいろな状況を考え合わせて，その人に合った対応をみつけていく．

2 ● コミュニケーション方法

　認知症になった人の心理をふまえて，コミュニケーションスキルを用いた安心できる対応，自尊心を傷つけない対応が必要となる（**表Ⅷ-1-7**，**表Ⅷ-1-8**）．失語が生じている場合もあるため，言葉そのものではなく，言葉に込められた意味や行動のサインを感じ取る努力が必要になる．それまでの経過や直前の出来事，その人の生活歴なども参考にしながら推察していく．

表Ⅷ-1-7　基本的なコミュニケーションスキル

・礼儀正しさ，親切な態度
・穏やかな表情，にこやかな表情（ただし，言動と表情は一致させる）
・穏やかな口調，適度な声の大きさ，落ち着いたトーン，スピードが速すぎないこと
・相手に顔を向けて話す
・反応を待つ（伝えることは1つずつにし，了解するまでの十分な時間をとる）
・内容が伝わらなかった場合（理解できない様子の場合），用いた用語を言い換えてみる
・理解できない言葉が繰り返し発せられたときや興奮しそうな様子のときは，相手の言葉や聞き取れた言葉を繰り返してみる（理解しようとしていることを示す）

表Ⅷ-1-8　自尊心を傷つけない対応の例

- さりげなく誘導し，忘れていること・理解できないことでの問題を感じないように対応する

例）見当識の手がかりになるよう「おはようございます．担当の○○です」と声をかける
　　「今日は○日ですね」とさりげなくカレンダーを見る
　　「検査の時間ですね」と検査のスケジュールを書いた用紙を一緒に見る

- 勘違いや忘れていることは援助者が原因であるように対応する

例）医療者がわかりやすく伝えなかったことを謝り，行う必要のある行動，方法を伝え，ぜひ行ってほしいと依頼する

- 患者，利用者ではなく，その人が心地よいと感じる立場の人として対応する

例）その人がよんでもらいたい敬称，よばれ慣れた敬称をつける（○○さん，○○先生）

- 選択や決定にあたって，意見を聞く

例）本人が選択できない様子の場合は，援助者が決めてよいかを尋ね，許可を得てから決める．決めたらそれでよいかを確認する

- 人前で馬鹿にされたと感じるような対応をしない

不適切な例）「私の名前覚えていますか」「今日は何曜日でしょう」「ここはどこかわかりますか」など，理解で
　　　　　　きているかを試す対応
不適切な例）「本当にわかりました?」など，疑いをもった様子での念押し
不適切な例）「この前はできなかったから，今度はこっちでしてあげます」など，子ども扱いした対応

学習課題

1. 認知症と間違われやすい疾病や老化現象はどのようなものがあるか説明してみよう．
2. 認知機能障害を補う対応について話し合ってみよう．
3. 認知症の高齢者とのコミュニケーションで配慮すべき点とその理由を説明してみよう．

引用文献

1）American Psychiatric Association：DSM-5 精神疾患の診断・統計マニュアル（高橋三郎，大野 裕監訳），p.294，医学書院，2014
2）松本一生：介護職と支える認知症―私の診かた，p.17-19，ワールドプランニング，2015
3）日本認知症ケア学会編：認知症ケアにおける社会資源，第5版，p.201，ワールドプランニング，2016

2 認知症の高齢者の家族介護者の理解と支援

この節で学ぶこと

1. 認知症の高齢者を介護する家族の心身の負担を理解する.
2. 認知症の高齢者を介護する家族に対するさまざまなサポートシステムを理解する.

A. 家族の介護負担の理解と対応

1 ● 身体的負担

　認知症の高齢者では，認知症の重症度により必要な介護が異なる．認知症が軽度でも生活の支障が大きい場合があり，声をかけたり付き添ったりして行動を誘導する介助が必要になる．中等度では，本人や周囲の人にとって危険な行動や社会的に容認できない行動がみられるときがあり，その対応は**家族介護者**にとって身体的にも精神的にも**負担**が大きい．認知症の高齢者が夜に行動する場合は，家族介護者も寝ずに付き添ったり，見守ったりしなければならないときがある．軽度，中等度の認知症の高齢者では，行動できるがゆえに，家族介護者の負担が大きくなる．

　重度になると，運動機能も低下し，さまざまな合併症が生じやすくなる．高齢のために複数の疾病をもっていることもあり，疾病の管理も家族介護者に委ねられる．また，食事，排泄，入浴，更衣など，基本的な日常生活動作に介助が必要となり介護量が増す．

2 ● 心理的負担

　家族介護者は身体的な負担だけでなく，心配やいらだち，時間的な拘束感，将来や経済的な面での不安，自分自身の健康上の不安など，心理面でもさまざまな苦痛を感じている．病院や施設に入院・入居して，多少時間的な余裕ができても心配事や不安は続く．医療や住む場所の決定など，責任の重さに対する負担感も生じる．認知症の症状であっても，暴言があったり暴力を振るわれたり，夜間も付き添わなければならない状態が続いたりすれば，身体的な負担に加え，恐怖感やストレスから介護の継続が困難になりやすい．

　医療や福祉の専門職から，認知症の高齢者へのかかわり方などの指導を受けても，その通りにできるとは限らない．指導されたように努力してもうまくいかない場合，心理的負担感は大きくなる．

3 ● 身体的・心理的負担への対応

　まずは家族の話をよく聞き，家族が何に困り，何を望んでいるのかを理解する必要がある．そのうえで家族が望むことに沿って助言をする．家族は，医療者に自分の話を聞いて

もらい，理解してもらえたと思えるだけで負担感が軽減する場合がある．そのときの助言からよい方向に転換できる場合もある．そして，ほかの家族の助けやサービス導入により負担を分けること，休養を十分にとることを勧める．また，認知症が進行するにつれ必要となるサポートを見極め，早めに準備できるようアドバイスする．

　一方，介護を行う中で，認知症の高齢者本来の姿を再発見したり，やりがいを感じたりする家族介護者もいる．介護が自分の人間的な成長につながることを実感する家族介護者もいる．また，家族同士が助け合って介護ができていることを誇りに思うこともある．家族のもつ強みやパワーを生かすように対応する．

B. 家族介護者による虐待の予防

　精一杯介護しても，よい反応が返ってくるとは限らない．認知症の高齢者の言動が理解できず，「なぜ通常の行動がとれないのか」「なぜ自分たちを困らせるのか」と怒りや悲しみが先に立ち，つい手を上げて叩いてしまったり，無視してしまったりすることもある．気づかないうちに**虐待**といわれる言動をとってしまうのである．そんな自分の言動を反省し，つらい思いを抱いている家族もいる．

　適切な介護方法を知らずに，認知症の高齢者の行動を制止したり，部屋に閉じ込めたり，介護をしなかったりする．これらの行動も虐待に相当するが，家族は虐待をしようとしてその行動をしているわけではない．自分の信念に基づいて行動している人もいれば，知識不足や心身の疲労，ストレスゆえに行動している場合もある．最悪の事態としては認知症の高齢者が死にいたる場合もある．家族介護者が自殺する悲劇も生じている．よって早期からの専門的な介入が必要となる．介入の中心となるのは通常，**地域包括支援センター**である．また，外来で医師や看護師が虐待の可能性を発見し，介入を始める場合もある．

C. 代理意思決定支援

　認知症のため高齢者本人が意思決定できないときに，家族が本人に代わって選択したり，承諾したりすることが求められる．これを**代理意思決定**という．たとえば，食事をとれなくなった際に胃ろうをつくるか，中心静脈栄養にするか，何もしないかの選択を家族に求めることがある．急変時に人工呼吸や心臓マッサージを行うか，リスクのある治療を行うかを家族に決めるよう求めることもある．回復が見込めない状況や，リスクを伴う状況を考えると，認知症により本人の意思がつかめないために家族は迷い，悩むことになる．また，施設に入居することを決定した家族が罪悪感をもつ場合もある．

　看護師は，家族の話を聞いて状況や心理的負担を理解したうえで，さまざまな選択肢があること，それぞれの選択によって本人や家族が今後どのようになるのか，考えられるメリット・デメリットを説明する．また，認知症の高齢者本人の価値観や生活信条などを家族に思い出してもらい，本人と家族にとってよりよい方法・決定を模索する．その際，医療者としての価値観や判断とは異なったとしても，家族の決定を尊重し，その決定がよりよい方向に進むように支援する．

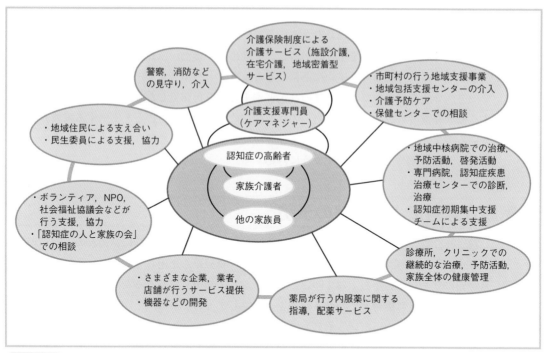

図Ⅷ-2-1 　認知症の高齢者を介護する家族に対するサポートシステム

D.　認知症の高齢者を介護する家族に対するサポートシステム

　　地域包括ケアシステムにおいて家族介護者の支援の中心となるのは，地域包括支援セン
ターまたは**介護支援専門員（ケアマネジャー）**である．要介護認定を受けて，要介護1〜
5であれば，ケアマネジャーに介護保険でのサービスをどのように利用するかを相談する．
自立または要支援1，2の場合は，地域包括支援センターに相談する．介護予防ケアプラ
ンによってサービスを受けるほか，困りごとの相談もできる．サービス提供者（デイサー
ビスの介護福祉士や社会福祉士など）に具体的な介護方法や悩みを相談することもできる．
　　そのほか，**図Ⅷ-2-1**に示すように社会福祉協議会や市町村の保健センター，警察など
の公的な機関，同じ悩みをもつ家族どうしが相談できる場として「認知症の人と家族の
会」などのセルフヘルプグループ，ボランティア団体なども活用できる．また，地域の
人々や薬局，コンビニエンスストア，一般企業など，地域包括ケアシステムの中でさまざ
まな支援が提供されるようになっている．このようなサポートシステムを活用できるよう，
家族介護者に情報を提供する．

学習課題

1.　認知症の高齢者を介護する家族の立場に立って，どのような困りごとがあるかを考えて
　　みよう．また，そのときにどのような支援があったらよいか，話し合ってみよう．

3 認知症の高齢者が地域で安全に安心して暮らすための支援

この節で学ぶこと

1. 認知症の予防と共生との関係を理解する.
2. 認知症を自分ごととしてとらえる視点を学ぶ.
3. 認知症フレンドリー社会とは何かを理解する.

A. 認知症の「予防」

2019年6月, 厚生労働省は認知症施策推進関係閣僚会議において「**認知症施策推進大綱**」をとりまとめ, 認知症施策を進めていくうえでの方向性として, 認知症になっても住み慣れた地域で尊厳と希望をもちながら自分らしい暮らしを続けることができる「**共生**」を目指していくこと, また認知症になることを遅らせ, 認知症になっても進行が緩やかになるような「**予防**」の取り組みを,「共生」の基盤のもとに進めていくことを示した.

1 ● 認知症予防の現状

a. 脳血管性認知症の予防

認知症に関して,「こうすれば認知症にならない」といった確実な予防法があるわけではない. しかし原因疾患に関する研究から,「認知症になりやすい/にくい要因」がわかってきている. たとえば, 脳血管性認知症の原因疾患は, 脳梗塞や脳出血などの脳血管障害である. つまり, 脳の血管が詰まり, また出血を起こして脳の神経細胞が壊死することで, 認知症という状態が引き起こされるのである. ならば, 脳梗塞などの疾病にならないよう注意することが, 脳血管性認知症に対する予防策となる. 脳血管障害は生活習慣病から起こる**動脈硬化**が原因となることが多い. つまり, そうした危険因子をコントロールして動脈硬化の発症を抑え, 脳血管障害をきたさない適切な生活習慣を身につけていくことが脳血管性認知症の有効な予防策となる.

b. アルツハイマー型認知症の予防

またたとえば, アルツハイマー（Alzheimer）型認知症は, 脳内における**アミロイドβ蛋白**の異常蓄積（老人斑）が原因と考えられている. であるならば, アミロイドβ蛋白の蓄積を阻止できれば, アルツハイマー型認知症を予防できる可能性がある. しかし残念ながら, アミロイドβ蛋白がなぜ脳内で異常蓄積を起こすのか, その機序に関してはいまだ明確に解明されていない現状がある. 一方, 種々の研究結果からアミロイドβ蛋白の蓄積を抑える物質がみつかっている. たとえば, 赤ワインに含まれるミリセチン[1~3]やカレーに含まれるクルクミン[4]というポリフェノール, コーヒーに含まれるカフェインや緑茶に

含まれるカテキン[5]は，アミロイドβ蛋白どうしのつながりを阻害する働きがあるとの研究報告がある.

2● 認知症予防の視点

　自分は認知症か，と不安を感じる高齢者は少なくないだろう．不安から食事，運動，サプリメントなど，効果があるといわれるものを試す人もいるに違いない．しかし認知症になる不安に捕らわれてばかりの生き方が，老いを生きる目的になってしまっては寂しくも感じる．老いの中にある人が，自分の人生をどのように生き抜きたいと考えるのかは，認知症予防を考えるうえでも重要な視点に違いない．なぜならば，自分が選ぼうとする生き方が定まるならば，認知症になる／ならないは，さほど問題にはならないとも考えられるからである．認知症になったからといって，人生のすべてが終わりになるわけではない．「認知症は不便だが決して不幸ではない」という認知症当事者の言葉が示すように，認知症を生きる多くの人たちが実際に幸せな人生を生きている．この言葉は，一人ひとりが自らの生き方をみつめ定めて生きていくことこそが，認知症予防におけるもっとも重要な視点であることを示しているともいえるだろう.

a.「共生」とのバランス

　2013年にロンドンでG8認知症サミットが開催されたが，この背景には，世界的に増加する認知症人口と社会経済的費用への不安があったといわれている．日本における2014年の試算においても，必要とされる費用は14.5兆円が予測されており，国の施策として示されるオレンジプラン*や認知症施策推進大綱でも，認知症フレンドリーな社会構築の必要性がうたわれるとともに，認知症予防へと施策の軸足が移されてきた．しかし同時に，予防という言葉ばかりが先行し，認知症にならないための指南本やサプリメント，健康グッズや食材などが，下手をすれば認知症に対する嫌悪感を煽るようなうたい文句とともに宣伝・販売されてきた．日本認知症本人ワーキンググループが出した「認知症とともに生きる希望宣言」は，認知症にならないことばかりが注目されることへの警鐘と理解することもできる．歩むべき方向は，認知症になろうがなるまいが，「生きる」をみつめることであり，また「生きる」を支えることでもあり，それは認知症施策推進大綱にも記されている，「予防」が「共生」の基盤の下にあることの確認でもある.

B. 認知症との「共生」

1● 「共生」の壁

　認知症に関して，今の社会には見えない1つの線が引かれている．その線は，認知症の人とそうでない人とを分ける線である．認知症でない人たちによって引かれたその線は，認知症の人たちを線の向こう側に，そうでない自分たちをこちら側に配置することで，向こう側に対する恐怖感や不安感，嫌悪感などをこちら側の人たちの中に生み出すことに

---

*オレンジプラン:2013年に開始された認知症施策推進5か年計画の通称である．2015年の認知症施策推進総合戦略（通称，新オレンジプラン），さらに節の冒頭で述べた2019年の認知症施策推進大綱に引き継がれた.

なった．社会の中にあるこうした分断は，認知症に限ったことではない．しかし，そのいずれもがともに生きることを妨げる壁となっていることを忘れてはならない．

2 ● 自分ごととしての認知症

見えない線を超えて共生が進むためには，一人ひとりが認知症を自分ごととしてとらえる視点が重要となる．では，認知症を自分ごととしてとらえるとはどういうことか．

a. 可能性としての自分ごと

自分ごととといえば，「自分が認知症になる可能性」を考える人が多いだろう．確かに，65歳以上高齢者の5人に1人が認知症という時代を前に，誰が認知症になってもおかしくはない状況がある．しかし，自分の予防だけに目を奪われるなら，それは「共生」の基盤を欠く「予防」に陥る危険性がある．

たとえば，アイマスクなどで視覚の障害を模擬的に体験することがある．しかしそれは，正常から視覚が欠損した状態の体験にすぎず，4本足の椅子から1本が奪われたアンバランスな感覚に近いといえる．では視覚障害者は，そうしたアンバランスな欠損感覚を生きているのかといえば，むしろ彼らは3本足で自立する椅子のように，与えられた状況を最適なバランスで生きている．つまり，こちら側から向こう側を，おそれや脅威から憶測するのではなく，向こう側で生きる人たちのリアルを理解することも重要となる．

b. 責任としてのジブンゴト

人間知恵の輪という遊びがある．10人ほどが手をつないで輪をつくり，またいだり，ひっくり返ったりと輪をもつれさせ，どれだけ早く元の輪に戻せるかを競うゲームである．

社会とは，さまざまな人が手をつないでつくる輪のようなものといえる．大人も子どもも，障害者も母親も，一緒に手をつなぎつくる社会の中で暮らしている．そして輪の中では，誰かがねじれていたり引っ張られていたり，人によっては絡まった腕が痛くて「助けて」と声をあげながら，日々の暮らしを生きている．しかし，手をつなぎあっているこの社会では，隣の人がスペースをつくれば痛みが緩和したり，皆が少しずつ体を動かせば，つらかった状況が楽になることがある．

つまり，輪の中で起こる問題は，その問題に直面している人だけが対処すべきことなのでなく，手をつなぎ生きている一人ひとりもその責任の一端を担っている，ということなのである．認知症を自分ごととしてとらえるとは，社会の中にある認知症の問題の一端を自分も握っているという責任の自覚でもある．

C. 認知症フレンドリーな社会

安全に安心して認知症を生きることができる社会とは，どのような社会だろうか．近年，同じ意味合いが「認知症フレンドリー社会」，また「認知症に優しい社会」といったフレーズで語られることもある．フレンドリーや優しいという言葉を聞くと，認知症の人に対して友だちのように優しく接するなど，そうした心もちや接し方をする人たちによってつくられる社会と考えるかもしれない．しかし，認知症フレンドリーな社会とはそればかりではなく，地域や社会の中に，またそこに暮らす一人ひとりの人々の中に，認知症と生

きる人たちの暮らしや活動，生きがいに寄り添っていこうとする機能やシステム，デザイン，考え方が備わり準備されてあることを意味している．つまりフレンドリー・優しさとは，社会をつくる人と，その人によってつくられる社会の構造を意味しているのである．そして，社会の中でそうしたさまざまな準備性が高められていくことこそが，安全に安心して認知症を生きることができる社会をつくっていくために目指すべき方向性となる．

a. フレンドリーな主体としての「人」

　厚生労働省は2005年，「認知症を知り地域を作る10ヵ年」の構想を立ち上げ，認知症の普及啓発キャンペーンの1つとして「認知症サポーター100万人キャラバン」をスタートさせた．認知症サポーターとは，認知症に対する正しい知識と理解をもち，地域で認知症の人やその家族に対してできる範囲で手助けする支援者のことをいう．2022年6月30日時点で，13,912,513人が養成講座の受講によって認知症サポーターとなっている．

　また2019年より，近隣の認知症サポーターがチームを組み，認知症の人や家族に対する生活面の早期からの支援などを行う取り組みである「**チームオレンジ**」活動も始まっている．こうした活動は，認知症フレンドリーな社会をつくるうえでの人的な環境整備の1つといえるだろう．

　公的な働きとしては，すべての市町村に配置されている認知症地域支援推進員も人的環境の1つといえる．認知症地域支援推進員は，各市町村が進める認知症施策の推進役であり，認知症の人の医療・介護などの支援ネットワーク構築など，それぞれの地域特性や課題に応じた活動を行っている．

b. フレンドリーな構造としての「環境」

　2012年に発表されたオレンジプランでは，認知症の人と家族，地域住民，専門職などの誰もが参加し集うことのできる場所を地域に普及していくことが示され，**認知症カフェ**がその手段の1つとして紹介された．認知症カフェとは，認知症を生きる人，その家族などが気軽に立ち寄ることができ，地域の人や同じ経験をもつ仲間たちとお茶などを飲みながら，つながりをもちつつくつろげる地域の居場所である．しかし，トップダウンで進められてきた認知症カフェに関し，医療・福祉関係者しか集まらないから行きたくないという当事者の声が聞かれることもないわけではない．地域の多世代，多分野のさまざまな人々をいかに巻き込んで活動を進めていくかは，社会構造的な環境の準備性を高めるうえでは重要なポイントとなる．

　何か新たなものをつくらずとも，地域にあるたとえばスーパーなどを活用することが認知症を生きる人への支援になることもある．たとえば，兵庫県のコープ龍野では，使われなくなったスーパーの一角をフードコートに変え，認知症の人や子育て中の人など，さまざまな人の交流拠点としている．また，福岡県の行橋では，認知症の人が慌てずにゆっくりと支払いができるスローレジをスーパーに設置する活動を進めている．これらは，認知症の人が地域の中で安全に，また安心して生きていくうえでの機能やシステムの準備性を高める活動といえるだろう．

学習課題

1. アルツハイマー型認知症の予防に関する研究報告を文献から整理してみよう.
2. 認知症を自分ごととしてとらえるとはどういうことか. 具体的な例を出し合いながらグループで話し合ってみよう.
3. 地域の中にある認知症フレンドリーをみつけてみよう.

▌引用文献 ▌

1) Masuda M, Suzuki N, Taniguchi S et al : Small molecule inhibitors of α-synuclein filament assembly. Biochemistry **45** (19) : 6085-6094, 2006
2) Lindsay J, Laurin D, Verreault R et al : Risk factors for Alzheimer's disease : a prospective analysis from the Canadian Study of Health and Aging. American Journal of Epidemiology **156** (5) : 445-453, 2002
3) Wang J, Ho L, Zhao Z et al : Moderate consumption of Cabernet Sauvignon attenuates A β neuropathology in a mouse model of Alzheimer's disease. FASEB Journal **20** (13) : 2313-2320, 2006
4) Ng TP, Chiam PC, Lee T et al : Curry consumption and cognitive function in the elderly. American Journal of Epidemiology **164** (9) : 898-906, 2006
5) Kuriyama S, Hozawa A, Ohmori K et al : Green tea consumption and cognitive function ; a cross-sectional study from the Tsurugaya Project 1. American Journal of Clinical Nutrition **83** (2) : 355-361, 2006

4 急性期治療を行う病院での認知症高齢者への看護

この節で学ぶこと

1. 急性期治療を行う病院における認知症の高齢者の課題について理解する.
2. 急性期治療を行う病院における認知症の高齢者の看護について理解する.

A. 急性期治療を受ける認知症高齢者の特徴

　2020年の患者調査によると，入院の74.7％，外来の50.7％が高齢者であることが報告されている[1].　また，高齢化率の上昇に伴い認知症の有病率も上昇しており，2014年の患者調査では急性期の病棟の約2割の患者が認知症であると報告されている[2].　認知症を有する患者は，脳梗塞，肺炎，骨折・外傷，心不全，尿路感染症，片麻痺などさまざまな疾病により入院している.　急性期治療を行う病院において認知症高齢者は増加しており，認知症看護の質の向上が求められている.

B. 急性期治療を受ける認知症高齢者の課題

　認知症高齢者の場合，認知機能障害により，治療上必要な制限や病院の規則などを理解することや，記憶の保持が難しい場合がある.　高齢者の特徴に加え，認知機能障害へのさまざまな配慮が必要である.

1 ● 認知症の診断がされていない

　急性期治療の場では，外来受診や入院の機会に認知症が発見される場合がある.　認知症の診断は受けていないが，認知機能の低下がみられる場合があり，入院時には**せん妄**も発症しやすいため，認知症かどうかの判別が難しい場合もある.

　認知症が疑われ本人や家族が認知症について気づいていない場合，治療可能な認知症もあるため可能であれば早期に診断・治療につなげる.　また，支援が必要な場合には入院中から適切な方法を考え支援につなげることが必要である.

2 ● せん妄が出現しやすい

　入院中の認知症高齢者は認知症に加え，身体疾患や治療による苦痛，脱水や低栄養，薬剤などによりせん妄を起こしやすい状態であり，認知症の症状との判別が困難である.

　また，せん妄の出現により，ルート類の自己抜去や，転倒・転落などの事故が起こりやすく治療を継続することが困難な場合がある.　さらに，それらを回避しようと**身体拘束**を

行うと, せん妄はさらに悪化や遷延化する場合がある.

　せん妄はせん妄リスクの3因子（準備因子, 直接因子, 促進因子）を評価し, 身体疾患の治療を行い, せん妄の直接因子の改善, 促進因子への介入を行い, せん妄の予防, 発症時には重症化を予防する.

3● 入院が長期化しやすい

　入院を機に疾病や治療による安静のために日常生活動作（ADL）や認知機能の低下をきたし, 入院が長期化しやすい. 認知症高齢者は認知機能の低下があるために, 退院先は医療者のアセスメントや家族の意見が大きく影響する. 医療者のアセスメントには認知機能やADLが含まれるが, 入院時はせん妄を合併していることが多いため, 認知症高齢者の能力は低く見積もられてしまう場合もある. これらのアセスメントが適正に行われなければ, 認知症高齢者自身が望む生活を支援することは困難であり, 入院は長期化する. 認知症高齢者の退院支援は医師, 看護師だけでなく, 患者本人を中心に多職種によるアセスメントや支援が必要である.

C. 急性期治療を行う病院での認知症高齢者の看護

1● 包括的なアセスメントを実施する

　認知症高齢者は認知機能の低下に伴い, 自分自身の症状を的確に言葉で表現することが困難な場合がある. また疾病や治療による苦痛を興奮や大声などで表現する場合があり, 周囲から認知症の症状としてとらえられてしまうことにより, 身体の不調や症状の悪化が見過ごされやすい. 症状や行動の背景にあるものや, 理由は何かを, 本人の立場から考えることが重要である.

　認知症高齢者のアセスメントは, 主疾病や出現している症状のみに焦点を当てるのではなく, 認知機能障害や生活歴, 既往歴などを関連づけて包括的なアセスメントを実施することが重要である.

2● 不安や混乱が最小限となるコミュニケーションを図る

　認知症高齢者は, 入院による環境の変化や治療により, 不安や混乱をきたしやすい. 検査や治療の説明の際には, わかりやすい言葉を用いて説明することや, コミュニケーションの際には表情やジェスチャーを用いた非言語的コミュニケーションを活用することも有用である.

　また, 視力・聴力の低下など感覚機能の低下がないかを確認し, それらを補うために眼鏡や補聴器を使用することや, 読みやすい文字の大きさ, 声の大きさや話すスピードを調整するなど工夫する.

　短期記憶障害があり, 検査や治療について忘れてしまう場合はていねいに繰り返し説明することが重要であるが, 文字を理解できる場合は言葉だけで伝えるのではなく, 伝えたい内容を文字やイラストにして示すなど視覚的なアプローチが有効な場合もある.

3 ● 心身の苦痛を予測し緩和する

　入院すると認知症高齢者は病院の規則，集団生活，治療による安静などさまざまな環境の変化やストレスを体験する．また，認知機能障害があるため，状況や規則を理解することが難しく，理解をしてもすぐに忘れてしまう場合がある．その結果，ほかの患者に迷惑となるような行動をしたり，治療に必要な行動がとれなかったりする．医療者は，まずこのことを理解しておく必要がある．しかし，「認知症だから」と病気のせいにして行動の理由を考えないと適切な対応にはつながらない．身体的な苦痛だけでなく，認知機能障害があるがゆえの苦痛を予測し，それらを緩和することが必要である．

　また，認知症高齢者は苦痛を言語的に表現できない場合もあり，疾病や治療の経過の中で一般的に起こる苦痛について予測し，予防策や緩和のためのケアを講じることが必要である．

4 ● 今後の生活を見据えた退院支援を行う

　認知症高齢者の**退院支援**は入院時から開始する．入院は治療を目的としているため，効率的・効果的に治療を進めることが退院支援となる．また，その際ADLを維持することも併せて行う必要がある．治療を進めるうえで身体拘束は原則禁止であり，やむをえず実施する場合は，身体拘束実施の3原則に則り慎重にチームで検討すべきである．身体拘束は認知症高齢者のADLや認知機能を低下させ，入院の長期化や生きる意欲も奪う可能性がある．

　入院時より，退院先の意向や自宅での生活状況について本人・家族に情報収集を行い，多職種間で情報共有をする．また目標を設定し，患者・家族，多職種で共有することも重要である．

D. 急性期治療を行う病院におけるチームアプローチ

　身体疾患のために入院した認知症患者に対し，病棟における対応力とケアの質の向上を図るため，病棟での取り組みや多職種チームによる介入を評価する**認知症ケア加算**の算定が2016年に開始され，急性期医療における認知症高齢者への看護師の質を向上していくことが求められるようになった．

　認知症ケア加算では，「認知症高齢者の日常生活自立度判定基準」におけるランクⅢ以上に該当する者を対象とし（重度の意識障害のある者を除く），病棟における認知症患者への個別的な支援をすることが算定要件となる．

　また，認知症ケア加算では減算項目として**身体拘束**があげられており，認知症患者へ身体拘束を減らす・しない取り組みを後押しするものとなっている．

　認知症ケア加算Ⅰでは，認知症ケアにかかわる専門知識を有した多職種からなるチーム（**認知症ケアチーム**）を設置することが求められており，①常勤医師，②常勤看護師，③常勤社会福祉士または精神保健福祉士がチームメンバーとして必要になる．認知症ケアチームは週に1回以上の巡回を行い，認知症ケアの実施状況の把握や病棟スタッフへの助言などを行い，認知症患者のケアに関するカンファレンスを実施する．認知症ケアチーム

の看護師は，認知症患者等の看護に従事した経験を5年以上有する者で，認知症看護にかかわる適切な研修を修了した専任の常任看護師とされており，**老人看護専門看護師**や**認知症看護認定看護師**などが含まれる．認知症ケアチームの看護師はチームの要となり，病棟看護師として認知症看護の質の向上を図る．

　病棟では，認知症患者の認知症症状の悪化を予防し，身体疾患の治療を円滑に受けられるよう環境調整やコミュニケーション方法などについて看護計画の作成，計画に基づいた実施，カンファレンスでの評価を行う．また，認知症ケアチームや他の専門チームと連携を図りながら，認知症患者への看護の質の向上を図る．

学習課題

1. 認知症の高齢者に検査や治療について説明する際に配慮すべき点とその理由について考えてみよう．
2. 認知症の高齢者の病室の環境調整の際に配慮すべき点とその理由を考えてみよう．

引用文献

1) 厚生労働省：令和2年（2020）患者調査の概況，p.4，〔https://www.mhlw.go.jp/toukei/saikin/hw/kanja/20/dl/suikeikanja.pdf〕（最終確認：2023年1月18日）
2) 中央社会保険医療協議会総会：第315回議事次第，入院医療（その6），p.5，〔https://www.mhlw.go.jp/file/05-Shingikai-12404000-Hokenkyoku-Iryouka/0000105049.pdf〕（最終確認：2023年1月18日）

第IX章

高齢者のエンド
オブライフケア

学習目標

1. 高齢者が最後まで生への主体性と個性を保持し，安らかな死を迎えることができるよう，
   看護師が養うべき態度，看護のあり方を学ぶ.
2. 人生の最終段階における医療・ケアの決定プロセスを尊重した意思決定支援について学
   ぶ.
3. 地域，病院，施設など，さまざまな場で高齢者を看取る家族への支援方法を学ぶ.

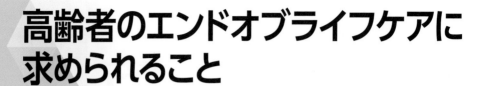

1 高齢者のエンドオブライフケアに求められること

この節で学ぶこと

1. 高齢者のエンドオブライフケアの基本的な考え方を学ぶ.
2. 高齢者のエンドオブライフケアにおける看護師が果たすべき役割について学ぶ.

A. エンドオブライフケアと関係する言葉の概念

　同じ意味をもちながらも，時代とともに少しずつ新たな意味が加わり言葉が変化している. そのため，エンドオブライフケアと関係する言葉を整理しておきたい.

1 ● エンドオブライフケア

　エンドオブライフケア（end-of-life care）は，1990年代から米国やカナダで使われるようになった言葉である. 国際的にみるとエンドオブライフケアには，「狭義」と「広義」の2つの考え方がある.「狭義」の意味でのエンドオブライフケアは，主にヨーロッパでの考え方である. 死が差し迫った「数時間〜日単位」の時期に，患者に提供される包括的なケアを指す.「広義」の意味は，主に北米の考え方であり，患者・家族と医療スタッフが死を意識するようになったころから始まる「年単位に及ぶ幅のある期間」を指している. しかし，エンドオブライフケアの定義はいまだ確立しているとはいえない[1].

2 ● 終末期ケアとターミナルケア

　ターミナル（terminal）という言葉は「終末の」「末期の」という意味がある. そのため，**終末期ケア**と**ターミナルケア**は同義語として使われている. ターミナルケアは，1950年代に米国や英国で提唱された考え方で，人が死に向かっていく過程を理解し，医療のみでなく**全人的**な対応をすることといわれている.『医学大辞典 第2版』（医学書院，2009年）では，ターミナルケアを「予後3〜6か月と診断された患者，あるいは，これ以上の積極的治療の効果が期待できないと判断された患者とその家族に対し，症状の緩和と苦痛の除去を主体としQOLの向上を目指して行われる医療・看護」と定義している.

　ターミナルケア同様，一般的には終末期を"予後3〜6ヵ月"としていることが多い. 2012年に日本老年医学会が「高齢者の終末期の医療およびケア」に関する「立場表明」を行った[2]. その中で「終末期」とは，「病状が不可逆的かつ進行性で，その時代に可能な限りの治療によっても病状の好転や進行の阻止が期待できなくなり，近い将来の死が不可避となった状態」としている. その中には具体的な期間の規定を設けていない. その理由は，高齢者の場合，「余命の予測が困難」であるためとしている. また，高齢者は心身

ともに個別性が高いことから，年齢で決めることも不適切であると考え，規定を行わな
かったとしている[2]．

3 ● ホスピスケア

　ホスピスケアは，1960年代から英国で使われるようになった言葉である．患者・家族
の身体，精神，社会，スピリチュアルなニーズを満たすことを目的とする全人的アプロー
チである．多職種チームによって，その人のニーズと選択に基づいたケアを提供すること
が本来の目的である．

4 ● 緩和ケア

　世界保健機関（WHO）では，2002年に**緩和ケア**（palliative care）を「緩和ケアとは，
生命を脅かす病に関連する問題に直面している患者とその家族のQOLを，痛みやその他
の身体的・心理社会的・スピリチュアルな問題を早期に見出し的確に評価を行い対応する
ことで，苦痛を予防し和らげることを通して向上させるアプローチである」と定義してい
る[3]．病気が治る・治らない状態かは区別しておらず，ある特定の疾病だけを対象にして
行われるケアとも定義づけされてはいない．しかし，現実としてはがん患者を中心として
提供されてきたという経緯があり，「緩和ケアはがん患者のためのもの」という意識が，
一般市民や医療スタッフの中にも根づいているということがある．だが近年では，慢性疾
患や認知症の緩和ケアについても議論されている．緩和ケアの意味を正しく理解したうえ
で，必要な対象に緩和ケアが提供されなければならない．

B. 人生の最晩年の生を支えるエンドオブライフケア

1 ● 高齢者のエンドオブライフケア：有終の美を飾るケア

　高齢者のエンドオブライフケアに関する系統的・包括的なプログラムである「End-of-
Life Nursing Education Consortium-Japan高齢者カリキュラム看護師教育プログラム」
では，エンドオブライフケアを「病いや老いなどにより，人が人生を終える時期に必要と
されるケア」と定義している[4]．そして，特徴として以下のことがあげられている[4]．

　①その人のライフ（生活・人生）に焦点を当てる
　②高齢者・家族，医療スタッフが，死を意識した頃から始まる
　③QOLを最期まで最大限に保ち，その人にとってのよい死を迎えられるようにする
　　ことを目標とする
　④疾患を限定しない
　⑤高齢者も対象にする

　また，上述した「立場表明」には，「すべての人は，人生の最終局面である「死」を迎
える際に，個々の価値観や思想・信条・信仰を十分に尊重した「最善の医療およびケア」
を受ける権利を有する」と述べられている[2]．価値観や思想などを尊重するためには，高
齢者のこれまで生きてきた文化に関心を寄せるということでもある．高齢者の個性や生き

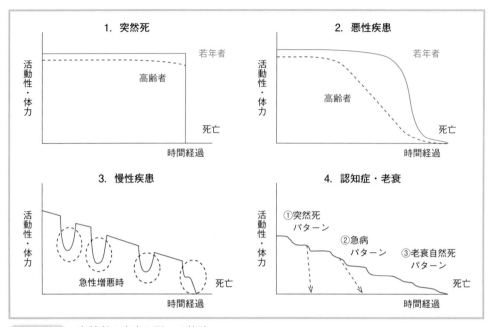

図Ⅸ-1-1　高齢者の疾病と死への軌跡
［大蔵 暢：「老年症候群」の診察室―超高齢社会を生きる, p.208-209, 朝日新聞出版, 2013より許諾を得て改変し転載］

方，**スピリチュアリティ**は長年培ってきた文化の影響を受けている．高齢者の個性や生き方，スピリチュアリティを尊重することが，その人の存在や人生を大切にすることになる[5]．すなわち，高齢者のエンドオブライフケアとは，高齢者の豊かな最晩年をつくり，人生の最晩年の生を支えるケア，有終の美を飾るケアである．

2 ● 高齢者の疾病と死への軌跡

　高齢者の疾病と死への軌跡を**図Ⅸ-1-1**に示した．突然死とは，通常の生活を営んでいた健康にみえる人が，24時間以内に死にいたることである．心筋梗塞，脳血管疾患が多い．年齢が高くなるほど，急かつ予期せぬ死にいたる危険が高い．悪性疾患の場合は，若年者はさまざまな苦痛症状を伴いながらもぎりぎりまで身体の恒常性を保ち，最期には死にいたる．しかし，高齢者の恒常性はより脆弱なため，早い時期から虚弱化が進行する．そして，臨床経過と予後予測をすることがある程度可能である[6]．慢性疾患の経過の特徴は，急性増悪を繰り返しながら虚弱が進行していく．高齢者の場合，急性増悪時に医療機関で入院加療を受けることが多く，それによりさらに虚弱化が進み合併症を併発し，死にいたることもある．認知症・老衰では，全介助の状態となり，長い経過を経て死にいたる．しかし，この経過の中でも，以下のようなパターンがある[7]．

①ついさっきまで元気に話していた高齢者が，急に心肺停止状態になる突然死
②肺炎や尿路感染症のような急性疾患に罹患して死にいたる
③認知機能や嚥下機能が低下して誤嚥性肺炎を繰り返しながら，数ヵ月から年単位の経過をたどり亡くなる

3● 死を見据えながらケアすることの重要性

老いることは，加齢に伴う機能の低下により，徐々に日常生活動作や生命維持機能が低下してくることである．そして，死にいたる．それが自然の摂理である．要介護状態で療養生活に入っている虚弱な高齢者は，経過から考えていつ死が訪れるかわからない．だが，虚弱であっても，その状態を維持している高齢者もいる．

高齢者の終末期の過程の特徴として，死にゆく過程の「多様性」，そして，予後予測がきわめて困難であるという「意外性」がある[6]．85歳以上の超高齢者は，予備力が低下することで，誤嚥性肺炎などを繰り返しているうちに，入院したまま医療者も気づかないまま，いつのまにか死を迎えることがあり，終末期の見極めにくさがある[8]．だからこそ，死をタブー視するのではなく，その人らしい人生の最晩年を送るためにも，死を見据えた広義の意味でのエンドオブライフケアが必要になる．

C. 高齢者のエンドオブライフケアにおいて看護師が果たすべき役割

1● 高齢者の意思の尊重

意思が表出できる高齢者の意思を尊重するのはもちろんのこと，それが難しい高齢者に対しても，提供するケアや課題に対し，もし意思を表出することができたらどのような希望や反応を示すだろうかと，多職種チームなどで推察していく必要がある．85歳以上の超高齢者の場合，病に伏した際，肝心の本人には何も知らされず，希望する死に方が選べない場合が多いという現実がある[8]．まずは本人に確認するという基本的な姿勢を忘れてはならない．

2● 尊厳の保持：生を支える

高齢者の看取りは日々のケアの積み重ねでもある．**日々のケアを通し「この看護師の人に看取られたい」**と思われるような態度，言葉かけ，ケアの提供こそが健やかで安心した生活につながる．人生の幕を閉じる最期の瞬間も大切であるが，日々のケアを誠実に行うことが大前提である．毎日，繰り返されるケアをていねいに行ってこそ，高齢者の**尊厳の保持**につながる（**図IX-1-2**）．尊厳の保持につながる日々のケアとして，以下のことを意識してほしい[9]．

　①清潔の保持
　②不動による苦痛の解除
　③不作為（必要なケアが提供されないこと）による廃用症候群の予防
　④関節の変形・拘縮の予防
　⑤呼吸の安楽
　⑥経口摂取の確保
　⑦尊厳ある排泄手法の確保
　⑧家族へのケア

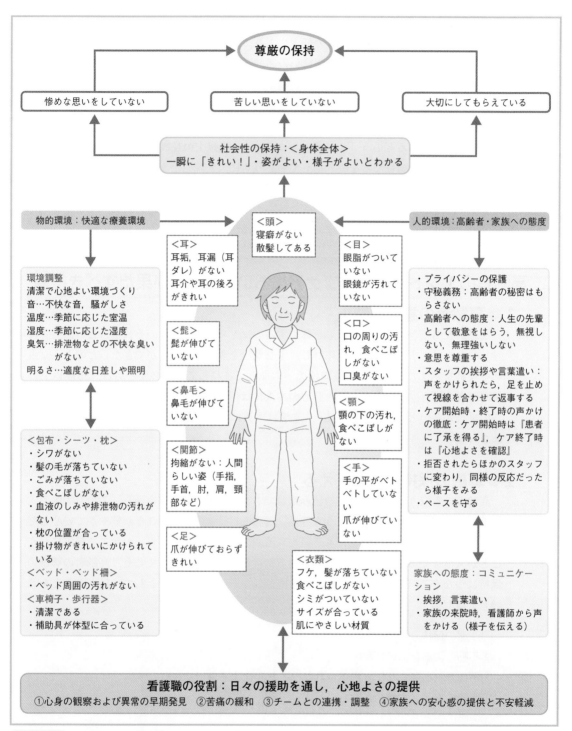

図Ⅸ-1-2　高齢者の尊厳の保持

[桑田美代子：認知症の人のエンド・オブ・ライフ．認知症の人びとの看護（中島紀恵子監編），第3版，p.183，医歯薬出版，2017より許諾を得て改変し転載]

　予備力・回復力が低下している高齢者の場合，急性期の段階から終末期にいたるプロセスを考慮しケアを提供する必要がある．たとえば，身体の変調をきたし急性期病棟に入院しても，疾病だけに注目するのではなく廃用症候群の予防を視野に入れたケアを実践する．そうすることで関節の拘縮予防にもなり，残存機能の活用もできる．おのおのの場で，生活者として高齢者へケアを提供することが重要である．そのプロセスがあってこそ，最期の瞬間につなげることができるのである．

3● 心身の症状マネジメント

　高齢者の疾病と死への軌跡で示した通り，高齢者の背景からこれまでの経過，今後起こりうる症状などについて予測しておく必要がある．余命の見極めが困難である高齢者ではあるが，発症した症状が**可逆的**なのか，**不可逆的**であるのかを判断する必要がある．その判断を行うためには，日々のケアの中で関心を寄せ高齢者の心身の状態を把握し，"いつもと違う"という変化をキャッチできる観察力と，病みの軌跡から起こりうる状態を予見する想像力が求められる．そのときに疾病だけでなく，老年症候群，フレイル，廃用症候群の視点も合わせてアセスメントする必要がある[10]．

4● 日々のケアが緩和ケア：あらゆる苦痛の軽減

　痛みがあっても言葉に発して訴えられなくなるのが高齢者である．また，看護師も「痛い」という言葉を確認することで，痛みの存在を知る．高齢者から主観的な訴えがなくても，疾病の経過から痛みを想像する必要がある．痛みは疾病ばかりではなく，老いることによる**慢性疼痛**もある．低活動性による動かない痛み，**不動による痛み**もある．

　また，身体的な痛みだけでなく，私たちのケア方法で苦痛を生じさせていることもあるかもしれない．生活を営むうえで人から手を借りないではいられない全介助状態になったとしても，拘縮のない人間らしい寝姿や清潔が保たれた皮膚の状態，口臭がなく乾燥していない口腔などを見て，誰しもが気持ちよい印象を受けるであろう[11]．未熟な援助技術により，高齢者に安楽をもたらすための生活援助のはずが，苦痛を与えている場合が少なくない．たとえば，食事を無理強いする，身体を引きずりながら体位変換をするなどがある（**図IX-1-3**）．加齢に伴う身体機能の低下や皮膚の状態の変化などを考慮した生活援助を提供できるよう，スキルアップを図らねばならない．**介護職者**とともに活動している場合は，注意点を伝えるなど，ケア方法について指導を行う役割が看護師にあることも忘れてはいけない．

D. 質の高いエンドオブライフケアを目指して：多職種連携

1● チームアプローチの重要性

　質の高いエンドオブライフケアを提供するためには，医師と看護師だけでは不十分である．よって，多職種による**チームアプローチ**が重要となる．チームメンバーは，本人，家族，そして医師，看護師以外には，生活援助に関することは介護職や理学療法士・作業療法士，社会資源の活用などはソーシャルワーカー，食事については管理栄養士，その他に

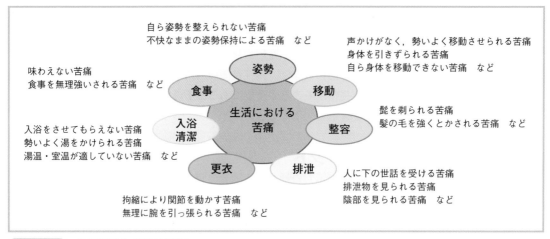

図Ⅸ-1-3　生活援助における苦痛
［桑田美代子：豊かないのちの看取り―生活の中のケア．緩和ケア17（2）：97-101，2007より引用］

はボランティアも含め地域で活動している人々などである．チームでかかわることで多角的に柔軟にかかわることができる．看護師がチームメンバーとして今後もっともかかわりが深くなるのは介護職である．介護職も生活援助の専門家である．日常生活援助を通じ，高齢者とのかかわりが多い介護職との連携が重要である．

2●チームメンバーとしての支え合い

　チームアプローチを円滑にするためには，カンファレンスをもつことである．コミュニケーションを通し，チームメンバーどうしが互いを理解し，支持し，ともに歩もうとする姿勢が生まれるのである．高齢者・家族の状況に応じリーダー的役割の職種が必要になるが，高齢者のエンドオブライフケアについては，看護師が大きな役割を担っていることには変わりはない．また，エンドオブライフ期を支えることは，支える側のスタッフにとってもストレスが生じる．一人で悩み葛藤しないためにも，チームメンバーで支え合うことが欠かせない．

学習課題

1. 高齢者のエンドオブライフケアについて話し合ってみよう．
2. 高齢者のエンドオブライフケアにおいて看護師の果たす役割について説明してみよう．
3. 高齢者のエンドオブライフケアにおける多職種連携について話し合ってみよう．

■引用文献■

1) Radbruch L, Payne SA : White paper on standards and norms for hospice and palliative care in Europe : Part 1,
〔https://www.researchgate.net/publication/279547069_White_paper_on_standards_and_norms_for_hospice_and_palliative_care_in_Europe_Part_1〕（最終確認：2023年1月18日）
2) 日本老年医学会：「高齢者の終末期の医療およびケア」に関する日本老年医学会の「立場表明」2012，〔https://

www.jpn-geriat-soc.or.jp/proposal/pdf/jgs-tachiba2012.pdf〕（最終確認：2023年1月18日）

3）日本ホスピス緩和ケア協会：ホスピス緩和ケアの歴史と定義，〔https://www.hpcj.org/what/definition.html〕（最終確認：2023年1月18日）

4）ELNEC-J 高齢者カリキュラム モジュール1：エンド・オブ・ライフ・ケアにおける看護．エンド・オブ・ライフケア 指導者用アウトライン指導者用ガイド2020，p.31，2020

5）ELNEC-J 高齢者カリキュラム モジュール5：エンド・オブ・ライフ・ケアにおける文化への配慮．エンド・オブ・ライフ・ケア 指導者用アウトライン指導者用ガイド2020，p.9，2020

6）平川仁尚：高齢者の緩和医療．日本老年医学会雑誌48（3）：216-220，2011

7）大蔵 暢：「老年症候群」の診察室—超高齢社会を生きる，p.205-214，朝日新聞出版，2013

8）矢野真理：超高齢者のエンド・オブ・ライフケアに関する文献検討．日本赤十字看護学会誌19（1）：49-57，2019

9）大田仁史：介護期リハビリテーションのすすめ，p.127，青海社，2010

10）ELNEC-J 高齢者カリキュラム モジュール2：症状マネジメント．エンド・オブ・ライフ・ケア 指導者用アウトライン指導者用ガイド2020，p.9，2020

11）福田卓民，沖田 実：エンド・オブ・ライフケアとしてのリハビリテーション．エンド・オブ・ライフケアとしての拘縮対策—美しい姿で最期を迎えていただくために，p.11-19，三輪書店，2014

2 意思決定支援とアドバンスケアプランニング

この節で学ぶこと

1. 意思決定支援とアドバンスケアプランニング（ACP）と事前指示（AD）や生命維持治療に関する医療指示（POLST）について理解する.
2. 人生の最終段階における高齢者の意思決定支援に関する動向や方法を学ぶ.
3. 人生の最終段階における高齢者の意思決定支援を行うことの意義について学ぶ.

A. 人生の最終段階における高齢者の状況

　人生の最終段階には積極的な延命治療を望むのか，またはどの程度の医療ケアを望むのかなどによって，それが可能な場所や保険サービスの種類が異なる. そのため，その準備や手続きが必要であるが，長寿社会の中，本人や家族を含め周囲の人々にも病気・障害・老化・死などがあり，自助・互助が困難になっているケースは少なくない. そのため，本人があらかじめ自分の価値観や希望を考え準備することや，支える側ではそのコミュニティの多様な資源や選択肢を知り，高齢者の望む生活や療養のために乗り越える方法を創造できることが必要であるだろう. たとえば，神奈川県横須賀市では，一人暮らしで身寄りがなく，生活にゆとりがない一定の条件を満たす高齢者に対して，リビング・ウィルや死後事務（葬儀・納骨など）に関する生前契約と支援プランの策定と保管を行い，病院からの問い合わせに応じられる事業がある[1].

B. 意思決定支援とアドバンスケアプランニングと事前指示や生命維持治療に関する医療指示

　意思決定支援とアドバンスケアプランニング（advance care planning：ACP）と事前指示（advance directive：AD）や医療指示（physician orders for life sustaining treatment：POLST）について図Ⅸ-2-1へ示す. 意思決定支援は，人生の最終段階に限らず，障害などで意思決定支援が必要な場合にも実施される. ADは，人生の最終段階の医療に関する決定を本人が事前に行い文書などにしたものであり，医療の延命処置に関する希望のリビング・ウィルや，代理意思決定者の選定を含む. さらに，POLSTでは心肺停止ではない場合に優先する医療処置やケアを含み，医師と決定する. それを，ACPでは一時的な決定ではなく，継続的に話し合うプロセスとしたものであり，本人，家族，専門職などのチームで進められ，医療だけでなく生活に関することも含まれる.

　ACPの定義はさまざまである. 国内では日本老年医学会により，「ACPは将来の医療・ケアについて，本人を人として尊重した意思決定の実現を支援するプロセスである」と定

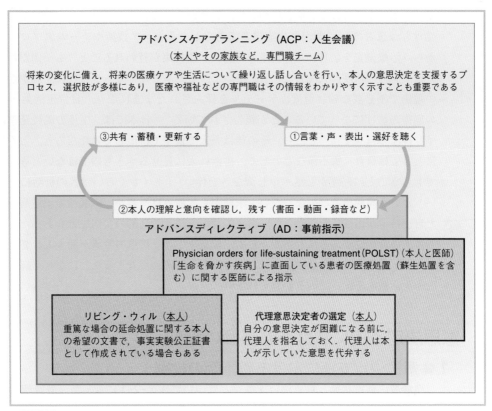

図IX-2-1　意思決定と ACP のサイクル

義されている[2]．ほかにも，さまざまな局面での継続的な実施を想定して，「将来の意思決定能力の低下に備えて，今後の治療・ケア，生活について，本人・家族など大切な人そして医療者が話し合うプロセスである．話し合う内容は，現在の病状と今後の見通しのみならず本人の価値観や希望，人生や生活の意向を含む．それらの内容は心身状態の悪化など病状が経過する中で変化することを前提として，さまざまな局面で繰り返し行われるものである」と定義されている[3]．さらに，厚生労働省では，ACPの愛称を募集して「**人生会議**」と名づけ，『人生の最終段階における医療・ケアの決定プロセスに関するガイドライン』[4] 2018年改訂版にACPの概念を含めた．

　対話が可能なうちに病気・障害・事故や不可避である多様な死に備えて，自己の価値観や意思を確認して家族らや医療などの専門職との共有を行っておくことや，そのプロセスを継続して行っていくことが必要である．

C. 高齢患者の看護に関する意思決定についての課題

　高齢者の治療や療養生活の決定において，本人の意思を十分に確認せず，家族と医療職で決めてしまっていること，家族の意向が強く働くこと，本人が遠慮などで人任せであることなどにより，本人の望む生活とは異なる場合がある[5]．看護の場では，本人の意思に

基づく療養生活ではない場合について，葛藤が生じている．これは，一般病院の看護師が受けもつ患者の1〜3割が認知症患者であるが，そのケア技術やチームアプローチの不足から，治療優先を名目に身体拘束や薬物による拘束が行われること[6]も一因だろう．たとえば，急性期病院に入院した患者について，トイレ介助やオムツ交換に手間がかかるなどの理由で不必要な膀胱留置カテーテルを挿入されたままになり，日常生活動作（ADL）の回復の妨げになっていることが報告されている[7]．日本では，生後の成長発達によりトイレ排泄の自立を獲得したら，その後は一人で個室で排泄してきただろう．とくに高齢者にとっては穢れ，御不浄などとして，排泄は人に見せるべきものではないと考え，支援してもらうことに恥ずかしさや申し訳なさを伴い，「トイレくらいは人の世話になりたくない」という高齢患者は少なくない．末期がんで痛みはあるが，麻薬性の鎮痛薬を使用すると自己排泄が困難になるからと，あえて使用を控えた高齢の女性患者もあった．もし，自然排泄の可能性があるにもかかわらず，尿意やトイレ排泄の希望が聞き入れてもらえないならば，自分らしい生活を送ることを我慢したり諦めたりすることになり，高齢患者の権利や生活機能を奪っているかもしれない．

D. 意思決定支援における看護師の役割

1 ● 意思決定支援における看護師の役割

　高齢者の健康状態と意思決定支援などについて**表IX-2-1**に示した．看護師は，高齢者の死までの道のりについて，抱えている疾病や障害，フレイルの状態，これまでの回復の過程などをふまえて，先の見通しをわかりやすく示すことも必要とされる．しかし，人によっては死への不安や恐怖心などからそれを聞くことを躊躇するかもしれない．その場合，直接的な話ではなく，今の段階でしておいたほうがよいことや，共通の目標をもてるようにするとよいかもしれない．人生の最終段階では，これまで高齢者が獲得してきた機能や資源の喪失とともに，人としての誇りまで奪わないよう，長い人生を生き抜いてきた先輩であることを尊重したかかわりが重要である．

　看護師による意思決定支援およびACPのプロセスとしては，以下の通りである（**図IX-2-1**）．

①高齢者本人からの表出を促すとともに，観察・アセスメントして全体から察する．
②本人の理解と意向を確認し，記録として残す（文書・動画・録音など）．
③本人を含むチームで共有する．
④本人の状況の変化や気持ちの揺れも察知し，適宜①〜③のプロセスを繰り返す．

　ACPを支援する看護師が経験する倫理的ジレンマ[8]として，「患者からの非現実的な治療の要望」「患者と家族の意向の違い」「医療・福祉従事者間の意向の違い」「病状の説明を望まない患者」「身寄りのない患者の代理意思決定」が示されている．これを乗り越えられるようにするために，事例の蓄積による解決策の提案もあるとよいだろう．

表IX-2-1　高齢者の健康状態と意思決定支援など

フレイル	健康　　　　　　　虚弱・障害		重篤
病みの軌跡	前軌跡期　　　回復期　　　　不安定期　　　下降期		急性期　　　臨死期
ケア	健康　　　　要支援　　　　要介護　・　医療		
意思の主体	本人		家族などの本人以外
	支援つき意思決定		代理意思決定
意思決定の種類*	【expressed wish】 本人から表出された意思，選好，希望	【best interpretation of will and preference】 本人から意図的に表出されたメッセージ／意図的ではないが本人の選好を明示する情報に基づき他者が解釈する	【objective best interest】 客観的な最善の利益
方法	さまざまな手段による傾聴 エンパワメント，権利擁護	さまざまな手段による察知 エンパワメント，権利擁護	客観的な情報を基に，他者が解釈した最善の利益
現行の意思決定やその支援に関するガイドラインの適用範囲の例	障害者福祉サービス等の提供に係る意思決定支援ガイドライン		
	可能な限り本人自らが意思決定できるように支援する	本人の意思の確認あるいは意思および選好を推定する	本人の最善の利益を検討する
	認知症の人の日常生活・社会生活における意思決定支援ガイドライン		
	本人の意思決定を引き出す		
	意思決定を踏まえた後見事務のガイドライン		
	すでに引き出されていた本人の意思や選好についての情報を共有する 本人の療養生活で意思決定をふまえた支援が行われているか見守る		
	人生の最終段階における医療・ケアの決定プロセスに関するガイドライン		
	医療従事者から適切な情報の提供と説明がなされ，本人と医療・ケアチームとの合意形成に向けた十分な話し合いをふまえた本人による意思決定	本人の意思確認が困難な場合は，家族らが推定できる本人意思を尊重する	本人の意思の推定が困難な場合には，何が本人にとって最善であるかを家族らと協議し，最善の方針をとる
医療の選択肢例	心停止時：CPR　Full Code ／ DNAR 重篤時：Comfort-only ／非侵襲的医療処置まで／侵襲的医療も含む 治る見込みがないとき：人工的水分・抗生物質・血液製剤・人工透析など　開始／開始しない／中止		

* 「意思決定の種類」の部分は，名川 勝：表0-4三つの原則．事例で学ぶ 福祉専門職のための意思決定支援ガイドブック(名川 勝，水島俊彦，菊本圭一編)，p.6，中央法規出版，2019を参考にした．

2●事　例

（事例）**母親の胃ろう造設に迷いがある家族の意思決定支援**

　　入院患者のAさん（88歳，女性）はレビー小体型認知症である．50歳の娘Bさんが，母親の食事量が減ったことを気にして外来受診に付き添うと，胃ろうが勧められた．今回は胃ろう造設のための入院である．C看護師が検温のために訪室すると，面会中のBさんが不安げに「外来では，先生に言われて気が動転してここまできましたが，胃ろうが本当によいかどうかわからないのです」と問いかけてきた．

a. 事例のポイント

　　意思決定支援やACPにはさまざまなアプローチ方法が開発されているが，今回は国際的な分類であり生きることの全体像とされている国際生活機能分類（ICF）（p.200，**図**

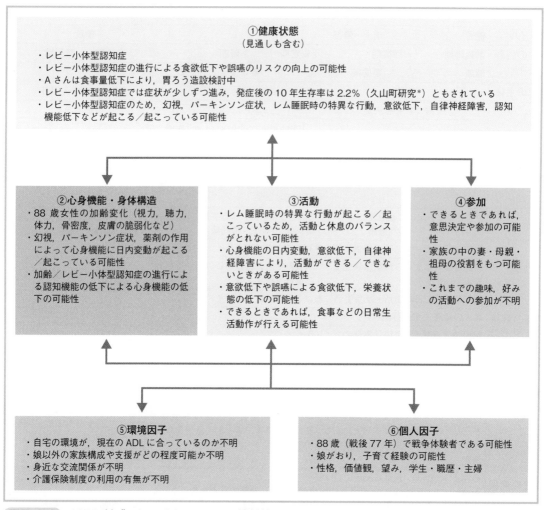

図Ⅸ-2-2　ICF に基づいた A さんについての情報整理
* 久山町研究：Matsui Y, Tanizaki Y, Arima H et al：Incidence and survival of dementia in a general population of Japanese elderly: the Hisayama study. Journal of Neurology, Neurosurgery, and Psychiatry **80**(4)：366-370, 2009

Ⅴ-2-1 参照）を用いる．まず，ICF の各要素に基づき，情報を整理する（**図Ⅸ-2-2**，①A さんの健康状態・見通し，②心身機能・身体構造，③活動，④参加，⑤環境因子，⑥個人因子）．①②の状態に合わせて，可能な意思決定支援の方法を探して行ってみる．たとえば，意思を表出しやすくなるよう，絵・写真・文字・開発されたツールなどの使用もよい．傾聴は，尋問にならないように，意図的に自己表出をしながら行うことも必要だろう．うまくいかなければ，人・時間・タイミング・方法などを検討し，再トライする．そして，ナラティブな語りに着目し，本人の希望，真の願いを引き出す／過去の情報の集積から推察する．状態や気分や置かれた環境などによって，気持ちや表出内容に揺れが生じる可能性もあるため，1 回の聴き取りなどでは完結しない．言葉で表現されたことが，その意味を表すとは限らず，性格・価値観・遠慮・障害などにより表現の癖などもあるため，その

人個人の真の意味の理解に努める必要がある．胃ろうの造設を「する」「しない」には，自分の気持ちだけでなく，⑥に関係して，たとえば家族を思い家族が楽であるようにと考えた結果であるかもしれないため，真意を引き出せるように，何かにたとえて話すほうがよいこともある．

　また，本人の周囲の人々との関係性や資源について知る必要がある．胃ろうの造設を「する」「しない」の選択が，今後の①②へどのように影響するのか，③④にはどのような可能性があるのか，メリット・デメリットをわかりやすく伝える必要がある．胃ろうの造設を「する」「しない」の後の経過と⑤をふまえて，今後の生活のことについて，どこでどのように暮らしたいか，本人にとっての大切なこと，望み，かなえたいことなどについて気づく．現状や今後の見通しを分かりやすく伝え，たとえ話など用いて，胃ろうの造設や経管栄養についての気持ちを引き出す．

学習課題

1. 人生の最終段階における高齢者の状況を説明してみよう．
2. 高齢者が望む人生の最終段階を送るための意思決定支援について説明してみよう．
3. 高齢者の希望する人生の最終段階のさまざまな生活の場に合わせて，多職種連携のあり方について考えてみよう．

▌引用文献▌

1) 厚生労働省：人生の最終段階における医療に関する意識調査報告書，p.40-42，〔https://www.mhlw.go.jp/toukei/list/dl/saisyuiryo_a_h29.pdf〕（最終確認：2023年1月18日）
2) 日本老年医学会：ACP推進に関する提言2019年，p.2，〔https://www.jpn-geriat-soc.or.jp/press_seminar/pdf/ACP_proposal.pdf〕（最終確認：2023年1月18日）
3) 片山陽子：アドバンスケアプランニングとは．本人の意思を尊重する意思決定支援（西川満則，長江弘子，横江由理子編），p.2-3，南山堂，2016
4) 厚生労働省：人生の最終段階における医療・ケアの決定プロセスに関するガイドライン，〔https://www.mhlw.go.jp/file/04-Houdouhappyou-10802000-Iseikyoku-Shidouka/0000197701.pdf〕（最終確認：2023年1月18日）
5) 日本看護協会：意思決定支援と倫理（2）高齢者の意思決定支援，〔https://www.nurse.or.jp/nursing/practice/rinri/text/basic/problem/ishikettei_02.html〕（最終確認：2023年1月18日）
6) 北川公子，酒井郁子，深堀浩樹ほか：老年看護政策検討委員会活動報告（1）認知症ケア加算2算定申請をした病院の看護管理者からみた認知症看護研修の効果．老年看護学 22（2）：97-102，2018
7) 日本慢性期医療協会：急性期機能を有する病棟からの膀胱留置カテーテル持ち込み患者とその実態についての調査結果報告2020，〔https://jamcf.jp/chairman/2020/chairman200703-01.pdf〕（最終確認：2023年1月18日）
8) 竹之内沙弥香：ACPと倫理．看護 71（8）：24-30，2019

3 高齢者の尊厳を支える看取り

この節で学ぶこと

1. 老化の延長線上にある臨死期の症状について学ぶ.
2. 老化の延長線上にある臨死期のケアについて学ぶ.
3. 臨死期における看護師の役割について学ぶ.

A. 臨死期とは

1 ● 臨死期の定義

　『広辞苑』では「臨死」の定義を,「死の瀬戸際まで行くこと」と示している[1]. 悪性疾患の場合は, 臨死期を「予後1ヵ月（週単位）から亡くなるまでの時期」と定義している[2]. 高齢者の場合, 終末期ととらえられてもその余命の予測が困難なことは先にも述べた（p.326参照）. そのため臨死期を「予後1ヵ月（週単位）から亡くなるまでの時期」と時間的要素をもって定義するのではなく, 状態像から考え, 家族や医療・介護スタッフが「高齢者の臨終が近いこと」, 死が避けられない状態にある時期ととらえる. 具体的には, 意識レベルの低下, 尿量減少, 末梢冷感などの死が近いと感じられる不可逆的な症状を呈する時期を指す（図Ⅸ-3-1）.

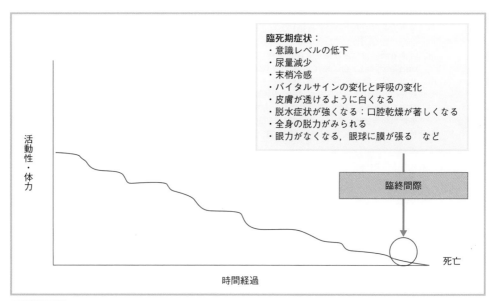

図Ⅸ-3-1 「臨終」を意識する時期の症状

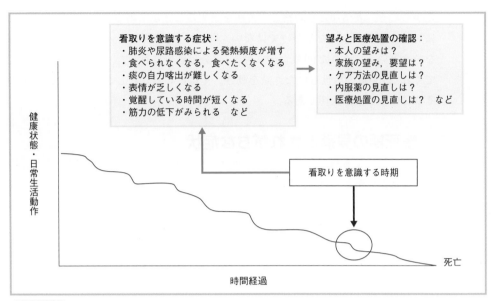

図IX-3-2　「看取り」を意識する時期：看取りを意識する症状とケアの見直し

2●看取りを意識する時期

　　要介護状態の高齢者の場合，**臨終間際**の状態にいたる前に，身体面の変化がみられる場合がある．たとえば，「食べられなくなる」「痰の自力喀出が難しくなる」「表情が乏しくなる」「覚醒している時間が短くなる」などの状態である（**図IX-3-2**）[3]．エンドオブライフケアとして高齢者とかかわり，視覚，聴覚を研ぎ澄まして普段の状態を把握していないと察知できない変化である．体重減少やBMI（body mass index）の下降，食事や水分摂取量の状況など，日常的に目にする現象から「死期が近づいているのかもしれない」という可能性を察知してかかわることが必要である[2, 4]．また，高齢者が訴える死の恐怖や意欲の減弱などもみられる場合がある[5]．

　　この時期に，高齢者自身や家族の望みや要望，人工的栄養方法（経鼻経管栄養法，胃ろうなど），輸液，内服薬，酸素吸入など医療処置の見直しや再確認を行うことで，高齢者の苦痛軽減を図ることにつながる．

B.　臨死期の症状

1●臨死期の身体徴候

　　図IX-3-1に臨死期の症状を示した．亡くなる1〜2日前には，呼吸困難・異常呼吸（**下顎呼吸，チェーン・ストークス**［Cheyne-Stokes］**呼吸**），意識レベルの低下や末梢冷感，尿量の減少から無尿，感覚器の低下などがみられるようになる．疼痛だけではなく，呼吸困難や発熱，痰や唾液の分泌の管理などの症状緩和にも努める必要がある．

2●死に対する不安

　　臨死期の高齢者の場合，言葉で苦痛や不安を訴えることが難しくなる場合が少なくない．

だからこそ，表情などを観察し，苦痛を察することが求められる．また，高齢になると死に対する不安がなくなるわけではない．「向こうの世界にいったら，夫に会えるので怖くない」と語ってくれた90歳台の女性，「自分は戦争に行った．きっと地獄に行く」と話してくれた100歳の男性もいた．話を聴き，そばにいることしかできない．高齢者とともにそこにいることが大切である．

3●臨死期の見落とされがちな症状

　言葉で訴えてもらえなくなると「痛み」や「倦怠感」，口を閉じていると「口腔内の乾燥」などが見落とされがちになる．"口の中が乾燥していてつらいであろう" "自分で身体が動かせなくなり，このままでは痛いであろう"など，高齢者の立場になり，苦痛を想像しなければならないのである．

4●臨死期の人工栄養と輸液

　食べられなくなった状態やそのことで活気がなくなると，食べられないから死期が迫ったと考え，不安に思う家族は多い．しかし，老衰（生命機能の低下）のプロセスで生じた「食べられない」ことに対し，過度な栄養・水分補給は苦痛になるといわれている[6]．輸液や人工栄養に関して，高齢者の苦痛を緩和するために，どうすることが望ましいのかをチームで検討する必要がある．たとえば，経口摂取が徐々にできなくなり，意識低下と倦怠感がみられていた高齢者に少量の輸液を投与することで脱水が改善され，数日間倦怠感が軽減した状態で家族と過ごすことができたケースがある．また，人工栄養を長年行っていた高齢者が，喘鳴が顕著であるために人工栄養を徐々に減量，中止したところ，呼吸が安楽になったケースもある．食事・水分摂取量低下に対しては，人工栄養と輸液の検討のみではなく，味を楽しむことや，口腔内の汚染や乾燥による粘膜損傷予防のために，口腔ケアを十分に行う．輸液や経管栄養により，浮腫，痰の増加がある場合には，補給している水分量の見直しを行う．

C. 臨死期の高齢者に対する看護師の役割

1●臨死期の症状マネジメント

　臨死期の高齢者は自ら訴えることができないことが多い．そのため，苦痛の察知と苦痛を緩和するための医療・処置の実施，そして，死が間近に迫る不可逆的な身体の状態であることと，苦痛を増す医療・処置の制限および中止にするかの検討を，高齢者・家族などの考え方にも配慮し，個別に多職種で検討する必要がある．

2●臨死期の症状に対するケアの見直しと継続

　身体の機能や意識がさらに低下する臨死期においても，状態変化に合わせてケアの優先順位やケア方法を見直しながら，ていねいなケアと声かけで，最期の瞬間まで一人の意思をもった人として接する．そして高齢者の代弁者となり，苦痛を緩和し，心地よさの追求を忘れずに継続して行う．

a. 安楽な呼吸

(1) むやみな吸引は行わない

むやみな吸引により過度に苦痛を与えない. 口腔内や咽頭に痰が貯留していて, 不快そうであるなどの必要性を判断し, 効果的に吸引を実施することを考慮する. 口腔内の皮膚も脆弱になっており, むやみな吸引は皮膚を損傷し, 苦痛を増強することになりかねない.

(2) 酸素吸入と酸素飽和度の測定を行う必要性

呼吸の状態が変化し, 脳に十分な酸素が供給されなくなった場合, 脳内モルヒネが分泌されることがわかっている. 酸素マスクを払いのけようとする行為がみられたときには, 無理に酸素吸入をする必要はない[7]. 酸素飽和度についても検討する必要がある. この時期は末梢の血流障害も起こっており, 正確に酸素飽和度の測定がされているかわからない. 酸素飽和度で機械の数値をみるのではなく, 呼吸数・呼吸の性状を確認するために, 高齢者自身に目を向けることが大切である. また, この時期の不可逆的な呼吸機能低下に対して酸素を投与しても解決はできないこともあり, 酸素飽和度の測定の必要性を考慮する.

(3) 姿勢の配慮

体位変換や枕の位置を調整して, 呼吸困難や舌根沈下に対し, 少しでも呼吸しやすいように配慮する. 呼吸困難が強くなればなるほど, 補助呼吸筋の活動は頸部から肩甲帯周囲筋へと広がっていく. 緊張は呼吸困難を増強して無駄なエネルギーを消費する. 緊張の影響としては, 胸郭, 脊柱の柔軟性の低下, 呼吸仕事量の増加, 頸や肩の痛みなどがある. リラクセーションの方法として, 補助呼吸筋のマッサージ, 軽いストレッチ, 安楽な体位がある. 具体的には, 肩甲骨に手を当てて肩をゆっくりと回したり, 肩に手を置き, 軽く重みをかけてストレッチしたり, 仰臥位のまま, 手のひらを上にしてベッドと背部の間に手を入れて, 背骨の脇や肩甲骨の周囲を指で軽く圧迫するとよい.

b. 心地よい排泄

排便・排尿は減少する. 食べていなければ便は出ない. 不要な浣腸や摘便を行うことを避ける. 羞恥心に配慮し, 心地よい排泄のケアを心がける. 陰部清拭やオムツ交換時, 摩擦やずれを起こさず, 皮膚の損傷を防ぐ方法の検討も必要である.

c. 安楽な姿勢

適時関節を動かし, 不動の苦痛を軽減する. 同一な姿勢は決して安楽ではない. 布団の重さなどにも注意する必要がある. また, 既存の痛みにも配慮する.

d. 新たな苦痛の回避

体力の消耗に配慮したケア方法を選択, 見直す必要がある. また, 人生の終末を迎えた患者は, 血流不全が生じ, 低循環, 低酸素血症, 多臓器不全によって, 皮膚に必要な酸素や栄養が奪われ, 最終的に虚血, 組織のダメージを引き起こしやすくなる. 終末期の褥瘡は, Kennedy terminal ulcer (KTU) とよばれており, ケアを行っても避けることが難しいといわれている[8]. 新たな苦痛を予防するために, オムツ交換, 更衣, 体位変換など摩擦やずれの軽減に努める必要がある.

e. 美しい姿の保持

清潔の保持はもちろんのこと, 清潔な衣類, きれいな口腔内, 眼脂のない目, 人間らしい姿を保持する必要がある. 口腔ケアはとても重要なケアである. 開口したままになるこ

とや，唾液の分泌が減るために，口腔内が乾燥し汚染する．口腔内の保湿・保清を行うことにより，安楽な呼吸にもつながる．口唇の乾燥にはリップクリームを塗布し保護する．口腔内は優しく清拭する必要がある．また，好きな果汁で口腔ケアを行うなど，ケアの中でいろいろと工夫し，家族ともケア提供を行うこともよい．

3 ● 物理的環境：生活環境

　高齢者と家族だけの空間の確保，院内放送や機材の音量，人の声やにおい，室温・湿度なども含めて検討すべきである．ベッド上で過ごすことが多くなるため，枕を含めた寝具にも注意をはらう必要がある．また，ベッド周囲や使用しているものも清潔を保つようにする．亡くなるときには，ベッドあるいは布団の上で息を引き取るであろう．そのことを念頭に置き，清潔にしておく必要がある．

4 ● 人的環境：スタッフの態度

　エンドオブライフケアにおいてもっとも重要なことはスタッフの態度である．高齢者ばかりでなく，家族などのグリーフケアにも関係してくる．返答はなくても，ていねいなケアと声かけで，最期の瞬間まで一人の意思をもった人として接する．家族らの心身の疲労にも配慮する必要がある．スタッフの態度によってエンドオブライフケアの質が変化するといっても過言ではない．

D. 看取りケアを振り返る

　看取りのケアにおいて，ケアする側も大きな緊張感の中に置かれる．戸惑いや迷いがあった場合は，言葉に出しチームで共有する．エンドオブライフケアは医療者側にとっても精神的負担があることは事実であり，それを一人で悩んではいけない．普段の生活において「死」は非日常の出来事である．核家族が増えたことで死に触れる機会も減少した．「老いて亡くなる死」についてはイメージをすることさえも難しいであろう．そのために，看護師は高齢者のエンドオブライフケアについて語り，一般の人たちの理解を得ることを行わなければならない．高齢者の死は，生活の延長線上に存在している．多死社会を迎えた日本において，"自分であったら…" "自分の親であったら…" ということを考えることは重要である．自己の死生観・看護観を考え，自分自身の価値観を振り返り，看護師としての能力を高める機会である．

　また，**デスカンファレンス**を開催し，ケアを振り返り，皆で意見交換を行うこともよいであろう．デスカンファレンスは反省の場ではない．経験を次に生かすことを考える場として運営をする[10]．デスカンファレンスを行う前に，皆で思いをメモに書き，それをもとに話し合うのも1つの工夫である（**表Ⅸ-3-1**）．

表Ⅸ-3-1　デスカンファレンス用メモ記入例

デスカンファレンス用メモ

患者名：A△△様　　　　　　　　　　　　　　　　　　　　　　　スタッフ氏名□□
※無記名でも可

　よかった点，十分できなかった点，次に生かすことなど，自由に記入してください．

　言葉で意思を伝えることができないAさんであった．そのため，これまでの生活，心身の状態から判断し，ケア計画を立案した．褥瘡もできず，亡くなったときのお顔がきれいとご家族が話していたことを聞いてうれしかった．Aさんのケアを通し，言語的に訴えられない患者だからこそ，関心を寄せ観察することの大切さを知った．今後のケアにも生かしていきたい．

学習課題

1. 老化の延長線上にある臨死期の症状について説明してみよう．
2. 臨死期における看護師の果たす役割について説明してみよう．
3. 看取りケアを振り返る意味を話し合ってみよう．

引用文献

1) 新村 出編：広辞苑，第7版，p.3103，岩波書店，2018
2) 日本緩和医療学会教育・研修委員会 ELNEC-J WPG・WG：モジュール8 臨死期のケア．ELNEC-Jコアカリキュラム指導者用ガイド，2018
3) 塩塚優子：臨終期に向けたケア管理実践．死を見据えたケア管理技術（桑田美代子，湯浅美千代編），p.207，中央法規出版，2016
4) 川上嘉明：「看取り期」の見当をつけるための観察．はじめてでも怖くない 自然死の看取りケア，p.21-27，メディカ出版，2014
5) 岩瀬和恵：介護老人福祉施設に勤務する看護師が高齢者の死の約1ヵ月前に察知した症状や変化．日本看護科学会誌 38：115-123，2018
6) 会田薫子：延命治療と臨床現場—人工呼吸器と胃ろうの医療倫理学，p.174-184，東京大学出版会，2011
7) 宮崎和加子：在宅での看取りの実際．在宅での看取りのケア—家族支援を中心に（宮崎和加子監），p.62，日本看護協会出版会，2006
8) 玉井奈緒，真田弘美：終末期の褥瘡．認知症の緩和ケア（平原佐斗司，桑田美代子編），p.175，南山堂，2019

4 終末期の家族支援

この節で学ぶこと

1. 終末期に家族への支援が必要な理由について理解する.
2. 終末期の家族支援の具体的な方法について理解する.

A. なぜ終末期に家族への支援が必要なのか

　国際看護師協会看護の定義（簡約版）によると，「看護とは，あらゆる場であらゆる年代の個人および家族，集団，コミュニティを対象に，対象がどのような健康状態であっても，独自にまたは他と協働して行われるケアの総体である. 看護には，健康増進および疾病予防，病気や障害を有する人々あるいは死に臨む人々のケアが含まれる.（後略）」（下線は筆者，以下同様）[1]と定義しており，終末期の看護の対象に家族は含まれる.

　さらにヘンダーソン（Henderson V）は，「死にゆく患者をケアした人が言っているが，患者と家族は一体として遇されるべきである」としており，看護ケアの対象者として，ケアを直接受ける高齢者だけではなく家族も一体として考える. またヘンダーソンは「専門家ヘルスワーカーの役割は，彼らのもつ技術を家族と共有し，疼痛や不快を緩和する方法を家族が学ぶのを助けることである. …（中略）…病院やナーシングホーム，ホスピスなどで死ぬ人の場合は，それら施設のスタッフは，家族や友人が患者のケアに参加するように促す」[2]と，高齢者のケアに家族が参加することを助けることを看護師の役割としている.

　日本老年医学会は「高齢者の終末期の医療およびケアにおいて患者家族は重要な役割を担い患者が死にゆく過程にあることを家族が受け入れるための支援等が必要であるため，患者本人だけでなく家族など（患者の友人や介護者など）のケアも含まれる」[3]としている. そのため，血縁の有無に限らず高齢者のキーパーソンとなる人もケアの対象者とする.

B. 終末期の家族支援の具体的な方法

1 ● 家族が高齢者の死を受容するための支援

a. 家族のニーズの把握と情報提供を行う

　全国老人福祉施設協議会が作成した『看取り介護指針・説明支援ツール』では，入居時から看取りケアが始まる[4]. 急変時には救急車をよんで病院に入院するか施設で看取るか，食事が食べられなくなったらチューブを入れるか点滴をするか自然に任せるか，呼吸が苦しくなったときに酸素を使うか使わないかなど，いざというときには迷うので，前もって

今後起こることについて説明する.「人生の最終段階における医療とケアの話し合いのプロセス」では，本人の意思は確認できないが家族が本人の意思を推定できる場合は，本人の**推定意思**を尊重し，本人にとって最善の治療方針をとる. しかし，これは決定ではなく，いつでも意向は変更できることを伝え，定期的にコミュニケーションをとりながら高齢者の意向（推定意思）を確認する.

　高齢者の死が近づいたら，こまめに家族に情報を伝える. 看護師は死が近いことを実感する. しかし，家族がその情報を知らないと，急に高齢者が亡くなったと感じショックを受ける可能性がある. 臨死期の症状が出現しているため，死が近いと予測されることを家族に伝えると，家族は高齢者の死が近づいていることを受け入れる準備ができる. また，事前に家族に臨死期にみられる身体徴候を具体的に伝えておくと「もうこんなに手足が冷たく，青くなってきたからいよいよですね」と，家族は高齢者と別れの時期が近づいていることを受け入れることができる.

　家族の受け入れ状況にもよるが，死亡後に高齢者に着てもらいたい服をもってきておいてもらう，葬儀の準備状況を確認するなどの対応を行うこともある.

b. 家族とともに高齢者のケアを行う

　家族は終末期に面会に来たとき，高齢者にどのように声をかけたらよいのか，体を触ってもよいのだろうかと悩むことがある. そのため，家族の声かけに反応しなくても聴力は最期まで保たれているので，なじみのある家族の声は聞こえていることを説明し，普段通りに声をかけてほしいと説明する. 体にたくさんのチューブがつながれている場合は，家族はどこから手を入れて高齢者の体に触ったらよいかわからないので，家族が高齢者と触れ合うことができるように支援する. 筆者はハンドクリームやリップクリームを塗ってもらえないかと家族に提案したり，一緒に口腔ケアを行うことがある. 一緒にケアを行うことで，家族は高齢者が死に向かう生理的な変化を自覚できるため，高齢者の死を受け入れることにつながるだろう. 家族の意向を確認して，死後のケアを部分的に一緒に実施することもある. 温かいタオルで背中を拭いてもらい，髪の毛を整え，女性の場合は持参した口紅をつけてもらうと「最期に私にできることがあってよかった」「最期に親孝行ができた」と話した家族もいた.

2● 家族の身体的，精神的な健康を支援する

　大切な人が亡くなるかもしれない状況は重大なストレスをもたらす. 在宅で療養している場合は，自分がみていない間に呼吸が止まったらどうしようと，睡眠不足になるかもしれない. 介護保険施設に長期入所していた場合は，施設に預けた心苦しさを感じているかもしれない. 急変した場合はパニックになるかもしれない. そのため，家族の身体的，精神的な健康状態をアセスメントし，体調を気遣う声かけや必要に応じて介護の労をねぎらうことが必要である. 筆者は，臨死期のため特別養護老人ホームに寝泊まりする家族に温かい飲み物を持って行ったら喜ばれた経験がある. また，高齢者がどのような方だったのか聞き，施設での出来事やどのようなことに興味をもっていたのかなどの話をすることもある. 高齢者が施設で大切にされていたと感じると，家族の精神的ストレスは軽減するだろう.

3●家族が高齢者と一緒に過ごす時間を確保する

　病院や施設で面会時間は決まっているが，終末期，とくに臨死期には面会時間の制限を解除し，いつでも家族が高齢者に会えるように配慮したい.

　死亡時に立ち会いができたことをよかったと感じる家族もいる[5]. そのため，希望する家族は高齢者のそばにいることができるように，宿泊する部屋の確保や高齢者の隣に簡易ベッドを入れるなどして対応する施設もある. 新型コロナウイルス感染症により面会制限がある場合でも，高齢者の死が近い場合にはさまざまな条件を考慮したうえで，面会を許可している病院や特別養護老人ホームの報告がある[6,7]. 多床室の場合は，同室の方に気を遣う場合もあるかもしれない. 椅子を用意してカーテンを閉め，高齢者と家族が一緒に過ごせるように支援したい. 前述のように，家族とともにケアを行うことも高齢者と一緒に時間を過ごすことにつながる.

4●実施した家族支援の評価

　家族の満足度と職員の満足度は一致しないことが明らかとなっている[8,9]. そのため，可能であれば高齢者の死亡後に家族の評価を伺う機会を設けたい. ただし，その場合は家族にとって大切な人を亡くし悲嘆反応が生じている可能性がある時期を過ぎてからが望ましい.

5●高齢者死亡後の家族支援（グリーフケア）

　終末期の家族支援は，高齢者が死亡したら終了するのではなく死亡後も必要な場合がある. 大切な人の死亡によって起こる一連の心理過程で経験する落胆や絶望の情緒体験を**悲嘆**（grief, **グリーフ**）という. グリーフケアは，残された家族がグリーフから立ち直り，再び日常生活に適応していくことを支援することである. 遺族訪問を実施している訪問看護ステーションや，通夜や葬儀に参列する病院や特別養護老人ホームもあるので，家族のグリーフの状況に応じて対応したい. 家族が高齢者に対して「できることをすべてやりきった」「精一杯やった」と感じることができれば心残りが少ないため，死亡以前からの家族とのかかわりが重要である.

　死別経験によって，遺族が成長したとみられるポジティブな変化が生じることが明らかにされている[10]. 高齢者の死亡後に家族に「最期は苦しまずに眠るように亡くなることができると知った」「こんなに大切にされて亡くなるのであれば心配ない」と感じてもらえたら，グリーフは生じないかもしれない.

事例　ケアに関する家族の希望の確認と実施

　特別養護老人ホームに入居中の80歳台のAさんは，食事量が減ってきて水分もとりにくくなったため，職員は看取りが近いと感じていた. Aさんが発熱したとき，職員は家族に，食事や水分がとれなくなってきているので，脱水で発熱している可能性があると説明した. しかし家族は，体調がわるくなるのは老衰かもしれないが，ほかに原因があるかもしれないので一応診てほしいと希望した. Aさんは膀胱炎を繰り返していたので，その発熱かも

しれないと思っていたのである．職員と一緒に受診したところ，発熱の原因について医師からも同じ説明を受けたので，家族は「納得ができた」「家族の希望を聞いてくれてうれしかった」と看取り後のインタビューで語った．

　家族がしてほしいことを職員が聞いてかなえると，家族はよかったと感じる[5]ため，家族のニーズを把握してかなえる支援も重要である．

学習課題

1. 終末期に面会に来た家族に，どのように声をかけるか具体的に考えてみよう．
2. 臨死期に面会に来た家族と，高齢者に対してどのようなケアを一緒に行うか話し合ってみよう．

引用文献

1) 手島　恵監：看護職の基本的責務2022年版—定義・概念／基本法／倫理，p.8，日本看護協会出版会，2022
2) Halloran EJ：ヴァージニア・ヘンダーソン選集 看護に優れるとは（小玉香津子訳），p.102-103，医学書院，2007
3) 日本老年医学会：「高齢者の終末期の医療およびケア」に関する日本老年医学会の「立場表明」2012，〔http://www.jpn-geriat-soc.or.jp/tachiba/jgs-tachiba2012.pdf〕（最終確認：2023年1月18日）
4) 全国老人福祉施設協議会：看取り介護指針・支援ツール 平成26年度老人保健事業推進費等補助金（老人保健健康増進等事業分）事業「特別養護老人ホームにおける看取りの推進と医療連携のあり方調査研究事業」報告書，〔https://mitte-x-img.istsw.jp/roushikyo/file/attachment/304137/mitori-kaigo-shishin.pdf〕（最終確認：2023年1月18日）
5) 永田文子，濱井妙子：特別養護老人ホームで入所者を看取った家族の看取り時のケアへの評価．日本看護評価学会誌 8（1）：1-10，2018
6) 桑田美代子：生活の質を下げず，COVID-19から高齢者を守る—変える価値と変えてはいけない価値．老年看護学 26（1）：23-28，2021
7) 伊藤美和：withコロナ時代に気づかされた特養における家族ケア．臨床老年看護 28（5）：67-73，2021
8) 島田千穂，近藤克則，樋口京子ほか：在宅療養高齢者の看取りを終えた介護者の満足度の関連要因—在宅ターミナルケアに関する全国訪問看護ステーション調査から．厚生の指標 51（3）：18-24，2004
9) 後藤真澄，小嶌健仁：介護老人福祉施設の認知症エンドオブライフ・ケアにおける家族満足度，職員によるケア評価に関連する要因．日本認知症ケア学会誌 18（2）：467-477，2019
10) 東村奈緒美，坂口幸弘，柏木哲夫ほか：死別経験による遺族の人間的成長．死の臨床 24（1）：69-74，2001

第 X 章

生かし生かされる地域づくり

学習目標

1. 高齢化が進む日本の社会・医療・福祉における地域の重要性を理解し，地域づくりの考え方を学ぶ.
2. 地域包括ケアシステムを理解し，地域特性に応じたシステム構築における看護職者の役割や多職種協働について学ぶ.
3. 災害対応を含め，高齢者が地域に生かされ，また地域を生かすような相互作用の働く地域づくりとはどのようなものか，事例を通して考える.

1 安全に安心して希望をもって暮らせる地域づくり

この節で学ぶこと

1. 高齢者が安全で安心して希望をもって暮らせる地域について学ぶ.
2. 高齢者の暮らしにおける物的環境：住環境と交通環境について学ぶ.
3. 高齢者の暮らしにおける人的環境：人がともに暮らし（コミュニティ），人が人を見守ることについて学ぶ.

A. 高齢者が安全で安心して希望をもって暮らせる地域とは

1 ● 地域包括ケアシステム

　日本の高齢化は諸外国に類をみないスピードで進展し，世界でもっとも高い高齢化率を推移している．また，少子化の影響を受けて介護を担う人口は減少しており，医療・介護・年金などの社会保障を整えるとともに，地域で高齢者を支えるシステムの構築が急がれている．そこで厚生労働省は，団塊の世代が75歳以上となる2025年度をめどに，可能な限り住み慣れた地域で高齢者が自分らしく暮らし続けるためのしくみとして，**地域包括ケアシステム**の構築を進めている．地域包括ケアシステムとは，2011年度の介護保険制度改正において理念規定が創設され，高齢者が安心して暮らし続けるための地域包括ケアシステムの構成要素である「**住まい**」「**医療**」「**介護**」「**予防**」「**生活支援**」が一体的に提供されることが必要とされた（p.60，図Ⅰ-5-12参照）．この「地域包括ケア」の概念モデルとなったのは，1970年代に公立みつぎ総合病院（広島県尾道市）の山口昇医師が行った保健・医療・福祉の連携・統合システムといわれている．山口医師は，病院を退院した患者が1〜2年後にはいわゆる「寝たきり」となり再入院してくる状況から，家族の介護力不足，不適切な介護，不適切な住環境を整える必要性を感じ，自宅に医療・看護を届けることやリハビリテーションセンターを設置するなど，「制度がないのであれば，現場に必要なサービスをつくり上げていく」活動を行った．看護師・保健師には地域住民との人間関係を構築しながら生活・人をみることが期待された．人々の暮らしに医療・看護が寄り添い，多様な分野・人々とともに地域住民を支えていく事例である[1]．少子高齢化の進む現在，高齢者が安心して安全に生活を営むためには，先駆的な事例に学びながら，地域の実情を知り，地域の強みを生かしながら多様な人々とともに地域包括ケアシステムを構築していく必要がある．

2 ● 高齢者からみた，安全で安心して希望をもって暮らせる地域

　高齢者は，自身の生活圏の中で，朝起きてご飯を食べ，友人と買い物をしたり，おしゃ

れをしたり，あるいはごろ寝をしたりと，これまで続けてきた日常の継続を望んでいる．高齢者の自由時間の使い方は多様化しており，ヨガやスイミングなど健康的な活動，カルチャーセンターや生涯学習などの学習活動，町会や老人クラブなどの地域活動などに参加する高齢者は多い．高齢者が働くことのできる環境が地域にあることは，地域を活性化する．たとえば，徳島県上勝町の「葉っぱビジネス」は，高齢女性の働き方，地域再生の取り組みとして全国の注目を集めた．平均年齢70歳の女性が，毎日，料理の「つまもの」として使用する葉っぱを集め，ICT端末を活用して高級料亭に卸している．若者から高齢者まで，一人ひとり地域の中で自分の出番があり，働いて評価され，社会とつながっていると感じられれば，働くのはとても楽しいことになる[2]．

　一方で，地域の人間関係の希薄化がもたらす弊害として，孤立する高齢者，高齢者の社会的入院，ごみ屋敷問題，買い物難民などの課題も見過ごすことはできない．そして，サービスの届かない高齢者や，少しの手助けがあれば生活を維持できる高齢者が，住み慣れた地域を離れるケースもある．内閣府の調査によると，日本は近所の人との付き合いについて，「相談ごとがあった時，相談をしたり，相談されたりする」「病気の時に助け合う」と回答する割合が，他国（米国，ドイツ，スウェーデン）と比較してもっとも低い水準となっており，また，家族以外の人で相談し合ったり世話をし合ったりする親しい友人がいない割合は，もっとも高い水準となっている[3]．今後，高齢者が望まない孤立・孤独に陥らないような地域づくりが必要となる．

　高齢者の暮らし方，生活観はそれまでの生き方の延長線上にある．物質的に豊かになった現在，「心の豊かさ」を実現するためには，高齢になってもある程度の年金・収入を得て人並みの消費生活を送るといったレベルにとどまらず，生き方や暮らしのあり方，それを支えるサービスなどについての多様な選択が可能であることや，自分らしさを発揮できること，それらを通じて日々の暮らしの中で充実感や充足感をもてることが必要である[4]．そのためには，高齢者自身の力（**自助**），家族や近隣住民間で互いに声をかけ合い支え合う力（**互助**）が発揮できる地域であること，そして介護保険サービスなどの社会保障（**共助**），行政などの公的な支援（**公助**）が必要となる．

B.　高齢者の暮らしにおける物的環境：住環境と交通環境

　生活の基盤として必要なサービスが整備されていること，そして生活圏内に買い物できる場や病院があり，その足が確保されていることが必要である．高齢社会対策大綱（平成30年2月16日閣議決定）において，①豊かで安定した住生活の確保，②高齢社会に適したまちづくりの総合的推進，③交通安全の確保と犯罪，災害等からの保護を基本方針とし，高齢者が望む地域で住宅を確保し，多世代の地域住民と交流しながら，健康でアクティブな生活を送り，必要な医療・介護を受けることができるコミュニティづくりが進められている[5]．

　高齢者の「住まい」は，「家」と，家から一歩外に出た「町」という2つの視点でとらえる必要がある．

> **事例** 自分でつくったまちに住む：大東に住み，働き，楽しむ，ココロとカラダが健康になれるまち
>
> 　入江智子氏は，行政の有するリソースと民間企業がもつノウハウを掛け合わせて，これまでにないビジネスをプロデュースする大東公民連携まちづくり企業「コーミン」を立ち上げ(2017年)，現在は代表取締役を担う．毎月1度，地域の飲食店などが集まるナイトマーケットの開催や，住民主体の通いの場づくりのノウハウを地域の専門職に伝えるスクールの主催など，公民連携による多彩なまちづくり事業を展開している．2021年度春には，民間主導の市営住宅の建替えによりエリアの価値を上げる「morinekiプロジェクト」をオープンした．エリア内には，住宅，公園エリア，民間事業（カフェやベーカリーなど）があり，そこで暮らす高齢者と訪れた人々との交流が自然に生まれるようになっている．そして，住宅は木造で，中庭に面したポーチから引き戸を開けると，そこにはリビングがあり，訪れる人を迎え入れるようなつくりになっている[6]．また入江氏は，そこに暮らす高齢者の大家として悩みごとや相談ごとを聞き，「電気がつかない」というような問い合わせがあると走って駆けつける．独自で作成した「おひとり様偏差値」をもとに，高齢者の暮らしを応援するとともに，認知症の早期発見にも寄与している．
>
> 　入江氏は地域づくりへの想いを以下のように語った．
>
> 　魅力的な場があれば，人は集まります．高齢者も参加できるような事業を展開し，そこに参加してくれる高齢者とつながりができれば，その人の思いを聞き，困りごとに答え，次の事業を考えます．高齢者を支援するというよりは，高齢者の知恵や包容力に甘えるぐらいのスタンスでお付き合いさせていただいています．介護保険で支払うお金を自分たちの楽しいことに使っていただきたいと，そう思っています．大家としては，地域で暮らす高齢者を脅かす1つとして，詐欺被害の大きさに驚いています．詐欺にあった高齢者は，お金だけでなく自信までも失います．被害にあわないようにスキルを高めることの必要性を感じています．

　一般的に，高齢者は家の中で暮らす時間が長くなり，住環境の安定が高齢者に与える影響は大きい．光と風を取り入れた住居構造は居心地のよさがある．生活圏に銀行やスーパー，病院，カフェなど，生活するうえで必要な資源が整い，公共交通機関などによる移動手段が確保されていることで，高齢者は安心して外出ができる．そして，コミュニティの中で暮らすことにより世代間の交流が生まれる．子どもと老人たちが交流できる環境は，生きる知恵を継承し心の優しい人間性豊かな世代を育てる可能性が開き[7]，高齢者の社会における役割を際立たせる．住環境は高齢者の安心した暮らしを支えるものであり，さらには，暮らしを豊かにするためのしくみでもあるといえる．

C. 高齢者の暮らしにおける人的環境：人がともに暮らし（コミュニティ），人が人を見守ることを学ぶ

　人は他者との交流の中で，自分の価値を見出し豊かな生活を営むことができる．そして，困ったときには頼り合える人が近くにいること，見守る目があることは，高齢者の安心した生活につながる．近所どうしの地域の関係性が希薄となり共同体としての機能が低下している現在，高齢者を見守るシステムを構築することが必要となる．高齢者を見守る資源

には，「人（専門職，地域見守り推進員や民生委員，宅配弁当サービスなどの民間企業，警察や消防）」「情報通信機器（安否確認サービスなど）」と，高齢者が通う「場」があげられる．

> **事例**　「通いの場」づくりの実践と，地域活動への思い：住民・高齢者が主役のまち
>
> 　このたび，看護学生に伝えたい「まちづくり」をテーマに四條畷第1地域包括支援センターの保健師に語っていただいた．その語りの一部を紹介する．
> 　「通いの場」が地域に浸透していないころ，高齢者から「通いの場をつくりたい」という希望が出されました．ノウハウも何もない中，まずは場所を探すことから開始し，地域の教会に決定しました．次は高齢者が安全に過ごせるように，会場（教会）に手すりをつけることが必要でした．地域で活動する理学療法士がボランティアで教会に出向き，手すりをつける位置の提案をしてくれました．当時は補助金などの制度もなく，手探りの活動でしたが，住民主導の活動を多様な専門職が支え，5年が経過しました．このように，四條畷市は住民主体のネットワークづくりにより，まちづくりが進む特徴を有しています．皆，コミュニティの一員であることに誇りをもち，自分たちが住みやすい町にするために活動しています．「思い」があれば，人は集まってきます．そして，思いを伝え合いながら活動することで，人と人とがつながり，地域包括ケアシステムが構築されていくのではないでしょうか．
> 　2020年からの新型コロナウイルス感染症蔓延による「通いの場」の開催を中止せざるをえない状況は，高齢者の身体・精神状況に大きな影響を及ぼし，「通いの場」の存在意義を改めて感じることになりました．

　住民どうしが日常的に声をかけ合う関係性のある地域は，高齢者の健康に寄与するばかりでなく，孤立する高齢者や日常的になんらかの手助けを必要とする状況の高齢者の暮らしを支える資源となりうる．だからこそ，専門職は住民と同じ目線に立ち，コミュニティづくりに参加しなくてはならない．そしてこのような活動は，そこにかかわる人々の絆を，まるで布を織るようにつむぎ上げていく．

　バウマン（Bauman Z）[8] は，著書の中で次のように述べている．

> 　コミュニティが人々によって構成される世界で存在しようとするならば，それは分かち合いと相互の配慮で織り上げられたコミュニティでしかありえない（し，またそうでなければならない）．それは，人を人たらしめる平等な権利や，そのような権利の上で人々が平等に行動しうることについて，関心や責任を有するコミュニティである．

　高齢者に限らず，そこで暮らす住民が「コミュニティの一員」であることを自覚でき，人と触れ合うことができ，困ったときには誰かがそっと手助けをしてくれる場は，日々の暮らしに安らぎと安心をもたらすのではないだろうか．

学習課題

1. あなたや家族，親戚が住む地域のまちづくり活動について調べてみよう．
2. グループで話し合い，「高齢者が安全で安心して希望をもって暮らせるまち」に必要な要素をあげてみよう．また，自分たちならどのようなまちをつくるか考えてみよう．

■ 引用文献 ■

1) 山口 昇：地域包括ケアの原点と未来．The Japanese Journal of Rehabilitation Medicine 55（2）：90-94, 2018
2) 横石知二：そうだ，葉っぱを売ろう！—過疎の町，どん底からの再生，p.193, ソフトバンククリエイティブ，2007
3) 内閣府：令和3年版高齢社会白書（全体版），p.61-62,〔https://www8.cao.go.jp/kourei/whitepaper/w-2021/zenbun/03pdf_index.html〕（最終確認：2023年1月18日）
4) 石川 実，井上忠司編著：生活文化を学ぶ人のために，p.230, 世界思想社，1998
5) 内閣府：高齢社会大綱，p.22,〔https://www8.cao.go.jp/kourei/measure/taikou/pdf/p_honbun_h29.pdf〕（最終確認：2023年1月18日）
6) coomin 大東公民連携まちづくり事業株式会社〈コーミン〉,〔https://matituku.com〕（最終確認：2023年1月18日）
7) 早川和男：居住福祉社会へ—「老い」から住まいを考える，p.84, 岩波書店，2014
8) Bauman Z：コミュニティ—安全と自由の戦場（奥井智之訳），p.223, 筑摩書房，2017

2 よりよい地域づくりのための多職種協働

この節で学ぶこと

1. 看護師は高齢者の健康レベルに合わせて多職種と協働する専門職であることを理解する.
2. 多職種協働の必要性を理解し，高齢者のすべての健康レベルで，地域包括ケアシステムの中で専門職だけでなく地域ボランティアや地域住民を取り込んだ協働連携による高齢者への看護実践がイメージできる.

A. 多職種協働とは

多職種協働とは，さまざまな専門職者が協力して働くことである. 高齢者の健康レベルで多職種協働をとらえると，健康の保持・増進，疾病や要介護状態にならないような「予防のための多職種協働」，健康が破綻し，外来や救急室を経由して入院し，診断・治療を受け退院にいたるまでの「診断・治療のための多職種協働」，要介護状態となってから療養生活を継続する「安定した療養生活のための多職種協働」がある.

高齢者は，加齢や老化の速度に個人差が大きい，一人で多くの疾病をもっている，症状や経過が典型的でない，生体予備力が低下しており疾病が治りにくい，慢性の疾病が多いなどの特徴がある. そのため，予防や治療，安定した療養生活のためには，多職種協働による高齢者へのアプローチが必要である. つまり，高齢者への多職種協働の支援体制を整えることは，高齢者にとってのよりよい環境づくりであるといえる.

看護師は，健康レベルのすべての段階でさまざまな専門職者と協働して高齢者のケアを行うことが求められている. 健康レベルに合わせて，サービスの種類や他の職種の役割・機能を知り，協働できるように備えなければならない（**図Ⅹ-2-1**）.

B. 予防のための多職種協働

日本は高齢化が世界に類をみない速さで進展し，とくに高齢者に占める後期高齢者の割合が増加し要介護高齢者が増え続ける状況であり，2005年の介護保険制度の見直し以降，介護予防が重視されている. 介護予防のために，**地域包括支援センター**を設置し，保健師，社会福祉士，主任ケアマネジャーが配置され，情報を共有し，業務の理念を理解して「チーム」として連携・協働することが求められている（**図Ⅹ-2-2**）. また，地域での保健・医療・福祉の専門職との連携や，**社会福祉協議会***が育成するボランティアなどの住

---

*社会福祉協議会：1951年に制定された社会福祉事業法（現在の社会福祉法）に基づき，都道府県，市区町村で住民が会員となって地域の福祉問題に取り組んでいる営利を目的としない団体である. 活動には，地域福祉の推進に向けて，相談活動や福祉サービス，ボランティア活動や市民活動の推進，共同募金活動などがある.

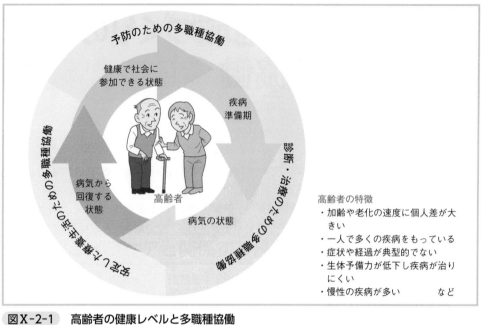

図Ⅹ-2-1　高齢者の健康レベルと多職種協働

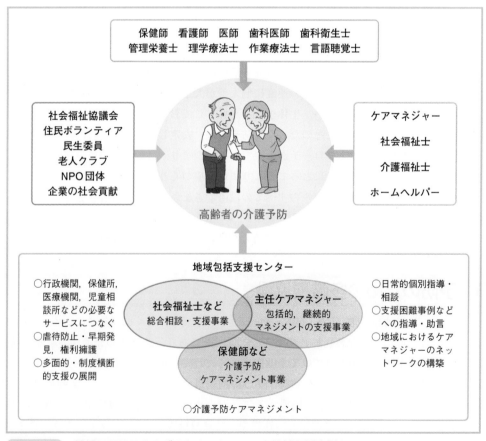

図Ⅹ-2-2　地域におけるさまざまなネットワークと地域包括支援センター

民活動を含めた地域におけるさまざまなネットワークの構築も目指されている.

　これまで予防活動は保健所や市町村の保健師を中心にして行われてきたが, 介護予防においては, 地域包括支援センターが地域の高齢者の実態把握, 高齢者虐待への対応, 権利擁護なども含めて高齢者の総合的な相談の窓口となっている. また, 介護予防のマネジメントや介護サービス以外のさまざまな生活支援を含む包括的・継続的なマネジメントの機関として位置づけられ, 多様な**介護予防**や**日常生活支援総合事業***が多職種協働で展開されている. 看護師は, 地域で展開されている新たな介護予防の事業を知り, 協働して高齢者の介護予防に取り組むことが求められている.

事例　多職種協働によって支えられる介護予防の自主活動

　地域包括支援センターの看護師は, 転倒骨折予防教室を開催し, 受講した高齢者たちに, 健康づくりを継続するよう自主活動「健康サークル」をつくる支援を行った. 健康サークルが誕生し, 「楽しく続けること」をモットーに週1回集まり, ストレッチ体操, 太極拳, 民謡に合わせた踊り, 歴史探索, 潮干狩りなど, さまざまな自主活動をしている.

　その活動の支援として, 地域包括支援センターの看護師は, 健康や介護の相談や講話を行いつつ, 健康サークルが企画する活動に栄養士, 理学療法士などの講師を紹介している. また, 活動資金の確保のための相談, 申請資料の情報収集や申請書類の作成も支援する.

　活動の評価は, 「衰えてきた足の筋力がつき, 歩行が楽になった」「体重が減り血圧が下がった」「ストレス解消, 心の癒しになり生きる力がわく」などの高齢者の自己評価に加え, 運動指導員による生活体力測定を行い, 起居動作や身辺作業能力が向上していることを確認している.

　このように, 地域包括支援センターの看護師が主になり, 多職種の協働によって自主活動を支えている.

C. 診断・治療のための多職種協働

　健康が破綻すると, 治療のために外来を受診し, 必要に応じて入院治療を受ける. 診断・治療のための多職種協働には, 医療機関が適切な治療を提供し早期退院につながるよう病院内で行う多職種協働と, 地域にある医療機関を効率よく活用するための地域での多職種協働がある.

　病院内では, 医師と看護師を中心として, 診断に必要な検査をする臨床検査技師や診療放射線技師, 治療に必要な薬剤師, 栄養士, 回復に必要な理学療法士や作業療法士など多様な医療職が協働するチームアプローチが日常的に行われている. また, 疾病や症状に特化して, 糖尿病, 緩和ケア, 褥瘡ケア, 口腔ケアなどケアチームが構成され, リスクマネジメントも強化されている. **リスクマネジメント**とは, 病院では医療事故を完全には避け

---

*介護予防・日常生活支援総合事業：地域の支え合い体制づくりを推進し, 効果的かつ効率的な支援を可能とするために, 市町村が中心となって, 地域の実情に応じ住民など多様な人々が参加し, 多様なサービスを行う事業である.

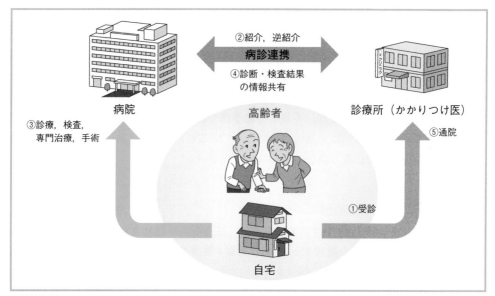

図Ⅹ-2-3　病診連携のイメージ

られないが，予測される危険（リスク）を想定し，リスクを管理し，患者の安全を確保することである．医療の高度化，複雑化が進んだ医療現場でリスクを最小限にするためには，専門職として必要な知識・技術を養い，かつ，組織的に取り組むことが求められる．

　地域では，質の高い医療を効率的に的確に提供するために，病院と診療所の連携（**病診連携，図Ⅹ-2-3**）と，病院と病院の連携（**病病連携**）がある．病診連携は，まずかかりつけ医に受診し，専門的な検査や入院が必要な場合にはかかりつけ医が必要に合った病院や専門医を紹介する．また，病院での検査や治療が終了すると病院が診療所を逆紹介する．この際，病院と診療所は患者の診断や検査結果を共有する．地域で協働して，限られた医療資源の中で効率的で効果的に医療サービスを提供するしくみである．こうすることで，重複した検査などの省略，一部の病院への患者の集中を防ぐなどのメリットがある．病院では，病診連携の橋渡し役として「地域医療連携室」や「病診連携室」部門を新設して看護師などを配置し，病診連携や病病連携を推進している．

　また，病診連携の1つとして，病院の施設や機能を地域の医師に解放して共同で利用する開放型病院がある．開放型病院では，診療所の医師（**かかりつけ医**）が患者の入院が必要と判断した場合，入院後も引き続きかかりつけ医が病院の医師と協働で治療にあたることができ，退院後もかかりつけ医が治療する．

　病病連携としては，脳卒中や大腿骨頸部骨折，糖尿病などの疾病で地域連携クリニカルパスが取り組まれている．**地域連携クリニカルパス**とは，急性期から慢性期にいたる複数の医療機関が連携するクリニカルパスにより，患者は入院時に回復までの治療の説明が受けられ，各医療機関と患者の双方で達成目標を共有できるしくみである．このように，機能分担に基づいた治療のための協働は，地域医療の向上を目指し進化している（**図Ⅹ-2-4**）．

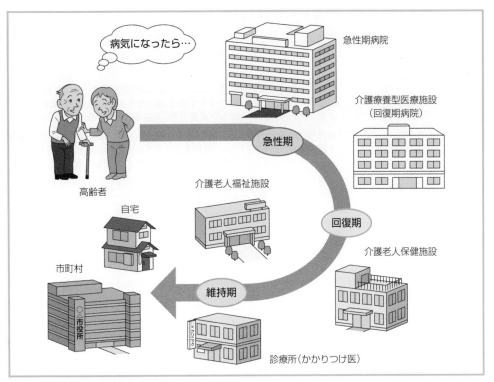

図X-2-4　地域連携クリニカルパスのイメージ

D. 療養生活のための多職種協働

　医療機関での入院治療が終了すると，療養生活が始まる．医療機関では，健康回復に向けての多職種協働が行われるが，人々が社会生活を営むうえでは，健康に関する保健医療ニーズだけでなく，経済や住まい，公平や安全など多種多様な生活ニーズがある[1]．高齢者の生活ニーズは個人によって異なるため，保健・医療・福祉だけでなく多種多様な専門職による協働が必要になる．とくに，要介護高齢者の複数のニーズの解決に向け，多職種が協働してサービスを提供するためには，高齢者および家族の意向を確認し，総合的なケアの方針を立て，解決すべき課題（ニーズ），ケア目標およびケア計画を各専門職者が共有することが重要である．

　要介護高齢者が，療養生活を送る自宅や介護保険施設（介護老人福祉施設，介護老人保健施設，介護療養型医療施設）で介護保険のサービスを効率よく受けられるように，ニーズをサービスにつなぐケアの調整（**ケアマネジメント**）の担い手として**介護支援専門員（ケアマネジャー***）が配置された．**表X-2-1**にあるように，ケアマネジャーは療養生活のための多職種協働において中心的な役割を担っている．

---

*ケアマネジャー：介護保険制度により新たに誕生した職種であり，保健医療福祉の専門職で，一定の条件を満たし，都道府県が行う試験に合格した者である．介護サービス計画（ケアプラン）を立案し，サービス担当者会議を開催し，ケアの調整（ケアマネジメント）を中心的に担う．

表X-2-1 ケアマネジャーの機能と役割

機 能	内 容
プランニング機能	利用者本人の精神的・身体的な状態やその他の環境をアセスメントし，利用者の要望や価値観に基づき，介護サービス計画書を作成する.
マネジメント機能	介護サービスの給付を管理するとともに，適切な介護サービスが総合的，かつ効率的に提供されるようマネジメントをする.「適切なサービス」とは，利用者の自立支援にとっても，また社会的にみても介護給付として適切であるようなサービスのことである.
調整機能	保健・医療・福祉分野などの専門職者やサービス提供者，その他の社会資源と連携し，その相互間の調整を行い，利用者をめぐるさまざまな支援が総合的に行われるよう，チームケアのまとめ役（コーディネーター）としての機能を果たす.
相談機能	利用者や家族からの相談を受け，その悩みや葛藤を受け止めることによって，利用者が自ら問題を解決できるように支援する.
権利擁護機能	ケアマネジメントの全過程を通じて，利用者の権利を擁護する.

事例 高齢者の診断・治療・療養生活を支える多職種協働

　Aさん85歳は，妻83歳との二人暮らしである. 80歳で脳血管障害を発症後，右片麻痺が後遺症で残り，日常生活に介護を要し（要介護3），住み慣れた自宅で療養していた. 在宅療養として，ケアマネジャーがケアプランを立て，ケアの調整（ケアマネジメント）が行われ，訪問看護師，医師，理学療法士，ヘルパーによるサービスが提供されていた. 日ごろは，ケアプランに沿ってそれぞれの専門職者がAさん宅に訪問しサービスを提供する. ケアマネジャーは，Aさんにかかわるさまざまな専門職者と家族や近隣などの関係者が一堂に会するサービス担当者会議を毎月1回開催し，情報の共有や課題の解決策などを検討していた.

　ある日，訪問看護師が訪れた際，介護者である妻から「2日前から食事量が減って，元気もなくなってきている」との訴えがあった. バイタルチェックをした際，38.0℃あり，いつもは声かけに返答するAさんの反応が鈍いため，受診が必要と判断し，かかりつけ医のいる診療所への受診に同行した. 診察の結果，肺炎を起こし入院治療が必要であったため，地域医療連携室の看護師と連携しT総合病院に入院となった（病診連携）. 入院時，訪問看護師は，病棟看護師に在宅でのAさんの状況やケアなどについて，サマリーを用いて申し送った. かかりつけ医は開放型病院であるT総合病院の消化器内科の医師に紹介状を送り，協働で治療にあたることになった.

　診断・治療のために入院したT総合病院では誤嚥性肺炎と診断され，入院直後から治療やケアのために栄養サポートチーム（nutrition support team：NST）がかかわった. NSTは栄養管理に伴う合併症の予防・早期発見・治療を行うための病院内での多職種協働チームで，T総合病院のNSTは消化器内科の医師，看護師，管理栄養士，言語聴覚士で構成されていた. NSTはAさんの栄養アセスメントを行い，栄養管理の必要性を判断し，担当の看護師に適切な栄養管理法の指導・助言を行った.

　担当の看護師は，Aさんのもっとも身近にいて状態を把握し，食事介助を行い，食後の内服薬の管理，口腔ケアを実施した. 病棟の主治医は医学的に診断し食事や薬剤などの指示，薬剤師は内服薬の調合，栄養士は食事の必要量・摂取量の評価，メニュー作成，言語聴覚士は嚥下がスムーズにできるように咀嚼訓練などのリハビリテーション，理学療法士はベッド上で誤嚥しないように体位の保持などのためのリハビリテーションを実施した.

　　誤嚥性肺炎が改善し，在宅に戻ることになったＡさんが誤嚥性肺炎を繰り返さないために，担当の看護師はリスクマネジメントとして，在宅でかかわる予定の訪問看護師とケアマネジャーに対し，Ａさんの入院中の経過や状態，在宅での注意点などについてサマリーを用いて引継ぎを行った．

　　このように，高齢者の診断・治療・療養生活は，多くの専門職者の連携・協働によって支えられており，その中で看護師は，高齢者のもっとも身近にいる専門職者として，中心的な役割を担っている．

E.　高齢者に多い事故を予防するための多職種協働

　　高齢者に多い**事故**には，誤嚥・窒息，転倒・転落，溺水がある．
　　誤嚥・窒息の事故は，歯の機能が衰え噛む力，唾液の分泌量が減り，飲み込む力が弱まることによる．そのため，ゆっくりとよく噛んでから飲み込む，お茶や汁物などで喉を潤してから食事を始めるなど，高齢者自身で予防するセルフケアが必要である．また，看護師や介護職者は，食品や調理が食べやすく工夫されているか，よく噛んでいるか，飲み込みを無理していないか，歯の噛み合わせはどうかなど，高齢者の食事の状況を注意深く観察する．そして，看護師は，調理者や栄養士との食事内容や調理方法の調整，食事リズムを支援する介護職の配置の提案，歯科医師や歯科衛生士と入れ歯の調整や口腔内のケアなど，多職種協働による予防活動が必要である．
　　転倒・転落の事故は，身体機能が低下し，筋肉，バランス能力，瞬発力，持久力，柔軟性が衰えることによる．また，認知機能の低下，運動不足のほかに，薬による副作用によって立ちくらみやふらつき症状で転倒しやすい．高齢者の転倒・転落は，骨折や頭部外傷などを招き介護が必要な状態になることも多い．そのため高齢者は，歩く習慣などで筋力や歩行バランスを維持するだけでなく，自らの身体の状況に合わせて，ゆっくり歩く，杖を利用する，無理せず電球の取り換えは手伝ってもらうなどのセルフケアが必要である．看護師は，高齢者本人の身体の状況だけでなく，保健医療以外の建築家などの専門職の協力も得て，**生活環境**の点検と工夫が必要である．生活環境では，階段や段差には手すりを設置する，足元はライトを照らして明るくする，部屋を整理し動線上には障害物は置かないなどがある．屋外は，道路の段差，溝や傾斜，滑りやすい床，駐車場の車止めなど危ない場所を目立たせるなどがある．
　　溺水の事故は，浴室でとくに冬場に起こる．急激な温度の変化によって，血圧が大きく変動するなど身体に大きな負担がかかる．また，浴室は滑りやすいうえに立ったり座ったりの動作や浴槽の出入りがあり，転倒する危険も伴うことによる．そのため，熱いお湯につかる，長湯，飲酒や食後の入浴，精神安定剤や睡眠薬などの服用後の入浴などは控える，出浴時に浴槽の栓を抜く，入浴後は水分を補給するなどを習慣化する必要がある．また，家族などの同居者は，入浴中に一声かけることも重要である．
　　このように高齢者の事故は，老いによる心身の機能の低下によって起こることが多い．

その予防は，高齢者がセルフケア行動できる支援と同時に，家族だけでなく生活環境の専門職を加えた多様な専門職との協働連携によって，事故のリスクを最小限にしなければならない．

F.　地域包括ケアシステムにおける協働連携

　高齢者のすべての健康レベルで，生活を分断させることなく住み慣れた地域で継続した生活ができるよう，包括的な支援・サービス提供体制，つまり**地域包括ケアシステム**の構築がなされた．

　地域包括ケアシステムでは，本人・家族の選択と心構えを基盤として，「住まい」「生活支援」「介護」「医療」「予防」の5つの構成要素がある（**図X-2-5**）．その提供体制として，時代や地域に合わせて「公助」「共助」「互助」「自助」のバランスをとることが必要である．たとえば，都市地域では，近隣の住民や知人など関係者間の助け合いである「互助」を期待することは厳しいが，介護保険サービスなどの「共助」が豊富にありその利用が可能である．離島・過疎地域では，「共助」は十分ではないが，人と人とのつながりが残っており「互助」の役割発揮が期待できる．ただし，いずれの地域であっても，少子高齢化の進展で，税金や保険料を財源とする「公助」と「共助」の拡充は厳しいため，「自助」と「互助」を強化するための取り組みが必要である．つまり，地域包括ケアシステムにおける協働連携は，専門職の多職種協働だけでなく，家族，地域にあるボランティアや地域住民を取り込んだ取り組みが求められる．

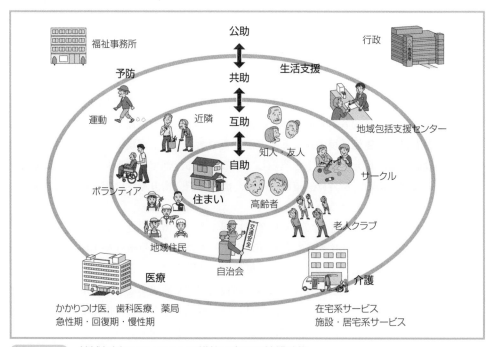

図X-2-5　**地域包括ケアシステムの構築に向けた協働連携**

> **事例** 本人の希望する在宅死を実現した高齢者
>
> 　在宅死が実現するためには，本人が在宅死を切望している，看取る家族がいる，往診や訪問看護サービスがあり緊急時の入院施設があることが必要といわれている.
>
> 　老夫婦世帯で86歳のBさんは，入院先の病院で主治医から余命1〜2ヵ月と宣告され，在宅死を強く希望した. 妻は，家族介護について別居の息子と相談した. 息子は嫁にこれまでのBさんとのかかわりを語り，介護をしながらともに過ごしたいと同居することを提案した. 嫁との合意が得られ，息子夫婦は同居し家族の介護力を強め，Bさんを在宅で看取ることになった.
>
> 　地域包括支援センターの保健師に相談し，看護者であるケアマネジャーを紹介され，ケアマネジャーによって在宅生活に向けての調整が行われた. ケアマネジャーは，高齢者本人と主介護者である妻と相談し，主治医の往診と緊急時の入院施設の調整，介護保険制度の訪問看護サービス，訪問介護サービス，短期入所サービスなどの調整（「公助」と「共助」との多職種協働），および知人・友人，近隣など地域の関係者のかかわり方の調整（「互助」との協働連携）を行った. 訪問看護師は週に3回訪問し，病状管理，主治医との連携のほかに，家族への介護技術の指導や緊急時の対応（「自助」との協働連携）を実践した.
>
> 　Bさんは，自宅に戻ってから4ヵ月間，さまざまな専門職者のサポートと家族の介護を受け，地域の関係者との交流をしながら，本人の希望する在宅死を実現した.

学習課題

1. 看護師が多職種協働する専門職として果たしている役割について説明してみよう.
2. Aさんの事例を参考にして，これまで実習などで出会った身近な事例について，どのような多職種協働が考えられるか具体的に考えてみよう.

‖ 引用文献 ‖
1) 白澤政和：ケースマネージメントの理論と実際—生活を支える援助システム，p.112-114，中央法規出版，1992

3　高齢者の地域づくりへの参画

この節で学ぶこと

1. 人生の最期まで生き方に選択肢をもち，人とつながりをもって生きていける社会の創造に向けた高齢者の地域づくりへの参画について，その考え方を学ぶ.
2. 高齢者の地域づくりへの参画を支える看護師の役割について考える.

　本節では，高齢者の地域づくりへの参画とその支援について，日本の目指す**地域共生社会**とは何か，高齢者はどのように**地域づくり**に参画しているのか，そしてどのような支援が行われているのか，事例を通して学ぶ.

A.　日本の目指す地域共生社会

　日本の目指す「地域共生社会」は，「制度・分野ごとの『縦割り』や「支え手」「受け手」という関係を超えて，地域住民や地域の多様な主体が『我が事』として参画し，人と人，人と資源が世代や分野を超えて『丸ごと』つながることで，住民一人ひとりの暮らしと生きがい，地域をともに創っていく社会」とうたわれている[1].　つまり，これまでケアの受け手ととらえられてきた高齢者は，ともに地域をつくっていく担い手と位置づけられている.　そして地域をつくる方法は，高齢者が人とつながること，高齢者が資源とつながることである.　これらをふまえて，実際に高齢者が地域づくりに参画し，看護師がその支援を行った事例から，高齢者が人とつながる地域づくりはどのように行われているのか，その支援とは何かを考えてみよう.

B.　高齢者の強みを生かした地域づくりへの参画

1●できること，必要なこと，やりたいことによる地域づくりへの参画

事例　島に伝わる古謡を伝承する住民活動への参画

　長老として地区で尊敬を集める80歳台のAさんは，脳梗塞を発症した経験がある.　幸い麻痺などの障害もなく，得意の野菜づくりを中心とした元の暮らしを再開していた.　地区の住民や保健師は，畑仕事に没頭するあまり脳梗塞を再発するのではないかと心配し，健康体操教室への参加を促したが拒否されていた.Aさんは地区では心配の種になっていた.

　住民組織の代表らと行政，保健・医療・福祉の専門職とのケア会議でも，Aさんの介護

予防の必要性が議論されるほどであった．住民の一人から，「男性の高齢者は，行事の中心となってリーダーを担ってきたので，行政が提供する介護予防教室では満足できない」との意見があった．そこで，新たな活動ができないかを検討したところ，Ａさんは島に伝承されてきた古謡を後輩に伝えたいが，習いに来る者はいないと嘆いていること，島の若手も継承したい思いがあるが責任をもって引き受けられるか不安があることが話題になった．会議の中で看護師が伝承活動も健康づくりに貢献する可能性があることを支持したところ，ケア会議メンバーは教室開催に向けての行動計画を立てた．具体的には，住民の継承したい思いの実態を把握するためアンケートを実施し，継承したい希望者が多くあることを確認した．ケア会議メンバーはＡさんにそのことを伝え，講師を引き受けてほしいと頼むとＡさんは目に涙を浮かべ快諾した．

　教室開催にあたり，Ａさんは歌詞帳を自作，住民らはそれぞれ会場設営や送迎，広報などできることを引き受け，自治会も歌詞帳のコピーや場所の提供を実施した．住民だけでつくった手づくり教室は，メンバーのアイディアで発表会の開催にまで発展した．

　高齢者にとって他者からケアの対象ととらえられることは，簡単に受け入れられることではない．一方で，自分のやりたいことやできることが地域に必要とされていると実感できることは，生へのエネルギーを発動させる．また，地域に必要とされている活動は，地域住民が主体的にもてる力を発揮する機会にもなる．本事例において看護師は，住民のやりたい活動が健康に貢献できることを専門職として支持することにより，ケアの受け手ととらえられていた高齢者が，担い手として参画する住民活動への足がかりをつくった．

> **事例**　特技の三線で療養者を癒すケアへの参画
>
> 　脱水により救急搬送され入院したＢさんは，自分はなぜ入院しているのかを繰り返し看護師に尋ねてくる．また，同室の高齢者が不安を訴えていると，うるさいと怒鳴りつけていた．看護師は，治療のためとはいえ1日中やることもなく過ごしていることが原因と考えていた．
>
> 　Ｂさんを知る人から三線が得意と聞いた看護師は，入院中のほかの高齢者も楽しめると考え，Ｂさんに三線の演奏を依頼した．しかしＢさんは依頼に応じず，看護師に「教えるから弾いてみなさい」と指示し，具体的に指導を始めた．そしてＢさんは看護師を「飲み込みがいいね」と繰り返しほめ，励ました．この様子に看護師は，Ｂさんは他者を励ますことが得意であることを発見し，同室の高齢者を励ますために演奏をしてほしいと改めて依頼した．Ｂさんは，看護師から三線を受け取り演奏し，同室の高齢者が喜ぶ様子に「もうすぐ元気になるよ，少しの辛抱だよ」と声をかけていた．その後は，療養者に「元気出して」などと積極的に声をかけ，療養中でありながら療養者を励ます様子がみられていた．

　高齢者にとって得意なことは，必ずしもやりたいこととは限らない．そのため，自発的に，そして繰り返される言動に着目することは重要である．本事例の看護師は，入院生活になじめずにいるＢさんに対し，他の療養者を癒す力を見出し生かすことで，ケアの担い手としての参画を促していた．このように入院中の高齢者も，入院環境におけるケアの担

い手となる可能性がある.

2●気づくこと，学ぶこと，責任を果たすことによる地域づくり　への参画

事例　自らのケア環境づくりへの参画

　視力障害がありながら一人暮らしを営んできたCさんは，散歩中の転倒で骨折，病院へ搬送され手術となった．手術後の経過は良好で，見守り下で歩行が可能な状態となった．看護師による見守りを確実に行うため，離床時にはナースコールを使用するよう伝えたが，聞き入れられずにいた．病棟では，術後の経過がよいのに転倒しては本末転倒であると話題にし，理解力の低下があり安全を確保できないととらえ，Cさんが自由に離床ができないようベッドを壁づけにし，柵を設置することで行動を制限していた．

　身体拘束を軽減するための看護研究に取り組んでいた看護師は，Cさんの離床の様子を観察し対話を繰り返す中で，Cさんは視力障害があるが入院環境を把握しており，正確に安全に歩行できることを確認した．つまりCさんがナースコールを使用しないのは理解力が低下しているのではなく，移動に不自由を感じていないうえに，これまでも一人暮らしをしてきたことから自分のことは自分でするのが当たり前という主体性の表れととらえ直した．看護師はCさんに対し，退院に向けて筋力をつける必要があること，そのためにできるだけ病棟でも歩くことが大切であることを支持し，動きづらさはないかと声をかけた．Cさんは，立ち上がり時にオーバーテーブルを支えにしているので安全に立ち上がれると，自らの工夫を説明，実施してみせた．看護師はその様子から，オーバーテーブルを動かす音でCさんの離床の合図になることを発見し，病棟のケア計画へ新しい見守り方法を提案した．その後Cさんは，行動を制限されることなく，自由に活動できる機会が増え筋力が回復し，看護師たちは遠くから見守るだけになった．ある看護師はCさんが自室をみつけづらいことに気づき，手がかりとなるよう居室のドアにぬいぐるみを貼りつけ，Cさんの行動はますますスムースになった．入院当初は施設入所を希望していたが，自信を取り戻し自宅への退院の意向を示した．

　療養中の高齢者は，慣れない療養環境で，看護師の意向に沿った行動パターンを獲得しにくい．このことが高齢者の行動を制限する身体拘束につながっている実態がある．しかし，高齢者は自分なりの暮らしやすさを模索しているのである．本事例における看護師は，高齢者が自分なりの暮らしやすさを模索する態度に気づき，その工夫を学び病棟の看護ケアに取り入れることでケアの責任を果たしていた．このことは，高齢者が自ら療養環境をつくること，そしてケアへの参画を促す実践といえる．

学習課題

1. 高齢者の地域づくりへの参画について，必要性を説明してみよう．
2. 高齢者が人とつながるための地域づくりへの参画について，その支援方法を説明してみよう．

█ 引用文献 █

1) 厚生労働省：「地域共生社会」の実現にむけて（当面の改革工程），p.2，〔https://www.mhlw.go.jp/file/04-Houdouhappyou-12601000-Seisakutoukatsukan-Sanjikanshitsu_Shakaihoshoutantou/0000150632.pdf〕（最終確認：2023年1月18日）

4 災害に備える

この節で学ぶこと

1. 避難時の要配慮者としての高齢者の特徴を理解する.
2. 災害に関する法令と高齢者の災害への備えの関連を理解する.

A. 高齢者の防災活動（個人，家族，地域）

　災害対策基本法では，防災に関する責務として，市町村は「地域住民の生命・身体・財産を災害から保護すること」と定められている．一方，住民らには，「防災に関する責務を有する者は誠実にその責務を果たす」ことや「自ら災害に備えるための手段を講ずる」こと，「自発的な防災活動への参加，過去の災害から得られた教訓の伝承などの取り組みにより防災に寄与する」ことが定められている．実際に，阪神・淡路大震災における救助の主体は消防や警察ではなく，家族や近隣住民による救出が8割近くを占めている[1]．このことから，大規模災害発生時においては，地域包括ケアシステムにおける「自助」「互助」が有効であり，平常時から自助力や互助力を高めるための地域づくりが大切である．

　高齢者も，一住民として，ハザードマップを確認し最寄りの避難所を把握するなど自ら災害に備えることや，過去の災害から得られた地域の教訓の伝承などの責務を負う．しかし，「ハザードマップを見たことがない」もしくは「見たことはあるが，避難の参考にしていない」という住民は46%程度という報告もある[2]．ハザードマップなどの課題として，地図の縮尺が小さくわかりづらい，色のグラデーションがわかりづらいなどがあり，高齢者にとって見やすいものに改善する必要もあるだろう．家族や近所の人々と協力し，ハザードマップを拡大して高齢者も見やすくしたり，最寄りの避難所まで高齢者とともに歩いてみるなど，日ごろから高齢者が安全安心に避難できるよう，わがこととして災害への備えを考え，行うことが大切である．

B. 高齢者の避難・誘導方法

　心身の状態により避難に支援を要する高齢者などを，災害対策基本法では**要配慮者**[*]と定めている．要配慮者のうち，自ら避難することが困難な者であって，その円滑かつ迅速な避難の確保を図るためにとくに支援を要するものは，**避難行動要支援者**として住まいの

---

[*] 要配慮者：必要な情報を敏速かつ的確に把握し，災害から自らを守るために，安全な場所に避難する等の災害時の一連の行動をとるのに支援を要する人[3]．

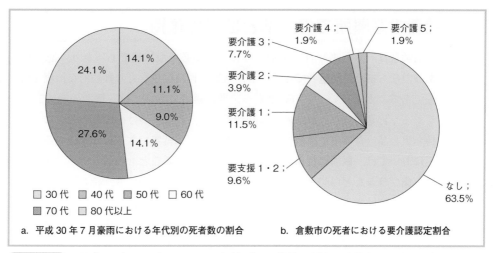

a. 平成 30 年 7 月豪雨における年代別の死者数の割合　　b. 倉敷市の死者における要介護認定割合

図Ⅹ-4-1　平成 30 年 7 月豪雨における年代別の死者数の割合と倉敷市の死者における要介護
　　　　　　認定割合

[a：内閣府：令和 2 年版 防災白書, p. 43,〔https://www.bousai.go.jp/kaigirep/hakusho/pdf/R2_dai1bu1-1.pdf〕（最終確認：2023 年 1 月 18 日）, b：岡山県「平成 30 年 7 月豪雨」災害検証委員会：平成 30 年 7 月豪雨災害検証報告書, p.30,〔https://www.pref.okayama.jp/uploaded/life/794652_7433381_misc.pdf〕（最終確認：2023 年 1 月 18 日）より引用]

ある市町村が把握し，名簿を作成することが災害対策基本法で定められている（災害対策基本法第 49 条の 10 第 1 項）. 具体的には，65 歳以上の一人暮らしで要介護 1 もしくは 2, 要介護認定区分 3～5 の状態の者，重度の身体障害，知的・精神障害者，重度の難病患者（身体障害者手帳 1 級，2 級相当）といった範囲を市町村で定めるなどとされている.

　平成 30 年 7 月豪雨における年代別の死者数の割合と死者における要介護認定割合から，死者のうち 60 歳以上の者が約 7 割にのぼり，要介護認定を受けていた者が 36.5％を占めていた（**図Ⅹ-4-1**）. また，令和元年の台風 19 号による死者のうち 65 歳以上の高齢者は約 65％であった[4].

　要配慮者の避難能力は，①警戒や避難指示などの**災害関係情報の取得能力**，②避難の必要性や避難方法などについての**判断能力**，③避難行動をとるうえで必要な**身体能力**に着目して判断することが想定されている. よって，高齢者の避難誘導に際しては，避難時に転倒することがないよう，移動の際の段差や傾斜，路面の滑りやすさなどに十分配慮する必要がある. また，高齢者は成人に比べ，一般的に歩行速度が遅くなる傾向がある. このため余裕をもって避難できるよう，避難情報のレベル 3 が出る前に準備をしておくとよいだろう. 避難の際は，個別に必要な持ち出し品（常備薬や眼鏡など）のチェックを促すなど，落ち着いて行動することを促すことも大切である.

　日ごろから，いざというときに，誰とどこに避難するのかを想定しておく必要もあるだろう. とくに，日中独居となる要介護高齢者などは，より早めの避難が必要となるため，ケアマネジャーとともに，平常時に個別の避難計画を具体的に取り決めておくことが肝要である.

C.　高齢者の避難所での生活と健康の維持

　　高齢者は，もとより日常生活動作に支援が必要な状態であったり，認知機能の低下があったり，また要配慮者でなくとも，複数の慢性疾患をもち継続的な治療を必要とする状態であることが多い．このことから，要配慮者においては，個別の支援計画をケアマネジャーや日常的にかかわりのある訪問看護師，かかりつけの医師とともに立案し，必要な持ち出し品（常備薬や医療機器など）を忘れずに持参できるよう支援する．また，避難生活においては，個別に使用する衛生物品が不足することもあるため，マスクや手指の消毒液，歯ブラシなど口腔ケア材料を含めた衛生物品についても，持ち出し品として準備しておくよう援助する．

　　避難所での生活が長期にわたる場合，避難所という環境の中では，家事や畑仕事など今まで高齢者が日課として行っていた日常の役割などが発揮できなくなるおそれがある．そのことが，活動量の低下や活動範囲の縮小などによる筋肉量の低下や，認知機能の低下をもたらし，不活発な生活による食事量の低下などは**フレイル**の原因となる．避難生活においては，フレイルを予防するための運動や栄養に関する配慮が必要となる．

D.　高齢者の福祉避難所における援助

　　避難所の開設などは，市町村が行う自治事務であり，避難所における生活環境の整備は努力義務とされている．避難所には指定避難所と**福祉避難所**があり，福祉避難所の基準は，災害対策基本法施行令第20条の6第5項により「主として高齢者，障害者，乳幼児その他の特に配慮を要する者（以下この号において「要配慮者」という．）を滞在させることが想定されるものにあっては，要配慮者の円滑な利用の確保，要配慮者が相談し，又は助言その他の支援を受けることができる体制の整備その他の要配慮者の良好な生活環境の確保に資する事項について内閣府令で定める基準に適合するものであること」と特別基準が定められている．

　　福祉避難所は，施行令を満たす施設を市町村が指定して開設する．介護を必要とする高齢者の状態に応じ，移動の介助，排泄の介助，食形態を考慮した食事の準備と介助などが必要となる．福祉避難所の空間として車椅子が通行可能となるスペースの確保や手すりの設置，ベッドのある介護室と介護室の付近にポータブルトイレを設置するなどが必要である．2021年5月には『福祉避難所の確保・運営ガイドライン』が改定され，事前に受け入れる対象者を調整して人的物的体制の整備を図り，災害時の福祉避難所への直接の避難などを促進し，要配慮者への支援が強化された[5]．高齢要配慮者の避難場所については，平時よりどの福祉避難所を利用できるのか，市町村担当者を交えて検討・準備することが重要である．

E.　災害における高齢者の心理的支援

　　災害により日常生活が激変することは，大きなストレスである．高齢者はストレスによ

り活気が低下し，認知症のある高齢者は精神症状や行動異常がみられることもある．できる限り規則的な生活を送ることができるよう，日中は軽い運動を取り入れ，親しい人と話す時間を確保するなどの配慮が必要であろう．また，夜間は可能な限り静かな環境で睡眠がとれるよう整えることが必要である．しかし，眠れないときやつらいときには，うつ状態やストレス障害のおそれもあるため，医療者に相談し支援を求められるよう，高齢者に対し情報提供や声かけをしておくことが肝要である．

F. 地域におけるパンデミックへの備え・対応

　日本では，災害対策基本法によって，地域住民の生命・身体・財産を災害から保護する責務は市町村に課されており，消防機関やの整備や自主防災活動組織の充実に取り組んでいる．一方，感染症対策は，より広域的な対応として**感染症予防法**により都道府県が中心的に担っている．しかし，新型コロナウイルス感染症は，高齢者の日常生活に大きな影響を与え，災害時の高齢者の避難のあり方や福祉避難所運営のあり方などについて対応の変更を迫る事態となった．

　パンデミックと大規模災害が重複して発生することは，今後も十分に考えられる．したがって，感染症対策を強化した形で災害対応・対策をとるなど，各地域の特性に応じて，都道府県と市町村や自治体組織が一丸となって備えや対応について検討し続ける必要がある．そのためには，過去に起こった災害やパンデミックの経験を次の災害に生かすことが重要である．たとえば，大規模豪雨災害を体験したある市の保健所では，非常事態の班体

コラム

災害対策基本法

　災害対策基本法は1959（昭和34）年の伊勢湾台風を契機に，1961（昭和36）年に制定された．国土ならびに国民の生命，身体および財産を災害から保護し，もって社会の秩序の維持と公共の福祉の確保に資することを目的とする．国，地方公共団体およびその他の公共機関を通じて必要な体制を確立し，責任の所在を明確にするとともに，防災計画の作成，災害予防，災害応急対策，災害復旧および防災に関する財政金融措置その他必要な災害対策の基本を定めることにより，総合的かつ計画的な防災行政の整備および推進を図るための法律である．

　阪神・淡路大震災や東日本大震災を始め，多くの被害の経験や教訓をもとに，たびたび改正・見直しがなされ，最近では令和元年台風第19号などの災害を検証し，2021（令和3）年に改正された．2021年の改正においては，避難行動要支援者名簿の活用が進んでいないことや避難行動要支援者ごとに必要となる支援の方法や程度をふまえた避難計画が作成されていないことが検証で明らかとなり，平時から本人の心身の状況や生活実態を把握しているケアマネジャーや相談支援専門員などの福祉専門職に協力してもらい，個別避難計画を作成することが市町村の努力義務となった．また，本来避難すべき避難勧告のタイミングで避難せず，逃げ遅れにより被災する者が多数発生したことをふまえ，身体能力が低下した高齢者が安全に避難を行動に移せるきっかけとなるような情報提供のあり方が見直され，避難勧告という表現を廃止し，よりわかりやすい表現として「避難指示」と改められた[i]．

引用文献

i) 内閣府：避難情報に関するガイドラインの改定（令和3年5月），〔http://www.bousai.go.jp/oukyu/hinan-jouhou/r3_hinanjouhou_guideline/〕（最終確認：2023年1月18日）

制に組み替えて対応した経験を生かし，新型コロナウイルス感染症患者が急増した際には，市の保健所体制を以前の豪雨災害時の体制と同様に非常事態の班編成にただちに切り替えて対応するといった例がある．このように，以前経験した災害での対応を生かし，次の災害に備えることが有効な対応として考えられる．

また，市民一人ひとりが過去の経験を生かして災害やパンデミックに備えるためにできることとして，今，何が起こり，私たちはどのように対応してきたのか，その記録を残しておくこともまた重要である．とくに，高齢者の体験は子世代，孫世代に語り継ぐことで残されていくかもしれない．高齢者の貴重な体験を文字や音声，映像など，さまざまな形で残し，次世代に伝えるといった対応も長期的な備えになるだろう．災害やパンデミックは繰り返し起こる．そのとき，類似する経験と対応が残されていれば，それをヒントに解決策を検討できるであろう．

学習課題

1. 自分の最寄りの指定避難所となる施設まで実際に歩いてみよう．そのとき，高齢者を誘導すると想定し，気をつけることをあげてみよう．
2. 過去に開設された福祉避難所の好事例を調べてみよう．何が要配慮者にとってよかったのか考えてみよう．

引用文献

1) 内閣府：令和4年版 防災白書，p.55，〔http://www.bousai.go.jp/kaigirep/hakusho/pdf/r4_all.pdf〕（最終確認：2023年1月18日）
2) 内閣府：令和元年台風第19号等による災害からの避難に関するワーキンググループ（第2回）資料，住民向けアンケート結果，p.13，〔http://www.bousai.go.jp/fusuigai/typhoonworking/pdf/houkoku/sanko4.pdf〕（最終確認：2023年1月18日）
3) 日本災害看護学会：災害看護関連用語，〔http://words.jsdn.gr.jp/words-detail.asp?id=25〕（最終確認：2023年1月18日）
4) 内閣府：令和元年台風第19号等による災害からの避難に関するワーキンググループ（第1回）資料，台風第19号等の概要，p.32，〔http://www.bousai.go.jp/fusuigai/typhoonworking/pdf/houkoku/sanko2.pdf〕（最終確認：2023年1月18日）
5) 内閣府：福祉避難所の確保・運営ガイドラインの改定（令和3年5月），〔http://www.bousai.go.jp/taisaku/hinanjo/r3_guideline.html〕（最終確認：2023年1月18日）

第XI章

老年看護学の課題

1 米国のCNS・NPからみる 今後の日本の看護師像

この節で学ぶこと

1. 米国で診療看護師（NP）が発展した経緯を理解する.
2. 日本における看護師の裁量権の拡大に関する主な動きを理解する.
3. 変容する社会の中で, 看護師が担う新しい役割について考える.

　この半世紀, 病院は療養を主とするところから, 高度な技術を使ってより重症の患者を治療する施設に変わっていった. 一昔前には病院にいたような軽症の患者は, リハビリテーション施設や自宅に移っている. このため, 訪問看護や介護老人保健施設など, 病院以外での看護師の活躍場所が広がった.

　近年では高齢化も進み, 複雑な病歴をもつ患者も増えている. このため, 医師だけが診療行為を行う従来のモデルでは, 今の患者のニーズに対応しきれず, 医学, 看護, 薬学, 介護などの職種で重なり合う役割がどんどん増えている. たとえば米国では, 博士号をもつ薬剤師がかかりつけ医に代わり, 高血圧, 糖尿病などの薬剤調整を行うこともある.

　そんな中, 看護においては, 米国, 英国, オーストラリア, 韓国を始め各国で看護師の高度教育が進み, 裁量権（できること）は格段に飛躍した. 要するに, 患者に寄り添う看護師としての心を強みとしながら, より難しい手技や診療行為や判断を行える, 力強いナースたちが生まれているのである.

A. 米国の高度実践看護師

　米国では, 修士号以上の教育を受け, 臨床現場で高度な知識を生かして働く看護師のことを「**高度実践看護師**（advanced practice nurse：**APN**）」とよび, **専門看護師**（clinical nurse specialist：**CNS**）, **診療看護師**（nurse practitioner：**NP**）, 看護麻酔師（certified registered nurse anesthetist：CRNA）, 看護助産師（certified nurse midwife：CNM）などの職種が含まれる. 米国の正看護師（registered nurse：RN）のうち実に1割以上がAPNとして働いている[1]. これらのうち, CNSとNPについて詳しくみてみよう.

　米国で1950年代に生まれたCNSは, 臨床における看護のエキスパートとして多分野で活躍している. CNSは修士号を取得した後に認定試験を通り, 州ごとの免許を取得してから活動できる. 現在ではがん看護, 精神看護, 老人看護, 小児看護などの分野があり, ①臨床, ②看護スタッフの教育・訓練, ③医療機関やシステム全体を考えるという3つの視点から, 患者へのケアの改善に取り組んでいる[2]. CNSをチームに加えることで, 入院日数および再入院の回数が減ること, 患者の満足度が上がることなどの研究発表が繰り返

されるにつけ，活躍場所も増えている．米国では現在約9万人の看護師がCNSの資格を
もっている[1]．

　さらに1965年には，看護師のフォード（Ford L）と小児科医のシルバー（Silver H）
が協力して看護師用の卒後教育講座を創設し，独立して診療的判断を下すNPという新し
い看護職を発足させた[3]．フォードによると，当時，医師不足と貧困に悩むコロラド州で
は，看護師が患者のための健康相談に乗ったり，こっそり診断に近いことをしていたが，
これらの看護師には専用の高度な訓練や教育が必要であるとつくられたのが上記の講座で
あった．要するに，米国におけるNP制度設立とは，すでに必要に迫られて行っていた看
護師の診療行為に対して，安全性を増すために専門の知識を与え，法的に正当化する新制
度だったのである．

　NP制度は当初，医師たちに反対を受けたのはもちろん，看護師たちにも「看護を捨て
て単なる医師の助手になろうとしている」と批判を受けた（フォード氏談，筆者とのイン
タビュー）．しかし，独立して臨床的な判断ができるNPこそが，助手的な立場から抜け
出した者なのである．その後数十年かけて「看護哲学に基づいた診療行為」という独特の
アイデンティティをNPたちは確立していき，主にプライマリケアで「かかりつけ」とし
て活躍していく．NPによる医療の質や安全性を裏づける研究が発表されるとともに，国
家試験の制定，教育カリキュラムの統一および免許制度を確立することで，NPの質の担
保を図り，それが各分野での活躍につながっていった．1988年には，全国でNPの診療行
為に診療報酬が支払われるようになった．

　現在NPには，成人科，老年科，新生児集中治療科，精神科などの専門が存在しており，
NP修士号かNP博士号を取得し，認定試験を通った後，州ごとの免許を申請するように
なっている．約35.5万人がNP資格をもっており[4]，現在では50州すべての州で診断し，
薬を処方する権利が与えられ，乱用される危険のある中毒性の強い薬も処方できる．ほと
んどの州では，医師の監督下でなくても診療行為を行うことができ，開業をすることもで
きる[4]．

米国のNPの勤務の具体例

- 医院で医師とは別に患者を診ていて，薬の処方もする．医師と異なる点は，患者教
育などに重点を置く．より長い時間を一人ひとりに割けるよう，患者数が医師の7
割程度に抑えられている（成人科NP，ニューヨーク州）
- 介護施設で診察にあたる．たとえば，咳を訴える70歳台の患者を診察し，胸部X
線検査をオーダーする．結果を読み肺炎だと診断すれば抗菌薬を処方し，後に医師
に報告する（老年科NP，ジョージア州）

B. 日本の高度実践看護師

　日本においては，修士号レベルの教育を受けた保健師，助産師などのエキスパートが増
え続け，各地域で活躍しているが，ここではCNSとNPについて主にみていく．

　日本の**専門看護師**（ceritifed nurse specialist：**CNS**）制度は1994年に発足した．修士

表Ⅺ-1-1　38ある特定行為の一例

- 気管カニューレの交換
- 胃ろうカテーテルもしくは腸ろうカテーテルまたは胃ろうボタンの交換
- 褥瘡または慢性創傷の治療における血流のない壊死組織の除去
- 直接動脈穿刺法による採血
- 急性血液浄化療法における血液透析器または血液透析濾過器の操作および管理
- 脱水症状に対する輸液による補正
- 感染徴候がある者に対する薬剤の臨時の投与
- 持続点滴中の糖質輸液または電解質輸液の投与量の調整
- 抗不安薬の臨時の投与

課程を修了し，かつ専門看護師教育課程基準の所定の単位を取得し，必要な実務研修を積み，「卓越した看護実践能力を有すると認められた看護師」に資格を認可している．慢性疾患看護，感染症看護，急性・重症患者看護，精神看護，老人看護などの分野があり，2021年12月の時点で，CNSの資格をもつ看護師は全国で2,944人である[5]．CNSは，患者へのケアを実践するだけでなく，ほかの看護師への教育，組織内の調整，倫理的問題の解決に取り組むなど，組織全体の改善をも目標とするのが特徴である[6]．

日本のCNSの勤務の具体例

- 胃がん告知後に「自然な死」を希望する90歳台男性に対し，CNSが本人・家族との話し合いの結果，患者の身体的負担軽減のため，点滴量を減らすことを医師に相談し，苦痛緩和と保清に重点を置いたケアに転換（老人看護CNS）
- 脳梗塞後遺症の80歳台女性．自宅で自然な看取りを希望する家族に対して，看護師はなぜ胃ろうを希望しないのか理解できず，CNSに相談．最終的に，患者と家族の希望に添う形の最期を実現した．病院の全看護師に対して，高齢者の終末期ケアを考える「看取り教育」を実施（老人看護CNS）

［参考資料：大往生の創造―看取りびとへの道，日本老年看護学会第14回学術集会］

　一方，**認定看護師**（certified nurse：**CN**）という制度が1995年に始まっている．5年以上経験のある看護師が研修を受け，患者の指導や相談などを担う．日本看護協会によると，2021年12月の時点で，22,577人が認定されている[7]．摂食・嚥下障害看護，認知症看護，皮膚・排泄ケア，緩和ケアなどの分野があり，ケアに対して診療報酬加算が支払われることも増えてきた．

　2015年に施行された「**特定行為に係る看護師の研修制度**」では，医師または歯科医師が事前に指定する「手順書」で指示する内容に従って，研修を終えた看護師が特定の医療行為（**特定行為**）を行えるようになり（**表Ⅺ-1-1**），2019年には，特定行為研修が認定看護師資格に組み込まれるようになった．2022年9月現在，38行為が認められている[8]．医師からの指示を待たず，その看護師の判断でタイムリーに点滴などの医療行為を行えるため，患者へのベネフィットは高いが，まだ人数は少なく，2022年4月の時点で4,832人である[9]．これから存在価値をどう数字で示していくかで，その将来が決まるであろう．

　2008年には，大学院において診療看護師（NP）とよばれる高度実践看護師の育成が始まった．これは，諸外国のNPなど，医師の指示がなくとも診療・処方などができる修士

号レベルの看護師をモデルとしたものである．2022年3月時点で670人がNPとして認定されており，少しずつ活躍場所が増えてはいるものの，公式国家資格ではない[10]．2020年には，看護協会およびNP教育課程の認定を行っている2団体が診療看護師資格の正式な創設を目指すことを発表し，看護師の未来への期待が高まっている[11]．

日本のNPの勤務の具体例

- 長崎の離島において，内科に配属され，医師とともに入院患者のケアにあたる．特定行為研修を修了しているため，たとえば肝不全での腹水を繰り返す80歳台女性に対し，NPが予診をし，医師が腹腔穿刺した後のドレナージ，抜針などの管理はNPが行う．また，退院後の管理や在宅診療なども行う．NPによる在宅診療を導入後，臨時外来，再入院数が激減した[12]．

C.　今後の日本の看護師像

　近年，日本における看護師の可能性と魅力は高まっている．より高みを目指す看護師は，看護管理職や教育者というオプションのほかに，臨床でさらに大きく活躍できる選択肢が生まれた．これは個々の看護師の働きと学び続ける姿勢に加えて，管理者，介護職，医師，同僚の看護師たちの理解・協力があるからこそである．また，看護の行為の有益性が研究報告によって証明され，診療報酬という形で少しずつ認められてきたことも大きい．

　とはいえ，能力・考え方の質の担保，同職内でのヒエラルキー，国民からの認知不足など，課題も多い．よって，日本の看護の未来のためには，以下の点が重要だと思われる．

1. 職種を超えた協働を目指す．役割や責任を分断するのでなく，共有する．患者が満足できる結果になったときチームで成功を祝うなどしてやりがいを保つ．患者のニーズという最終ゴールから目をはずさないようにする．

2. データを集め，結果に誰もが簡単にアクセスできるようにする．「白衣の天使」とよばれるナイチンゲール（Nightingale F）だが，実は彼女は統計学の先駆者であり，衛生学の発展に非常に大きく貢献した．看護の心をもつだけでなく，そこに客観的解析の力が加わってはじめて，多くの命を救えたのである．たとえば，CNSやNPが加わると，患者の満足度や平均入院日数にどう影響があるか．これらの研究を行い，結果を提供し続けていくことも重要である．米国NP学会のウェブサイトには，NPの有効性を示した論文のリストが掲載されていて，自分の勤務先の管理者との交渉に利用したりできるようになっている．

3. 看護師以外の人に話しかける．とくに新聞，テレビなど多くの人が接する媒体で，私たち看護師の役割を一般人に伝えていくことが大事である．また，病院管理職や政治家など，医療者ではないが医療界の鍵を握る人々には，私たち看護師の視点が彼らの決断に含まれるように常に求めていかなくてはいけない．そのために，2のデータが必要となってくる．

　患者やその家族の目線から考えると，「看護か，医学か」という線引きはそれほど重要

ではない．将来は，患者を主役に多くの医療職が協力し合う「チーム医療」がますます重要になってくる．そのとき，患者に寄り添う心と，高度な教育に裏づけられた知識やスキル，両方を併せもつ看護師こそが，より求められる．

　最後になるが，看護を学ぶ学生の一人ひとりには，個人的な得意・特性が必ずある．それを生かしてこそ，自分が真に輝くと同時に，多くの患者を助け，勇気づけることができる．そんな理想をみつけるために，同じ看護師という職業の中でも，さまざまな教育レベルや働き方（時間，場所および勤務環境）があっていい．実際，諸外国の例を参考に，最近の日本では看護の役割が急速に見直されている．将来の看護職は，より多様化しているだろう．

　日本の未来の看護は，患者たちのニーズに添って，私たちの手でつくられるのである．

学習課題

1. 米国で法律が変えられNPの活躍が広がったのは，どのような研究やデータが集められたからか考えてみよう．
2. 「看護師の裁量権拡大」「特定行為」などのキーワードでインターネットを検索し，最近の日本での動きをまとめてみよう．
3. 特定の医療現場を思い浮かべ，医療チームにNPやCNSが加わった場合，患者にとってどのようなインパクトがあるか話し合ってみよう．平均入院日数，患者の満足度などのほかに，どうやってそのインパクトを測れるか考えてみよう．

▌引用文献▌

1) U.S Department of Health and Human Services：2018 National Sample Survey of Registered Nurses, Brief Summary of Results,〔https://bhw.hrsa.gov/sites/default/files/bureau-health-workforce/data-research/nssrn-summary-report.pdf〕（最終確認：2023年1月18日）
2) Stanley JM：Advanced Practice Nursing, 2nd Ed, F.A.Davis Company, 2005
3) Fairman JA：Making Room in the Clinic：Nurse Practitioners and the Evolution of Modern Health Care, Rutgers University Press, 2008
4) American Association of Nurse Practitioners: NP Fact Sheet,〔https://www.aanp.org/all-about-nps/np-fact-sheet〕（最終確認：2023年1月18日）
5) 日本看護協会：データで見る専門看護師，分野別都道府県別登録者数,〔https://nintei.nurse.or.jp/nursing/wp-content/uploads/2022/01/CNS_map202112.pdf〕（最終確認：2023年1月18日）
6) 宇佐美しおり：CNSが考える看護職の役割拡大．インターナショナルナーシングレビュー 31（1）：21-23，2009
7) 日本看護協会：データで見る認定看護師，認定看護師数推移2021年12月25日,〔https://nintei.nurse.or.jp/nursing/wp-content/uploads/2022/01/CN_suii_202112.pdf〕（最終確認：2023年1月18日）
8) 日本看護協会：看護師の特定行為研修制度,〔https://www.nurse.or.jp/nursing/education/tokuteikenshu/portal/about/koui.html〕（最終確認：2023年1月18日）
9) 厚生労働省：特定行為研修制度の推進について，p.4,〔https://www.mhlw.go.jp/content/10800000/000977761.pdf〕（最終確認：2023年1月18日）
10) 日本NP教育大学院協議会：NP資格認定者,〔https://www.jonpf.jp/about/certified_person.html〕（最終確認：2023年1月18日）
11) 草間朋子：日本における診療看護師（NP：ナース・プラクティショナー）の現状．日本創傷・オストミー・失禁管理学会誌 25（3）：499-505，2021
12) 八坂貴宏：長崎県の医療の現状と診療看護師（NP）―2040年の医療供給体制を見据えて．第7回日本NP学会学術集会,〔https://www.gakkai-web.jp/jsnp2021/〕（最終確認：2023年1月18日）

2 老年看護学の教育・研究の発展

A. 老年看護学の教育

人は老年期までの長い人生を生き抜くものであること，老化により体力・気力が衰えてもなお豊かに暮らすことができること，看護はそれにいかに応えることができるかといった老年看護学の教育が，人間の生活や生活する力をみつめる看護師の視野を広げ，豊かにし，かついかなる身体条件，生活条件にあっても人間的に生きることができる信念を看護基礎教育において育むことができる[1]．

1● 高齢者を看護する視点

野口[2]は，老年期にある人の体験が生かされる看護を提示している（**図XI-2-1**）．以下に，その内容を一部抜粋して示す．まず，老年期にある人それぞれの心情，不安，そして今起こっている老化現象をよく聞く．このような心情や不安は，まだ老年期にいたらない看護師には想像で理解するほかない．心情から出てくる否定的な反応（不安，焦り，不満）も否定せず聴き，高齢者が，今起こっている，自分自身の老化による不自由，苦痛などを「昔はこんなことなかったのに」と話すことに看護師が付き合う．これが**喪失のグリーフワーク**になる．老化現象を感じることができるからこそ，その不自由さ，苦痛を表現するのである．一方，看護師は老化現象を一般知識として知っているため，「それは当たり前でしょう」と感じがちである．ただ，このようなプロセスを通さないで一生懸命看護していても，高齢者は「他人に介護されるくらいなら死にたい」という気持ちのままでいるかもしれず，どのような看護をしても不満が残る．高齢者は老化に伴う喪失のグリーフワークなしでは老化は受容できない．したがって，介護・看護も受容できない．「介護を受けてまで生きていたくない」といった思いがあったとしても，その後介護を受けざるをえない状況になったときに，グリーフワークに付き合う看護師の支援があれば「今，助けてもらうとうれしい」ことが表現できるようになるのではないか．そして，「今，助けてもらうとうれしい」ことを高齢者が表現できるようになった，そのことに看護する者が気づいたときにはじめて「看護させてもらえるようになった」という感覚が生じ，「看護

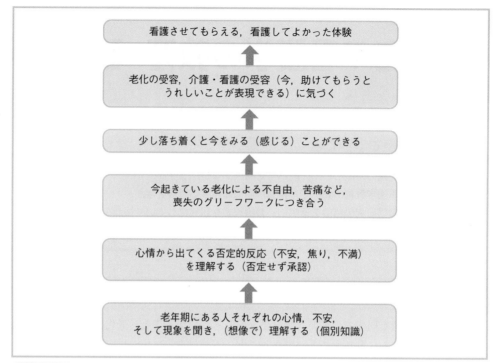

図XI -2-1　老年期にある人の体験が生かされる看護
[野口美和子：老年期の入り口に立って老年看護を考える. 老年看護学 17(2)：5-12, 2013 より引用]

してよかった」「看護させてもらえてよかった」という体験になる.

　このような高齢者に聞く看護を通して，「助けてもらってうれしい」「看護させてもらってうれしい」といった，双方の喜びにつながる看護をつくり上げていくことが大事だろう.

　本書では，老年看護の対象理解として，高齢者を5つの側面からとらえることを提唱した（p.152参照）. 上記の内容と合わせると，高齢者を看護する視点とは，老いていく過程の"からだ"を病態と形態から推論し，高齢者に聞きつつ老いていく過程の"こころ"を想像し，どのような生活をしどのような考えをもっていた人なのかを念頭に置きながら，今の"暮らし"をみつめ，その人の"生きがい"を実現する"かかわり"をつくり出すことではないだろうか.

2 ● 老年看護学教育の展望

　長谷川[3]は，パーソンセンタードケア（person centered care）において，「個人の内的体験を理解すること，そして誰も他者が代行できない個別性があること，生まれてからの独自の自分史をもっていることが人間存在の尊厳（dignity）を創っているのだ. これがパーソンフッド（personhood）「その人らしさ」という概念である」とし，「認知症ケアのポイントは，認知症の人と新しい絆（信頼関係）を結ぶこと，当事者の尊厳を支え，十分に配慮された言葉づかいや行動をとり，同情ではなく共感することである」と述べている. 本書においても，「老い」を体験している高齢者を自我発達の観点から理解していくことを示した. ただ，「老い」自体未体験である学生や看護師がそれを理解し，共感する

ことは困難なことでもあり，そこに教育上の課題がある．

　村田[4]は，医療・看護・福祉の現場で人間的な援助が困難であることの理由を，キュア（治療）概念への過大で無批判的な依存にあると考え，対人援助業務のあるべきバランスを求めてケア概念をその対比概念として立てた．ケア概念の基点は「老い・病い・死をも含んだ生」であるとし，そこでは援助者自身が，ともに死すべき者，ともに老いるべき者，ともに病むべき者として，有限な存在である自己を受容し，苦しみの中にある人の想い・願い・価値観が成長し，変わるのを支えるのであると述べている．またエリクソン（Erikson EH）[5]は，「生き生きした」（vital）という言葉を強調し，生き生きしたかかわり合いとは，「環境」が私たちに刺激を与えるのと同じように，私たちのほうも「環境」に刺激を与えることによって生きている，ということを意味すると述べている．そして研究における彼らの基本的な興味は，人生へのかかわり合いからの徹退を余儀なくされる老年期における最後の相互作用と，そのような老年期への生き生きした（逆説的ではあるが）かかわり合いに残された，あるいはそのための新しい潜在力であると述べた．このように，高齢者ケアにおいては相互作用的認識が欠かせない．

　老年看護学教育が目指すところは，個人の内的体験に着目し，高齢者個々が有している潜在力を信じて，専門知識・技術を駆使しながら，「生き生きしたかかわり合い」をつくり出そうとかかわる人材を育成していくことであるように思う．新型コロナウイルス感染症感染拡大により，オンラインやシミュレーションなど看護学教育の方法や技術が刷新されてきている．そのような新たな技術を用いて，いかに高齢者の生き生きしたかかわり合いをつくり出す人材を育成していくことができるか，その教育方法の開発に期待したい．

B. 老年看護領域における臨床研究

　老年看護領域では多様な学問分野からさまざまな研究が産出されている．その中で，看護研究による知見が高齢者ケアをどのように進歩させていくのか，私たちは真摯に考えていく必要がある．野口[6]は，『老年看護学研究のススメ』の中で，今後の研究に向けて，規制から自由になって，真にケアの対象者である老年者のために工夫し，努力しているかを自ら吟味することがもっとも大切であると述べている．「真にケアの対象者である老年者のために」とは，筆者は老年者を主体に位置づけることととらえる．

1 ● 看護研究の特徴

　看護実践は，個別の現象に身を置いて関係者とかかわっているからこそわかること，説明できることがある．すなわち，その場に身を置いてかかわってみなければわからないことが多くある．そこに参加している看護者の目を通して，何が起こっているか，何を手がかりに実践の方向を決めているか，その現象や状況を抜きにしては（さまざまな変数を捨象しては）前に進まない．

　看護介入とその効果の因果関係を証明しにくい理由として，看護ケア自体の特徴があげられる．すなわち，看護ケアは多義的であり，看護事例は個々にその固有世界を有し，また，看護ケアは身体性を伴う行為であるため，行為するものと受けるものの両者間で「関

係」が生じ，それが行為の過程で変化していくというダイナミックな現象である．さらに，看護の対象者が看護ケアの効果を意識化しにくいという特徴もある．わかりやすい例としては，対象者の健康悪化を防ぐ予防的なかかわりは看護にとって重要な意味をもつが，その効果は，いわゆる悪化しないことであり，イコール「変わらないこと」であるため，一見何も効果がないようにみえてしまう．しかし，そこには看護の専門的介在がある．

2 ● 複雑な看護現象を研究にしていく視点

　木下[7]は，老いとケアをめぐる現象の理解に向けての研究と実践に共通するパースペクティブの可能性について検討する中で，この現象がこれまで研究的に十分理解されてきたとは言いがたいこと，そして，より根元的に問われてくるのは，ニーズ概念を介したシステマティックな人間理解の手際よさではなく，個別性を尊重し老いに内在する人間存在の非合理性を捨象せずに解釈していく人間理解の力量であることを指摘している．老年看護領域における臨床研究においては，まさにこの複雑な現象をとらえようとする試みが重要であるように思われる．では，このような複雑な看護現象をどのように研究にしていくことが可能なのだろうか．

　川口[8]は，「人間-環境系」の考え方を視点とした，人間と環境の関係性の3つのとらえ方を示した．すなわち，1つ目は決定論で，環境が一方的に人間に影響を与えているという考え方であり，この場合，人間は常に受け身の状態であり，環境の変化に応じて変化する存在である．2つ目は相互作用論で，人間と環境は相互に影響し合っているという考え方で，環境は人間に影響を及ぼすが人間もまた環境を変化させる存在であるとする．そして3つ目は相互浸透論で，人間と環境は一体であり，相互に影響し合っているのみではなく，互いに手を取り合いながら共通の目標に向かって，共通の手段で進んでいく存在であるとする考え方である．この3つの関係性でとらえてみると，「高齢者」をどのような位置において研究の枠組みをつくっているのかがみえてくる．このような視点に立って看護研究を概観してみることも，複雑な看護現象を研究にしていくためのヒントになるであろう[9]．

3 ● 老年看護学研究の展望

　日本老年看護学会が1995年に設立されて以来，老年看護学に関する研究は増加し，研究の課題や方法も多様性を増している．また，世界中でさまざまな学問領域の研究者が老化に関する研究に取り組み，その成果を発表している．しかし，部分の老化が個体全体の老化を必ずしも説明できず，むしろ部分の変化と全体の変化が不連続であるという老化の特徴から，「老い」の本質に直接迫っている研究は少ないといわれている．生物学的にプログラミングされている成長よりも衰退のほうが，その人の生きてきた長年の個性的生活や偶然の出来事の影響を受けてきわめて多様に進行している．またそれを受け止める主体もきわめて個性的である．それでもなお，そこに働く共通したものがあり，それは人生の終焉が自覚されていること，しかしそれはいつ訪れるかはわからないこと，生活面で人の手助けを必要とすること，そして個人にとって愛おしく省察されうる長い人生があることであろう[1]．私たち看護師が老いを生きる人々の主観をいかに鮮明にとらえることがで

きるか，人々に安寧をもたらすいかなる術をもつことができるか，そしていかに「生き生きしたかかわり合い」を実現する社会にしていくことができるか問われるのである．昨今，データドリブン研究法の確立により，シチズンサイエンスという当事者参加型の研究アプローチが可能になっている．ここには当事者である高齢者とともに，実践家ならびに研究者との協働が欠かせない．今後これらの新たな研究手法を活用しながら，高齢者ケアの知識体系が構築されていくことを期待したい．

学習課題

1.　「生き生きしたかかわり合い」とはどのようなものか考えてみよう．
2.　「老い」の本質に直接迫る研究とはどのようなものか考えてみよう．

■ 引用文献 ■
1)　野口美和子：看護基礎教育における老人看護学．日本看護学教育学会誌 6（1）：1-9，1996
2)　野口美和子：老年期の入り口に立って老年看護を考える．老年看護学 17（2）：5-12，2013
3)　長谷川和夫：高齢化社会の生き方と支え方．心身医学 56（5）：411-417，2016
4)　村田久行：ケアの思想と対人援助―終末期医療と福祉の現場から，改訂増補，川島書店，1998
5)　Erikson EH, Erikson JM, Kivnick HQ：老年期―生き生きしたかかわりあい（朝長正徳，朝長梨枝子訳），みすず書房，1997
6)　野口美和子：老年看護学研究のススメ．老年看護学 2（1）：4-5，1997
7)　木下康仁：老いと文化―老衰のケア的解釈をめぐって．老年社会科学 20（1）：9-15，1998
8)　川口孝泰：看護における環境調整技術のエビデンス．臨床看護 29（13）：1880-1886，2003
9)　正木治恵：高齢者看護領域における臨床研究の現状と展望．Geriatric Medicine 44（8）：1069-1072，2006

索 引

看護学テキスト NiCE

老年看護学概論（改訂第4版）　　「老いを生きる」を支えることとは

2011 年 6 月 25 日	第 1 版第 1 刷発行	編集者　正木治恵，真田弘美
2016 年 9 月 5 日	第 2 版第 1 刷発行	発行者　小立健太
2020 年 3 月 5 日	第 3 版第 1 刷発行	発行所　株式会社 南 江 堂
2022 年 1 月 20 日	第 3 版第 3 刷発行	〒113-8410 東京都文京区本郷三丁目 42 番 6 号
2023 年 3 月 10 日	第 4 版第 1 刷発行	☎(出版) 03-3811-7189 （営業）03-3811-7239
2024 年 2 月 10 日	第 4 版第 2 刷発行	ホームページ https://www.nankodo.co.jp/

印刷・製本　横山印刷

© Nankodo Co., Ltd., 2023

定価は表紙に表示してあります．
落丁・乱丁の場合はお取り替えいたします．
ご意見・お問い合わせはホームページまでお寄せください．

Printed and Bound in Japan
ISBN 978-4-524-23378-6